U0927847

肿瘤热点关注

主　编　魏　武　吴云林

副主编　魏子白　于俊岩　赵　莉

秘　书　张宁宁　李璐璐　张　蓉

编　委（以姓氏拼音为序）

常建兰　黄然欣　李璐璐　刘　平　乔鲜丽　田向阳　魏　武

魏子白　吴云林　于俊岩　张　蓉　张　瑛　张宁宁

编　者（以姓氏拼音为序）

常建兰（长治医学院附属和平医院肿瘤科）

冯向先（长治医学院流行病学教研室）

黄然欣（长治医学院附属和平医院肿瘤科）

雷　石（美国哥伦比亚大学）

李璐璐（长治医学院附属和平医院肿瘤科）

李水仙（长治医学院免疫学教研室）

刘　平（长治医学院附属和平医院肿瘤科）

齐来俊（美国哥伦比亚大学）

綦盛健（上海交通大学附属瑞金医院消化科）

乔鲜丽（长治医学院附属和平医院肿瘤科）

田向阳（长治医学院附属和平医院肿瘤科）

王　欣（长治医学院病理科）

王丽冰（长治医学院病理科）

魏　武（长治医学院附属和平医院血液科）

魏子白（长治医学院附属和平医院肿瘤科）

吴　巍（上海交通大学附属瑞金医院消化科）

吴云林（上海交通大学附属瑞金医院消化科）

杨长青（长治医学院附属和平医院消化科）

于俊岩（长治医学院附属和平医院肿瘤科）

张　蓉（长治医学院附属和平医院肿瘤科）

张　瑛（长治医学院附属和平医院肿瘤科）

张俊峰（长治医学院附属和平医院内窥镜中心）

张宁宁（长治医学院附属和平医院肿瘤科）

赵　莉（长治医学院附属和平医院内窥镜中心）

周雨峡（无锡市第四人民医院消化科）

人民卫生出版社

图书在版编目（CIP）数据

肿瘤热点关注/魏武，吴云林主编. —北京：人民卫生出版社，2014

ISBN 978-7-117-18780-0

Ⅰ.①肿… Ⅱ.①魏…②吴… Ⅲ.①肿瘤学-研究 Ⅳ.①R73

中国版本图书馆 CIP 数据核字（2014）第 068434 号

人卫社官网	**www.pmph.com**	**出版物查询，在线购书**
人卫医学网	**www.ipmph.com**	**医学考试辅导，医学数据库服务，医学教育资源，大众健康资讯**

肿瘤热点关注

主　　编：魏　武　吴云林
出版发行：人民卫生出版社（中继线 010-59780011）
地　　址：北京市朝阳区潘家园南里 19 号
邮　　编：100021
E - mail：pmph @ pmph.com
购书热线：010-59787592　010-59787584　010-65264830
印　　刷：三河市宏达印刷有限公司
经　　销：新华书店
开　　本：787×1092　1/16　　**印张**：16
字　　数：389 千字
版　　次：2014 年 6 月第 1 版　2014 年 6 月第 1 版第 1 次印刷
标准书号：ISBN 978-7-117-18780-0/R・18781
定　　价：68.00 元
打击盗版举报电话：010-59787491　E-mail：WQ @ pmph.com
（凡属印装质量问题请与本社市场营销中心联系退换）

序

临床肿瘤学是一门持续发展、频繁更新、不断深入的热点学科。本书主要由长治医学院附属和平医院临床、教学一线的专家教授编著完成,重点阐述了临床肿瘤学的发展和新近研究成果,并紧密联系临床实践和应用。

随着科技的进步,近年来关于肿瘤的研究日趋活跃:肿瘤病因的探索、发病机制的研究、新型抗肿瘤药物的上市,使肿瘤的治疗取得了显著的进展,特别是在肿瘤学的临床诊断、治疗方面均涉及分子生物学方面的研究,为患者的个体化治疗和靶向治疗提供了新的思路和途径。本书介绍了肿瘤学在病因、发病机制、治疗和预防等方面的知识和进展,涉及肿瘤学的多个领域,展示了肿瘤规范化、多学科综合治疗和个体化治疗方面的新方向和新成果,也展示了我国在肿瘤规范化多学科综合诊治和个体化治疗方面的长足进步,希望对广大临床工作者及科研人员了解国内外临床肿瘤学的现状和发展动态、实践规范化诊断治疗和积极开展临床研究有所帮助,从而为广大肿瘤患者带来裨益。

长治医学院院长　王庸晋

2014年1月

前　言

恶性实体肿瘤越来越引起人们的关注和强烈的研究欲望，同时越来越多的医学工作者加入到攻克恶性肿瘤的研究行列中。恶性肿瘤的研究成果无论从基础到临床都是日新月异。《肿瘤热点关注》从医学基础、肿瘤基础与分子靶向治疗、临床诊治及生物治疗等几个方面阐述了恶性实体肿瘤近几年的研究热点及研究成果。本书汇集了国内外肿瘤学专家、学者多年的研究成果，不仅介绍了热点领域的基础知识及最新研究动态，同时对本领域内存在的问题也进行了详尽的分析及展望。

本书时效性较强，内容新颖，大部分篇幅涉及恶性实体肿瘤研究中最活跃、最前沿，也是研究课题最集中的领域。本书分四大部分：第1部分基础篇，主要介绍了部分恶性实体肿瘤的生物学基础；第2部分肿瘤基因与分子靶向治疗篇，讲述了恶性实体肿瘤的靶向治疗方法及靶向药物作用机制、研究进展；第3部分肿瘤临床诊断与治疗篇，详细阐述了部分恶性实体肿瘤的不同治疗方法，包括目前临床常用的肿瘤治疗手段及其他发展方向；第4部分肿瘤生物治疗与循环肿瘤细胞篇，分析了当前恶性实体肿瘤的生物治疗研究进展与循环肿瘤细胞检测的临床应用。每一部分都遵循“现状-进展”的顺序编写，层次清晰，内容较为丰富。

鉴于上述，为介绍恶性实体肿瘤的基础与临床研究的需要，特邀请20余位从事肿瘤有关方面的科研、教学及临床工作的专家撰写了此书。

本书作为一本肿瘤学专业书籍，期望能对从事恶性实体肿瘤基础与临床研究的同道有所裨益，并以此作为与国内同道交流信息、讨论问题的媒介。

本书的编写主要参考了国外文献和部分国内研究成果，难免有不妥和错误之处，欢迎广大读者批评指正。

值此本书出版之际，感谢各位专家在百忙之中精心撰写和认真修改此书；由衷感谢为本书付出辛勤劳动的所有参编人员，尤其是编写秘书张宁宁医师、李璐璐医师、张蓉医师。在大家的通力协作下，完成了本书的编写。

长治医学院附属和平医院院长　魏　武

2014年1月

目　录

第一篇　肿瘤基础篇

第二篇　肿瘤基因与分子靶向治疗篇

第三篇　肿瘤临床诊断与治疗篇

第四篇　肿瘤生物治疗与循环肿瘤细胞篇

第一篇

肿瘤基础篇

第一章

胃癌发生发展机制

胃癌是全世界最常见的恶性肿瘤之一，发病率居世界第四位，死亡率居世界第二位[1]，是继肺癌之后主要的肿瘤死因[2,3]。关于肿瘤的分析资料显示，全球每年有989 600例胃癌新发病患者和738 000例胃癌死亡患者，发病率和死亡率分别占肿瘤患者的8%和10%，这些胃癌新发病患者和死亡患者70%以上在发展中国家[4]。

作为发展中国家，我国胃癌患病率和死亡率均超过世界平均水平的两倍，平均每三分钟就有一名中国人死于胃癌。胃癌的发病率随着年龄增加而显著升高，令人担忧的是，近来的胃癌患者呈逐年年轻化趋势[5]。早期的、准确的诊断和有效的治疗可以减少胃癌患者病死率、延长患者生存时间、提高患者生存质量。尽管目前有X线钡餐、内镜成像、CT、血清肿瘤标记物检测等多种诊断方法和手术、化疗、放疗、生物治疗等多种治疗方法，但是尚无特异性和敏感性均很高的胃癌诊断方法和非常有效的治疗方法，而胃癌发病机制的研究，可以为早期诊断、个体化治疗提供方法和依据，从而提高胃癌的早期诊断率，为患者赢得宝贵的治疗时间，提供合理的治疗方法。

胃癌的发生和发展是多病因、多步骤、多阶段、涉及多基因改变的进行性发展过程[6-8]，是由多种环境影响、多种肿瘤形成通路参与的疾病过程[9]。胃癌的发生发展主要和以下因素有关。

一、性　　别

性别是肿瘤研究中重要的因素，男性胃癌患者发病率是女性患者的2倍[4]。胃癌分别是男性和女性的第一和第二大死因。Mousavi S M等研究了伊朗2003年到2008年间肿瘤的发病率和死亡率，结果显示：胃癌是男性最常见的肿瘤，预测将来会有更高的发生率[10]。男性患者的发病率高于女性患者[11,12]，一方面可能由于雌激素的作用[13]，另一方面可能是女性的个人卫生保健意识比男性高，使女性胃癌患者的早期诊断率高。

二、遗传因素

环境因素是胃癌发生的主要原因，但遗传因素在胃癌形成中也起着一定作用。伊朗2002年胃癌发病率比过去的30多年增加了两倍，胃癌患者家族中的发病率较高[14]，伊朗北部和西北部胃癌发生率高[15]。有趣的是，在加拿大住的伊朗居民除了乳腺癌外，胃癌发病率也明显增加[16]。日本高发区的土著移居美国后，其发病率仍高于当地的白种人。我国北京、上海、西安、福州等 9 个城市 752 例胃癌病例对照研究结果表明，有家族史者胃癌的发病率高，而弥漫型胃癌与遗传因素关系密切。这些结果提示胃癌的发生与遗传因素密切相关。

三、环境因素

胃癌发生率最高的国家在亚洲、东欧和南美，发生率最低的国家在北美和亚洲大部分地区[4]。亚洲国家如日本、韩国[17]、伊朗和中国是胃癌高发区。我国胃癌高发区为：山东、辽宁、福建、甘肃、青海、宁夏、吉林、江苏、上海等地，尤其是祁连山内流河系的河西走廊、黄河上游、长江下游、闽江口、木兰溪下游及太行山南段等地。不同地域的胃癌发病率不同，很可能和种族(种族之间的危险因子需要进一步的研究[18])、地质水质、生活方式、饮食习惯等因素有关。

1. 地域　地质为火山岩、高泥炭、有深大断层的地区，环境中含多种致癌物质。火山岩中含较高的 3,4-苯并芘，泥炭中含较高的有机氮等亚硝胺前体，都容易导致胃黏膜损伤。水中含较高的镍、硒和钴，硒和钴引起胃黏膜损害，镍促进 3,4-苯并芘的致癌作用。硫酸尘雾、铅、石棉、除草剂等环境中的人群，患胃癌风险明显增高。

2. 吸烟　吸烟和胃癌发生有很大的相关性[19,20]。胃癌的发生趋势和吸烟趋势是相当相似的，如发展中国家吸烟者增加而发达国家吸烟者减少[21]。吸烟者胃癌发病率是不吸烟者的 2 倍[22]。烟草中约含 60 种化学致癌物，其中尼古丁和他的衍生物 nitrosamines 4-(methylnitrosamino)-1-(3-pyridyl)-1-butanone(NNK)是最主要的致癌物质。尼古丁可能通过促有丝分裂成分调节肿瘤细胞增殖[23]。同时，吸烟还能诱导环氧化酶 2(cycloxygenase-2，COX-2)表达和活化，增加前列腺素 E2(prostaglandin E2，PGE2)和血栓素 A2(thromboxane A2，TXA2)释放，导致前列腺素 I2(prostaglandin I2，PGI2)和 TXA2 产物不平衡。TXA2 调节多种生物学效应，如血小板激活、细胞收缩、血管发生，NNK 通过影响 TXA2 促进肿瘤生长和转移；PGE2 促进炎症进展，从而加速肿瘤形成。但是 COX-2 和 PGE2 在吸烟相关肿瘤中的具体作用机制还不清楚[24]。

3. 饮酒　酒精本身不是致癌物质，但是饮酒增加患胃癌的风险[25-28]。由于酒精会刺激胃黏膜、使胃黏膜细胞发生改变、促进致癌物质的吸收、诱导活性氧产生，影响 DNA 损伤后的修复。Duell E. J. 等对 444 例原发性胃癌患者进行前瞻性研究，以吸烟、贲门非贲门部位、组织亚型(弥散型和肠型)进行分层，在组织亚型中，再根据幽门螺杆菌(H. p)感染进一步分析。结果显示，大量饮酒和男性肠型非贲门胃癌风险呈正相关，啤酒和胃癌发生呈正相关，葡萄酒和饮料酒不呈正相关[28]。Steevens J 等对 120 852 例受试者进行了饮食和其他肿瘤风险的基础问卷调查，经过 16.3 年的随访，前瞻性研究结果显示，胃贲门腺癌、胃非贲门腺癌和饮酒无关[20]。Tramacere I 等研究显示，饮酒量和胃癌相关，每天 10g 饮酒和胃癌风险无关，但是每天 50g 饮酒和胃癌发生有关[29]。胃癌和饮酒量相关可能是由于大量饮酒者营养不良、饮食不健康引起的[30]。饮酒可以增加 c-Fos 和 c-Jun 的蛋白水平[31,32]。c-Fos 和 c-Jun 蛋白结合后，形成 AP-1 复合物，复合物和 COX-2 启动子结合后，上调 COX-2 转录表达，引起下游炎症因子 PGE2 的变化，从而调控胃癌血管的生成和侵袭[33]。但是也有大量研究显示胃癌和饮酒无关[20,34-39]，饮酒和胃癌的关系见于大量的流行病学调查，但是目前还没有统一的结果。

4. 生活状态　生活状态和胃癌的发生有很大的关系[40]，长期心理状态不佳：如压抑、忧愁、孤独、抑郁、憎恨、厌恶、自卑、自责、罪恶感、人际关系紧张、生闷气等，通过中枢神经系统降低机体对致癌物质的防御能力，使胃癌风险明显升高。

5. 饮食习惯和胃癌的关系 饮食不规律，吃饭过快，食用高盐、过烫、亚硝酸盐含量高、霉变的食物等，都可能增加胃癌的风险。流行学研究显示，隔夜菜、腌制、烟熏食品与胃癌的发病率密切相关。高盐饮食增加胃癌风险[41,42]，主要由于高盐食品可以引起胃黏膜屏障损伤，导致胃黏膜上皮细胞对亚硝基化合物等致癌物的敏感性增加。不过胃癌和咸食的关系，在流行病学方面的研究结果是有差异的。Kim J 等通过前瞻性队列研究，调查咸食对韩国成人胃癌发生率的影响，以韩国 30 岁至 80 岁之间的政府雇佣员工、学校教职员工及其家属为研究对象，1996 年至 1997 年之间对受试者进行首次健康体检，经过 6～7 年的随访，2003 年对 2 248 129 例受试者进行胃癌发病率分析，用 Cox 相对危险回归法模型对危害比（HR）及其 95％ CI 进行评估，结果表明，高盐饮食和胃癌风险的相关性较低[43]。腌晒、烟熏食品以及剩饭与胃癌发生呈显著正相关。腌晒食品含有高浓度的亚硝基化合物，其中的化学致癌物 N-甲基-N-硝基-N-亚硝基胍（MNNG）和 N-乙基-N-硝基-N-亚硝基胍（ENNG）可以诱导大鼠、小鼠和狗发生胃癌[44]。肉类在熏制过程中可以产生多环芳烃等致癌物质[45]，烹饪食物中的硝酸盐在室温放置 24 小时后可转换成亚硝酸盐。这些物质都可以致癌，多环芳烃和亚硝基化合物为强致癌物。

大量摄入动物肉类和脂肪也是胃癌的危险因素，饱和脂肪酸、胆固醇和单不饱和脂肪酸与胃癌的发生发展相关[46]。由于高脂肪食物可破坏胃黏膜屏障，增加其对致癌物的易感性。动物肉类富含胺，在胃内增加亚硝基化合物的合成，促进胃癌的发生。然而，动物肉类也被认为是预防胃癌发生的保护因素，因为动物肉类富含蛋白质，能提高胃黏膜损伤后的修复能力[47]。因此，动物肉类对胃癌发生的影响有待进一步深入研究。

大多数国家胃癌发病率下降的原因主要是由于低盐饮食等生活方式的改变、冰箱的使用、新鲜水果蔬菜的食用[48-50]。随着人们生活水平的提高、冰箱的普及，胃癌的发病率下降[51]。伊朗的一项研究表明，他们把食物保存在冰箱中，大大减少了烟熏食物的食用，使胃癌的发病率明显下降[52]。Demirer 等[53]通过病例对照研究，也发现长期使用冰箱是预防胃癌的保护因素。

同样，新鲜水果和蔬菜的食用，使含亚硝酸盐、亚硝基化合物、3，4-苯并芘和环芳烃食品摄入减少，含维生素 A、B、E 的食物摄入增加，减少了胃癌的发病率。Azeve do 等[47]报道，每人平均每天多食 100g 新鲜蔬菜，可使男性和女性胃癌的死亡率每年分别下降 10/10 万和 5/10 万，该数字约占葡萄牙胃癌死亡率的 1/3。由于新鲜水果蔬菜富含的维生素 A、C、E 和 β-胡萝卜素具有抗氧化、清除氧自由基的作用，抗坏血酸（维生素 C）还可作用于亚硝酸盐，将其转化成无致癌作用的氧化亚氮，抗坏血酸自身被氧化成脱氢抗坏血酸，抗坏血酸通过这种亚硝酸盐的逆转方式来预防亚硝基化合物的形成[54]。新鲜水果尤其是柑橘类和蔬菜（含抗氧化剂）和葱属如洋葱、大蒜、韭菜、大蒜茎和大葱等能减少胃癌发生的风险[55,56]，新鲜的鱼[57,58]也是胃癌的预防因子。

流行病学和实验研究证明，豆制品对胃癌有保护作用，大豆中所含的异黄酮，尤其是染料木黄酮具有抗癌作用[54]。也有报道称绿茶含有丰富的抗氧化剂，如茶多酚、维生素 C 和维生素 E 等，可预防胃癌[59,60]。此结果与 Kono S 等[61]的调查结果一致，但与 Tsubono Y 等的前瞻性队列研究结果不同。因此，有关绿茶对胃癌的保护效应尚不确定。

糖尿病是目前常见的疾病，糖尿病和高血糖被认为是多种肿瘤的风险因子，Ikeda F 等对 2603 例≥40 岁的日本受试者进行了前瞻性研究，根据 HbA1c 水平(≤4.9%，5.0%～5.9%，6.0%～6.9%，≥7.0%)将受试者分成 4 组，经过 14 年随访后发现:97 例受试者发展成了胃癌，和 5.0%～5.9%组(每年每 1000 人中有 2.5 人发展为胃癌)比较，6.0%～6.9%(每年每 1000 人中有 5.1 人发展为胃癌)组和大于等于 7.0%(每年每 1000 人中有 5.5 人发展为胃癌)组发病率增加，≤4.9%组(每年每 1000 人中有 3.6 人发展为胃癌)发病率增加，但是没有统计学差异。既有 HbA1c 水平(≥6.0%)增高，又有 H. p 感染者胃癌发生的风险明显增高。因此高血糖是胃癌的风险因子，高血糖和 H. p 感染共同存在增加了胃癌的风险[62]。Chen YL 等对 2000 年至 2005 年间、年龄≥20 岁、新诊断为糖尿病的台湾患者(n=19 625)进行了研究，同时设年龄、性别匹配的非糖尿病者为对照组(n=78 500)，随访到 2008 年结果显示，诊断为糖尿病的前 4 年里，胃癌的发病率很低，但是以后的时间里，糖尿病组胃癌发病率比对照组高 76%。糖尿病患者 α-糖苷酶抑制剂和胃癌发病率降低有关。糖尿病和胃癌的风险随着时间的推移而波动，随着糖尿病时间的延长，胃癌发病的风险增加[63]。但是关于胃癌发生和糖尿病关系也一直在争论中。

良好的饮食习惯，如三餐定时定量、进食速度减慢等与胃癌的发生呈负相关，提示良好的饮食习惯可降低患胃癌的危险性。冰箱使用率增高、饮食结构合理等也是降低胃癌发生的因素。总之，胃癌发病率下降的原因之一是预防胃癌的保护因素增强，降低了胃黏膜对致癌物的易感性，以及致胃癌危险因素减少综合作用的结果。

四、H. p 感染

尽管吸烟、饮酒、生活环境、遗传因素在疾病的进展过程中有很重要的作用，H. p 感染也是胃癌最常见的原因之一[64,65]。H. p 是最常见的人类感染，全球有 50%的发病率，而发展中国家有 90%。H. p 是一种革兰染色阴性的螺旋状、S 形或弧形弯曲的细菌，是一种专性微需氧菌，生长缓慢，需要 3～5 天才能生长。H. p 的菌体蛋白质有尿素酶、磷脂酶 A2、黏蛋白酶以及与其毒力密切相关的细胞毒素相关基因(cytotoxin associated gene，CagA)蛋白、空泡毒素(vacuolating cytotoxin，VacA)蛋白、脂多糖、黏蛋白、氧化酶、碱性磷酸酶、DNA 酶、蛋白酶和脂肪酶等。脂多糖含脂质 A，刺激巨噬细胞释放多种细胞激肽，具有细胞毒作用和炎症介质作用；黏蛋白酶分解黏蛋白多聚体，使胃液黏稠度下降，渗透选择性丧失，有利于 H. p 穿入胃黏膜发生定植，同时释放毒性产物，损害胃黏膜。自从 1982 年 Warren 和 Marshall 首先从人胃黏膜中培养出 H. p 以来，许多学者对其进行了深入研究，已经将其确定为慢性活动性胃炎和消化性溃疡的重要致病菌，认为是胃癌的癌前病变(萎缩性胃炎、肠上皮化生)的重要病因和促进因素，与胃腺癌及胃黏膜相关淋巴瘤(MALT)的发生发展密切相关[66]。早在 1994 年 WHO 就将 H. p 列为Ⅰ类致癌原[67-69]。从 H. p 感染到胃癌的发生过程大致为：H. p 感染→单纯性胃炎→慢性萎缩性胃炎→肠上皮化生→不典型增生→胃癌。肠型胃癌几乎由 H. p 感染引起[70]。H. p 的根除可减少早期胃癌内镜切除后的复发[71-73]。研究认为 H pylori 致病机制如下：

1. H. p 毒力 H. p 通过多种促炎因子，激活感染与癌变之间的信号通路，引起慢性胃炎并最终改变胃的生理环境，诱发胃癌，其作用基础可能是 H. p 毒素和多种细胞因子相互作用，通过体液及细胞免疫反应参与癌变过程。

H. p的主要毒力致病基因包括细胞毒素相关基因A(CagA)、空泡形成细胞毒素A(VacA)基因、上皮接触诱导蛋白(IceA)等位基因、血型抗原-黏附(BabA)基因和炎症外膜蛋白(OipA)基因。

其中,CagA与胃癌的关系最为密切。CagA蛋白由细胞毒素相关基因(CagA)编码,分为东方型和西方型。目前研究表明,CagA阳性H. p感染者比CagA阴性H. p感染者更容易患消化性溃疡、萎缩性胃炎和胃癌。在许多胃癌高发地区,几乎所有感染H. p的患者CagA均为阳性。与之形成鲜明对比的是,西方国家感染的H. p者只有60%患者CagA阳性。Held等[74]通过病例对照研究发现,CagA阳性的H. p感染者患胃腺癌的危险是CagA阴性H. p感染者的7.4倍。Ohnishi等通过研究CagA转基因小鼠,发现CagA最终导致胃上皮细胞增生和胃癌形成,首先在动物活体内证实了CagA是潜在的癌基因[75]。由于胃上皮细胞中含有丰富的多胺,H. p直接与宿主上皮细胞作用后,精胺氧化酶SMO(PAOh1)使多胺代谢成亚精胺,促进细胞凋亡和DNA损伤。Chaturvedi R等以CagA(+)和CagA(−)H. p感染的胃癌上皮细胞株为研究对象,检测精胺氧化酶SMO、凋亡和DNA损害水平,结果发现,CagA(+)菌株或者CagA异位表达会导致胃上皮细胞SMO水平、凋亡和DNA损伤增加,SMO敲除或者抑制后阻断细胞凋亡和DNA损伤。沙土鼠和小鼠中DNA损伤是CagA依赖性的,表达SMO的细胞也是CagA依赖性的,CagA的致病作用可能归因于SMO[76]。H. p上调人胃上皮细胞中SMO(PAOh1)mRNA的表达、启动子活性和酶活性,最终导致细胞凋亡和DNA损伤。CagA的其他作用机制包括影响细胞骨架重排,增加原癌基因c-Fos和PGE2表达[77]。

VacA是与H. p致病有关的另一重要毒力因子,由VacA基因编码,引发多种细胞活性如细胞空泡形成、细胞膜通道形成、凋亡和免疫调节等。VacA存在于所有的H. p菌株中,仅50%～60%的菌株表达VacA蛋白。VacA通过影响B淋巴细胞抗原表达,从而抑制T淋巴细胞活化[78]。Galmiche等发现VacA可直接损伤线粒体,诱导细胞凋亡[79]。VacA也能使机体内的阴离子附着于细胞膜并进入细胞,形成独立的电压依赖通道,诱导细胞凋亡。VacA致病机制还包括修饰基因,损伤细胞周期相关基因及诱导炎症反应等[80]。这些结果均提示VacA在胃癌发生发展过程中起重要作用。

OipA和H. p感染的胃黏膜炎症过程相关,OipA基因普遍表达于东亚地区各种H. p菌株中,而西方国家只有不超过50%的菌株表达OipA基因。OipA基因与十二指肠溃疡、胃癌有明显的相关性。

IceA的两种基因型IceA1和IceA2在分离菌株中的阳性表达率分别为68%和80%,约40%菌株呈双阳性表达[81]。胃癌患者IceA1阳性菌株表达是胃炎的3.6倍,且IceA1与VacA s1同时表达[82],使胃癌发病率增加了5.6倍[83]。

2. 基因的突变　活化了的原癌基因称为癌基因,早期胃癌患者H-ras第12位密码子突变率为50%,而正常对照组及浅表性胃炎组未发现H-ras基因突变。H. p感染后容易出现H-ras点突变,点突变后H-ras编码的p21蛋白表达增加,p21蛋白不断向细胞内传递信号,促使细胞持续增殖,最终导致癌变,且H. p感染者p21表达率高于H. p阴性的患者[84]。p53在胃癌中有50%的突变率,H. p感染时,胃内产生的氧自由基、超氧化物、NO等可使p53基因突变或失活,NO使p53碱基C→T突变易位而失去抑癌作用[85]。H. p还可诱导脱氨酶(activation-induced deaminase,AID)异常表达,但是根除H. p后AID表达降低,AID

通过 IκB 激酶依赖的 NF-κB 激活和 CagA 介导途径，致使抑癌基因 p53 累积突变，导致胃癌发生。Perri 等[86]研究还发现，p16 和 APC 突变体在 H. p 感染者胃黏膜细胞中过度表达。

3. 和细胞增殖凋亡的关系　H. p 感染与胃黏膜上皮细胞增殖、凋亡之间的动态平衡，使胃结构功能处于正常状态，二者失衡后，最终导致胃癌发生。H. p 引发胃癌的过程中，存在细胞的过度增生，同时存在细胞的异常凋亡。研究表明，H. p 感染可致胃黏膜上皮细胞增生活跃[87]。H. p 感染产生的炎性细胞因子与细胞相互作用，促进细胞增生。其中淋巴细胞释放的细胞因子，可引起肿瘤生长因子 α(TGF-α)、表皮生长因子(EGF)等表达增加，亦可因胃黏膜微环境的改变导致胃炎及化生上皮细胞过表达 TGF-α，促进细胞增殖。H. p 感染使上皮细胞增殖大于正常水平 1 倍以上，但是根除 H. p 后增殖恢复到正常水平[88]。Suzuki 等[89]对 H. p 诱导胃组织细胞增殖机制进行了研究，结果显示，H. p 尤其是 CagA 阳性菌株，通过丝裂原激活蛋白激酶途径使 Cyclin-D1 激活，最终导致增殖增加。H. p 直接结合 c-met 受体并激活基质金属蛋白酶(MMP)，可加重细胞的损伤；同时，H. p 可刺激胃黏膜上皮细胞分泌巨噬细胞游走抑制因子(macrophage migration inhibitory factor，MIF)，MIF 与 CD74 结合，启动下游信号途径并下调 p53、上调 Bcl-2，促进胃黏膜上皮细胞增殖、抑制凋亡[90]。H. p 还可以通过死亡受体途径(FasL)和线粒体途径激活 Caspase-3 诱导细胞凋亡[91]。郭艳等[92]用尿素酶法、Warthin Starry 染色法检测了 60 例胃癌及癌旁组织的 H. p，用免疫组化检测胃癌及癌旁组织 Caspase-3 的表达。结果 H. p 阳性的胃癌组织中 Caspase-3 表达量明显低于 H. p 阴性者，提示 H. p 感染下调胃癌组织 Caspase-3 的表达，从而抑制肿瘤细胞凋亡。H. p 还可通过上调 COX-2 及抑制 HSP70，使胃黏膜上皮细胞的增殖增加、凋亡抑制，最终导致胃癌发生[93]。

H. p 通过脂多糖(lipopolysaccha-rides，LPS)和特异性跨膜受体(TLR4)结合，激活 NF-κB 通路，通过凋亡途径调节细胞周期，诱导细胞修复基因的表达，促进 NO 合酶和多种黏附因子产生[94]。H. p 还可以直接与宿主上皮细胞相互作用，通过激活 NF-κB 的分泌来诱导上皮细胞增殖、分化、促使慢性炎症形成，从而诱导癌变及侵袭[95]。

H. p 感染可通过激活端粒酶诱发胃癌，H. p 在胃黏膜恶变中起启动子作用。端粒(telomere)是真核生物染色体末端的一种特殊结构，作用是保持染色体的完整性。细胞分裂一次，由于 DNA 复制时的方向必须从 5′方向到 3′方向，DNA 每次复制端粒就缩短一点，所以端粒的长度反映细胞复制史及复制潜能。当端粒缩短到一定程度时即引起细胞衰老。端粒除保证 DNA 完整复制外，在维持染色体结构稳定、染色体在细胞中的定位、引起细胞衰老等方面起着重要作用。端粒酶对端粒的保护作用是延长细胞寿命的一个特征，而细胞寿命的延长与肿瘤的发生密切相关。88%的胃癌细胞表达端粒酶活性。研究表明，H. p 感染程度与端粒酶活性一致，端粒酶活性在晚期肿瘤明显增加。H. p 可能通过 hTR 表达增加，导致端粒酶活性增加[96]，最终诱发癌变。

4. 相关基因表达量的变化　H. p 感染可影响胃黏膜上皮细胞蛋白表达和基因突变，如 Bax、Ras、c-myc、c-met 和 Bcl-2 等。H. p 感染使 Bax 基因[97]、c-myc 基因激活[98]、Ras 基因编码的 p21 蛋白表达增加[99]，导致胃癌发生。胃癌和 c-met 基因密切相关，c-met 基因编码肝细胞生长因子受体(HGFR)，过表达的 HGFR 与基质细胞产生的肝细胞生长因子特异性结合，参与肿瘤的形成与进展。H. p 感染者 c-met 原癌基因表达量较未感染者明显高，且随病情发展，c-met 表达量随之增加。H. p 感染后，CagA 可直接和胃黏膜上皮细胞中的 c-met

结合，激活 c-met[100]，诱发胃癌[101]。H. p 感染后原癌基因 Bax、c-met、Bcl-2 等活化或过表达，同时使 p27 和 APC 等抑癌基因失活。Shirin 等[102]研究显示，H. p 阳性组 p27Kip1 蛋白表达较低，H. p 阴性组 p27Kip1 蛋白表达水平较高，两者呈负相关关系，因此，p27Kip1 蛋白表达下调可能是 H. pylori 诱发胃癌的机制之一。

5. H. p 和环氧化酶-2 表达的关系　环氧化酶（cyclooxygenase，COX）是一种膜结合蛋白，主要有 COX-1 和 COX-2 两种亚型。COX-2 是一种诱导合成酶，正常组织中不表达或表达量很低。在 H. p 感染→单纯性胃炎→慢性萎缩性胃炎→肠上皮化生→不典型增生→胃癌的发展过程中，COX-2 表达逐渐增加[103]。动物水平研究显示，用 H. p 喂养小鼠后可见胃黏膜 COX-2 表达显著增加，而抗 H. p 治疗后，COX-2 表达则明显降低[104]。细胞水平显示，与 H. p 共孵育的胃癌细胞内，COX-2 表达增多，H. p 感染可诱导人胃癌细胞株 MKN45 高表达 COX-2[105]，引起 p38-MAPK 信号蛋白磷酸化及其下游因子 ATF-2 的表达[45]。H. p 感染诱导 COX-2 高表达后，COX-2 激活 Bcl-2 基因，使细胞处于持续增殖状态[106]。Walduck AK 等[107]研究表明，H. p 感染使 385 个基因的表达发生了改变，加入 COX-2 抑制剂 NS389 后，筛选出了与 COX-2 相关的 160 个基因，包括影响胃生理特征的基因（胃泌素，Galr1）、上皮屏障功能基因（Tjp1，Connexin45，Aqp5）、炎症相关基因（Icam1）、凋亡相关基因（Clu）和增生相关基因（Gdf3，Igf2）。H. p 感染后胃泌素表达增加[108]，促使 COX-2 mRNA 的半衰期延长，使 COX-2 表达增加[109]。相反，胃泌素释放肽（gastrin-releasing peptide，GRP）抑制剂可以降低胃癌组织 COX-2 的表达。COX-2 在胃癌的发生发展过程中起着重要作用，但是 H. p 感染促进 COX-2 高表达的机制尚未阐明。一般认为，H. p 感染可以诱发炎症反应，在细胞受到 H. p 菌体和各种炎症因素如：细胞因子、生长因子、癌基因及促肿瘤剂等刺激后，COX-2 表达上调[110]，上调的 COX-2 通过多种机制促进胃癌的发生。

H. p 与胃癌发生、发展密切相关，H. p 感染后可能造成胃黏膜炎性反应、调节癌基因和抑癌基因的表达、诱导黏膜上皮增殖和异常凋亡，这些因素均可能直接损害胃黏膜引发胃癌，但 H. p 感染致癌的确切机制正在大范围的调查研究中。随着现代分子生物学技术的发展，有望从分子水平阐明 H. p 感染与胃癌的关系，为胃癌的预防和防治提供新的科学依据。

五、肿瘤细胞增殖凋亡、血管生成及 EMT 相关基因改变

正常生物的基因组内存在众多与肿瘤发生相关的基因，促进细胞分裂增殖的称为原癌基因，抑制细胞分裂增殖的称为抑癌基因。正常情况下，它们对调节细胞的分裂和分化起重要作用；但在异常情况下，如细胞受到病毒感染、多种致癌和促癌因素的长期作用等，导致多个原癌基因或抑癌基因蛋白表达量或蛋白结构发生改变，或者蛋白表达空间和时间发生紊乱，改变了的多种基因共同作用，使细胞增殖大于细胞凋亡坏死时，肿瘤就可能发生。

肿瘤细胞的生长凋亡就像种子和土壤的关系，肿瘤细胞生长在肿瘤微环境中，肿瘤微环境是一个复杂的系统，它由许多基质细胞组成，包括成纤维细胞、免疫细胞、炎性细胞、脂肪细胞、胶质细胞、平滑肌细胞以及血管内皮细胞等。肿瘤细胞的营养主要靠血管输送，肿瘤的血管形成主要是指从周围组织芽生出新的毛细血管。新生毛细血管生成的主要过程是肿瘤细胞分泌血管生成刺激因子，如血管内皮生长因子和成纤维细胞生长因子，激活内皮细胞并分泌蛋白酶，破坏基底膜，使内皮细胞收缩、趋化、迁移与增殖，形成血管芽，最终吻合成毛细血管网。当肿瘤的体积超过营养物质所能维持的大小时，肿瘤血管形成过程被激活，因

此，肿瘤细胞在缺氧的环境下，使促血管形成蛋白如血管内皮生长因子和成纤维细胞生长因子产生增多，同时各种蛋白溶解酶的活性增加，降解基底膜以及细胞之间的连接，促使血管扩张和通透性的增加，内皮细胞不断迁移与增殖，最终形成血管腔样结构，新生血管经过进一步的发育成熟，形成能为肿瘤生长提供所需营养物质的毛细血管网，同时血管床给肿瘤细胞提供了进入血循环和形成远处转移的机会。

肿瘤转移主要机制之一是上皮间质转化（epithelial mesenchymal transition，EMT），EMT 以上皮细胞极性的丧失及间质特性的获得为重要特征。正常上皮细胞发生 EMT 后，可发展成原位癌，原位癌继续发展，肿瘤细胞可通过 EMT 形成局部扩散，侵入淋巴管和血管发生转移。

肿瘤组织的增殖和凋亡失调、肿瘤细胞克隆性生长、肿瘤细胞侵袭和转移是恶性肿瘤最基本的生物学特性。肿瘤细胞的增殖凋亡、血管生成及 EMT 是肿瘤发生发展最主要的机制。这些过程涉及许多基因的改变。

1. 增殖凋亡相关基因

（1）Ras：Ras 家族包括三个功能基因，即 H-ras、K-ras 和 N-ras。H-ras 定位于 11p，K-ras 定位于 12p，N-ras 定位于 1p，它们编码分子量为 21kD 的蛋白质 p21。p21 蛋白分布于质膜内侧，具有鸟苷三磷酸（GTP）酶活性，在膜受体到腺苷环化酶信号转导过程中起重要作用[111]，$p21^{Ras}$ 如果持续处于和 GTP 结合的活化状态，则引起细胞的异常增殖，导致肿瘤发生。Ras 导致肿瘤发生的主要方式为点突变，10%～15%的肿瘤中至少有一种 Ras 基因发生点突变，这些点突变降低了 Ras 蛋白将 GTP 水解为鸟苷二磷酸（GDP）的能力，从而使具有活性的 Ras 蛋白半衰期延长，不断促进细胞生长，最终导致细胞恶性转化。因此，Ras 基因被认为是肿瘤发生的启动基因。通过检测 p21 蛋白的表达情况，可以了解细胞的异常增殖、分化状态。研究显示，p21 阳性表达还与胃癌分化程度、浸润深度、临床分期及转移呈正相关，和预后呈负相关。胃癌中活化的 Ras 基因主要是 H-ras 和 K-ras，其突变位点主要是第 12、13、61 密码子的点突变，其编码的 p21 蛋白在胃癌中高表达，p21 蛋白可刺激细胞增殖和抑制细胞凋亡，从而促进胃癌的发生、发展[112]。但是，Hunt 等[113]对 863 例慢性萎缩性胃炎患者 K-ras 基因的突变进行了研究，经过 6 年的随访后，并未发现 K-ras 基因阳性的慢性萎缩性胃炎患者更易出现癌前病变表现，说明 K-ras 基因突变在从胃炎到不典型增生过程中的作用不大。Schubbert S 研究显示，Ras 基因突变主要发生在胰腺癌（90%）、结肠癌（50%）和甲状腺癌（50%），但是很少发生在胃癌中[114]。很多遗传学因素或者环境改变可能促进胃癌 Ras 基因活化而不是突变，如胃癌的生长因子受体、上皮生长因子受体等通过基因扩增过表达[115]。近来研究表明，膜肌动连接蛋白 Ezrin 对 Ras 的活化是很重要的，它通过和 N 末端的膜相关黏附分子及 C 末端的骨架相互作用，重构细胞骨架[116,117]，Ezrin 过表达对 Ras 的活化起重要作用，miR-204 作为新的 Ras 基因活化因子，可能直接作用于 ezrin[118]。另外，H. p 感染也能通过 EGFR 激活 Ras[119]。关于 Ras 和胃癌的关系正在不断地探索研究中。

（2）p53：正常野生型 p53 基因位于人类染色体 17p13. 1，全长约 20kb，由 11 个外显子和 10 个内含子组成。它是一种抑癌基因，编码 p53 蛋白，参与细胞周期的调节，抑制 DNA 合成和复制[120]，控制 G0 或 G1 期细胞进入 S 期，从而抑制细胞增殖，而突变型 p53 蛋白对 DNA 亲和力下降，抑制细胞能力减弱，失去了抗癌活性[121]。用相同的突变方法检测结果显示，胃癌患者p53突变率波动在0～82%之间[122,123]。Uchino等[124]研究表明，p53基因突变在胃癌形成和发展中较常见。p53基因编码区的点突变和p53等位基因的缺失可导致p53基因突变，导致细胞生长失控而形成肿瘤。Goncalves等[125]对80例早期胃癌患者进行研究表明，野生型p53基因阴性患者的生存时间比阳性患者短，进一步说明野生型p53基因编码的蛋白对胃癌细胞增殖具有抑制及促凋亡作用。

p53基因的多态性也和胃癌相关。基因多态性是指在一个生物群体中，同时存在两种或多种不连续的变异型或基因型或等位基因。多态性产生于基因水平上的变异，一般发生在基因序列中不编码蛋白的区域和没有重要调节功能的区域。p53基因的多态性常见于4号外显子的72位密码子，4号外显子附近区域编码接近中央疏水区的氨基，决定蛋白的构象与DNA特异性结合。p53基因的多态性由精氨酸或脯氨酸单个碱基对的改变组成，产生了三种基因型：纯合的精氨酸（Arg/Arg）、纯合的脯氨酸（Pro/Pro）、杂合子（Pro/Arg）。Shen等[126]对324例中国胃癌患者和317例非癌症对照组受试者进行了p53 CD72多态性分析，Logistic回归分析结果显示，与Pro纯合子个体相比，p53Arg等位基因（Pro/Arg和Pro/Arg）与胃癌有关，且饮酒能显著提高Arg等位基因个体患胃癌的风险，表明p53 CD72多态性与胃癌的易感性有关。但也有相反的报道，Kim等[127]报道，韩国人胃癌发病与p53基因CD72多态性无关，而与遗传易感性和环境因素有关。

多项研究发现p53蛋白同时能促进Ras基因的活化，进一步引起细胞转化和持续增殖。胃癌组织中Ras及p53蛋白共同阳性表达率较高，并存在显著相关性，即p53阳性组织大多同时伴有p21蛋白表达，在胃癌的发展过程中，两者具有协同作用。

(3)p16：p16基因是一种抑癌基因，定位于9p21，全长8.5kb，包含2个内含子和3个外显子，启动子和外显子1、2含有多个甲基化的5'-CpG岛。自从1993年被发现以来，它一直是肿瘤分子生物研究的热点，参与正常细胞生长的负性调控[128,129]。可抑制细胞周期蛋白依赖性激酶4-CDK4和细胞周期蛋白依赖性激酶6-CDK6的活性，从而抑制细胞增殖。p16对细胞周期的抑制作用主要体现在p16能与CyclinD竞争性结合CDK，抑制CDK4和CDK6激酶的活性、阻止细胞进入S期、抑制DNA的合成、影响PRb在肿瘤细胞周期调节中的作用。p16通过抑制CDK4、CDK6激酶的活力而使PRb不能磷酸化，未磷酸化的PRb增多可抑制细胞增殖，同时高磷酸化的PRb可诱导p16基因的表达，p166表达增加又可通过与CDK结合抑制其活力，最终使PRb的磷酸化程度减弱。Otterson GA等[130]研究表明，p16基因表达产物抑制CDK4和CDK6，使Rb蛋白磷酸化减少，从而阻断cyclinD Rb等介导的转录因子E2F活化，抑制细胞增殖。

p16基因在多种肿瘤细胞株如神经胶质瘤、黑色素瘤、乳腺癌细胞株纯合缺失[129]。在各种人类肿瘤中，p16缺失和突变率达75%，高于p53基因。CDKN2/p16基因突变或缺失后，p16蛋白表达减少或消失，对CyclinD-CDK4/6复合体的活性抑制降低，导致细胞周期调节失控，细胞生长加速，转化受阻，逐渐发展成胃癌。p16在胃癌组织中的缺失或突变主要集中于外显子2区域[131]。胃癌组织中p16基因1、2外显子CpG岛的甲基化，使p16基因表达明显减少，但是p16基因突变和缺失率很低，表明异常甲基化也是胃癌发生的主要机制。异常甲基化主要出现在低分化胃癌，外显子2的超甲基化主要发生在胃癌的晚期[132]。目前研究还显示，p16在胃癌的表达明显低于正常胃黏膜，p16表达与组织分化程度呈正相关，与浸润深度、淋巴结转移呈负相关[133]，p16阳性表达比阴性者预后好[134]。

(4)PTEN:PTEN 基因定位于 10q23.3,由 9 个外显子和 8 个内含子组成,全长 200kb。PTEN 基因是具有双特异性磷酸酶活性的抑癌基因,不仅参与细胞周期的调控,而且调节细胞的正常生长和发育,促进细胞凋亡。该基因的突变失活与人类多种恶性肿瘤的发生发展密切相关。Hino R 等[135]研究发现,无论是从 mRNA 水平还是从蛋白水平,癌组织中 PTEN 基因表达都很低,正常胃黏膜上皮 PTEN 蛋白 100%阳性表达,胃癌组织 PTEN 蛋白 66%阳性表达。PTEN 能通过多种途径诱导细胞凋亡:①PTEN 能增强 Fas/FasL 或者细胞色素 C 介导的凋亡,这些凋亡通路又能诱发 Caspase-3 的表达。②PTEN 通过水解 PIP3 3′位上磷酸基团,调节第二信使 PIP3 的水平,激活 AKT,AKT 磷酸化糖原合成酶 3 而使其失活,活化的 GSK3 磷酸化 CyclinD 1 使其降解,因此 PTEN 抑制了 CyclinD 1 的聚集,使细胞周期阻滞,从而诱导细胞凋亡。③PTEN 抑制 APK 上游 ERK RAS 的活化以及 Shc 的磷酸化,负调节促细胞分裂素激活的蛋白激酶(mitogen-activated protein kinase,MAPK)细胞信号传导途径,抑制细胞的生长和分化、促进细胞凋亡[136]。④PTEN 被多种 microRNAs 调控表达,从而调控细胞的凋亡。microRNAs 是一种非编码 RNA,是重要的调控因子,PTEN 能被多种 miRNAs 调控。microRNA-21(miR-21)在胃癌组织中高表达,和肿瘤的分化程度、局部浸润、淋巴结转移相关,miR-21 的抑制使 PTEN 表达增加[137]。MiRNA-214 在胃癌细胞株 BGC823、MKN45 和 SGC7901 中过表达,PTEN 是 miRNA-214 的靶基因,BGC823、MKN45 和 SGC7901 细胞株中 miRNA-214 的下调使 PTEN 表达增加[138]。⑤通过检测胃癌组织和胃癌细胞株 PTEN 和 S380 残基磷酸化 PTEN(p-PTEN)的表达,发现胃癌组织中 PTEN 蛋白表达减少而 p-PTEN 蛋白表达增加,但是 PTEN 和 p-PTEN 表达和胃癌患者的临床病理特征没有任何关系,而且胃癌细胞株 p-PTEN 和 PTEN 的比例比良性细胞株高。表明 PTEN 和 p-PTEN 的异常表达可能是促进胃癌形成的早期事件,PTEN 失活可能由于 S380 残基的磷酸化引起[139]。

PTEN 蛋白突变和异常表达发生在多种肿瘤中,除了和增殖凋亡相关外,和肿瘤的形成、分化、转移也密切相关[140-143]。PTEN 缺失或者突变可增强 VEGF 和 MMPs 的表达,促进肿瘤的血管生成及转移[144-146]。

(5)Survivin:Survivin 是凋亡抑制蛋白家族中的新成员,该基因定位于染色体 17q25,全长 15kb,由 4 个外显子和 3 个内含子组成,分子量约 16.5kD,由 142 个氨基酸组成。Survivin 主要在胚胎组织及肿瘤组织中呈不同程度表达,具有抗凋亡活性和促细胞增殖作用[147]。Survivin 基因具有抗凋亡的结构特征:保守的 N 端 BIR 结构域,缺乏 RING 锌指的 C 端螺旋结构及两个剪接变构体。特异性干扰 Survivin 后细胞集中于 G2/M 相,而 G0/G1 相的细胞数量减少[148]。Survivin 可以直接和 $p21^{waf}$、Caspase-3 和 Caspase-7 连接,抑制他们的活性,阻断细胞凋亡过程[149,150]。胃癌细胞株 HGC-27 中 Survivin 蛋白受 miR-34a 的负性调控,影响胃癌细胞株的增殖和侵袭[151]。近来的研究发现,IFN-γ 是 IFN-γ-JAK/STAT 通路中的重要分子,在胃癌细胞中,IFN-γ 能下调 Survivin 蛋白表达,促进细胞凋亡[152];IFN-γ 同时上调 STAT1 蛋白的表达,STAT1 又可上调 Caspase-3 和 Caspase-7 的表达,抑制细胞的凋亡 Survivin 和 STAT1 调控细胞的凋亡,但是它们的生物学作用相反。Survivin 在胃癌中的作用尚需要进一步的研究证实[153]。

(6)HER-2:原癌基因 HER-2/neu 又称 c-erbB 2 基因,属于表皮生长因子受体表皮生长因子受体(EGFR)超家族,是一种磷酸化受体蛋白,定位于染色体 17q21,编码分子量为

185kD的跨膜蛋白，在正常情况下处于非激活状态。HER-2受体胞内区具有酪氨酸蛋白激酶PTK活性，自身也具有若干酪氨酸残基Tyr磷酸化位点，特异性生长因子与HER受体结合后可诱导二聚体化并激发受体的交叉磷酸化，磷酸化的受体可以把细胞外的生长信号迅速转导至核内，刺激与细胞分裂有关的基因表达，调控细胞的分裂、增殖和分化[154,155]。基因突变可激活HER-2基因，HER-2的扩增将导致转录上调，蛋白合成增加，通过不同的信号传导通路，参与抑制肿瘤细胞凋亡，促进肿瘤细胞增殖，上调血管内皮生长因子VEGF，促进肿瘤新生血管生成，增加肿瘤细胞侵袭能力。HER-2蛋白过表达在细胞的分裂、增殖、转化、肿瘤的转移、侵袭中也发挥重要作用。HER-2基因扩增和(或)蛋白过表达提示肿瘤恶性程度高，转移能力强。

HER-2基因扩增及蛋白表达与患者性别、年龄无关，与胃癌细胞分化程度无显著相关性。HER-2阳性表达的胃癌组织局部侵袭性更大。它参与胃癌的淋巴转移过程，且随着肿瘤浸润、转移能力增强，HER-2基因阳性表达量也增强。总之，HER-2在胃癌向中晚期发展、向深部组织浸润、发生淋巴结转移的过程中起着非常重要的作用。

HER-2靶向抗体曲妥珠单抗(herceptin，赫赛汀)是重组DNA衍生的人源化单克隆抗体，它选择性作用于HER-2阳性表达的细胞，通过抑制HER-2蛋白表达而抑制肿瘤细胞增殖，目前herceptin已被列为HER-2阳性表达的乳腺癌患者治疗用药，在胃癌中作用因HER-2表达研究结果不一而没有被用于临床。Tanner等[156]报道HER-2靶向抗体对HER-2扩增的胃癌和乳腺癌细胞N87和SKBP-3具有相同的抑制细胞生长作用。Rebischunge等[157]证实，HER-2靶向抗体联合化疗对HER-2过度表达的转移性胃癌有效。

(7)Bmi 1：Bmi 1是一种原癌基因，属多梳基因家族成员中的转录抑制因子，和c-myc共同作用，通过抑制下游INK4A调控细胞增殖、淋巴形成[158,159]。肠上皮化生、异型增生和胃癌组织Bmi 1的表达量高于正常胃黏膜组织，胃癌组织Bmi 1表达量高于癌旁组织，提示Bmi 1与胃黏膜细胞的恶性转化相关，是和胃癌发生及肿瘤浸润密切相关的基因。张晓伟等[160]通过RNAi技术抑制胃癌细胞株AGS中Bmi 1的表达，结果显示，Bmi 1及其相关蛋白的表达均明显下调，p16INK4a(p16INK4a是一种非常重要的抑癌蛋白，可通过抑制癌细胞分裂和诱导癌细胞死亡而减少肿瘤的发生)表达明显上调，细胞克隆形成减少，提示胃癌细胞株Bmi 1的表达下调可通过下调Akt/PKB活性、上调p16INK4a表达、促进肿瘤细胞凋亡，并降低胃癌细胞株AGS增殖能力实现。Bmi 1在胃癌细胞和组织过表达，是独立的预后因子，和胃癌的临床分期、淋巴结转移相关。胃癌组织中Mel-18减少，和Bmi 1的表达呈负相关。Bmi 1的下调伴随着AKT/PKB活性的降低和p16的上调，表明胃癌发生过程中，Bmi 1通过p16、AKT/PKB，和Mel-18调节肿瘤的进展[161]。但是Bmi 1在胃癌中的确切机制仍不清楚。

2. 血管生成相关基因

(1)VEGF：促使肿瘤血管新生的因子很多，血管内皮生长因子(vascular endothelial growth factor，VEGF)是最重要的因子，它位于人类染色体6p21.3，全长28kb，由7个内含子和8个外显子组成。VEGF成员有VEGF-A、B、C、D、E以及胎盘生长因子。VEGF具促内皮细胞增殖分化、增加微血管通透性、诱导血管生成等功能。VEGFR家族主要有VEGFR-1、VEGFR-2、VEGFR-3和Neuropilins，都属于酪氨酸蛋白激酶受体。VEGFR-1主要存在于单核细胞和内皮细胞，与VEGF-A、B以及PIGF结合，促进正常的血管生成和造血功能；VEGFR-2 与 VEGF-A、C、D 结合，调节内皮细胞的增殖、分化以及微血管的通透性，它们是 VEGF 促血管生成的主要受体；VEGFR-3 主要与 VEGF-C、D 结合，是淋巴内皮细胞中酪氨酸激酶特异性受体，动脉、静脉、毛细血管内皮细胞表达很少。VEGFR-3 促进淋巴管的生成，也可以通过调节 VEGFR-2 信号通路维持脉管系统结构的完整性[162]。Neuropilins 是 VEGF 特异性的共同受体，与 VEGFR 相互作用，增强 VEGF 与 VEGFR 的亲和力。

VEGF 的生物学功能主要有：促进血管生成，增加血管通透性，刺激内皮细胞增殖，使内皮细胞形状改变；刺激单核细胞及成骨细胞迁移，诱导蛋白水解酶、组织因子、基质胶原酶等在内皮细胞表达，改变细胞外基质，介导内皮细胞的迁移和浸润。VEGF 在胃癌组织高表达，并与肿瘤的浸润深度、淋巴结转移、远处转移及临床分期呈正相关。胃癌患者血清 VEGF-A 明显增加[163]，具有特异性的促进血管内皮细胞有丝分裂的活性[164]，和胃癌的进展密切相关。VEGF-C 参与淋巴管和血管的生成[165,166]，VEGF-C 及其受体 FLT-4 在胃癌的发生发展过程中可能起一定的作用，两者高表达可能与胃癌淋巴结转移有关。

VEGF 可被许多信号通路如磷酸化 PKCbⅡ、磷酸化 p38 和磷酸化 ERK1/2[167,168] 调控。PKCbⅡ和 ERK1/2 蛋白能被 STC-1 活化，阻断 PKCbⅡ 或 ERK1/2 可逆转 STC-1 诱导的 VEGF 表达，表明 STC-1 可通过活化 PKCbⅡ或 ERK1/2 调控 VEGF 表达[169]。同时 VEGF 能调控 STC-1 的表达，提示 STC-1 和 VEGF 之间可能存在相互正反馈调节作用[170]。VEGF 和肿瘤的血管生成及疾病状态密切相关[171,172]。胃癌中 IL-6 通过 Stat3 信号通路诱导 VEGF 表达[173]，EGCG 可抑制胃癌 VEGF 表达和 Stat3 活化[174]。IL-6 通过活化 Stat3 诱导 VEGF 表达和血管生成[175]。胃癌 Stat3 活性的阻断和 Stat3-DNA 连接活性降低及 VEGF mRNA 表达减少相关[173]。EGCG 通过抑制 Stat3 活性抑制 IL-6 诱导的 VEGF 表达和血管生成，IL-6 诱导的血管生成是 VEGF 依赖性的[176]。一旦活化，Stat3 转入核内，和特异的 DNA 启动子序列连接，诱导下游基因的表达[177]。IL-6 使 Stat3 入核增加、Stat3-DNA 连接活性增加，用 EGCG 处理后，Stat3 核异位及 Stat3-DNA 连接活性明显降低[178]。EGCG 抑制 Stat3 后，VEGF 启动子的活性降低。以上这些数据提示，通过 IL-6 抑制 Stat3 活性、核转位和 Stat3-DNA 连接活性，EGCG 下调 VEGF 表达。人胃癌细胞株 SGC7901 中的 VEGF 被干扰后，抑制 Bcl-2 和 Survivin 表达，诱导 p53 上调，促使其下游的 p21 活化，最终导致细胞凋亡[179]。

自从哈佛大学医学院 Folkman 博士[180]提出“肿瘤饿死”假说开始，抗血管药物受到越来越多的关注。贝伐单抗（bevacizumab）是世界上首个上市的重组抗人 VEGF 单克隆抗体，它通过阻断 VEGF 的分泌及 VEGFR 家族成员中的 VEGFR-1 和 VEFGR2 信号传递来阻止 VEGF 诱导的细胞增殖和转移，从而抗血管生成[181,182]。索拉非尼（sorafenib）是多靶点酪氨酸激酶抑制剂，能抑制 VEGFR、血小板衍生生长因子受体、B-Raf、Raf-1 以及 c-Kit，进而阻断血管生成[183]。范得它尼（vandetanib，ZD6474）是一种合成的苯胺喹唑啉化合物，为小分子酪氨酸激酶抑制剂，可同时作用于肿瘤细胞表皮生长因子受体、VEGFR 及 RET 酪氨酸激酶，下调肿瘤细胞的血管生成因子，抑制表皮生长因子对肿瘤血管内皮细胞的信号传导，达到抑制血管生成的目的[184]。AMG-386 是首个上市的重组 Fc-肽融合蛋白类药物，可中和 Tie2 受体与促血管生成素 1 和 2 之间的相互作用，从而抑制血管生成。研究显示，AMG-386 单药或联合化疗在抗实体肿瘤方面有一定的疗效，且不良反应较轻[185]。AMG-386 联合化疗治疗胃癌或胃食管连接部癌的Ⅱ期临床试验正在进行中 [186]。Alphastatin 是

人纤维蛋白原 α 链末端的 24 个氨基酸片段，能抑制人脐静脉内皮细胞成管过程[187]，但其具体作用机制还不清楚[188]。综上所述，VEGF 是很有前景的胃癌抑制基因。VEGF 和其他血管生成因子，例如：bFGF、TGF-β、TNF-α 等的表达还可以直接被 NF-κB 调节[95]。

(2)CD105：CD105 是转化生长因子受体复合物的组成成分，是相对分子质量为 180kD 的新生血管细胞黏附分子，定位于血管内皮细胞，和活化的内皮细胞连接参与肿瘤的血管生成，可调节细胞对转化生长因子的反应，是比传统的 CD31、CD34、vWF 更敏感、更特异的微血管标记物[95,189]。正常血管内皮细胞较少表达 CD105，但其在肿瘤血管内皮细胞中表达明显增加[190]。刘爱东等[191]通过流式实验发现，胃癌组织 CD105 的表达量明显高于正常胃黏膜组织，与胃癌的浸润和淋巴结转移密切相关，与 MMP-9 呈正相关。动物体内实验结果显示，用 CD105 治疗肿瘤是有效的[192,193]。

(3)SKY：SKY 基因是目前发现的唯一具有抑癌作用的蛋白酪氨酸激酶(protein tyrosine kinases，PTKs)，是抑癌基因。DNA 甲基化是指在机体正常细胞中进行的、在 DNA 甲基转移酶(DNA methyltrasferases，DNMTs)的作用下，基因组 CpG 二核苷酸的胞嘧啶 5 碳原子共价键结合一个甲基。Nakashima H 等[194]通过免疫组化方法，对 250 例胃癌患者 SKY 的表达进行了分析，结果发现，胃癌患者中 SKY 的阳性表达率为 42.4%，SKY 表达与 T1 期肿瘤、肿瘤的血管转移及淋巴转移密切相关。Carter WB 等[195]认为，SKY 基因在胃癌表达失活的主要原因可能是 SKY 基因启动子甲基化，SKY 与 HER-2 是一对功能相反的基因，SKY 可以通过抑制 HER-2 收缩血管内皮细胞的作用而抑制肿瘤转移。SKY 基因启动子甲基化水平与恶性肿瘤的病理分型、临床分期、侵袭性、淋巴结转移及预后关系尚待进一步深入研究。

3. EMT 相关基因 EMT 是上皮细胞失去上皮特性同时获得间质特性，并且具有运动能力的生物学过程，该过程与细胞分子水平的变化、形态学改变有关。EMT 参与肿瘤转移，即肿瘤细胞失去上皮细胞特性及细胞极性，获得间质特性，降解基底膜，向癌旁组织运动侵袭。EMT 伴随多个细胞分子标志物改变：上皮细胞标志物如 E-cadherin 表达下调；间叶表型标记物如波形蛋白 N-cadherin 表达上调；诱导 EMT 的细胞因子和转录因子如 Snail、Slug、Twist、TGF-β 等表达上调；对诱导 EMT 有辅助作用的 MMP-2、MMP-9 等表达上调。其中 E-cadherin 表达下调是 EMT 发生中最重要的分子事件。E-cadherin 的调节通过一系列转录因子实现，这些转录因子可分为直接抑制因子和间接抑制因子，直接抑制转录因子有 Snail、Kruppel-like factor 8(KLF8)等，它们直接作用于 CDH-1 基因的启动子而抑制 E-cadherin 的转录表达。间接抑制的转录因子有 Twist、Goosec-oid E2.2 和 FoxC2 等[196]。

参与调节 E-cadherin 表达的因子和通路很多，炎症因子可通过介导 SNU719 胃癌细胞株 Snail 的上调表达来减少 E-cadherin 的表达[197]。人胃癌组织 E-cadherin 表达下调，而 NF-κB 和 Snail 表达上调，用 NF-κB 的抑制剂 PDTC 处理 SGC7901 细胞株后，Snail 呈时间依赖性减少，但是 E-cadherin 呈时间依赖性增加，结果提示，胃癌组织 E-cadherin 的减少可能通过 NF-κB 诱导 Snail 上调而实现[198]。Snail 是最初在果蝇体内发现的锌指转录抑制因子家族成员，它能够直接与 CDH-1 启动子区 E-box 5-CACCTG-3 结合，抑制 E-cadherin mRNA 表达，通过促进 EMT 而促进肿瘤的发生。脊椎动物 Snail 家族有三个成员，Snail(Snail 1)，Slug(Snail 2)和 Smuc(Snail 3)，其中 Snail(Snail1)诱导 EMT 的作用最强，正常上皮细胞 Snail 表达缺失，但肿瘤上皮细胞 Snail 高表达，且与肿瘤的发生发展呈正相关[199]。

Snail与CDH-1启动子的直接结合依赖于Sin3A去乙酰基转移酶(HDAC1 HDAC2)和多硫蛋白2复合物的共同作用,其锌指DNA结合区域和氨基末端SNAG区是对CDH-1启动子起决定性作用的区域[200],PAK、GSK3、SCP和LOXL2可以在翻译后对Snail进行调控,包括Snail的核外定植和降解,如GSK3磷酸化Snail第104和107位点上的丝氨酸,诱导其向核外迁移,Snail向核外迁移还与第132个和143个氨基酸密切相关[201],进入细胞质后,Snail第96和100位点上的丝氨酸被磷酸化,导致胞质中的Snail被泛素化和降解[202]。Snail可以通过磷酸化其他位点增加其活性,如PKA和CK21分别磷酸化第11和92位点上的丝氨酸,以及与Sin3A共抑制复合物的协同作用来抑制CDH-1基因表达[203]。此外,PAK1可以磷酸化Snail氨基酸C末端序列,使其核内定植量明显增加[204]。另外,LOXL2通过氧化Snail第98和137位点上的赖氨酸从而防止GSK3对其降解从而增加Snail的活性[205]。研究显示,一种E3泛素连接酶FBXL14可诱导Snail泛素化和蛋白酶体降解[206]。HGF/SF与Egr-1协同作用激活MAPK信号通路,增加Snail活性,从而抑制E-cadherin表达,最终促进EMT发生[207],TGF-β诱导的Smad3蛋白在MDCK细胞的细胞核内与MRTF-A协同作用后增加Snail2蛋白表达,促进EMT[208]。Notch信号通路直接作用于Snail启动子增加其转录,并且在缺氧诱导下,HIF-1通过Notch途径激活LOXL2,从而避免Snail降解、促进EMT发生[209]。NF-κB信号通路主要在转录水平和翻译后水平影响Snail的表达,NF-κB直接与Snail启动子作用,促使其mRNA表达上调[210],NF-κB对Snail翻译后水平调节是通过抑制GSK3对Snail的磷酸化实现的,TNF-α通过磷酸化IKKa活化NF-κB,同时TNF-α激活Akt信号通路,直接上调Snail,诱导EMT发生[211]。最近研究发现,LOXL2和LOXL3与Snail协同作用抑制E-cadherin mRNA的转录,这种作用主要是通过LOXL2/3与Snail中SNAG区域结合实现的[205]。此外,CTGF(Connective tissue growth factor)可通过活化NF-κB信号通路下调E-cadherin的表达[212]。Slug是Snail转录家族成员之一,是新发现的E-cadherin基因转录抑制因子,对164例胃癌患者组织E-cadherin和Slug蛋白进行免疫组化检测,结果发现E-cadherin和Slug蛋白的阳性表达率分别是43.9%和29.9%。E-cadherin减少而Slug蛋白表达增加的患者淋巴结转移、淋巴管侵袭和血管侵袭的程度更严重,预后更不好[213]。

Twist是存在于果蝇、鼠、人等生物体内的一种碱性螺旋-环-螺旋(basic helix-loop-helix,bHLH)转录因子[214],是缺氧诱导因子1(HIF-1)的靶基因,能通过不同途径调节肿瘤细胞的凋亡,促进细胞的恶性转化,参与肿瘤细胞EMT过程并促进其侵袭和转移,在肿瘤的发生发展过程中发挥重要作用。Twist基因在肿瘤进展中能独立诱导一系列间充质标记物产生[215]。Twist间接抑制E-cadherin,促进EMT,诱导肿瘤侵袭转移[216]。Twist还可以直接促进Snail的表达,从而抑制E-cad的转录[217]。缺氧也可以增强Twist活性,诱导EMT发生,该作用主要通过HIF直接作用于Twist,刺激其转录,促进肿瘤侵袭与转移[216]。Twist基因在胃癌SGC7901细胞高表达,且与细胞的增殖能力相关,胃癌细胞株SGC7901的Twist基因被沉默后,细胞生长减缓,形态发生明显改变,有较多细胞呈圆形,细胞异型性小。结果提示,Twist基因沉默后SGC7901细胞凋亡增加,增殖降低[218]。Twist在调控胃癌方面发挥重要作用,但其发生机制尚未完全阐明,有待深入研究。

MMP-9编码基因位于染色体20q12-q13,全长4506 bp,含13个外显子。组织发育、伤口愈合和肿瘤侵袭等都可诱导MMP-9表达,主要由巨噬细胞产生,也可以由中性粒细胞产生，编码 92kD 的明胶酶 B，有效分解基底膜和细胞外基质，在基质降解和再塑中发挥重要作用，并可由此改变细胞微环境，参与肿瘤间质血管的发生。刘爱东等[219]发现，胃癌组织的 MMP-9 表达明显高于正常胃黏膜，侵及浆膜和浆膜外者的 MMP-9 表达明显高于未侵及浆膜者，低分化组明显高于高中分化组，淋巴结转移组明显高于淋巴结未转移组。Guilford 在 1998 年首先发现了 E-cadherin 基因突变和家族性胃癌之间的关系[70]，E-cadherin 的突变是遗传型胃癌常见的原因，约占 30%，在所有的突变类型中，无意突变、剪接突变和框移突变占 77.9%，错义突变占 22.1%[220]。新近研究发现，E-cadherin 14 外显子上会发生 2275G>T 的截短突变[221]。Simoes-Correia J 等首次提出即使没有临床症状的胃癌患者，E-cadherin 突变导致的不稳定足以表明遗传型胃癌已发病[222]。胃癌 EMT 与侵袭转移是多因素共同作用的复杂过程，在某些上皮癌中，E-cadherin 蛋白的低表达与 N-cadherin 的反常表达是一个主要的事件，且在增强癌细胞的侵袭和转移方面较 E-cadherin 低表达更为明显而直接，可能存在 E-cadherin 向 N-cadherin 的转化，即与 EMT 现象有关。未分化胃癌细胞株 MKN45 高表达 Twist，细胞的迁移和侵袭能力强，Twist 被抑制后，N-cadherin 和纤维连接蛋白的表达降低，但是 E-cadherin 表达没有降低。相反，中分化的胃癌细胞株 MKN28 高表达 Twist，N-cadherin 和纤维连接蛋白的表达上调，E-cadherin 表达下调。结果提示，Twist 可能通过 N-cadherin 和纤维连接蛋白产物调节细胞的迁移和侵袭[223]。但是 Kamikihara T 等检测 146 例胃切除术后胃癌患者 N-cadherin 和 E-cadherin 的共表达情况，结果 N-cadherin 阳性和阴性表达例数分别是 31 例和 115 例，不能显示 N-cadherin 和 EMT 的关系[224]。N-cadherin 和 EMT、胃癌之间确切的关系正在不断地研究中。

最近发现 microRNA 对 EMT 有很强的调节作用，microRNA-10 表达水平与乳腺癌的进展密切相关，而 Twist 可以促进 microRNA-10b 的转录[225]。microRNA-200 家族被认为是上皮细胞标记物和 EMT 的主要调节剂[226]，在 E-cadherin 缺失和 N-cadherin 高表达的侵袭性乳腺癌细胞系中缺失[227]，microRNA-200 家族可靶向作用于 ZEB1、ZEB2 和 SIP1，从而抑制 EMT 的发生[228,229]。谢乐等[230]发现 ZEB1 与 microRNA-141 及 microRNA-200 之间存在反馈环路。

EMT 涉及的信号通路有 TGF-β/Smad 通路、Wnt/β-catenin 通路、PI3K/AKT 通路、Src 通路及整合素通路等，各种细胞因子通过以上通路作用于靶基因，从而调控胃癌的发生、发展、侵袭和转移。

胃癌是全世界肿瘤的第二大死因，胃癌的发生发展和性别、年龄、环境因素、遗传、生活方式、基因改变等多种因素有关。积极预防、早期诊断和合理的个体化治疗是减少胃癌发病率和死亡率的主要途径和方法，这些途径和方法的实现需要以胃癌发病病因及机制为理论基础。近来肿瘤分子生物学研究发现了和胃癌形成相关的许多基因[231]，这些基因和 H. p 感染、宿主基因多态性、环境因素等的关系密切又错综复杂。从众多的机制中寻找能治疗胃癌的关键基因和通路，减少胃癌患者的发病率和病死率，是大家今后努力的方向。

（常建兰）

参考文献

[1] Parkin D M, Bray F, Ferlay J, et al. Global cancer statistics, 2002. CA Cancer J Clin, 2005, 55(2): 74-108.
[2] Pisani P, Parkin D M, Bray F, et al. Erratum: Estimates of the worldwide mortality from 25 cancers in

1990. Int J Cancer,1999,83(6):870-873.

[3] Haidari M,Nikbakht M R,Pasdar Y,et al. Trend analysis of gastric cancer incidence in Iran and its six geographical areas during 2000-2005. Asian Pac J Cancer Prev,2012,13(7):3335-3341.

[4] Jemal A,Bray F,Center M M,et al. Global cancer statistics. CA Cancer J Clin,2011,61(2):69-90.

[5] Price T J,Shapiro J D,Segelov E,et al. Management of advanced gastric cancer. Expert Rev Gastroenterol Hepatol,2012,6(2):199-208,209.

[6] Hanahan D,Weinberg R A. Hallmarks of cancer:the next generation. Cell,2011,144(5):646-674.

[7] Hanahan D,Weinberg R A. The hallmarks of cancer. Cell,2000,100(1):57-70.

[8] Ponder B A. Cancer genetics. Nature,2001,411(6835):336-341.

[9] Wang K,Kan J,Yuen S T,et al. Exome sequencing identifies frequent mutation of ARID1A in molecular subtypes of gastric cancer. Nat Genet,2011,43(12):1219-1223.

[10] Mousavi S M,Gouya M M,Ramazani R,et al. Cancer incidence and mortality in Iran. Ann Oncol,2009,20(3):556-563.

[11] Eskandar H,Hossein S S,Rahim M,et al. Clinical profile of gastric cancer in Khuzestan,southwest of Iran. World J Gastroenterol,2006,12(30):4832-4835.

[12] Ghadimi R,Taheri H,Suzuki S,et al. Host and environmental factors for gastric cancer in Babol,the Caspian Sea Coast,Iran. Eur J Cancer Prev,2007,16(3):192-195.

[13] Chandanos E,Lagergren J. Oestrogen and the enigmatic male predominance of gastric cancer. Eur J Cancer,2008,44(16):2397-2403.

[14] Malekzadeh R,Sotoudeh M,Derakhshan M H,et al. Prevalence of gastric precancerous lesions in Ardabil,a high incidence province for gastric adenocarcinoma in the northwest of Iran. J Clin Pathol,2004,57(1):37-42.

[15] Malekzadeh R,Derakhshan M H,Malekzadeh Z. Gastric cancer in Iran:epidemiology and risk factors. Arch Iran Med,2009,12(6):576-583.

[16] Sadjadi A,Hislop T G,Bajdik C,et al. Comparison of breast cancer survival in two populations:Ardabil,Iran and British Columbia,Canada. BMC Cancer,2009,9:381.

[17] Saeki N,Ono H,Sakamoto H,et al. Genetic factors related to gastric cancer susceptibility identified using a genome-wide association study. Cancer Sci,2013,104(1):1-8.

[18] Coupland V H,Lagergren J,Konfortion J,et al. Ethnicity in relation to incidence of oesophageal and gastric cancer in England. Br J Cancer,2012,107(11):1908-1914.

[19] Sasazuki S,Sasaki S,Tsugane S. Cigarette smoking,alcohol consumption and subsequent gastric cancer risk by subsite and histologic type. Int J Cancer,2002,101(6):560-566.

[20] Steevens J,Schouten L J,Goldbohm R A,et al. Alcohol consumption,cigarette smoking and risk of subtypes of oesophageal and gastric cancer:a prospective cohort study. Gut,2010,59(1):39-48.

[21] Bertuccio P,Chatenoud L,Levi F,et al. Recent patterns in gastric cancer:a global overview. Int J Cancer,2009,125(3):666-673.

[22] Sjodahl K,Lu Y,Nilsen T I,et al. Smoking and alcohol drinking in relation to risk of gastric cancer:a population-based,prospective cohort study. Int J Cancer,2007,120(1):128-132.

[23] Shin V Y,Cho C H. Nicotine and gastric cancer. Alcohol,2005,35(3):259-264.

[24] Huang R Y,Chen G G. Cigarette smoking,cyclooxygenase-2 pathway and cancer. Biochim Biophys Acta,2011,1815(2):158-169.

[25] Zhang Y,Sun L P,Xing C Z,et al. Interaction between GSTP1 Val allele and H. pylori infection,smoking and alcohol consumption and risk of gastric cancer among the Chinese population. PLoS One,2012,

7(10):e47178.

[26] Everatt R,Tamosiunas A,Kuzmickiene I,et al. Alcohol consumption and risk of gastric cancer:a cohort study of men in Kaunas,Lithuania,with up to 30 years follow-up. BMC Cancer,2012,12:475.

[27] Moy K A,Fan Y,Wang R,et al. Alcohol and tobacco use in relation to gastric cancer:a prospective study of men in Shanghai,China. Cancer Epidemiol Biomarkers Prev,2010,19(9):2287-2297.

[28] Duell E J,Travier N,Lujan-Barroso L,et al. Alcohol consumption and gastric cancer risk in the European Prospective Investigation into Cancer and Nutrition(EPIC) cohort. Am J Clin Nutr,2011,94(5):1266-1275.

[29] Tramacere I,Negri E,Pelucchi C,et al. A meta-analysis on alcohol drinking and gastric cancer risk. Ann Oncol,2012,23(1):28-36.

[30] Klatsky A L. Diet,alcohol,and health:a story of connections,confounders,and cofactors. Am J Clin Nutr,2001,74(3):279-280.

[31] Ding W Q,Fried U,Larsson C,et al. Ethanol exposure potentiates fosB and junB expression induced by muscarinic receptor stimulation in neuroblastoma SH-SY5Y cells. Alcohol Clin Exp Res,1998,22(1):225-230.

[32] Huang B,Liu B,Yang L,et al. Functional genetic variants of c-Jun and their interaction with smoking and drinking increase the susceptibility to lung cancer in southern and eastern Chinese. Int J Cancer,2012,131(5):E744-E758.

[33] Chang Y J,Wu M S,Lin J T,et al. Helicobacter pylori-Induced invasion and angiogenesis of gastric cells is mediated by cyclooxygenase-2 induction through TLR2/TLR9 and promoter regulation. J Immunol,2005,175(12):8242-8252.

[34] Gajalakshmi C K,Shanta V. Lifestyle and risk of stomach cancer:a hospital-based case-control study. Int J Epidemiol,1996,25(6):1146-1153.

[35] Chow W H,Swanson C A,Lissowska J,et al. Risk of stomach cancer in relation to consumption of cigarettes,alcohol,tea and coffee in Warsaw,Poland. Int J Cancer,1999,81(6):871-876.

[36] Wu A H,Wan P,Bernstein L. A multiethnic population-based study of smoking,alcohol and body size and risk of adenocarcinomas of the stomach and esophagus(United States). Cancer Causes Control,2001,12(8):721-732.

[37] Rao D N,Ganesh B,Dinshaw K A,et al. A case-control study of stomach cancer in Mumbai,India. Int J Cancer,2002,99(5):727-731.

[38] Barstad B,Sorensen T I,Tjonneland A,et al. Intake of wine,beer and spirits and risk of gastric cancer. Eur J Cancer Prev,2005,14(3):239-243.

[39] Larsson S C,Giovannucci E,Wolk A. Alcoholic beverage consumption and gastric cancer risk:a prospective population-based study in women. Int J Cancer,2007,120(2):373-377.

[40] Kaneko S,Yoshimura T. Time trend analysis of gastric cancer incidence in Japan by histological types,1975-1989. Br J Cancer,2001,84(3):400-405.

[41] D'Elia L,Rossi G,Ippolito R,et al. Habitual salt intake and risk of gastric cancer:a meta-analysis of prospective studies. Clin Nutr,2012,31(4):489-498.

[42] Zhong C,Li K N,Bi J W,et al. Sodium intake,salt taste and gastric cancer risk according to helicobacter pylori infection,smoking,histological type and tumor site in china. Asian Pac J Cancer Prev,2012,13(6):2481-2484.

[43] Kim J,Park S,Nam B H. Gastric cancer and salt preference:a population-based cohort study in Korea. Am J Clin Nutr,2010,91(5):1289-1293.

[44] Xiao S D, Jiang S J, Wang R N, et al. N-ethyl-N′-nitro-N-nitrosoguanidine induced gastric carcinoma in wolfdogs--useful animal model for tracing gastric malignancy transformation. Chin Med J(Engl), 1986, 99(11): 903-907.

[45] Moret S, Conte L, Dean D. Assessment of polycyclic aromatic hydrocarbon content of smoked fish by means of a fast HPLC/HPLC method. J Agric Food Chem, 1999, 47(4): 1367-1371.

[46] Lopez-Carrillo L, Lopez-Cervantes M, Ward M H, et al. Nutrient intake and gastric cancer in Mexico. Int J Cancer, 1999, 83(5): 601-605.

[47] Azevedo L F, Salgueiro L F, Claro R, et al. Diet and gastric cancer in Portugal--a multivariate model. Eur J Cancer Prev, 1999, 8(1): 41-48.

[48] Chen J, Bu X L, Wang Q Y, et al. Decreasing seroprevalence of Helicobacter pylori infection during 1993-2003 in Guangzhou, southern China. Helicobacter, 2007, 12(2): 164-169.

[49] Kawakami E, Machado R S, Ogata S K, et al. Decrease in prevalence of Helicobacter pylori infection during a 10-year period in Brazilian children. Arq Gastroenterol, 2008, 45(2): 147-151.

[50] Tkachenko M A, Zhannat N Z, Erman L V, et al. Dramatic changes in the prevalence of Helicobacter pylori infection during childhood: a 10-year follow-up study in Russia. J Pediatr Gastroenterol Nutr, 2007, 45(4): 428-432.

[51] La Vecchia C, Negri E, D′Avanzo B, et al. Electric refrigerator use and gastric cancer risk. Br J Cancer, 1990, 62(1): 136-137.

[52] Katz L, Steinitz R. Cancer patterns in Israel: selected aspects. Isr J Med Sci, 1979, 15(12): 983-989.

[53] Demirer T, Icli F, Uzunalimoglu O, et al. Diet and stomach cancer incidence. A case-control study in Turkey. Cancer, 1990, 65(10): 2344-2348.

[54] Kim H J, Chang W K, Kim M K, et al. Dietary factors and gastric cancer in Korea: a case-control study. Int J Cancer, 2002, 97(4): 531-535.

[55] Matsuzaka M, Fukuda S, Takahashi I, et al. The decreasing burden of gastric cancer in Japan. Tohoku J Exp Med, 2007, 212(3): 207-219.

[56] Zhou Y, Zhuang W, Hu W, et al. Consumption of large amounts of Allium vegetables reduces risk for gastric cancer in a meta-analysis. Gastroenterology, 2011, 141(1): 80-89.

[57] Terry P, Lagergren J, Hansen H, et al. Fruit and vegetable consumption in the prevention of oesophageal and cardia cancers. Eur J Cancer Prev, 2001, 10(4): 365-369.

[58] Kim M K, Sasaki S, Sasazuki S, et al. Prospective study of three major dietary patterns and risk of gastric cancer in Japan. Int J Cancer, 2004, 110(3): 435-442.

[59] Yang C S, Lee M J, Chen L, et al. Polyphenols as inhibitors of carcinogenesis. Environ Health Perspect, 1997, 105(Suppl 4): 971-976.

[60] Weisburger J H, Chung F L. Mechanisms of chronic disease causation by nutritional factors and tobacco products and their prevention by tea polyphenols. Food Chem Toxicol, 2002, 40(8): 1145-1154.

[61] Kono S, Ikeda M, Tokudome S, et al. A case-control study of gastric cancer and diet in northern Kyushu, Japan. Jpn J Cancer Res, 1988, 79(10): 1067-1074.

[62] Ikeda F, Doi Y, Yonemoto K, et al. Hyperglycemia increases risk of gastric cancer posed by Helicobacter pylori infection: a population-based cohort study. Gastroenterology, 2009, 136(4): 1234-1241.

[63] Chen Y L, Cheng K C, Lai S W, et al. Diabetes and risk of subsequent gastric cancer: a population-based cohort study in Taiwan. Gastric Cancer, 2013, 16(3): 389-396.

[64] An international association between Helicobacter pylori infection and gastric cancer. The EUROGAST Study Group. Lancet, 1993, 341(8857): 1359-1362.

[65] Gonzalez C A, Agudo A. Carcinogenesis, prevention and early detection of gastric cancer: where we are and where we should go. Int J Cancer, 2012, 130(4): 745-753.

[66] Oliveira A G, Santos A, Guerra J B, et al. babA2- and cagA-positive Helicobacter pylori strains are associated with duodenal ulcer and gastric carcinoma in Brazil. J Clin Microbiol, 2003, 41(8): 3964-3966.

[67] Al-Marhoon M S, Nunn S, Soames R W. The association between cagA+ H. pylori infection and distal gastric cancer: a proposed model. Dig Dis Sci, 2004, 49(7-8): 1116-1122.

[68] Pirzadeh A, Doustmohammadian N, Khoshbaten M, et al. Is there any association between Helicobacter Pylori infection and laryngeal carcinoma? Asian Pac J Cancer Prev, 2011, 12(4): 897-900.

[69] Wong B C, Lam S K, Wong W M, et al. Helicobacter pylori eradication to prevent gastric cancer in a high-risk region of China: a randomized controlled trial. JAMA, 2004, 291(2): 187-194.

[70] Guilford P, Hopkins J, Harraway J, et al. E-cadherin germline mutations in familial gastric cancer. Nature, 1998, 392(6674): 402-405.

[71] Kato M, Asaka M. Recent development of gastric cancer prevention. Jpn J Clin Oncol, 2012, 42(11): 987-994.

[72] Haruma K. Trend toward a reduced prevalence of Helicobacter pylori infection, chronic gastritis, and gastric cancer in Japan. Gastroenterol Clin North Am, 2000, 29(3): 623-631.

[73] Fukase K, Kato M, Kikuchi S, et al. Effect of eradication of Helicobacter pylori on incidence of metachronous gastric carcinoma after endoscopic resection of early gastric cancer: an open-label, randomised controlled trial. Lancet, 2008, 372(9636): 392-397.

[74] Held M, Engstrand L, Hansson L E, et al. Is the association between Helicobacter pylori and gastric cancer confined to CagA-positive strains? Helicobacter, 2004, 9(3): 271-277.

[75] Ohnishi N, Yuasa H, Tanaka S, et al. Transgenic expression of Helicobacter pylori CagA induces gastrointestinal and hematopoietic neoplasms in mouse. Proc Natl Acad Sci U S A, 2008, 105 (3): 1003-1008.

[76] Chaturvedi R, Asim M, Romero-Gallo J, et al. Spermine oxidase mediates the gastric cancer risk associated with Helicobacter pylori CagA. Gastroenterology, 2011, 141(5): 1696-1708.

[77] Asahi M, Azuma T, Ito S, et al. Helicobacter pylori CagA protein can be tyrosine phosphorylated in gastric epithelial cells. J Exp Med, 2000, 191(4): 593-602.

[78] Konturek P C, Konturek S J, Brzozowski T. Helicobacter pylori infection in gastric cancerogenesis. J Physiol Pharmacol, 2009, 60(3): 3-21.

[79] Galmiche A, Rassow J, Doye A, et al. The N-terminal 34kDa fragment of Helicobacter pylori vacuolating cytotoxin targets mitochondria and induces cytochrome c release. EMBO J, 2000, 19 (23): 6361-6370.

[80] Yuan J P, Li T, Chen H B, et al. Analysis of gene expression profile in gastric cancer cells stimulated with Helicobacter pylori isogenic strains. J Med Microbiol, 2004, 53(Pt 10): 965-974.

[81] Yamaoka Y, Kikuchi S, El-Zimaity H M, et al. Importance of Helicobacter pylori oipA in clinical presentation, gastric inflammation, and mucosal interleukin 8 production. Gastroenterology, 2002, 123 (2): 414-424.

[82] Kidd M, Peek R M, Lastovica A J, et al. Analysis of iceA genotypes in South African Helicobacter pylori strains and relationship to clinically significant disease. Gut, 2001, 49(5): 629-635.

[83] Koehler C I, Mues M B, Dienes H P, et al. Helicobacter pylori genotyping in gastric adenocarcinoma and MALT lymphoma by multiplex PCR analyses of paraffin wax embedded tissues. Mol Pathol, 2003, 56 (1): 36-42.

[84] Sureka C, Ramesh T. Molecular assessment of c-H-ras p21 expression in Helicobacter pylori-mediated gastric carcinogenesis. Mol Cell Biochem, 2012, 362(1-2): 169-176.

[85] Imazeki F, Omata M, Nose H, et al. p53 gene mutations in gastric and esophageal cancers. Gastroenterology, 1992, 103(3): 892-896.

[86] Perri F, Cotugno R, Piepoli A, et al. Aberrant DNA methylation in non-neoplastic gastric mucosa of H. Pylori infected patients and effect of eradication. Am J Gastroenterol, 2007, 102(7): 1361-1371.

[87] Honig A, Witte F, Mirecka J, et al. Helicobacter pylori-induced hyperproliferation: relevance for gastric cancer development in connection with mutagenic factors. Anticancer Res, 2000, 20(3A): 1641-1648.

[88] Lynch D A, Mapstone N P, Clarke A M, et al. Cell proliferation in Helicobacter pylori associated gastritis and the effect of eradication therapy. Gut, 1995, 36(3): 346-350.

[89] Suzuki N, Wakasugi M, Nakaya S, et al. Production and application of new monoclonal antibodies specific for a fecal Helicobacter pylori antigen. Clin Diagn Lab Immunol, 2002, 9(1): 75-78.

[90] Beswick E J, Pinchuk I V, Suarez G, et al. Helicobacter pylori CagA-dependent macrophage migration inhibitory factor produced by gastric epithelial cells binds to CD74 and stimulates procarcinogenic events. J Immunol, 2006, 176(11): 6794-6801.

[91] Wang J, Fan X, Lindholm C, et al. Helicobacter pylori modulates lymphoepithelial cell interactions leading to epithelial cell damage through Fas/Fas ligand interactions. Infect Immun, 2000, 68(7): 4303-4311.

[92] 郭燕，周新家. HP 感染与胃癌组织中 Caspase-3 表达的关系. 山东医药，2008，48(36)：76-77.

[93] Targosz A, Brzozowski T, Pierzchalski P, et al. Helicobacter pylori promotes apoptosis, activates cyclooxygenase(COX)-2 and inhibits heat shock protein HSP70 in gastric cancer epithelial cells. Inflamm Res, 2012, 61(9): 955-966.

[94] Chang C S, Chen W N, Lin H H, et al. Increased oxidative DNA damage, inducible nitric oxide synthase, nuclear factor kappaB expression and enhanced antiapoptosis-related proteins in Helicobacter pylori-infected non-cardiac gastric adenocarcinoma. World J Gastroenterol, 2004, 10(15): 2232-2240.

[95] Wu C Y, Wang C J, Tseng C C, et al. Helicobacter pylori promote gastric cancer cells invasion through a NF-kappaB and COX-2-mediated pathway. World J Gastroenterol, 2005, 11(21): 3197-3203.

[96] Hou L, Savage S A, Blaser M J, et al. Telomere length in peripheral leukocyte DNA and gastric cancer risk. Cancer Epidemiol Biomarkers Prev, 2009, 18(11): 3103-3109.

[97] Nardone G, Staibano S, Rocco A, et al. Effect of Helicobacter pylori infection and its eradication on cell proliferation, DNA status, and oncogene expression in patients with chronic gastritis. Gut, 1999, 44(6): 789-799.

[98] Cheng Y, Chaturvedi R, Asim M, et al. Helicobacter pylori-induced macrophage apoptosis requires activation of ornithine decarboxylase by c-Myc. J Biol Chem, 2005, 280(23): 22492-22496.

[99] Wang J, Chi D S, Kalin G B, et al. Helicobacter pylori infection and oncogene expressions in gastric carcinoma and its precursor lesions. Dig Dis Sci, 2002, 47(1): 107-113.

[100] Churin Y, Al-Ghoul L, Kepp O, et al. Helicobacter pylori CagA protein targets the c-Met receptor and enhances the motogenic response. J Cell Biol, 2003, 161(2): 249-255.

[101] Kabir S. Effect of Helicobacter pylori eradication on incidence of gastric cancer in human and animal models: underlying biochemical and molecular events. Helicobacter, 2009, 14(3): 159-171.

[102] Shirin H, Sordillo E M, Kolevska T K, et al. Chronic Helicobacter pylori infection induces an apoptosis-resistant phenotype associated with decreased expression of p27(kip1). Infect Immun, 2000, 68(9): 5321-5328.

[103] 石巍,姚育红,廖爱军,等.不同胃黏膜病变中幽门螺杆菌感染与环氧合酶表达相关性分析.中华消化杂志,2004,24(12):750-751.

[104] Nam K T,Hahm K B,Oh S Y,et al. The selective cyclooxygenase-2 inhibitor nimesulide prevents Helicobacter pylori-associated gastric cancer development in a mouse model. Clin Cancer Res,2004,10(23):8105-8113.

[105] Iwamoto J,Mizokami Y,Takahashi K,et al. The effects of cyclooxygenase2-prostaglandinE2 pathway on Helicobacter pylori-induced urokinase-type plasminogen activator system in the gastric cancer cells. Helicobacter,2008,13(3):174-182.

[106] Konturek P C,Kania J,Kukharsky V,et al. Influence of gastrin on the expression of cyclooxygenase-2, hepatocyte growth factor and apoptosis-related proteins in gastric epithelial cells. J Physiol Pharmacol, 2003,54(1):17-32.

[107] Walduck A K,Weber M,Wunder C,et al. Identification of novel cyclooxygenase-2-dependent genes in Helicobacter pylori infection in vivo. Mol Cancer,2009,8:22.

[108] 林瑞新,任辉,田立业,等. Hp阳性胃癌患者PG及胃泌素水平的研究.中国实验诊断学,2007,11:1250-1251.

[109] Subramaniam D,Ramalingam S,May R,et al. Gastrin-mediated interleukin-8 and cyclooxygenase-2 gene expression: differential transcriptional and posttranscriptional mechanisms. Gastroenterology, 2008,134(4):1070-1082.

[110] Konturek P C,Konturek S J,Brzozowski T. Gastric cancer and Helicobacter pylori infection. J Physiol Pharmacol,2006,57(Suppl 3):51-65.

[111] Soh K,Yanagisawa A,Hiratsuka H,et al. Variation in K-ras codon 12 point mutation rate with histological atypia within individual colorectal tumors. Jpn J Cancer Res,1993,84(4):388-393.

[112] 顾华丽,董静.胃癌组织中H-ras及K-ras基因第12密码子点突变的检测及意义.青岛大学医学院学报,2006,42(1):56-60.

[113] Hunt J D,Mera R,Strimas A,et al. K-ras mutations are not predictive for progression of preneoplastic gastric lesions. Cancer Epidemiol Biomarkers Prev,2001,10(1):79-80.

[114] Schubbert S,Shannon K,Bollag G. Hyperactive Ras in developmental disorders and cancer. Nat Rev Cancer,2007,7(4):295-308.

[115] Kim M A,Lee H S,Lee H E,et al. EGFR in gastric carcinomas: prognostic significance of protein overexpression and high gene copy number. Histopathology,2008,52(6):738-746.

[116] Morrison H,Sperka T,Manent J,et al. Merlin/neurofibromatosis type 2 suppresses growth by inhibiting the activation of Ras and Rac. Cancer Res,2007,67(2):520-527.

[117] Orian-Rousseau V,Morrison H,Matzke A,et al. Hepatocyte growth factor-induced Ras activation requires ERM proteins linked to both CD44v6 and F-actin. Mol Biol Cell,2007,18(1):76-83.

[118] Lam E K,Wang X,Shin V Y,et al. A microRNA contribution to aberrant Ras activation in gastric cancer. Am J Transl Res,2011,3(2):209-218.

[119] Keates S,Sougioultzis S,Keates A C,et al. cag+ Helicobacter pylori induce transactivation of the epidermal growth factor receptor in AGS gastric epithelial cells. J Biol Chem, 2001, 276 (51): 48127-48134.

[120] Sarbia M,Porschen R,Borchard F,et al. p53 protein expression and prognosis in squamous cell carcinoma of the esophagus. Cancer,1994,74(8):2218-2223.

[121] Petitjean A,Mathe E,Kato S,et al. Impact of mutant p53 functional properties on TP53 mutation patterns and tumor phenotype: lessons from recent developments in the IARC TP53 database. Hum Mu-

tat,2007,28(6):622-629.

[122] Mattar R,Nonogaki S,Silva C,et al. P53 and Rb tumor suppressor gene alterations in gastric cancer. Rev Hosp Clin Fac Med Sao Paulo,2004,59(4):172-180.

[123] Fenoglio-Preiser C M,Wang J,Stemmermann G N,et al. TP53 and gastric carcinoma:a review. Hum Mutat,2003,21(3):258-270.

[124] Uchino S,Noguchi M,Ochiai A,et al. p53 mutation in gastric cancer:a genetic model for carcinogenesis is common to gastric and colorectal cancer. Int J Cancer,1993,54(5):759-764.

[125] Goncalves A R,Carneiro A J,Martins I,et al. Prognostic significance of p53 protein expression in early gastric cancer. Pathol Oncol Res,2011,17(2):349-355.

[126] Shen H,Solari A,Wang X,et al. P53 codon 72 polymorphism and risk of gastric cancer in a Chinese population. Oncol Rep,2004,11(5):1115-1120.

[127] Kim J M,Lee O Y,Lee C G,et al. p53 Codon 72 and 16-bp duplication polymorphisms of gastric cancer in Koreans,. Korean J Gastroenterol,2007,50(5):292-298.

[128] Serrano M,Hannon G J,Beach D. A new regulatory motif in cell-cycle control causing specific inhibition of cyclin D/CDK4. Nature,1993,366(6456):704-707.

[129] Kamb A,Gruis N A,Weaver-Feldhaus J,et al. A cell cycle regulator potentially involved in genesis of many tumor types. Science,1994,264(5157):436-440.

[130] Otterson G A,Kratzke R A,Coxon A,et al. Absence of p16INK4 protein is restricted to the subset of lung cancer lines that retains wildtype RB. Oncogene,1994,9(11):3375-3378.

[131] Newcomb E W,Alonso M,Sung T,et al. Incidence of p14ARF gene deletion in high-grade adult and pediatric astrocytomas. Hum Pathol,2000,31(1):115-119.

[132] Ding Y,Le XP,Zhang Q X,et al. Methylation and mutation analysis of p16 gene in gastric cancer. World J Gastroenterol,2003,9(3):423-426.

[133] He X S,Su Q,Chen Z C,et al. Expression,deletion [was deleton] and mutation of p16 gene in human gastric cancer. World J Gastroenterol,2001,7(4):515-521.

[134] 范开席,王哲海,胡伟. p16、CD44V6 和 nm23-H1 基因在胃癌中的表达. 中华消化杂志,2001,21(6):375-376.

[135] Hino R,Uozaki H,Murakami N,et al. Activation of DNA methyltransferase 1 by EBV latent membrane protein 2A leads to promoter hypermethylation of PTEN gene in gastric carcinoma. Cancer Res,2009,69(7):2766-2774.

[136] Waite K A,Eng C. Protean PTEN:form and function. Am J Hum Genet,2002,70(4):829-844.

[137] Zhang B G,Li J F,Yu B Q,et al. microRNA-21 promotes tumor proliferation and invasion in gastric cancer by targeting PTEN. Oncol Rep,2012,27(4):1019-1026.

[138] Xiong X,Ren H Z,Li M H,et al. Down-regulated miRNA-214 induces a cell cycle G1 arrest in gastric cancer cells by up-regulating the PTEN protein. Pathol Oncol Res,2011,17(4):931-937.

[139] Yang Z,Yuan X G,Chen J,et al. Reduced expression of PTEN and increased PTEN phosphorylation at residue Ser380 in gastric cancer tissues:A novel mechanism of PTEN inactivation. Clin Res Hepatol Gastroenterol,2013,37(1):72-79.

[140] Wang D S,Rieger-Christ K,Latini J M,et al. Molecular analysis of PTEN and MXI1 in primary bladder carcinoma. Int J Cancer,2000,88(4):620-625.

[141] Parkin D M. Global cancer statistics in the year 2000. Lancet Oncol,2001,2(9):533-543.

[142] Chen X Y,van Der Hulst R W,Shi Y,et al. Comparison of precancerous conditions:atrophy and intestinal metaplasia in Helicobacter pylori gastritis among Chinese and Dutch patients. J Clin Pathol,2001,

54(5):367-370.

[143] Kondo K, Yao M, Kobayashi K, et al. PTEN/MMAC1/TEP1 mutations in human primary renal-cell carcinomas and renal carcinoma cell lines. Int J Cancer, 2001, 91(2):219-224.

[144] Koul D, Parthasarathy R, Shen R, et al. Suppression of matrix metalloproteinase-2 gene expression and invasion in human glioma cells by MMAC/PTEN. Oncogene, 2001, 20(46):6669-6678.

[145] Huang J, Kontos C D. PTEN modulates vascular endothelial growth factor-mediated signaling and angiogenic effects. J Biol Chem, 2002, 277(13):10760-10766.

[146] Byzova T V, Goldman C K, Pampori N, et al. A mechanism for modulation of cellular responses to VEGF: activation of the integrins. Mol Cell, 2000, 6(4):851-860.

[147] Bao R, Connolly D C, Murphy M, et al. Activation of cancer-specific gene expression by the survivin promoter. J Natl Cancer Inst, 2002, 94(7):522-528.

[148] Wenying Z, Zhaoning J, Zhimin Y, et al. Survivin siRNA inhibits gastric cancer in nude mice. Cell Biochem Biophys, 2012, 62(2):337-341.

[149] Tamm I, Wang Y, Sausville E, et al. IAP-family protein survivin inhibits caspase activity and apoptosis induced by Fas(CD95), Bax, caspases, and anticancer drugs. Cancer Res, 1998, 58(23):5315-5320.

[150] Shin S, Sung B J, Cho Y S, et al. An anti-apoptotic protein human survivin is a direct inhibitor of caspase-3 and -7. Biochemistry, 2001, 40(4):1117-1123.

[151] Cao W, Fan R, Wang L, et al. Expression and regulatory function of miRNA-34a in targeting survivin in gastric cancer cells. Tumour Biol, 2012.

[152] 邓昊,黄萱,高友晶,等. IFN-γ 对人胃腺癌 Survivin 分子通路的调控作用. 世界华人消化杂志, 2010, 18(30):3249-3253.

[153] Deng H, Zhen H, Fu Z, et al. The antagonistic effect between STAT1 and Survivin and its clinical significance in gastric cancer. Oncol Lett, 2012, 3(1):193-199.

[154] Akiyama T, Sudo C, Ogawara H, et al. The product of the human c-erbB-2 gene: a 185-kilodalton glycoprotein with tyrosine kinase activity. Science, 1986, 232(4758):1644-1646.

[155] Popescu N C, King C R, Kraus M H. Localization of the human erbB-2 gene on normal and rearranged chromosomes 17 to bands q12-21. 32. Genomics, 1989, 4(3):362-366.

[156] Tanner M, Hollmen M, Junttila T T, et al. Amplification of HER-2 in gastric carcinoma: association with Topoisomerase Ⅱ alpha gene amplification, intestinal type, poor prognosis and sensitivity to trastuzumab. Ann Oncol, 2005, 16(2):273-278.

[157] Rebischung C, Barnoud R, Stefani L, et al. The effectiveness of trastuzumab(Herceptin) combined with chemotherapy for gastric carcinoma with overexpression of the c-erbB-2 protein. Gastric Cancer, 2005, 8(4):249-252.

[158] Jacobs J J, Scheijen B, Voncken J W, et al. Bmi-1 collaborates with c-Myc in tumorigenesis by inhibiting c-Myc-induced apoptosis via INK4a/ARF. Genes Dev, 1999, 13(20):2678-2690.

[159] Jacobs J J, Kieboom K, Marino S, et al. The oncogene and Polycomb-group gene bmi-1 regulates cell proliferation and senescence through the ink4a locus. Nature, 1999, 397(6715):164-168.

[160] 张晓伟,秦薇,郭伟剑,等. Bmi-1 基因对胃癌细胞增殖的影响及机制. 世界华人消化杂志, 2009, 17(14):1390-1393.

[161] Zhang X W, Sheng Y P, Li Q, et al. BMI1 and Mel-18 oppositely regulate carcinogenesis and progression of gastric cancer. Mol Cancer, 2010, 9:40.

[162] Hicklin D J, Ellis L M. Role of the vascular endothelial growth factor pathway in tumor growth and angiogenesis. J Clin Oncol, 2005, 23(5):1011-1027.

[163] Halmaciu I,Gurzu S,Dobreanu M,et al. Preliminary results regarding vascular endothelial growth factor(VEGF-A)levels in the serum of gastric cancer patients. Rev Med Chir Soc Med Nat Iasi,2012,116(2):446-451.

[164] Takashima S,Matsushita T,Takayama F,et al. Prognostic significance of magnetic resonance findings in advanced papillary thyroid cancer. Thyroid,2001,11(12):1153-1159.

[165] Joukov V,Pajusola K,Kaipainen A,et al. A novel vascular endothelial growth factor,VEGF-C,is a ligand for the Flt4(VEGFR-3) and KDR(VEGFR-2) receptor tyrosine kinases. EMBO J,1996,15(7):1751.

[166] Cao Y,Linden P,Farnebo J,et al. Vascular endothelial growth factor C induces angiogenesis in vivo. Proc Natl Acad Sci U S A,1998,95(24):14389-14394.

[167] Amadio M,Scapagnini G,Lupo G,et al. PKCbetaⅡ/HuR/VEGF:A new molecular cascade in retinal pericytes for the regulation of VEGF gene expression. Pharmacol Res,2008,57(1):60-66.

[168] Essafi-Benkhadir K,Pouyssegur J,Pages G. Implication of the ERK pathway on the post-transcriptional regulation of VEGF mRNA stability. Methods Mol Biol,2010,661:451-469.

[169] Hyde R,Corkins M E,Somers G A,et al. PKC-1 acts with the ERK MAPK signaling pathway to regulate Caenorhabditis elegans mechanosensory response. Genes Brain Behav,2011,10(3):286-298.

[170] He L F,Wang T T,Gao Q Y,et al. Stanniocalcin-1 promotes tumor angiogenesis through up-regulation of VEGF in gastric cancer cells. J Biomed Sci,2011,18:39.

[171] Kim D K,Oh S Y,Kwon H C,et al. Clinical significances of preoperative serum interleukin-6 and C-reactive protein level in operable gastric cancer. BMC Cancer,2009,9:155.

[172] Liao W C,Lin J T,Wu C Y,et al. Serum interleukin-6 level but not genotype predicts survival after resection in stages Ⅱ and Ⅲ gastric carcinoma. Clin Cancer Res,2008,14(2):428-434.

[173] Huang S P,Wu M S,Shun C T,et al. Interleukin-6 increases vascular endothelial growth factor and angiogenesis in gastric carcinoma. J Biomed Sci,2004,11(4):517-527.

[174] Zhu B H,Zhan W H,Li Z R,et al. (—)-Epigallocatechin-3-gallate inhibits growth of gastric cancer by reducing VEGF production and angiogenesis. World J Gastroenterol,2007,13(8):1162-1169.

[175] Loeffler S,Fayard B,Weis J,et al. Interleukin-6 induces transcriptional activation of vascular endothelial growth factor(VEGF)in astrocytes in vivo and regulates VEGF promoter activity in glioblastoma cells via direct interaction between STAT3 and Sp1. Int J Cancer,2005,115(2):202-213.

[176] Zhu B H,Chen H Y,Zhan W H,et al. (—)-Epigallocatechin-3-gallate inhibits VEGF expression induced by IL-6 via Stat3 in gastric cancer. World J Gastroenterol,2011,17(18):2315-2325.

[177] Yu C L,Meyer D J,Campbell G S,et al. Enhanced DNA-binding activity of a Stat3-related protein in cells transformed by the Src oncoprotein. Science,1995,269(5220):81-83.

[178] Masuda M,Suzui M,Lim J T,et al. Epigallocatechin-3-gallate decreases VEGF production in head and neck and breast carcinoma cells by inhibiting EGFR-related pathways of signal transduction. J Exp Ther Oncol,2002,2(6):350-359.

[179] Sun P,Yu H,Zhang W Q,et al. Lentivirus-mediated siRNA targeting VEGF inhibits gastric cancer growth in vivo. Oncol Rep,2012,28(5):1687-1692.

[180] Folkman J. Tumor angiogenesis:therapeutic implications. N Engl J Med,1971,285(21):1182-1186.

[181] Wang Y,Fei D,Vanderlaan M,et al. Biological activity of bevacizumab,a humanized anti-VEGF antibody in vitro. Angiogenesis,2004,7(4):335-345.

[182] Ferrara N,Hillan K J,Gerber H P,et al. Discovery and development of bevacizumab,an anti-VEGF antibody for treating cancer. Nat Rev Drug Discov,2004,3(5):391-400.

[183] Wilhelm S M, Carter C, Tang L, et al. BAY 43-9006 exhibits broad spectrum oral antitumor activity and targets the RAF/MEK/ERK pathway and receptor tyrosine kinases involved in tumor progression and angiogenesis. Cancer Res, 2004, 64(19): 7099-7109.

[184] Wedge S R, Ogilvie D J, Dukes M, et al. ZD6474 inhibits vascular endothelial growth factor signaling, angiogenesis, and tumor growth following oral administration. Cancer Res, 2002, 62(16): 4645-4655.

[185] Herbst R S, Hong D, Chap L, et al. Safety, pharmacokinetics, and antitumor activity of AMG 386, a selective angiopoietin inhibitor, in adult patients with advanced solid tumors. J Clin Oncol, 2009, 27(21): 3557-3565.

[186] Neal J, Wakelee H. AMG-386, a selective angiopoietin-1/-2-neutralizing peptibody for the potential treatment of cancer. Curr Opin Mol Ther, 2010, 12(4): 487-495.

[187] Chen L, Li T, Li R, et al. Alphastatin downregulates vascular endothelial cells sphingosine kinase activity and suppresses tumor growth in nude mice bearing human gastric cancer xenografts. World J Gastroenterol, 2006, 12(26): 4130-4136.

[188] Staton C A, Brown N J, Rodgers G R, et al. Alphastatin, a 24-amino acid fragment of human fibrinogen, is a potent new inhibitor of activated endothelial cells in vitro and in vivo. Blood, 2004, 103(2): 601-606.

[189] Koyama Y, Okayama H, Kumamoto K, et al. Overexpression of endoglin (CD105) is associated with recurrence in radically resected gastric cancer. Exp Ther Med, 2010, 1(4): 627-633.

[190] Tang H L, Hu Y Q, Qin X P, et al. Aplasia ras homolog member I is downregulated in gastric cancer and silencing its expression promotes cell growth in vitro. J Gastroenterol Hepatol, 2012, 27(8): 1395-1404.

[191] 刘爱东，庞久玲，刘士生. 胃癌中基质金属蛋白酶-9 和 CD105 表达关系的研究. 中国老年学杂志，2009, 29(7): 886-887.

[192] Dallas N A, Samuel S, Xia L, et al. Endoglin (CD105): a marker of tumor vasculature and potential target for therapy. Clin Cancer Res, 2008, 14(7): 1931-1937.

[193] Tsujie M, Tsujie T, Toi H, et al. Anti-tumor activity of an anti-endoglin monoclonal antibody is enhanced in immunocompetent mice. Int J Cancer, 2008, 122(10): 2266-2273.

[194] Nakashima H, Natsugoe S, Ishigami S, et al. Clinical significance of nuclear expression of spleen tyrosine kinase (Syk) in gastric cancer. Cancer Lett, 2006, 236(1): 89-94.

[195] Carter W B, Niu G, Ward M D, et al. Mechanisms of HER-2-induced endothelial cell retraction. Ann Surg Oncol, 2007, 14(10): 2971-2978.

[196] Peinado H, Olmeda D, Cano A. Snail, Zeb and bHLH factors in tumour progression: an alliance against the epithelial phenotype? Nat Rev Cancer, 2007, 7(6): 415-428.

[197] Jee Y S, Jang T J, Jung K H. Prostaglandin E(2) and interleukin-1beta reduce E-cadherin expression by enhancing snail expression in gastric cancer cells. J Korean Med Sci, 2012, 27(9): 987-992.

[198] Hu Z, Liu X, Tang Z, et al. Possible regulatory role of Snail in NF-kappaB-mediated changes in E-cadherin in gastric cancer. Oncol Rep, 2013, 29(3): 993-1000.

[199] Bachelder R E, Yoon S O, Franci C, et al. Glycogen synthase kinase-3 is an endogenous inhibitor of Snail transcription: implications for the epithelial-mesenchymal transition. J Cell Biol, 2005, 168(1): 29-33.

[200] De Craene B, van Roy F, Berx G. Unraveling signalling cascades for the Snail family of transcription factors. Cell Signal, 2005, 17(5): 535-547.

[201] Zhou B P, Deng J, Xia W, et al. Dual regulation of Snail by GSK-3beta-mediated phosphorylation in

control of epithelial-mesenchymal transition. Nat Cell Biol,2004,6(10):931-940.

[202] Dominguez D,Montserrat-Sentis B,Virgos-Soler A,et al. Phosphorylation regulates the subcellular location and activity of the snail transcriptional repressor. Mol Cell Biol,2003,23(14):5078-5089.

[203] Macpherson M R,Molina P,Souchelnytskyi S,et al. Phosphorylation of serine 11 and serine 92 as new positive regulators of human Snail1 function:potential involvement of casein kinase-2 and the cAMP-activated kinase protein kinase A. Mol Biol Cell,2010,21(2):244-253.

[204] Yang Z,Rayala S,Nguyen D,et al. Pak1 phosphorylation of snail,a master regulator of epithelial-to-mesenchyme transition,modulates snail's subcellular localization and functions. Cancer Res,2005,65(8):3179-3184.

[205] Peinado H,Del C I L C,Olmeda D,et al. A molecular role for lysyl oxidase-like 2 enzyme in snail regulation and tumor progression. EMBO J,2005,24(19):3446-3458.

[206] Vinas-Castells R,Beltran M,Valls G,et al. The hypoxia-controlled FBXL14 ubiquitin ligase targets SNAIL1 for proteasome degradation. J Biol Chem,2010,285(6):3794-3805.

[207] Grotegut S,von Schweinitz D,Christofori G,et al. Hepatocyte growth factor induces cell scattering through MAPK/Egr-1-mediated upregulation of Snail. EMBO J,2006,25(15):3534-3545.

[208] Morita T,Mayanagi T,Sobue K. Dual roles of myocardin-related transcription factors in epithelial mesenchymal transition via slug induction and actin remodeling. J Cell Biol,2007,179(5):1027-1042.

[209] Sahlgren C,Gustafsson M V,Jin S,et al. Notch signaling mediates hypoxia-induced tumor cell migration and invasion. Proc Natl Acad Sci U S A,2008,105(17):6392-6397.

[210] Wu Y,Zhou B P. TNF-alpha/NF-kappaB/Snail pathway in cancer cell migration and invasion. Br J Cancer,2010,102(4):639-644.

[211] Julien S,Puig I,Caretti E,et al. Activation of NF-kappaB by Akt upregulates Snail expression and induces epithelium mesenchyme transition. Oncogene,2007,26(53):7445-7456.

[212] Mao Z,Ma X,Rong Y,et al. Connective tissue growth factor enhances the migration of gastric cancer through downregulation of E-cadherin via the NF-kappaB pathway. Cancer Sci,2011,102(1):104-110.

[213] Uchikado Y,Okumura H,Ishigami S,et al. Increased Slug and decreased E-cadherin expression is related to poor prognosis in patients with gastric cancer. Gastric Cancer,2011,14(1):41-49.

[214] Kang Y,Massague J. Epithelial-mesenchymal transitions:twist in development and metastasis. Cell,2004,118(3):277-279.

[215] Yang J,Mani S A,Donaher J L,et al. Twist,a master regulator of morphogenesis,plays an essential role in tumor metastasis. Cell,2004,117(7):927-939.

[216] Yang J,Weinberg R A. Epithelial-mesenchymal transition:at the crossroads of development and tumor metastasis. Dev Cell,2008,14(6):818-829.

[217] Elias M C,Tozer K R,Silber J R,et al. TWIST is expressed in human gliomas and promotes invasion. Neoplasia,2005,7(9):824-837.

[218] 刘洪义,邢金,所剑. Twist基因沉默对人胃癌SGC7901细胞凋亡的影响. 中国老年学杂志,2012,32(16):826-828.

[219] 刘爱东,庞久玲,郭红辉. 基质金属蛋白酶-9在胃癌中的表达及意义. 现代中西医结合杂志,2012,21(13):1382-1383.

[220] Carneiro F,Oliveira C,Suriano G,et al. Molecular pathology of familial gastric cancer,with an emphasis on hereditary diffuse gastric cancer. J Clin Pathol,2008,61(1):25-30.

[221] Ghaffari S R,Rafati M,Sabokbar T,et al. A novel truncating mutation in the E-cadherin gene in the first Iranian family with hereditary diffuse gastric cancer. Eur J Surg Oncol,2010,36(6):559-562.

[222] Simoes-Correia J,Figueiredo J,Lopes R,et al. E-cadherin destabilization accounts for the pathogenicity of missense mutations in hereditary diffuse gastric cancer. PLoS One,2012,7(3):e33783.

[223] Yang Z,Zhang X,Gang H,et al. Up-regulation of gastric cancer cell invasion by Twist is accompanied by N-cadherin and fibronectin expression. Biochem Biophys Res Commun,2007,358(3):925-930.

[224] Kamikihara T,Ishigami S,Arigami T,et al. Clinical implications of N-cadherin expression in gastric cancer. Pathol Int,2012,62(3):161-166.

[225] Ma L,Teruya-Feldstein J,Weinberg R A. Tumour invasion and metastasis initiated by microRNA-10b in breast cancer. Nature,2007,449(7163):682-688.

[226] Park S M,Gaur A B,Lengyel E,et al. The miR-200 family determines the epithelial phenotype of cancer cells by targeting the E-cadherin repressors ZEB1 and ZEB2. Genes Dev,2008,22(7):894-907.

[227] Gregory P A,Bert A G,Paterson E L,et al. The miR-200 family and miR-205 regulate epithelial to mesenchymal transition by targeting ZEB1 and SIP1. Nat Cell Biol,2008,10(5):593-601.

[228] Hurteau G J,Carlson J A,Spivack S D,et al. Overexpression of the microRNA hsa-miR-200c leads to reduced expression of transcription factor 8 and increased expression of E-cadherin. Cancer Res,2007,67(17):7972-7976.

[229] Korpal M,Lee E S,Hu G,et al. The miR-200 family inhibits epithelial-mesenchymal transition and cancer cell migration by direct targeting of E-cadherin transcriptional repressors ZEB1 and ZEB2. J Biol Chem,2008,283(22):14910-14914.

[230] 谢乐,姜汉国. miRNA 和肿瘤转移的研究进展. 医学综述,2009,15:1505-1508.

[231] Resende C,Thiel A,Machado J C,et al. Gastric cancer:basic aspects. Helicobacter,2011,16(Suppl 1):38-44.

第二章

食管癌危险因素流行病学研究进展

食管癌(esophageal carcinoma,EC)是人类常见的一种消化道恶性肿瘤。2009 年 WHO 报告指出[1]:全世界每年新诊断的食管癌患者约 40 万人,位于全球肿瘤发病率的第六位,其中男性食管癌死亡人数位于全球恶性肿瘤死亡顺位的第五位。国外资料表明食管癌近年有上升趋势[2]。食管癌世界调整死亡率以中国最高(23.40/10 万),居我国恶性肿瘤死因顺位第四位。食管癌的早期症状通常并不明显,直至目前其早期发现还很困难,临床诊治患者多已处于中晚期,治疗效果有限,预后差,五年生存率不到 10%,严重影响着居民的身体健康,成为当地居民重要的公共卫生问题和重点研究的癌症之一[3]。

研究表明,环境因素与食管癌的发生发展密切相关,食品和烟酒中的化学致癌物、营养缺乏、不良的行为和饮食习惯、长期恶劣的情绪因素、致病菌感染(HPV)以及遗传因素都可能是食管癌发病的危险因素[4,5]。

一、食管癌的分布

1. 发病率和死亡率 2009 年 WHO 报告[1]指出:食管癌发病率位于全球肿瘤发病率的第六位,男性食管癌死亡人数位于全球恶性肿瘤死亡顺位的第五位。近年来西方国家的食管癌呈现上升趋势,已经引起重视[2,7]。Pakin[8]对世界 60 个国际地区/人群 1993-1997 年食管癌年龄调整发病率研究报告中指出,大部分国家食管癌世界调整发病率在 10/10 万以上,男性高于女性。我国处于世界上食管癌相对高发的地带,食管癌世界调整发病率高达 23.40/10 万,居世界首位。根据全国 2004-2005 年中国恶性肿瘤死亡抽样回顾调查统计资料[9],食管癌死亡在恶性肿瘤中占 15.04/10 万,死因顺位居恶性肿瘤第四位,受累地区遍及全国十余个省市,覆盖人口近两亿。

2. 性别分布 食管癌的发病率和死亡率一般均为男性高于女性,在 Pakin[8]的研究中发现,调查研究的 60 个国家食管癌发病率除科威特外,其他国家均为男性高于女性,男女性比值为 1.33~17。在我国部分城市和农村地区 1993-1997 年食管癌发病和死亡统计中发现[3],食管癌的发病率和死亡率均为男性高于女性,男性食管癌死亡率为 8.8~13.4/10 万,世界调整死亡率(世调率)为 7.5~11.1/10 万,在恶性肿瘤死因中占 5.7%~8.9%,居恶性肿瘤第 4 位;女性为 3.2~6.8/10 万,世调率为 3.0~4.0/10 万,在恶性肿瘤死因中占 3.3%~5.6%,居恶性肿瘤第 5~9 位。近年来我国食管癌死亡率呈上升趋势,男女性食管癌死亡在恶性肿瘤中死因顺位中均居第 4 位,其中男性食管癌死亡率为 20.46/10 万,女性食管癌死亡率为 9.38/10 万[9]。

3. 年龄分布 在我国食管癌死亡率基本随年龄增长而升高，10 岁以前未发现因食管癌死亡的病例，10 岁以后随年龄增长食管癌死亡率逐渐升高，小于 45 岁各年龄组的食管癌死亡率均不超过 9/10 万，而 45～49 岁、50～54 岁、55～59 岁、60～64 岁、65～69 岁、70～74 岁、75～79 岁和 80 岁以上人群的死亡率分别为 17.92/10 万、32.08/10 万、56.32/10 万、95.36/10 万、131.04/10 万、176.74/10 万、173.96/10 万和 177.69/10 万[10]。

4. 地区分布 虽然食管癌遍及世界各地，但其地理分布在各个国家都表现得极不平衡，在发病学上的地理学差异中是所有癌症中最明显的[11]。在我国食管癌发病率呈现高海拔地区高于低海拔地区、北方高于南方的现象。根据全国调查资料[10]，我国食管癌死亡率农村高于城市，城市地区食管癌死亡率为 9.62/10 万，中国调整死亡率（中调率）为 7.62/10 万，世调率为 10.47/10 万，占恶性肿瘤的 8.55%，居第 4 位；农村地区食管癌死亡率为 20.10/10 万，中调率为 18.0/10 万，世调率为 24.37/10 万；农村食管癌死亡中调率是城市的 2.36 倍；农村男性和女性食管癌死亡率分别是城市男性和女性的 2.16 倍和 2.84 倍。但近年来城市食管癌死亡率却呈上升，农村为下降趋势[9]。

全国各省市区间食管癌死亡率差别较大，其中山西省死亡率最高为 42.46/10 万，云南省最低为 2.01/10 万[10]。同一省的不同地区发病率和死亡率也存在着较大的差别，可相差几十倍到几百倍，由高到低形成明显梯度，呈不规则同心圆状分布，其中代表性的有位于华北三省交界的太行山地区有一明显的高发中心，然后向四周递减，呈现明显的地区死亡率梯度[12]。太行山区是世界食管癌发病和死亡率最高的地区，涉及约一亿人口，因食管癌年死亡人数约九万余人，食管癌就诊患者中 95%以上为中晚期，总就诊病例五年生存率不足 10%，已成为影响当地居民身体健康的主要公共卫生问题。

二、食管癌危险因素

食管癌发病率和死亡率在不同地区呈现的差别，表明不同的环境和遗传因素对食管癌的发生有着重要的影响。多年来人群流行病学研究和实验室研究对食管癌发生的许多危险因素已进行了大量的探索并逐渐被实践所认可。发达国家多数认为重度吸烟、酗酒等是危险因素，Barrett 食管、食管反流性疾病是食管癌的高发因素；发展中国家的研究则提示不良饮食习惯、膳食营养失衡等与食管癌发病高度关联。我国于 20 世纪 70 年代开始进行食管癌病因学的研究，并建立起数个食管癌防治研究现场，对食管癌的主要危险因素及发病机制开展了广泛的研究[6,13]。通过对食管癌危险因素的深入了解，已有针对性地指导人们在日常生活中积极预防，并有效地提高食管癌的早诊率，降低食管癌的发生率，延长患者的存活率和提高生存质量。

1. 饮食因素与食管癌

（1）亚硝胺和霉菌毒素：国内大量流行病学研究资料表明，常吃腌菜是食管癌非常重要的危险因素之一。腌菜的致癌作用可能与腌菜中含有大量霉菌、亚硝胺、苯并芘和其他多种多环芳烃化合物有关[14]。

亚硝胺类化合物是一类很强的化学致癌物，已发现有 300 多种，广泛分布于人类生活环境中。除生活环境中所含有的 N-亚硝基化合物外，人体内也能合成一定量的 N-亚硝基化合物，胃可能是人体内合成亚硝胺的主要场所[15]。亚硝胺类中的 90%可诱发多种动物不同器官的肿瘤，其中不对称亚硝胺如甲基苄基亚硝胺（NMBzA）、亚硝基吡咯烷（NPYR）、亚硝基哌啶（NPIP）等可特异地诱发动物食管和前胃癌[5]。曾瑶池等的动物实验指出亚硝胺类化合物对食管组织有很强的亲和性并且可诱发大、小鼠食管发生癌前病变[16,17]。实验研究也发现N-亚硝基化合物可通过胎盘对子代致癌，动物在胚胎期对其致癌作用的敏感性高于出生后或成年期[18]。在食管癌高发区的粮食、腌菜、饮用水中均可检测到较高含量的硝酸盐和亚硝酸盐，同时在高发区居民的膳食和胃液中，不仅能够检出亚硝胺类物质，且发现其在人群中的水平与食管癌死亡率水平相一致，呈明显的正相关[5]。刘新民等[19]采用病例对照研究方法对饮食因素与食管癌的关系进行了探讨，在调整了年龄、文化程度、吸烟和饮酒等混杂因素影响之后的结果表明，腌菜是促使食管癌发生的危险因素。腌制食品的致癌性可能因为其在腌制的过程中产生的大量胺类能够与亚硝酸盐内源性合成亚硝胺类化合物，从而引起致癌作用。戴乾圜等[20]用DNA碱稀释过滤法证明，N-亚硝基化合物、芳香胺及含氮杂环化合物等致癌剂均借诱发DNA互补碱对之间的交联而启动细胞的癌变。因此，亚硝胺类化合物在食管癌发生发展中起着重要作用。

亚硝基化合物致癌机制可能为其在体内能进一步分解和异构化，生成烷基偶氮羟基化合物。后者具有很强的致癌活性，其致癌作用的特点表现为：①能诱发各种实验动物的肿瘤；②能诱发多种组织器官的肿瘤；③多种途径摄入均可诱发肿瘤；④一次大量给药或长期少量接触均有致癌作用[16]。

一些真菌（互隔交链孢霉、串珠镰刀菌、黑曲素等）和（或）其产生的毒素在食管癌病因中也起着重要作用。研究发现从食管癌高发区粮食中分离出来的互隔交链孢霉、串珠镰刀菌的毒素能够诱发人胚食管鳞状细胞癌和大鼠的食管和前胃癌[5,21]。原因为真菌具有将硝酸盐还原成亚硝酸盐和分解蛋白质的作用，从而可使食物中胺含量增加，加强了亚硝胺的合成。

（2）营养素以及微量元素的缺乏：许多流行病学研究认为食管癌低发区的膳食营养状况明显好于高发区，较多地摄入新鲜蔬菜水果、奶类和蛋类对食管有保护作用[22,23]。实验研究表明新鲜蔬菜水果中富含维生素B、维生素C、维生素E和β-胡萝卜素等多种维生素，还富含花生四烯酸、多酚类等致癌物的抑制剂，这些物质在体内能明显阻断N-亚硝基化合物（N-nitroso compound，NOC）的合成，消除体内有毒物质，增强机体免疫力，调节细胞分化，从而增加机体的抗癌能力[24]。由于膳食中蔬菜水果摄入不足引起的叶酸、维生素B_2、维生素A、维生素C、维生素E等多种维生素的缺乏，可能影响食管癌变过程中的启动和促发两个阶段，而使患食管癌的危险性增加[25,26]。贺宇彤等[27]在食管癌高发区进行的一项核黄素碘盐干预评价中认为核黄素的缺乏可能是食管癌的危险因素（OR＝15.51，95％CI：1.54～156.08）。营养干预试验表明，补充多种营养素可以在一定程度上降低食管、贲门、胃等癌症的发病危险性[28,29]。

有研究[5,30]表明，动物性蛋白摄入不足，微量元素锌、锰、硒的缺乏，与食管癌的发生发展有一定的关系，在食管癌高发区居民的血清、夜尿和头发中发现微量元素的含量低于低发区。也有研究[31,32]提示：血硒水平较高的人群其食管癌的发病和死亡危险性显著低于血硒水平较低的人群。

有关饮茶与食管癌发生的报道并不相同。多数研究资料表明饮茶（特别是绿茶）对肿瘤的发生具有预防作用，茶叶中的茶多酚能减少致癌物与靶细胞DNA加合物的生成，具有抗氧化功能，抗氧化作用被认为是茶叶防癌的重要作用机制之一[33,34]。

2. 行为因素与食管癌

(1)吸烟、饮酒：吸烟现已被广泛认为可诱发癌症，在欧美等食管癌发生率较低的西方国家研究认为吸烟是食管癌的重要危险因素，尤其是与饮酒联合作用时作用更加明显，并存在着剂量-反应关系[35]。在国内外进行的数项病例对照研究和队列研究结果综合分析认为吸烟是食管癌发病的危险因素之一，并认为戒烟可明显减少食管癌的发生，吸烟的数量与食管癌的发病率存在剂量-反应关系(趋势 $\chi^2=17.91$，$P=0.000$)[36-38]。福建针对食管癌危险因素的病例对照研究[39]也认为吸烟是食管癌高发的危险因素(OR＝2.281，95％CI：1.11～4.69)。刘伯齐等[40]在中国103个地区涉及1.5亿人口范围开展的吸烟与食管癌风险的病例对照研究，结果显示烟草的使用与食管癌死亡风险存在显著正相关，每日吸烟支数越多、吸烟年限越长，则食管癌的相对危险度(RR)也越大；无论农村或城市、高发区或低发区，吸烟者的死亡危险度均高于非吸烟者。归因危险百分比在农村地区为13.4％～21.1％，城市地区为27.6％～31.3％。但也有研究认为未发现吸烟与食管癌具有显著性联系[41,42]。

吸烟致癌的机制与香烟烟雾和焦油中多达几十种的致癌物有关，这些物质可以直接或间接地作用于人体上皮黏膜或细胞蛋白等引起细胞损伤而导致肿瘤的发生。目前人们也明确认识到吸烟作为食管癌的危险因素是可以控制的，因此大力提倡戒烟控烟宣传运动，禁止公共场所吸烟对预防食管癌发生、保障居民健康有着重要的意义。

国内外学者对饮酒与食管癌关系的研究报道不尽相同。有研究认为食管癌的发生与酒精的摄入量和烈性程度有明显的剂量-效应关系[43,44]。赵金扣[45]在低发区食管癌危险因素研究中认为：饮酒为该地区食管癌发病的主要危险因素(OR＝3.206，95％ CI：1.87～5.51)；一项在天津的研究[46]表明，饮酒与食管癌的发生有明显的相关(OR＝3.02，95％CI：1.78～5.13)，并随饮酒年限和饮酒量的增加患食管癌的危险性也在增加。酒精的致癌机制尚不清楚，一般认为是酒精本身并非致癌物质，但烈性酒的刺激可引起食管黏膜组织脱水和机体细胞增殖，大量酒精长期刺激作用造成食管黏膜受损导致癌变。也可能酒精是一种辅致癌物，增强了其他致癌物(如烟草)的致癌效应，促进了食管癌的发生。但另一些调查研究[47]却没有发现饮酒与食管癌的关系。在对吸烟、饮酒与食管癌关系的7个研究结果进行的meta分析中[48]发现：不同的研究对饮酒与食管癌关系的研究结果也不相同，但综合计算其总效应估计值，认为大量饮酒是食管癌的危险因素；该文同时认为：虽meta分析也可能受到来源于文献中的偏倚、混杂因素的影响，从而对分析结果产生一定的影响，但仍指出该研究结果提供了一个近10年来我国饮酒与食管癌关系的概况，表明在我国大量饮酒是食管癌的危险因素。近年来，随着我国经济的发展，居民生活水平不断提高，而同时饮酒人数及量也在增加，要正确引导酒精的消费并深入研究酒精在食管癌发病中的作用。

(2)其他行为因素：国内外流行病学资料均显示[49-51]：不良的饮食习惯，如进食快、饮食不规律、喜热食、喜硬食等特殊生活行为因素在食管癌的发生发展中有一定的作用。可能原因是当摄入食物过热、过快，容易烫伤食管黏膜，造成黏膜受损，在这种不良习惯的长期反复作用下，增加消化道负担，引起食管炎症和黏膜上皮不典型增生，而发展为慢性食管炎和(或)食管溃疡，导致发生食管癌变的可能性增大。张钦凤等[52]利用随机模型对研究食管癌危险因素的文献进行meta分析后发现吃热烫食物为食管癌危险因素(合并后OR ＝ 2.41)。

3. HPV **感染**　人类乳头瘤病毒(human papilloma virus，HPV)与食管癌的关系受到人们的重视。HPV是一种嗜上皮细胞的DNA肿瘤病毒，随着HPV检测技术的不断发展，有研究提示HPV(主要是HPV16和HPV18两个高危型)感染是食管癌的危险因素[53,54]。美国西部食管癌低发区的一项分子流行病学研究认为HPV具有放大癌基因H-ras和c-myc的作用，并能使体内抑癌基因p53突变而失去活性，提示HPV感染对食管癌发生的风险[55]。

4. **精神因素与食管癌关系**　研究认为不愉快和敌对的情绪与肾上腺皮质激素、皮质醇、儿茶酚胺分泌增多密切相关，这些反应可改变机体的免疫能力，长期的精神压抑和忧郁状态以及家庭内刺激事件(如家庭暴力、重病和亲人的突然去世等)均可导致机体免疫力的降低，从而增加肿瘤发生的机会[56,57]。淮安的一项病例对照研究[58]认为：情绪类型与食管癌的发病存在高度相关性(OR＝2.06，95％ CI：1.10～3.84)，病例组的自我调节差，不易适应环境。可能是情绪的变化引起神经、内分泌及免疫功能的改变，从而引起食管癌的发生。也有研究发现邻里和睦为食管癌发病的保护因素。虽然精神心理因素的作用难于量化，还有待进一步研究，但保持良好的社会人际关系和精神心理状态，正确对待坎坷磨难和不幸的生活遭遇对预防癌症的发生及促进健康有重要的意义。

5. **食管癌家族史**　食管癌发生的家族聚集性在许多研究中均有报道，认为遗传因素在食管癌的发生和发展中有着重要的作用。国内外移民流行病学调查研究的资料表明，高发区居民移居到低发区后，食管癌仍然保持相对高发，新加坡华人大多来自广东和福建两省，出生在新加坡的第二代华裔患食管癌的危险度是在大陆出生的新加坡人的40％，说明大陆出生的人罹患食管癌的危险度更大[59]。国内一项研究[39]发现有食管癌家族史的人群患食管癌的风险是没有此背景人群的4.68倍(P＜0.005，95％CI：1.61～13.57)，提示家族史对食管癌发生的重要性。有研究[27,49]也发现在高发区存在着食管癌易感人群，有食管癌家族史者发生食管癌的危险性较高(OR＝20.94，95％CI：1.37～321.28)。

总之，环境因素在食管癌的发生发展中起着重要的作用，但不同的报道仍存在一些相互矛盾的结果，还需要进一步的科学研究(如大样本队列研究)加以证实。

三、小　　结

综上所述，虽然人类已经对肿瘤的发生进行了大量的、卓有成效的科学研究，但由于肿瘤发生机制的极其复杂性，对它发生原因的探索还是非常有限的。目前认为食管癌的发生是环境、营养、精神、遗传等多方面共同作用的结果，是一个由多种环境因素诱导、多个基因参与的长期发展过程。在不同的研究报道中结论尚不一致，表明不同地区和不同人群对各种危险因素的暴露水平不同，可能起主要作用的因素就有所区别，也可能与研究对象的不同(如不同种族和地区的基因频率存在差异，不同致癌物在不同的肿瘤激发过程中引起不同类型的DNA损伤等)，以及研究设计与方法的差异(是否随机抽样、样本量的大小、混杂因素的控制等)等引起研究结论的不一致。

因此，随着人类对肿瘤认知的增加和研究的深入，积极开展以人群为基础的大样本流行病学和分子生物学方法研究去进一步明确食管癌环境危险因素的作用，分析代谢酶和修复酶基因多态性单独或联合与食管癌易感性的关系，探讨基因-环境因素交互作用在食管癌发生中的影响，对阐明食管癌发病机制有着非常重要的意义；同时分子遗传学的研究不断深入也将对筛选食管癌的高危基因，并进一步应用到食管癌的预防、监测和临床治疗都至关重要。

总之，研究阐明食管癌的发病原因，提出该病的病因学预防措施和对策是一项长期的、需多学科协作的科技攻关任务。当今要加强对全社会的健康教育，改变不良的饮食和生活习惯，保持良好的人际关系和精神状态，正确对待生活中的不幸事件，加强对重点人群和有家族史的高危人群的干预和管理，同时积极寻求探明易感基因，依靠基因组计划的推动建立起基因多态性数据库和相关资料，对于食管癌早期预测、早诊和早治将有更积极的意义；只要全社会共同努力，就能最大限度地控制和降低食管癌对人类健康的威胁。

（冯向先）

参考文献

[1] The World Health Report 2009：Fact Sheet No：297. Faberary 2009.

[2] Bosetti C，Levi F，Ferlay J，et al. Trends in oesophageal cancer incidence and mortality in Europe. Int J Cancer，2008，122：1118-29.

[3] 全国肿瘤防治研究办公室，卫生部卫生统计信息中心. 中国试点市县恶性肿瘤发病与死亡. 北京：中国医药科技出版社，2002：254，280.

[4] 杨文献. 中国林州市食管癌高发区人群病因学预防效果观察. 中国肿瘤，2008，17(7)：548-552.

[5] 张小刚，钟理，王建飞. 食管癌的危险因素及预防研究进展. 世界华人消化杂志，2009，17(7)：677-680.

[6] 石云. 生物转化酶类基因多态性与肿瘤易感性. 国外医学·分子生物学分册，2001，5：267-270.

[7] Lepage C，Bouvier AW，Manfredi S，et al. Tread in incidence and management of esophageal adenocarcinoma in a well-defined population. Gastroenterol Clin Bio，2005，29(12)：1253-1257.

[8] Pakin DM. Cancer incidence in Five Continents. Lyon：IARC Scientific publication，2002：543-545.

[9] 中国卫生统计年鉴-2008. P 52-53.

[10] 邹小农，食管癌流行病学，中国肿瘤防治，2006，13(18)：1-4.

[11] Brown LM，Devesa SS. Epidemiologic trends in esophageal and gastric cancer in the United States. Surg Oncol Clin N Am，2002，11：235-56.

[12] 彭仙娥，杨秀惠，史习舜，等. 福建省食管癌地理流行病学研究. 中国慢性病预防与控制，2003，11(5)：212-231.

[13] 刘复生，陆士新. 食管癌病因学. 食管癌的病理和预防. 北京：地质出版社，1994.

[14] 谢莹，孙桂菊. 淮安楚州居民饮食、行为因素与食管癌关系的病例-对照研究. 卫生研究，2005，7(4)：479-480.

[15] De kok T M，Engels L G，Moonen E J，et al. Inflammatory bowel disease stimulates formation of carcinogenic N-nitroso compounds. Gut，2005，54(5)：731-734.

[16] 曾瑶池，胡敏予. 食物中 N-亚硝基化合物与肿瘤关系的研究进展. 中华肿瘤防治杂志，2008，15(2)：151-155.

[17] 张庆英，黄革，罗家逸，等. 番茄红素对亚硝胺诱发大鼠食管癌预防效果的实验研究. 肿瘤防治研究，2001，28(4)：292-293.

[18] 吴坤. 营养与食品卫生学. 北京：人民卫生出版社，2005：253-257.

[19] 刘新民，王庆生，张亚黎，等. 饮食因素与男性食管癌关系的病例对照研究. 天津医科大学学报，2001，7(2)：154-156.

[20] 戴乾圜，途萍，彭少华，等. 黄曲霉素和 N-亚硝基化合物借诱发 DNA 互补碱对交联而启动突变. 自然科学进展，2003，13(7)：693-697.

[21] Brown LM,Devesa SS. Epidemiologic trends in esophageal and gastric cancer in the United States. Surg Oncol Clin N Am,2002,11:235-56.

[22] 王少康,孙桂菊,谢莹,等. 居民膳食营养状况与食管癌和肝癌死亡率关系. 中国公共卫生,2005,21(11):1337-1339.

[23] Islami F,Ren JS,Taylor PR,et al. Pickled vegetables and the risk of oesophageal cancer:a meta-analysis. Br J Cancer,2009,101:1641-1647.

[24] Espey DK,Wu XC,Swan J,et al. Annual report to the nation on the status of cancer,1975-2004,featuring cancer in American Indians and Alaska Natives. Cancer,2007,110:2119-2152.

[25] Ren JS,Kamangar F,Qiao YL,et al. Serum pepsinogens and risk of gastric and oesophageal cancers in the general population nutrition intervention trial cohort. Gut,2009,58:636-642.

[26] Limburg P J,Wei W,Ahnen DJ,et al. Randomized,placebo-controlled,esophageal squamous cell cancer chemoprevention trial of selenomethionine and celecoxib. Castroenteorology,2005,129(3):863-873.

[27] 贺宇彤,李烨,单保恩,等. 食管癌高发区核黄素强化盐干预效果评价. 中国公共卫生,2009,25(3):304-305.

[28] Li JY,Taylor PR,Li B,et al. Nutrition intervention trails in Linxian,China:Multiple vitamin/mineral supplementation,cancer incidence,and disease-specific mortality among adults with esophageal dysplasia. J Natl Cancer Inst,1993,85:1492-1498.

[29] Ellison JH,Wu XC,McLaughlin CC,et al. Cancer in North America,1999-2003. vol. 3:NAACCR Combined Incidence. Springfield,IL:North American Association of Central Cancer Registries,2006.

[30] 薛洁皓,潘琦,李小伟,等. 食管癌的危险因素与 Bcl-2 p53 的相关性研究. 浙江临床医学,2005,7(12):1249-1250.

[31] Mark SD,Qiao YL,Dawsey SM,et al. Prospective study of serum selenium levels and incident esophageal and gastric cancers. J Natl Cancer Inst,2000,92:1753-1763.

[32] Derakhshan MH,Malekzadeh R,Watabe H,et al. Combination of gastric atrophy,reflux symptoms and histological subtype indicates two distinct aetiologies of gastric cardia cancer. Gut,2008,57:298-305.

[33] Islami F,Kamangar F. Helicobacter pylori and esophageal cancer risk:a meta analysis. Cancer Prev Res (Phila Pa),2008,1:329-338.

[34] 赵金扣,武鸣,刘爱民,等. 江苏省恶性肿瘤高发地区食管癌 1∶1 配对病例-对照研究. 中国慢性病预防与控制,2005,13(1):17-19.

[35] Allen NE,Beral V,Casabonne D,et al. Moderate alcohol intake and cancer incidence in women. J Natl Cancer Inst,2009,101:296-305.

[36] 李志芳. NQO1、MGMT 基因多态性与食管癌易感性关系的研究. 山西医科大学硕士论文,2006.

[37] 范金虎. 吸烟与食管癌发病关系的前瞻性研究. 肿瘤研究与临床,2004,16(4):286-288.

[38] Bosetti C,Galus S,Garavello W,et al. Smoking cessation and the risk of esophageal cancer:An-overview of published studies. Oral Oncology,2006,42(10):957-964.

[39] 周艳丽,史习舜,周紫荆,等. 安溪县食管癌危险因素的病例对照研究. 肿瘤,2006,26(7):657-661.

[40] 刘伯齐,姜晶梅,陈铮鸣,等. 中国 103 个地区吸烟与食管癌风险研究-死因调查中的病例对照方法学研究. 中华医学杂志,2006,86(6):380-385.

[41] 全国肿瘤防治研究办公室. 中国恶性肿瘤危险因素研究. 北京:中国协和医科大学出版社,2003:244-248.

[42] Wu X,Chen VW,Andrews PA,et al. Incidence of esophageal and gastric cancers among Hispanics,non-Hispanic whites and blacks in the United States:subsite and histology differences. Cancer Causes Control,2007,18:585-593.

[43] Allen NE, Beral V, Casabonne D, et al. Moderate alcohol intake and cancer incidence in women. J Natl Cancer Inst, 2009, 101: 296-305.

[44] Wang AH, CS, Sun, LS Li, et al. Genetic susceptibility and environmental factors of esophageal cancer in Xian. World J Gastroenterol, 2004, 10(7): 940-944.

[45] 赵金扣,武鸣,王旭善,等. 江苏省恶性肿瘤低发区食管癌危险因素研究. 中国肿瘤,2005,14(4):229-231.

[46] 刘新民,王庆生,张亚黎,等. 吸烟、饮酒与男性食管癌关系的病例对照研究. 天津医科大学学报,2000,6(3):280-282.

[47] Wingo PA, Jamison PM, Hiatt RA, et al. Building the infrastructure for nationwide cancer surveillance and control-a comparison between the National Program of Cancer Registries (NPCR) and the Surveillance. Epidemiology, and End Results (SEER) Program (United States). Cancer Causes Control, 2003, 14: 175-193.

[48] 余红平,施侣元,幺鸿雁. 吸烟、饮酒与食管癌关系的 Meta-分析. 中国慢性病预防与控制,2003,11(1):1-2.

[49] 董志伟,谷铣之. 临床肿瘤学. 北京:人民卫生出版社,2002,3.

[50] Kubo A, Corley DA. Marked multi-ethnic variation of esophageal and gastric cardia carcinomas within the United States. Am J Gastroenterol, 2004, 99: 582-588.

[51] Vestergaard P, Schwartz K, Pinholt EM, et al. Gastric and esophagus events before and during treatment of osteoporosis. Calcif Tissue Int, 2010, 86: 110-115.

[52] 张钦凤,高艳霞,吴多文,等. 食管癌发病影响因素 Meta 分析. 中国肿瘤,2004,13:277-279.

[53] Weck MN, Brenner H. Association of Helicobacter pylori infection with chronic atrophic gastritis: meta-analyses according to type of disease definition. Int J Cancer, 2008, 123: 874-881.

[54] Castilo A, Aguayo F, Koiryama C, et al. Human Papilloma virus in esophageal squamous cell carcinoma in Colombia and Chile. World J Gastorenteorl, 2006, 12(38): 6188-6192.

[55] Saravanan R, Youshya S, Campbel F, et al. Unique expression of human papilloma virus type 5 and type 16 in esophageal squamous cell carcinoma-a case report. Am J Gastroenterol, 2006, 101(1): 2423-2426.

[56] 卢祖洵. 社会医学. 北京:科学出版社,2006:66-67.

[57] 唐程艳,唐志娜,张晓东. 心理因素对癌症的影响及防治. 科技信息(学术版). 2007,14:168-169.

[58] 潘恩春,杨文洲,胡旭,等. 江苏省淮安市楚州区食管癌危险因素病例对照研究. 疾病控制杂志,2006,10(2):114-116.

[59] Xing D, Tan W, Lin D. Genetic polymorphisms and susceptibility to esophageal cancer among Chinese population. Oncol Rep, 2003, 10(5): 1615-1623.

第三章

抗肿瘤免疫机制和肿瘤的免疫逃逸机制

肿瘤通常非生来就有，多数是后天获得的，从这个意义上讲，肿瘤应与移植物有相似之处，然而，移植物的组织抗原若与受者不同，则会引起受者发生强烈的移植排斥反应，直至移植失败。那么，为什么人体不能像排斥移植物一样排斥肿瘤呢？回答这个问题应从三方面来考虑：一是肿瘤细胞上是否存在免疫原性足够强和足够多的肿瘤抗原，以刺激机体产生足够的免疫应答将其排斥消灭；二是机体是否存在有相应的抗肿瘤免疫机制，对肿瘤抗原进行识别和应答；三是肿瘤细胞是否足够“聪明”，能逃逸机体的免疫防御机制。

第一节　肿 瘤 抗 原

肿瘤免疫学（tumor immunology）是研究肿瘤抗原的性质、机体对肿瘤的免疫应答、肿瘤的免疫逃逸机制，以及肿瘤的免疫诊断和免疫防治的科学。人们曾采用各种方法设法证实肿瘤特异性抗原的存在，直到20世纪50年代，由于纯系小鼠培育成功，科学家们用这些小鼠进行肿瘤移植研究，才证实了化学物质甲基胆蒽（methyl cholanthrene，MCA）等能诱导肿瘤表达肿瘤特异性抗原，因为是通过肿瘤移植方法证实的，故又称为肿瘤特异性移植抗原（tumor specific transplantation antigen，TSTA），或肿瘤排斥抗原（tumor rejection antigen，TRA），并证明机体存在针对此抗原的免疫应答。随后，在其他致癌因素导致的肿瘤中亦证实了肿瘤抗原的存在。

肿瘤抗原（tumor antigen）是指细胞癌变过程中新出现或过度表达的抗原物质。肿瘤抗原产生的机制[1,2]可能为：①细胞转化和癌变过程中突变基因编码的产物（如细胞癌基因激活编码的产物，某些基因产物过度表达）；②多种膜蛋白分子的异常聚集；③抗原合成过程的某些环节发生异常（如糖基化异常导致蛋白质改变及特殊降解产物的产生）；④胚胎抗原或分化抗原的异常、异位表达；⑤隐蔽的自身抗原暴露；⑥致癌性病毒基因编码产物的表达。目前主要采用分子生物学和免疫学技术研究肿瘤抗原及其编码基因。关于肿瘤抗原的分类，有多种分类方法，其中被普遍接受的有下述两类方法[1-3]。

一、根据肿瘤抗原特异性分类

根据肿瘤抗原的特异性，可将肿瘤抗原分为肿瘤特异性抗原（tumor specific antigen，TSA）和肿瘤相关抗原（tumor associated antigen，TAA）。

1. 肿瘤特异性抗原 肿瘤特异性抗原是指只存在于肿瘤细胞表面，而不存在于相应组织正常细胞表面的新抗原。如前所述，早期是用纯系小鼠进行移植排斥反应的实验证实的，又称为肿瘤特异性移植抗原（TSTA）或肿瘤排斥抗原（TRA）。人们曾经用肿瘤细胞免疫后制备的抗体去分析肿瘤细胞表面的抗原分子以期发现新的肿瘤抗原，但该方法发现的TSA很少，对肿瘤抗原分子特性的了解也不多。目前已知肿瘤抗原多是以多肽形式与MHC分子（主要是MHCⅠ类分子，因为MHCⅠ类分子表达在所有的有核细胞表面，而MHCⅡ类分子通常表达在专职抗原呈递细胞表面）结合形成复合物而存在于细胞表面被特异性细胞毒T淋巴细胞（CTL）所识别的，这意味着人们应该用肿瘤特异性细胞毒T淋巴细胞（CTL）去检测并发现肿瘤抗原。例如：甲基胆蒽诱导纯系小鼠产生肉瘤并表达TSA，将这些肉瘤细胞分别移植给切除肉瘤的小鼠、同品系正常小鼠、射线灭活肉瘤细胞免疫的同品系小鼠和过继荷瘤小鼠$CD8^+$ CTL细胞的同品系小鼠，结果发现除同品系正常小鼠生长肉瘤外，其余各组小鼠均未生长肉瘤（图1-3-1）[3]。但是，移植排斥实验的敏感性较低，只能检出免疫原性强的肿瘤抗原，无法发现虽能诱导特异性肿瘤免疫应答但不足以排斥肿瘤的免疫原性弱的肿瘤抗原。

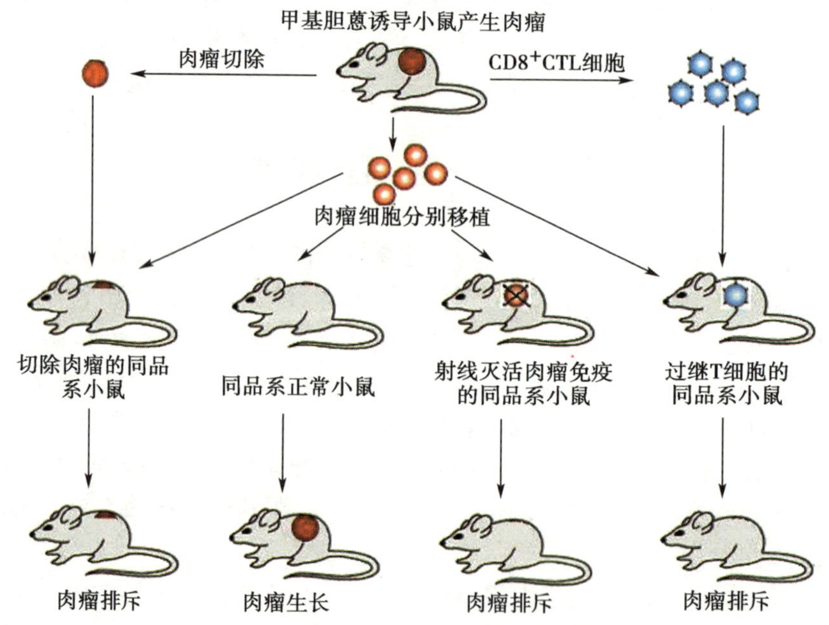

图1-3-1 纯系小鼠移植排斥实验证明TSA存在并诱导CTL应答示意图[3]

上述实验结果证实，肉瘤所具有的TSA可通过诱导机体产生特异性$CD8^+$ CTL细胞，发挥抗肿瘤作用而有效清除移植的肿瘤。因此，人们应用肿瘤特异性CTL并结合分子生物学技术，成功地从基因水平证实了TSTA的存在（图1-3-2）[3]。其大体实验过程和原理是：将一株缺乏免疫原性的肿瘤细胞移植给同品系小鼠可形成肿瘤而不被排斥，故将其命名为tum^+。tum^+肿瘤细胞株在体外经化学致癌剂处理后进行筛选，结果发现其中某些肿瘤细胞克隆注入同系小鼠后不能形成肿瘤，说明此类肿瘤细胞克隆已变异为表达肿瘤特异性移植抗原的变异株，可诱导同系小鼠的肿瘤排斥反应，并命名其为tum^-。用tum^-肿瘤细胞制备基因文库（其中含有编码TSTA的基因），然后进行基因转染tum^+肿瘤细胞株，如果 tum$^+$ 细胞被转染入编码 TSAT 的基因，便可表达 TSAT，获得免疫原性，注射入小鼠体内便不形成肿瘤，即变为 tum$^-$。随后用 tum$^-$ 肿瘤细胞所诱导的特异性 CTL 为探针，通过其杀伤基因转染的肿瘤细胞为体外筛选方法，逐步筛选出能够被特异性 CTL 杀伤的肿瘤细胞所转染的基因，并对基因编码的蛋白质进行分析，最后确定该基因是编码 TSAT 的基因。

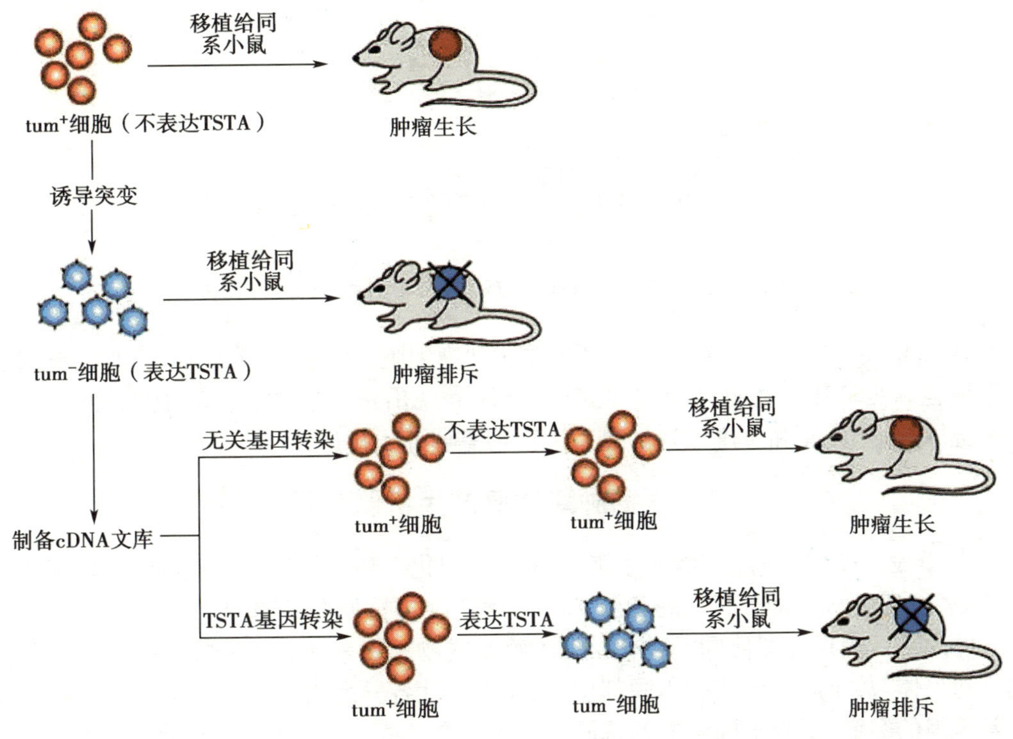

图 1-3-2　肿瘤特异性移植抗原基因确定示意图[3]

目前人们已从多种肿瘤患者体内扩增出特异性 CTL 克隆，并发现了多种人类肿瘤抗原，如人类黑色素瘤、结肠癌、乳腺癌等肿瘤细胞表面均证明有肿瘤特异性抗原的存在。可见，人类肿瘤细胞并不是不表达 TSA，而是需要我们应用更先进的方法去发现和认识他们。

在研究发现并试图分离 TSA 的过程中，大量研究表明，这类抗原不仅能以多肽与 MHC 分子复合物的形式表达在肿瘤细胞表面，被特异性 CD8$^+$ CTL 细胞所识别，也能够与肿瘤细胞来源的热休克蛋白(heat-shock proteins，HSPs)形成复合物表达在肿瘤细胞表面，主要被 TCRγδ$^+$ T 细胞识别并杀伤，此杀伤细胞不受 MHC 限制。肿瘤组织和正常组织均表达热休克蛋白，但是正常组织来源的热休克蛋白不能诱导显著的抗肿瘤免疫应答，只有肿瘤组织来源的热休克蛋白能够诱导出显著的抗肿瘤免疫应答，而且所诱导的抗肿瘤免疫应答只针对其来源的肿瘤。一旦将肿瘤组织来源的热休克蛋白复合物中的多肽解离后，即不能诱导抗肿瘤免疫应答。可见，肿瘤组织来源的 HSPs 复合物诱导抗肿瘤免疫应答的特异性取决于复合物中的肿瘤抗原多肽，而能否诱导抗肿瘤免疫应答则取决于复合物中 HSPs 的免疫佐剂效应(图 1-3-3)。

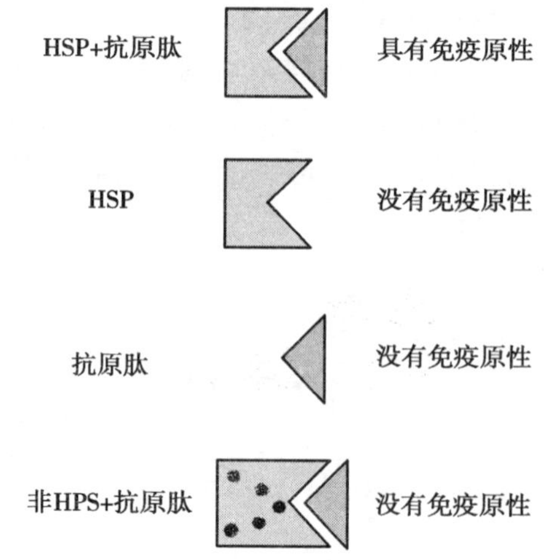

图 1-3-3　肿瘤来源的抗原肽 HSP 复合物的免疫原性示意图

2. **肿瘤相关抗原**　肿瘤相关抗原是指并非肿瘤细胞所特有、正常细胞也可存在的抗原，只是在细胞癌变时其含量明显增加，此类抗原只表现出量的变化而无严格的肿瘤特异性。如胚胎抗原、分化抗原和过度表达的癌基因产物等属此类抗原。

二、根据肿瘤抗原产生机制分类

1. **化学或物理因素诱发的肿瘤抗原**　机体受到化学致癌物质或物理因素如辐射等的作用，机体某些基因发生突变而出现的新抗原。此类肿瘤抗原的特点是：免疫原性弱，特异性高，高度异质性，表现在即使同一种化学致癌物质或物理因素诱发的肿瘤，在不同种系、同种系的不同个体，甚至同一个体的不同部位，其免疫原性各异。由于化学或物理因素是随机诱导正常基因的突变，所有不同肿瘤的抗原间很少有交叉成分，故应用免疫学技术诊断和治疗此类肿瘤有一定困难。这类抗原主要见于实验室建立的实验动物肿瘤模型，在人类少见，这是因为人类极少暴露于这种强烈化学、物理的诱发环境中，大多数人类肿瘤抗原不属于此类抗原。

2. **病毒诱发的肿瘤抗原**　某些肿瘤的发生与病毒感染有密切关系。这些病毒主要包括某些 DNA 病毒和 RNA 病毒以及反转录病毒。人类常见的与肿瘤发生相关的病毒有：EB 病毒（Epstein-Barr virus，EBV）与淋巴瘤（Burkitt 淋巴瘤）及鼻咽癌的发生有关，人乳头状瘤病毒（human papillomavirus，HPV）与宫颈癌的发生有关，乙型肝炎病毒（hepatitis B virus，HBV）和丙型肝炎病毒（hepatitis C virus，HCV）与原发性肝癌发生有关。EBV、HPV 和 HBV 均属于 DNA 病毒，而 HCV 为 RNA 病毒。属于反转录病毒的人类嗜 T 细胞病毒（human T-cell lymphotropic viruses，HTLV）Ⅰ型和Ⅱ型可分别导致成人 T 细胞白血病（ATL）和毛细胞白血病（表 1-3-1）。这类肿瘤抗原与化学、物理因素诱发突变的肿瘤抗原不同，无种系、个体和器官特异性，且具有较强的免疫原性。此类肿瘤抗原虽由病毒基因所编码，但与病毒本身基因表达的产物有区别，故称为病毒相关的肿瘤抗原。目前，人们已发现了几种病毒基因编码的肿瘤抗原，例如 SV40 病毒转化细胞表达的 T 抗原、EBV 诱发 B 细胞淋巴瘤和鼻咽癌的 EBNA-1 抗原、HPV 诱发人宫颈癌的 E6 和 E7 抗原等。由于正常宿主细胞不表达病毒诱导的肿瘤抗原，肿瘤抗原也不是宿主基因编码的，而且不存在于病毒体中，所以从这个意义上来说，病毒诱导的肿瘤抗原是肿瘤特异性的。病毒诱发的肿瘤偶尔也可表达由宿主基因编码的胚胎抗原。

表 1-3-1　与肿瘤发生相关的人类肿瘤病毒

肿瘤	病毒
肝癌	乙型肝炎病毒、丙型肝炎病毒
宫颈癌	人乳头瘤病毒（HPV16 和 18 等）
Burkitt 淋巴瘤	EB 病毒
鼻咽癌	
霍奇金淋巴瘤（Hodgkin's lymphoma）	
成人 T 细胞白血病	人类嗜 T 细胞病毒Ⅰ型
毛细胞白血病	人类嗜 T 细胞病毒Ⅱ型

3. **自发性肿瘤抗原**　自发性肿瘤是一些无明确诱发因素的肿瘤，大多数人类肿瘤属于此类。①突变的基因产物：自发性肿瘤表面可以表达肿瘤特异性抗原，大部分可能为突变基因的产物。某些自发性肿瘤的抗原类似于化学致癌物诱发的肿瘤，具有高度特异性；某些自发肿瘤的抗原则类似于病毒诱发的肿瘤具有共同的抗原性。癌基因的活化和抑癌基因的失活是肿瘤发生的原因之一，如 10％的肿瘤患者表达癌基因 Ras 的突变蛋白，一些肿瘤患者表达抑癌基因 p53 的突变蛋白，某些自发肿瘤抗原由所谓的沉默基因（silent gene）被激活而表达，如黑色素瘤抗原 MAGE-1～12 等。②异常表达的正常成分：胚胎抗原或分化抗原：胚胎抗原（fetal antigen）是在胚胎发育阶段由胚胎组织产生的正常成分，在胚胎发育期常处于高水平，在胚胎后期减少，出生后由于基因阻遏而逐渐消失或极微量表达。但当细胞癌变时，由于基因脱阻遏而重新大量表达。分化抗原（differentiation antigen）是指组织细胞在分化、发育过程中表达或消失的一类抗原，他们为特定组织类型以及该组织正常分化的特定阶段所特有，又称组织特异性抗原，多为糖蛋白或糖脂。胚胎抗原当属分化抗原范畴。现在发现，本应在某些细胞的特定分化发育阶段表达、而正常细胞不表达或低表达的分化抗原，一些细胞恶性化发展为肿瘤细胞后可以高表达，并可伴随结构改变。

胚胎抗原分为两类：分泌性胚胎抗原，由肿瘤细胞所产生和释放，如肝癌细胞可产生分泌甲胎蛋白（alpha-fetoprotein，AFP）；膜结合性胚胎抗原，其疏松地结合于细胞膜表面，易脱落，如结肠癌细胞所产生的癌胚抗原（carcinoembryonic antigen，CEA）。AFP 和 CEA 是人类肿瘤中研究最为深入的两种胚胎抗原（表 1-3-2）。

表 1-3-2　两种肿瘤胚胎抗原

胚胎抗原	分子量	性质	肿瘤患者血清含量	相关肿瘤
甲胎蛋白（AFP）	70kDa	糖蛋白	500～1000μg/L	肝癌及生殖细胞肿瘤高表达，并见于胰腺癌及肺癌等
癌胚抗原（CEA）	180kDa	糖蛋白	40～100μg/L	大肠癌高表达，并见于胰、肺、胃及乳腺等肿瘤

由于胚胎抗原曾在胚胎期出现过，故宿主已对其形成免疫耐受，难以诱导机体产生免疫应答。胚胎抗原可作为肿瘤标记物而用于肿瘤诊断，也可作为免疫学治疗的靶抗原。人们通过氨基酸突变改构CEA，发现可以提高CEA的免疫原性，如果改构的CEA与高效的免疫佐剂合用，可诱导出较强的抗肿瘤免疫应答。

还有一类抗原，在胚胎期表达，但在出生后只表达于睾丸或卵巢等生殖母细胞，由于这类生殖细胞不表达MHCⅠ类分子，故正常时不会被CTL杀伤。但此类抗原可表达于多种肿瘤细胞，且能诱导CTL或抗体应答，故称此类抗原为肿瘤睾丸抗原（cancer testis antigen，CTA）。MAGE、BAGE、GAGE和NY-ESO-1属于CT抗原（CTA）。

恶性肿瘤细胞通常停留在细胞发育的某个幼稚阶段，其形态和功能均类似于未分化的胚胎细胞，称为肿瘤细胞的去分化（dedifferentiation）或逆分化（retro-differentiation）。故肿瘤细胞可异常表达其他正常组织的分化抗原（如胃癌细胞可表达ABO血型抗原），或异常表达该组织自身的分化抗原。由于肿瘤细胞异常表达的分化抗原常具有组织特异性，故对肿瘤诊断及确定其组织起源有一定意义。如白细胞分化抗原（CD抗原分子）已成为临床白血病分型的标志分子。由于分化抗原也是正常细胞成分，故不能刺激机体产生免疫应答（结构异常的分化抗原除外），但可作为免疫治疗的靶分子。

黏蛋白（mucins）是一类高分子量（>200kD）糖蛋白，到目前共发现9种。其分子由肽核心和糖链组成，其中糖链占其重量的50%～90%，多以O型糖苷键与肽核心连接。MUC1黏蛋白（简称MUC1）是黏蛋白成员之一，正常情况下主要表达于腺上皮细胞近管腔或腺腔面，呈顶端表达，极性分布，高度糖基化。在多种肿瘤中，MUC1异常表达，主要表现为：表达量增高，可达正常时的100倍以上；细胞表面极性分布丧失，整个细胞表面及细胞质中均表达；结构改变，主要由于糖基化不全，出现新的糖链、新的表位及隐蔽表位的暴露。由于MUC1在肿瘤组织中的异常表达，使其成为一种潜在的肿瘤生物学标志物。目前MUC1的单克隆抗体已用于肿瘤的诊断和治疗研究。

正常成分的过度表达：癌变细胞可过度表达正常细胞的某些蛋白，如上述的分化抗原和信号转导分子等。其中过度表达的信号转导分子可能具有抗凋亡作用，使肿瘤细胞长期存活。

体细胞突变产生的独特型抗原（表位）：正常情况下，独特型抗原存在于抗体、BCR及TCR分子可变区。特殊情况下，大量增殖的肿瘤细胞表面可表达此类抗原。例如，T细胞白血病和慢性B细胞白血病的恶变细胞多来自单个细胞克隆的恶性变，分别表达相同的TCR和BCR独特型表位，可作为诊断标志和治疗的靶分子。

4. 共有（共同）肿瘤抗原　共有（共同）肿瘤抗原（shared or common neoantigen）是指一类由不同个体的相同或具有相同组织起源的瘤细胞所表达的肿瘤抗原，每种共有肿瘤抗原在基因结构和抗原分子结构等方面有很大相似性，所诱导的免疫应答常显示交叉反应性。体外实验研究表明，神经母细胞瘤、黑色素瘤、膀胱癌、结肠癌、乳腺癌等多种肿瘤均表达此类抗原。如MAGE1和MUC1等属之。此类抗原的存在为肿瘤的免疫治疗和肿瘤疫苗的研制提供了便利。

第二节 机体的抗肿瘤免疫机制

在机体免疫系统与肿瘤细胞相互作用的过程中，机体的免疫系统会发生哪些变化？这些变化是如何发生的呢？早在20世纪初，Ehrlich[4]就预言，机体的免疫系统具有抗肿瘤作用。他在1909年写道："我深信在胎儿期和新生儿期，畸变的萌芽看来是非常常见的，这些萌芽是极其复杂的。幸运的是，由于免疫系统的作用，在大多数人中，这些萌芽保持不活动状态。我们不难想象，如果不存在这种自我保护，肿瘤将会以惊人的频率发生"。尽管Ehrlich对于"畸变的萌芽"机制的认识是朴素的，但是他关于肿瘤以高频率产生，而许多肿瘤在临床未表现出来之前就已被消灭的观点却是在半个世纪后提出的免疫监视理论的最早雏形。20世纪50年代初肿瘤特异性移植抗原的发现、此类抗原可诱导荷瘤个体产生适应性免疫应答的揭示，以及Thomas提出细胞免疫可能代表了机体防御肿瘤的机制。紧接着，Burnet于20世纪50年代后期提出了著名的"免疫监视"(immune surveillance)理论，认为机体免疫系统通过细胞免疫机制能识别肿瘤细胞，并特异地将其杀伤[4,5]。故机体借免疫监视功能，可使新出现的肿瘤细胞在未形成肿瘤之前即被清除，从而发挥抗肿瘤作用。当肿瘤细胞生长超越了免疫监视功能的限度，则肿瘤细胞在体内继续生长，形成肿瘤。之后的大量研究表明，免疫监视理论只强调了特异性细胞免疫的作用，忽视了其他免疫因素和影响免疫的因素。事实是，参与免疫监视的机制很多，包括固有免疫应答(非特异性免疫应答)和适应性免疫应答(特异性免疫应答)、细胞免疫应答和体液免疫应答机制。对于免疫原性强的肿瘤，特异性免疫应答尤其是特异性细胞免疫应答是重要的，而对免疫原性弱的肿瘤，非特异性免疫应答更显重要。临床上的一些观察虽也证实了免疫监视机制的存在，例如：一些肿瘤的自发消退，如黑色素瘤和神经母细胞瘤等；免疫监视功能受损，肿瘤发生率也升高，如人类免疫缺陷综合征(AIDS)患者。但此学说也明显存在局限性，例如：已出现的肿瘤自发消退者虽有，但很少见；AIDS患者发生的肿瘤常为淋巴组织肿瘤，这提示淋巴细胞控制能力异常，而不能一定说明特异性肿瘤免疫异常。现在认为，机体对肿瘤确有免疫监视作用，但其作用是有一定限度的。近年来，有关肿瘤细胞发生发展与机体免疫系统的相互作用的关系中，肿瘤免疫编辑(cancer immunoediting)假说备受人们关注[5,6]。该假说将肿瘤与免疫系统相互作用的过程大致分为三个阶段，分别称为消除阶段(elimination)、相持阶段(equilibrium)、逃逸阶段(escape)。即在肿瘤发生的早期，机体调动固有免疫应答和适应性免疫应答机制对肿瘤细胞进行攻击，此阶段免疫系统占主导地位，能够有效控制肿瘤的生长和杀伤肿瘤细胞；随着时间的推移，肿瘤细胞与免疫系统处于相持的动态平衡中；在随后的较量中，肿瘤细胞可以通过多种免疫逃逸机制来逃避机体的免疫识别与攻击。可见，免疫编辑假说认为，在肿瘤发生发展的不同阶段，肿瘤与机体免疫系统存在复杂、各异的相互关系。

一、固有抗肿瘤免疫

除补体系统和细胞因子的非特异作用外，主要参与的细胞有自然杀伤(NK)细胞、γδT细胞、自然杀伤T细胞(NKT细胞)、MΦ、中性粒细胞等[1-5]。

1. 补体系统及细胞因子的作用 肿瘤细胞可通过分泌C反应蛋白等炎症介质，通过MBL途径激活补体形成膜攻击复合物(MAC)，产生溶肿瘤细胞作用。免疫应答过程中产生的一些细胞因子，如肿瘤坏死因子（TNF）可直接通过凋亡机制杀死某些肿瘤细胞，IL-1、IL-2 和 IFN-γ 等可增强机体免疫功能而清除肿瘤细胞。事实上，在特异性免疫应答的诱导、活化和效应阶段均存在很多细胞因子的参与，补体系统在特异性体液免疫应答的效应阶段发挥着重要作用。

2. **NK 细胞的细胞毒作用** NK 细胞不需抗原预先致敏，可直接识别并杀伤或通过分泌细胞毒性因子杀伤肿瘤细胞，其杀伤作用无抗原特异性和 MHC 限制性，是一类在早期抗肿瘤免疫机制中起重要作用的效应细胞，它是机体抗肿瘤的第一道防线。NK 细胞的识别受体有两大类。一类为识别 HLA-Ⅰ类分子的受体，另一类为识别非 HLA-Ⅰ类分子的活化性受体。前者又可分为两种类型：一种是杀伤细胞免疫球蛋白样受体（killer immunoglobulin-like receptor，KIR），识别的配体是 HLA-Ⅰ类分子本身，包括经典 HLA-Ⅰ类分子（HLA-A、B、C，即 HLA-Ⅰa）和非经典 HLA-Ⅰ类分子（HLA-G，即 HLA-Ⅰb）；另一种是杀伤细胞凝集素样受体（killer lectin-like receptor，KLR），识别的配体是 HLA-E 分子与 HLA-Ⅰ类分子（包括经典和非经典 HLA-Ⅰ类分子：HLA-A、B、C、G 分子）的先导肽形成的复合物。KIR 和 KLR 均具有抑制性受体和活化性受体两种类型，正常情况下抑制性受体与配体的亲和力高于活化性受体，而正常有核细胞均表达经典 HLA-Ⅰ类分子，因此 NK 细胞通常不杀伤正常有核细胞。当细胞癌变时，肿瘤细胞表面的经典 HLA-Ⅰ类分子表达下降或缺失，此时这类受体因配体减少或缺失而不能发挥受体的作用。然而癌变细胞能够表达正常细胞不表达的一些肿瘤抗原，并被 NK 细胞的识别非 HLA-Ⅰ类分子的活化性受体识别。如 NK 细胞表面的此类受体 NKG2D 可以识别的配体是 MHC Ⅰ类链相关分子（MHC class Ⅰ chain-related molecules A/B，MⅠC A/B），MⅠC A/B 是一种 HLA Ⅰ类样分子，主要表达在乳腺癌、卵巢癌、结肠癌、胃癌和肺癌等上皮肿瘤细胞表面，而正常组织细胞表面水平很低或缺失。

鉴于上述识别 HLA-Ⅰ类分子的两类受体，即杀伤细胞免疫球蛋白样受体（killer immunoglobulin-like receptor，KIR）和杀伤细胞凝集素样受体（killer lectin-like receptor，KLR）都存在抑制性和活化性两种受体类型，并总是因抑制性受体与配体亲和力高而占优势，也就是说从总体效应上讲，这两类受体起到的效果总是抑制性的，因此有学者将这两类受体总称为杀伤细胞抑制性受体（killer inhibitory receptor，KIR）。相应地，将识别非 HLA-Ⅰ类分子的活化性受体（如 NKG2D）就称为杀伤细胞活化性受体（killer activatory receptor，KAR）。并因此提出 NK 细胞是以“丢失自我”和“压力诱导”两种识别模式的结合，完成对肿瘤等靶细胞识别的。

“丢失自我”识别模式是指肿瘤细胞可能由于经典 MHC Ⅰ类分子表达下降或缺失，使 NK 细胞表面的杀伤细胞抑制性受体（KIR）失去作用，抑制 NK 细胞杀伤功能的因素就此消失，NK 细胞由此可被激活而发挥杀伤功能。“压力诱导”模式是指肿瘤细胞表达 MHC Ⅰ类链相关分子时，需要转录因子热休克蛋白的参与，该转录因子通常需要在压力诱导下才能发挥转录调控作用，这种压力诱导就包括恶性转化等，一旦机体受到此压力诱导，热休克蛋白就会促进 MHC Ⅰ类链相关分子的表达，从而被 NKG2D 所识别，激活 NK 细胞，发挥杀伤功能（图 1-3-4）[7]。

NK 细胞被上述识别机制激活后，其杀瘤机制为：①通过释放穿孔素/颗粒酶破坏肿瘤细胞，穿孔素的效应类似补体活化形成的攻膜复合物，可以在肿瘤细胞上聚合形成“孔道”，

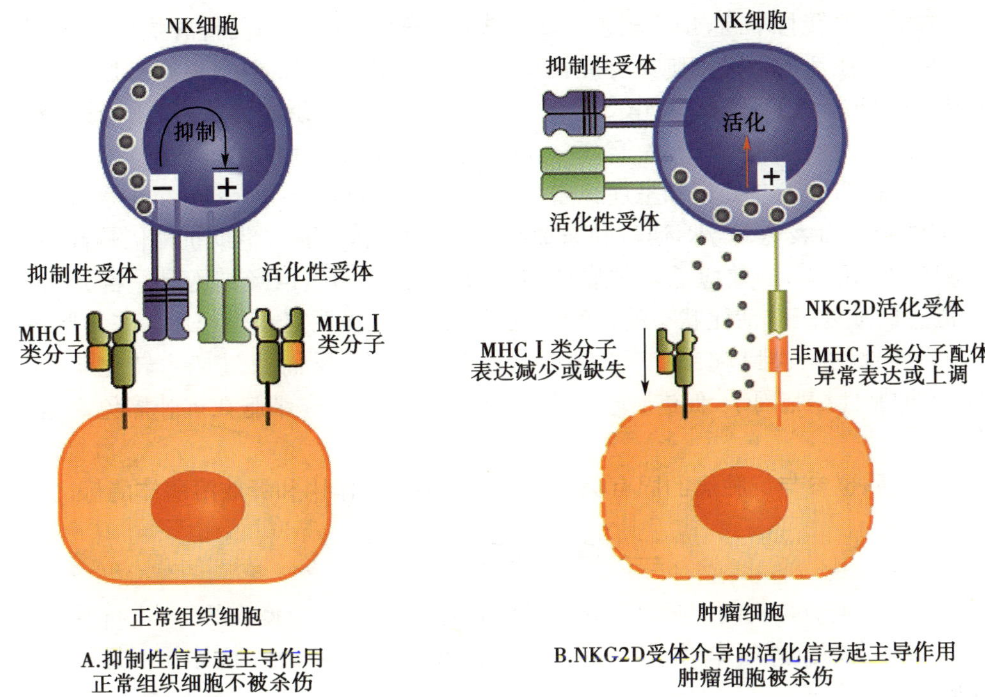

图 1-3-4　NK 细胞对正常组织细胞和肿瘤细胞的识别机制示意图[7]

导致肿瘤细胞崩解破坏。颗粒酶是一类丝氨酸蛋白酶，可循穿孔素形成的“孔道”进入胞内，通过激活凋亡相关的酶系统导致肿瘤细胞凋亡。②通过 Fas/Fas L 介导肿瘤细胞凋亡，活化的 NK 细胞表达 Fas L，与肿瘤细胞表达的 Fas 结合后，也通过激活凋亡相关的酶系统导致肿瘤细胞凋亡。③通过释放细胞因子 TNF 参与杀瘤，TNF 与肿瘤细胞表面的 TNF 受体结合，也可通过激活凋亡相关的酶系统导致肿瘤细胞凋亡。④通过 ADCC 机制杀伤肿瘤细胞，NK 细胞表达 IgG Fc 受体（FcγRⅢ，即 CD16），可通过与结合至肿瘤细胞表面的 IgG 的 Fc 段结合，借助 ADCC 作用杀伤肿瘤细胞。

3. γδT 细胞　γδT 细胞主要分布于全身上皮组织，直接杀伤肿瘤细胞，不受 MHC 限制。其识别肿瘤细胞的机制有：表达 NKG2D，可识别肿瘤细胞表面相应配体；γδTCR 能识别 CD1 分子呈递的肿瘤抗原和肿瘤细胞表面 HSPs 与肿瘤多肽形成的复合物。其杀伤肿瘤细胞的机制与 NK 细胞相似，可通过穿孔素/颗粒酶途径、Fas/FasL 机制，也能产生多种细胞因子如肿瘤坏死因子（TNF）发挥抗瘤作用。

4. NKT 细胞　NKT 细胞表面的 T 细胞受体（TCR）缺乏多样性，抗原识别谱窄，不受 MHC 限制。可识别 CD1 分子呈递的肿瘤抗原；也表达 NKG2D，可识别肿瘤细胞表面相应配体。其杀伤肿瘤细胞的机制也与 NK 细胞相似。

5. 巨噬细胞　巨噬细胞不仅作为抗原呈递细胞参与特异性抗肿瘤作用，而且是溶解肿瘤细胞的效应细胞，参与非特异抗肿瘤作用。体内外实验证明巨噬细胞具有抗瘤作用：①体内注射选择性的巨噬细胞抑制剂，如硅石或抗巨噬细胞血清，能加速实验动物的肿瘤生长；②使用巨噬细胞激活剂，如卡介苗或短小棒状杆菌等，则抑制实验动物肿瘤的生长；③肿瘤患者病理活检表明，肿瘤周围组织如果有较多的巨噬细胞浸润，肿瘤发生扩散转移的概率较低，反之，肿瘤扩散转移率高，预后较差。实验表明，静止巨噬细胞的抗肿瘤效应不明显，巨噬细胞活化因子激活的巨噬细胞具有抗肿瘤效应。T 细胞分泌的具有巨噬细胞活化作用的因子主要包括 IFN-γ、TNF 及 GM-CSF 等。激活的巨噬细胞杀瘤方式有：①通过释放溶酶体酶等直接杀伤肿瘤细胞；②分泌 TNF-α、反应性氧中间物、一氧化氮（NO）等细胞毒性因子，杀伤肿瘤细胞；③参与处理和呈递肿瘤抗原，激活 T 细胞，产生特异性抗肿瘤细胞免疫应答；④巨噬细胞表面表达 FcγR，通过肿瘤细胞的特异性抗体 IgG，借助抗体依赖性细胞介导的细胞毒作用（ADCC）的效应杀伤肿瘤细胞。值得注意的是，巨噬细胞是一群异质性很强的细胞，静息的或处于非活化状态的巨噬细胞对肿瘤细胞无明显杀伤作用。在某些情况下，浸润入肿瘤局部的一类巨噬细胞，非但不杀伤肿瘤细胞，反而通过产生转化生长因子 β（TGF-β）等抑制性细胞因子，促进肿瘤的生长和转移，表明巨噬细胞在抗肿瘤免疫应答中具有双重性。

中性粒细胞也参与抗肿瘤的固有免疫，如通过 ADCC 作用和释放溶酶体酶等。

二、适应性抗肿瘤免疫

1. 抗肿瘤体液免疫机制 免疫系统对肿瘤抗原发生体液免疫应答，产生抗肿瘤抗原的特异性抗体，并发挥抗肿瘤作用，但与抗肿瘤的细胞免疫效应相比，抗体并不是抗肿瘤免疫的重要因素[1-5]。

（1）激活补体经典途径溶解肿瘤细胞（complement-dependent cytotoxicity，CDC）：抗体 IgM 和 IgG1～IgG3 与肿瘤细胞表面抗原结合，在补体参与下，通过激活补体经典途径形成膜攻击复合物，溶解肿瘤细胞。

（2）抗体依赖性细胞介导的细胞毒作用（antibody-dependent cell-mediated cytotoxicity，ADCC）：抗体 IgG 结合肿瘤细胞等靶细胞后，IgG 抗体的 Fc 段与多种效应细胞如巨噬细胞、NK 细胞、中性粒细胞上的 FcγR 结合而发挥 ADCC 效应，溶解肿瘤细胞（图 1-3-5）[8]。

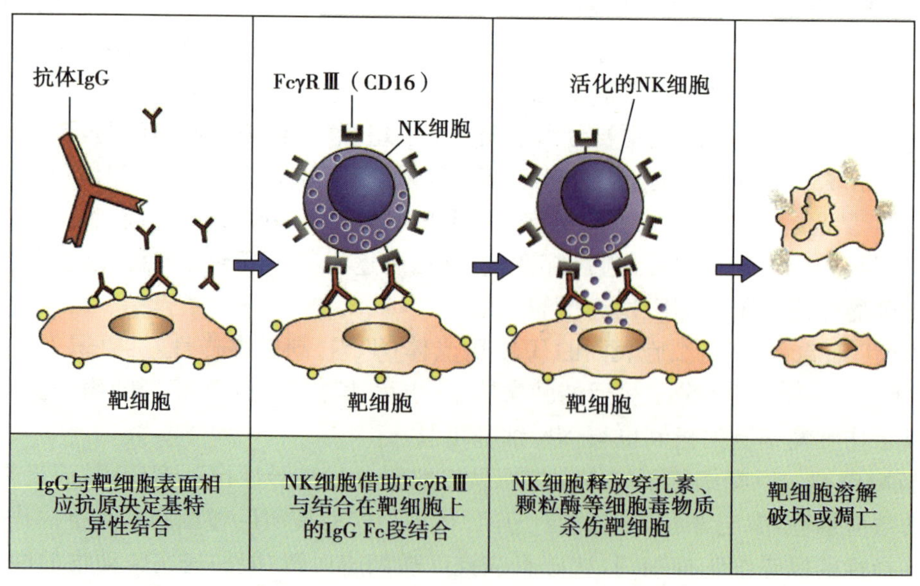

图 1-3-5 NK 细胞的 ADCC 作用示意图[8]

(3)抗体的调理作用：吞噬细胞在有抗体(IgG类)存在的情况下，抗体Fab段与肿瘤细胞结合，Fc段与吞噬细胞表面FcγR结合，促进吞噬肿瘤细胞，即抗体的调理作用。抗肿瘤抗体与肿瘤抗原结合能活化补体，借助所产生的C3b与吞噬细胞表面补体受体(CR1)结合，也可促进其吞噬作用，是补体的调理作用。抗体与补体还可发挥联合调理作用。

(4)抗体封闭肿瘤细胞表面某些受体的功能：转铁蛋白可促进某些肿瘤细胞的生长，转铁蛋白受体的抗体可通过封闭肿瘤细胞表面的转铁蛋白受体，阻碍其功能，从而抑制肿瘤细胞的生长。

(5)抗体的抑制肿瘤转移作用：某些抗体可通过阻断肿瘤细胞表面黏附分子与血管内皮细胞或其他细胞表面黏附分子的配体结合，从而阻止肿瘤细胞生长、黏附和转移。

在某些情况下，肿瘤特异性抗体非但不能杀伤肿瘤细胞，反而在与肿瘤细胞结合后，会干扰特异性细胞免疫应答对肿瘤细胞的识别与杀伤作用，具有封闭抗体(blocking antibody)的作用，这种具有促进肿瘤生长作用的抗体又被称为增强抗体(enhancing antibody)。可见，抗体在肿瘤免疫中也具有双重作用。

2. 抗肿瘤细胞免疫机制　特异性细胞免疫机制在机体抗肿瘤效应机制中发挥主要作用。尤其针对免疫原性较强的肿瘤抗原，T细胞介导的免疫应答起主要作用。在体内，主要通过两类T细胞亚群发挥作用：一类是受MHCⅡ类分子限制$CD4^+$ Th1细胞；另一类是受MHCⅠ类分子限制的$CD8^+$CTL细胞[1-5]。

(1)$CD4^+$ Th1细胞的抗肿瘤作用：肿瘤抗原循外源性抗原呈递途径由专职抗原呈递细胞(antigen presenting cell，APC)摄取、加工成多肽分子，与MHC Ⅱ类分子结合运送到APC表面，呈递给$CD4^+$ Th1细胞，活化的$CD4^+$ Th1细胞产生多种细胞因子，有些细胞因子如TNF，能直接作用于肿瘤细胞，有些细胞因子如IFN-γ、TNF及GM-CSF等能活化巨噬细胞，诱导其产生抗肿瘤作用。

(2)$CD8^+$CTL细胞的抗肿瘤作用：肿瘤抗原循内源性抗原呈递途径在肿瘤细胞内加工成多肽后与MHCⅠ类分子结合，表达于肿瘤细胞表面，呈递给$CD8^+$CTL细胞，在$CD4^+$ Th1细胞产生的IL-2等协同作用下分化为具有杀伤功能的效应性$CD8^+$CTL细胞，特异杀伤表达相应抗原的肿瘤细胞。

$CD8^+$CTL细胞是抗肿瘤免疫的主要效应细胞，其杀伤肿瘤细胞等靶细胞的机制与NK细胞相似：释放穿孔素/颗粒酶；通过Fas/Fas L机制；分泌TNF-α等细胞因子。而且，$CD8^+$CTL细胞杀伤肿瘤细胞等靶细胞与其他杀伤性细胞一样，可以连续杀伤多个靶细胞。但是，$CD8^+$CTL细胞识别肿瘤细胞等靶细胞的机制与NK细胞完全不同。$CD8^+$CTL细胞识别的是肿瘤细胞表面自身MHCⅠ类分子(经典)与肿瘤抗原肽形成的复合物(图1-3-6)[9]。换言之，肿瘤细胞可能由于MHCⅠ类分子(经典)表达减少或缺失而逃逸$CD8^+$CTL细胞的监视和杀伤，但抑制NK细胞杀伤功能的因素却就此消失。这看似矛盾的现象恰恰说明，NK细胞与CTL细胞的“分工把关”使机体的免疫监控得以完善，解释了NK细胞和CTL细胞在维持机体自身稳定中各自所承担的任务。

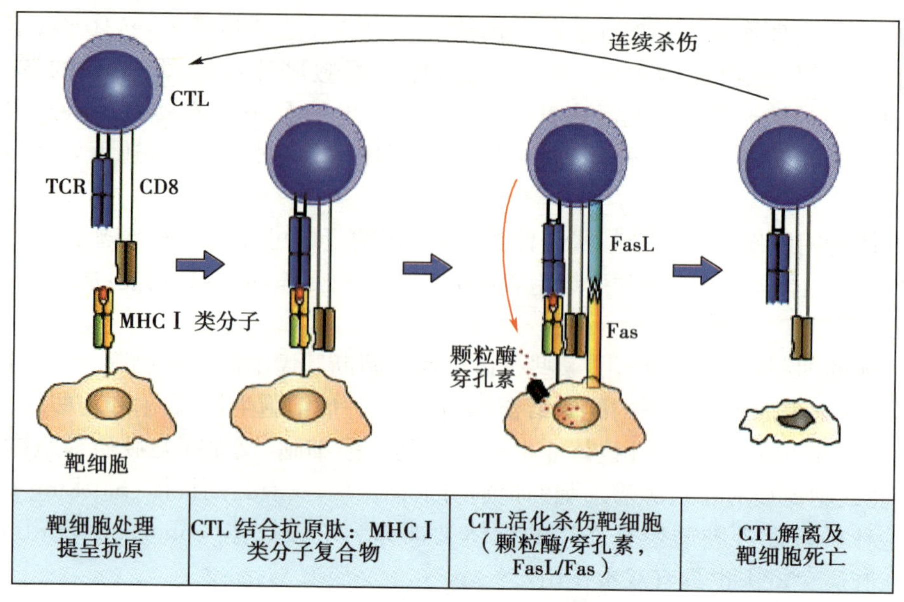

图 1-3-6　CD8$^+$ CTL 细胞识别杀伤肿瘤细胞等靶细胞的机制示意图[9]

三、肿瘤的免疫逃逸机制

尽管肿瘤抗原的存在已被证实，机体免疫系统也能产生抗肿瘤免疫应答，但肿瘤仍能在体内进行性生长、转移，说明肿瘤细胞具有逃逸免疫攻击的能力。肿瘤的免疫逃逸机制至今没有被完全阐明，早期人们总是着眼在肿瘤细胞与机体免疫系统两方面进行研究，认为肿瘤患者的全身免疫功能是低下的，但其结果的准确性被随后的大量研究和临床观察所怀疑。事实上，大多数肿瘤患者，除非到了晚期出现严重营养不良，其全身免疫功能与正常人相比不会有明显变化。实验研究也表明，荷瘤小鼠排斥异体皮肤移植物的能力与正常小鼠无异；体内一些所谓的“免疫赦免区”部位，如角膜、眼前房等，是正常免疫细胞不能到达的部位，但这些部位的肿瘤发生率并不高于其他部位；新生期切除胸腺的小鼠和裸鼠的自发肿瘤和致癌剂诱发的肿瘤发生率与胸腺发育良好的小鼠相似，只是病毒诱发的肿瘤发生率增加；先天性免疫缺陷病患儿和 AIDS 患者发生的肿瘤常为淋巴组织肿瘤，这提示淋巴细胞控制能力异常，而不能一定说明特异性抗肿瘤免疫异常，或是与淋巴组织肿瘤发病有关的因素如病毒，在这些免疫缺陷患者体内不易被清除有关。总之，既然免疫系统对非己的异体移植器官的排斥迅速且有力，为何对肿瘤这类“非己”化了的自身细胞的排斥却显得这样无能为力呢？似乎用肿瘤患者全身免疫功能低下作解释难以令人信服。1993 年，肿瘤微环境（tumor microenvironment）概念的提出[10]，比较合理地解释了肿瘤免疫逃逸的机制。肿瘤微环境是指肿瘤局部的基质细胞（局部浸润的免疫细胞、成纤维细胞、内皮细胞等）与肿瘤细胞及其所分泌的活性介质共同构成的局部微环境。目前已知，肿瘤细胞、肿瘤局部浸润免疫细胞和其他基质细胞及其分泌的活性介质的生物学特性是使肿瘤局部成为一个深度免疫抑制的“黑洞”区，即免疫赦免样区域，从而最终导致肿瘤免疫逃逸的发生，这些因素不一定能导致全身免疫功能的低下。肿瘤微环境“黑洞”区的存在，不但说明身在其中的免疫细胞的功能是抑制的，而且，即使正常的免疫细胞，甚至活化的免疫细胞一旦进入这个环境，也将变为功能抑制状态。如：体外经 IL-2 活化的肿瘤间浸润淋巴细胞（tumor infiltrating lymphocyte，TIL）回输体内，如无大量 IL-2 的同时输入，它到达肿瘤微环境中，立即恢复到免疫抑制状态，而无杀伤肿瘤的作用。可见，肿瘤微环境更强调的是肿瘤局部的免疫状态。

下面，就目前已知可使肿瘤逃逸免疫的机制予以叙述。

1. 肿瘤局部的抑制性分子

（1）抑制性细胞因子：肿瘤细胞及其基质细胞可分泌许多具有抑制作用的细胞因子。TGF-β：是介导肿瘤免疫逃逸最有效的抑制性细胞因子，多种肿瘤细胞和调节性 T 细胞（Treg）可以分泌，对免疫系统具有全面的抑制作用，能抑制各种免疫细胞增殖、分化和产生细胞因子，抑制 Th1 细胞分化并向 Th2 漂移[11,12]；IL-10：是一种重要的抑制性细胞因子，肿瘤早期由肿瘤间浸润淋巴细胞和肿瘤细胞产生，晚期则主要由肿瘤细胞产生，调节性 T 细胞（Treg）和 Th2 细胞也是其重要来源，具有抑制单核巨噬细胞和 Th1 细胞功能的作用，能够阻抑抗原呈递细胞在肿瘤组织的浸润与成熟，抑制 Th1 细胞分化并使其向 Th2 漂移[11-13]；VEGF：是第一个发现的肿瘤来源的具有抑制树突状细胞（DC）分化的因子，通过影响 DC 的分化与成熟，抑制其抗原呈递功能，并进而影响 T 细胞的活化、增殖与分化，大多数肿瘤细胞可以产生并在肿瘤新生脉管系统的形成中具有至关重要的地位[14-16]；IL-4：正常情况下主要由 Th2 细胞分泌产生，抑制 Th1 细胞分化发育，现在发现肿瘤细胞也可分泌产生 IL-4，并可进一步促进肿瘤细胞产生 IL-10，IL-10 又可促进 Th2 细胞分化并生成 IL-4，从而形成 IL-4 与 IL-10 的恶性循环，使机体陷入深度的肿瘤免疫抑制状态[17]。

（2）其他抑制性分子：IDO：吲哚胺-2，3-双加氧酶（indoleamine 2，3-dioxygenase，IDO）是细胞内一种含亚铁血红素的酶，如果其表达异常增高，会导致细胞微环境中色氨酸的耗竭，从而使局部某些重要功能细胞处于一种“色氨酸饥饿”状态，细胞便会失去正常功能，肿瘤细胞均高表达 IDO，使得色氨酸依赖的 T 细胞增殖受到抑制[18]；COX-2：环氧合酶-2（COX-2）催化花生四烯酸生成前列腺素 E2（PGE2），COX-2 过度表达就产生过量的 PGE_2，PGE_2 具有抑制 T 细胞和 NK 细胞活性，并抑制 B 细胞合成抗体的能力，而且还发现肿瘤微环境中 $CD4^+CD25^+Foxp3^+$ Treg 细胞亚群的形成与 COX-2/ PGE2 密切相关[19]；Foxp3：是 $CD4^+CD25^+Foxp3^+$ Treg 亚群表达的特异标志物，多种肿瘤组织中均发现此亚群细胞的存在，Foxp3 是一种转录因子，能在基因转录水平下调 TNF、IL-2、GM-CSF 的表达，上调 TGF-β、IL-10 的表达，可以说 Foxp3 决定了 $CD4^+CD25^+Foxp3^+$ Treg 细胞的抑制功能[20,21]；肿瘤细胞可产生活性氧中间物（如 H_2O_2 等）和活性氮中间物（如 NO 等），二者均为重要的免疫抑制分子[22]，但应指出，两者本身在某些情况下又具有杀瘤的作用。

2. 肿瘤细胞表达膜分子异常

（1）HLA 分子表达异常：大量研究表明[5,23,24]，约 15%的肿瘤细胞存在 HLA 基因突变或缺失的现象，或 β2 微球蛋白基因突变，使肿瘤细胞表面的经典 HLA-Ⅰ类分子（HLA-Ⅰa）表达下降或缺失，影响肿瘤细胞的抗原呈递功能，$CD8^+$ CTL 细胞不能发挥杀瘤作用；某些肿瘤细胞内则因 TAP-1、TAP-2、LMP-2（PSMB-8）、LMP-7（PSMB-9）表达障碍，影响肿瘤细胞的抗原呈递功能。

近年来 HLA-G 分子被意外地发现于多种恶性细胞中，HLA-G 属于非经典的 HLA-Ⅰ类抗原分子（HLA-Ⅰb），能被 NK 细胞的杀伤细胞抑制性受体（KIR）所识别，正常情况下 HLA-G 的表达仅局限于母胎界面的绒毛外细胞滋养层，并被认为充当了保护胎儿免受母体免疫排斥的角色，发挥了维持母胎耐受的作用，肿瘤细胞产生的 HLA-G 结合 NK 细胞表面的杀伤细胞抑制受体(KIR)，则抑制 NK 细胞对肿瘤靶细胞的杀伤，造成类似妊娠母胎界面的免疫耐受状态，形成一条新的肿瘤逃逸途径；某些肿瘤细胞表面 MⅠC A/B(NK 细胞激活性受体 NKG2D 的配体)表达下降，逃逸 NK 细胞的杀伤作用，或肿瘤细胞分泌基质金属蛋白酶可将 MⅠC A/B 酶解为可溶性分子，从而封闭 NK 细胞表面的 NKG2D[25,26]。

(2)协同刺激分子表达异常：T 淋巴细胞介导的特异性细胞免疫应答具有重要的抗肿瘤作用，而体内静止 T 淋巴细胞活化、增殖、分化成效应 T 细胞的过程中，T 细胞需要得到双信号刺激。即由抗原呈递细胞(APC)上 MHC-抗原肽复合物与 TCR 特异性结合传递第一信号，而第二信号来自于 APC 表达的众多协同刺激分子与 T 细胞表达的相应协同刺激分子受体的结合(图 1-3-7)[9]。T 细胞活化第二信号的最重要来源，是 APC 表达的 B7-1(CD80)、B7-2(CD86)与 T 细胞表达的 CD28 的结合。事实上，协同刺激配受体分子传递的信号包括正性和负性两类信号，其中 PD-L1(programmed death-ligand 1)分子与活化 T 细胞表面表达的 PD-1 结合后，传递负性信号，可抑制 T 细胞的增殖以及细胞因子的分泌，从而抑制 T 细胞的免疫功能。文献报道[27,28]：PD-L1 可表达在多种肿瘤细胞表面，可能是肿瘤免疫逃避的重要机制之一；相反，大多数肿瘤细胞不表达 B7-1(CD80)、B7-2(CD86)等重要的正性信号分子，也使 T 细胞不能活化；肿瘤细胞上的其他正性信号分子如细胞间黏附分子 1(intercellular adhesion molecule-1，ICAM-1)、淋巴细胞功能相关抗原 3(lymphocyte function associated antigen-3，LFA-3)、血管细胞黏附分子 1(vascular cell adhesion molecule-1，VCAM-1)表达下降也影响 T 细胞的活化。

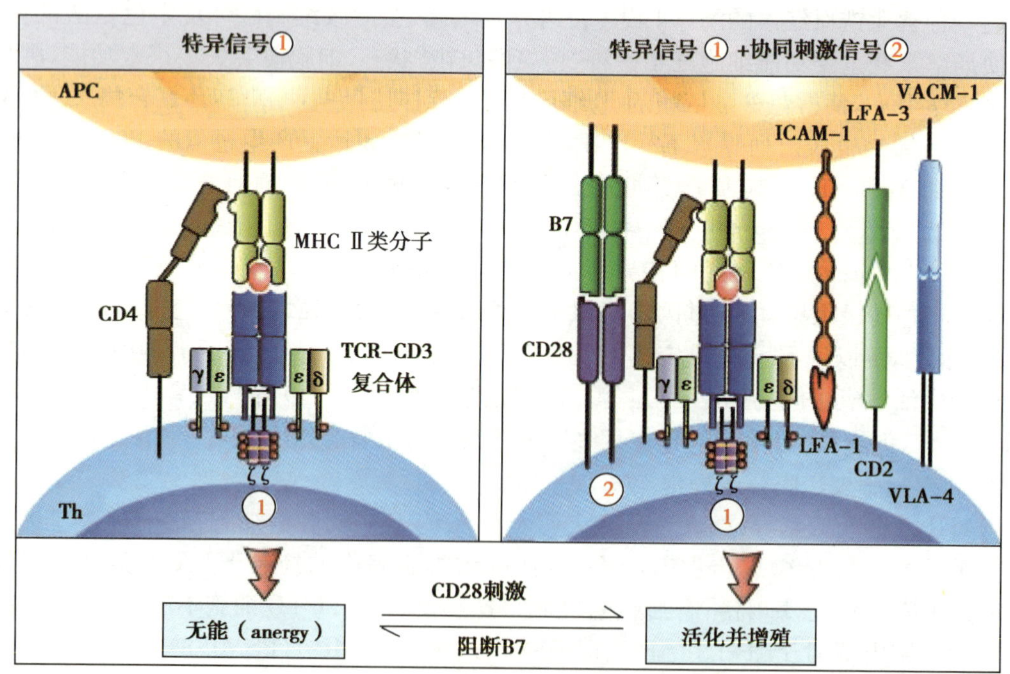

图 1-3-7　T 细胞活化的双信号示意图[9]

(3)Fas/FasL 表达异常：通常 Fas 是一种普遍表达的受体分子(称为死亡受体)，在肿瘤细胞表面也有表达，FasL 则主要表达在活化的杀伤细胞(CTL、NK、γδT、NKT 等)表面，可对肿瘤细胞通过 Fas/FasL 机制致凋亡。近年发现，某些肿瘤细胞可由于表达 Fas 下降、Fas 基因突变或 Fas 信号传导分子发生缺陷，逃逸杀伤细胞的杀伤作用；更有甚者，某些肿瘤细胞可以表达 FasL，将表达 Fas 的杀伤细胞置于死地，称之为肿瘤细胞的 Fas/FasL 反击(Fas/FasL counterattack)。另外，肿瘤细胞往往高表达多种癌基因产物（如 Bcl-2 家族），这些分子能抵抗由活化 CTL 介导的肿瘤细胞凋亡，利于肿瘤细胞异常增生[5,29,30]。

3. 免疫选择及抗原调变 免疫选择(immunoselection)是指那些免疫原性相对较弱的肿瘤能逃逸免疫系统的监视而选择性地增殖[1,5,31]。经过不断的选择，肿瘤的免疫原性越来越弱，持续地逃逸机体的抗肿瘤免疫应答。通常，人类自发肿瘤的肿瘤特异性抗原多是肿瘤细胞中突变的基因所产生，其与正常细胞所表达蛋白的差异很小，故免疫原性弱，难以诱导机体产生有效的抗肿瘤免疫应答；某些肿瘤细胞虽能表达大量 TAA，但多系胚胎期正常成分，机体对其存在先天性免疫耐受，同样不能有效激发机体免疫应答。因此，免疫选择是肿瘤免疫逃逸的重要机制之一。

免疫选择也可这样理解：既然基因突变已成为肿瘤发生的机制之一，肿瘤生长过程中，新的基因突变株会不断产生，并逃逸机体已有的抗肿瘤免疫应答，尤其那些免疫原性降低的突变株（已产生的抗肿瘤免疫机制无效，本身又不能激发新的抗肿瘤免疫机制产生），新的基因突变株便可在机体免疫系统的选择下，由少变多，选择性地生长起来。因此，基因突变不仅是产生肿瘤的机制之一，也是肿瘤逃逸免疫监视的途径之一。

宿主对肿瘤抗原产生免疫应答后，可能导致某些肿瘤抗原表位减少或丢失，从而逃逸免疫系统识别和杀伤，此现象称为抗原调变(antigen modulation)[1,5,31]。原因可能是，机体产生的抗体分子与肿瘤细胞表面抗原结合后，所形成的抗原-抗体复合物往往被肿瘤细胞内吞或甩脱，造成肿瘤细胞表面相应抗原长时间缺失，抗体消失后，相应抗原又可出现。无须置疑，抗原调变后的肿瘤细胞能够逃避抗体介导的抗肿瘤效应，这也是利用肿瘤特异性抗体进行免疫治疗存在的主要问题之一。

4. 肿瘤细胞“伪装” 肿瘤细胞可通过对肿瘤抗原的“覆盖”或“封闭”而将自己“伪装”起来，逃避机体的抗肿瘤作用[1,5,31]。

肿瘤细胞表面通常比正常细胞表达更多的糖脂和糖蛋白，如包括唾液酸在内的黏多糖，这些成分可将肿瘤抗原“覆盖”，使得抗体、补体以及 T 细胞很难对其进行识别。如许多上皮性肿瘤（如乳腺癌、膀胱癌、直肠癌和卵巢癌）细胞表面可表达黏蛋白分子（如 MUC-1），后者覆盖于肿瘤细胞表面，从而干扰宿主淋巴细胞识别、杀伤瘤细胞。

肿瘤患者血清中存在封闭因子(blocking factor)，可封闭肿瘤细胞表面的抗原表位或免疫效应细胞表面的抗原识别受体（TCR、BCR），从而使肿瘤细胞逃逸免疫效应细胞的识别与攻击。封闭因子可能是：①封闭抗体(blocking antibody)，其可与肿瘤细胞膜抗原结合，阻止免疫效应细胞的识别与攻击；②可溶性肿瘤抗原，它可与免疫效应细胞表面特异性抗原识别受体结合，阻止免疫效应细胞对肿瘤细胞表面肿瘤抗原的识别与攻击；③抗原-抗体复合物，它既可与肿瘤细胞表面的肿瘤抗原结合（通过复合物中游离的抗体 Fab 段），又可“封闭”免疫效应细胞表面的抗原识别受体（通过复合物中游离的抗原表位），最终也是干扰免疫效应细胞对肿瘤细胞表面肿瘤抗原的识别和攻击。

5. 肿瘤细胞的“漏逸” 肿瘤生长早期，由于肿瘤细胞量少，不足以激发机体产生免疫应答。一旦肿瘤迅速生长，超越机体的抗肿瘤免疫效应，致使宿主无足够能力清除大量肿瘤细胞,此即肿瘤细胞的漏逸(sneaking through)[1,5]。

6. **肿瘤抗原诱导免疫耐受** 肿瘤细胞在宿主体内长期存在和不断生长的过程中,肿瘤抗原可作用于处在不同分化阶段的特异性淋巴细胞,从而诱导幼稚的淋巴细胞产生免疫耐受。以小鼠乳腺癌病毒诱发的肿瘤为例,新生期感染过该病毒的小鼠,至成年期再感染此病毒时易诱发乳腺癌;若将该肿瘤移植给新生期未经感染过的同系小鼠,则可诱发宿主产生较强的抗肿瘤免疫应答[5]。

7. **肿瘤相关的抑制性细胞**

(1)$CD4^+CD25^+Foxp3^+$ Treg:调节性 T 细胞(Treg)按照来源不同分为自然调节性 T 细胞(nTreg)和诱导性调节性 T 细胞(iTreg),其表型均为 $CD4^+CD25^+Foxp3^+$,但 $Foxp3^+$ 在 nTreg 比 iTreg 表达更高。nTreg 主要通过与免疫细胞的直接接触发挥免疫抑制作用,也可以通过分泌细胞因子,如 TGF-β 和 IL-10 发挥免疫抑制功能;iTreg 则主要通过分泌 TGF-β 和 IL-10 发挥免疫抑制作用[5,32]。

宽泛地讲,调节性 T 细胞(Treg)除了上述 $CD4^+$ Treg 外,还应包括 $CD8^+$ Treg、NKT Treg 和 DN Treg 等亚群,均在肿瘤的免疫逃逸中发挥作用[32]。

(2)髓系抑制细胞(myeloid-derived suppressor cell,MDSC):MDSC 由共同髓系祖细胞分化而来。健康个体中,共同髓系祖细胞可分化成粒细胞、巨噬细胞和树突状细胞等。而在肿瘤等病理状态下,有部分共同髓系祖细胞的正常分化被抑制而分化成 MDSC。这种转变与体内很多因素有关,如环氧合酶-2(COX-2)、VEGF、IL-4 等。研究发现,MDSC 有明显的异质性,对固有免疫应答和适应性免疫应答均有抑制性。在外周淋巴器官中,MDSC 只能抑制抗原特异性 T 细胞,而不抑制抗原非特异性 T 细胞;在肿瘤微环境中的 MDSC 既抑制肿瘤特异性 T 细胞,又抑制肿瘤非特异性 T 细胞[5,33,34]。MDSC 有待深入研究。

(3)肿瘤相关树突状细胞(tumor-associated dendritic cells,TADC):肿瘤微环境中的 TADC 常常是未成熟 DC,不仅呈递抗原的功能低下,而且还能诱导调节性 T 细胞(Treg)的产生,发挥免疫抑制作用。其免疫抑制的机制未完全明了,值得深入研究[5,34]。

(4)肿瘤相关巨噬细胞(tumor associated macrophages,TAM):激活的巨噬细胞可发挥杀肿瘤效应,但浸润于肿瘤微环境的巨噬细胞经肿瘤微环境的"哺育",不仅丧失了杀瘤效应,反而产生促瘤作用。如 TAM 可生成 TGF-β、VEGF、EGF 等细胞因子,促进肿瘤血管形成;促进 TGF-β、IL-10 和 PD-L1 等分子的表达,有助于肿瘤的免疫逃逸;TAM 也可分泌基质金属蛋白酶,将 MⅠC A/B 酶解为可溶性分子,从而封闭 NK 细胞表面的 NKG2D[5,34]。

(5)肿瘤血管内皮细胞:肿瘤血管内皮细胞是构成肿瘤血管的主要成分。由于肿瘤微环境的影响,肿瘤血管内皮细胞在形态、结构及功能上具有与正常血管内皮细胞不同的特征。在肿瘤发生发展过程中,肿瘤血管内皮细胞通过分泌免疫抑制因子、影响抗原呈递功能、表达黏附分子异常、促使活化 T 细胞凋亡等机制介导肿瘤的免疫逃逸[35]。

8. **肿瘤干细胞** 肿瘤干细胞(tumor stem cells,TSC)是一种增殖特性失控、可形成肿瘤、具有干细胞特性的细胞。肿瘤干细胞学说认为 TSC 是形成不同分化程度肿瘤细胞和肿瘤增殖、复发及转移的根源。TSC 的主要特性是可通过多种机制有效地逃逸机体的免疫监视[5,36]。深入研究 TSC 的免疫逃逸机制,将为根治肿瘤带来新的希望。

9. **T 细胞信号传导分子缺陷** 肿瘤患者的 T 细胞或肿瘤间浸润淋巴细胞(TIL)的信号传导分子可能缺陷,影响 T 细胞的功能(表 1-3-3)[1,37]。例如:TIL 表面 CD3 分子 ζ 链缺失,导致不能被活化，且伴有功能改变，如 IL-2 和 IL-2R 等表达降低，合成细胞因子能力下降等，与肿瘤的淋巴结转移及转移浸润程度密切相关。

表 1-3-3　T 细胞信号传导分子缺陷与肿瘤的关系

信号传导分子缺陷类型	肿瘤类型
脾 T 细胞中 ζ 链、$P56^{lck}$ 和 $P59^{fyn}$ 水平降低	鼠纤维肉瘤、鼠结肠癌、肾癌
TIL 中 ζ 链、$P56^{lck}$ 水平降低	人肾细胞癌
TIL 和 PBL 中 NF-κB 特异性 DNA 结合活性异常	人肾细胞癌
脾 T 细胞中 NF-κB/Rel 家族水平降低或异常	鼠肾细胞癌
TIL 和 NK 细胞中 ζ 链水平降低	人结肠癌
TCR 的 PTK 活性降低且不能与 ZAP-70 结合	鼠纤维肉瘤
PBL 中 ζ 链水平降低	人肾细胞癌、结肠癌、肝癌、头颈部鳞状细胞癌及转移癌

综上所述，虽然机体具有复杂的抗肿瘤免疫机制，但是肿瘤细胞却具有微妙的免疫逃逸机制。因此，肿瘤的发生、发展及其转归取决于这两方面的综合效应。并且，在肿瘤发生、发展的不同阶段，发挥作用的主要机制可能各异。

（李水仙）

参考文献

[1] 李殿俊. 肿瘤免疫//何维. 医学免疫学. 北京：人民卫生出版社，2005：344-360.

[2] 曹雪涛. 肿瘤免疫//金伯泉. 医学免疫学. 第 5 版. 北京：人民卫生出版社，2008：210-218.

[3] 张晓莉. 肿瘤免疫//安云庆. 医学免疫学. 第 3 版. 北京：人民卫生出版社，2012：186-193.

[4] 王福庆. 肿瘤免疫学//余传霖，叶天星，陆德源，等. 现代医学免疫学. 上海：上海医科大学出版社，1998：1014-1066.

[5] 黄波，沈关心. 肿瘤免疫学//龚非力. 医学免疫学. 第 3 版. 北京：科学出版社，2009：287-296.

[6] 曹雪涛. 肿瘤生长与转移中的免疫学问题. 中国肿瘤生物治疗杂志，2007，14(1)：2-6.

[7] 马群，安云庆. 固有免疫细胞及其主要生物学作用//安云庆. 医学免疫学. 第 3 版. 北京：人民卫生出版社，2012：81-95.

[8] 温铭杰. 免疫球蛋白和抗体//安云庆. 医学免疫学. 第 3 版. 北京：人民卫生出版社，2012：33-47.

[9] 潘兴瑜. 免疫应答//沈关心. 医学免疫学. 第 2 版. 北京：人民卫生出版社，2007：109-136.

[10] Ioannides CG，Whiteside TL. T cell recognition of human tumors：implications for molecular immunotherapy of cancer. Clin Immunol and Immunopathol，1993，66(2)：91-106.

[11] Li MO，Sanjabi S，Flavell RA，et al. Transforming growth factor-beta controls development，homeostasis，and tolerance of T cells by regulatory T cell-dependent and -independent mechanism. Immunity，2006，25(3)：455-471.

[12] Kim S，Buchlis G，Fridlender ZG，et al. Systemic blockade of transforming growth factor-beta signaling augments the efficacy of immunogenetherapy. Cancer Res，2008，68(24)：10247-10256.

[13] Hoechst B，Ormandy LA，Ballmaier M，et al. A new population of myeloid-derived suppressor cells in hepatocellular carcinoma patients induces CD4(+)CD25(+)Foxp3(+)T cells. Gastroenterology，2008，135(1)：234-243.

[14] Otrock ZK，Makarem JA，Shamseddine AI，et al. Vascular endothelial growth factor family of ligands

and receptors. Blood Cells Mol Dis,2007,38(3):258-268.

[15] Kamstock D,Elmslie R,Thamm D,et al. Evaluation of a xenogeneic VEGF vaccine in dogs with soft tissue sarcoma. Cancer Immunol Immunother,2007,56(8):1299-1309.

[16] Roskoski R Jr. Vascular endothelial growth factor(VEGF)signaling in tumor progression. Crit Rev Oncol Hematol,2007,62(3):179-213.

[17] Sasaki K,Pardee AD,Qu Y,et al. IL-4 suppresses very late antigen-4 expression which is required for therapeutic Th1 T-cell trafficking into tumors. J Immunother,2009,32(8):793-802.

[18] Munn DH,Mellor AL. Indoleamine 2,3-dioxygenase and tumor-induced tolerance. J Clin Invest,2007,117(5):1147-1154.

[19] Erkanli S,Bolat F,Kayaselcuk F,et al. COX-2 and survivin are overexpressed and positively correlated in endometrial carcinoma. Gynecol Oncol,2007,104(2):320-325.

[20] Lee SM,Gao B,Fang D,et al. Foxp3 maitains Treg unresponsiveness by selectively inhibiting the promoter DNA-binding activity of AP-1. Blood,2008,111(7):3599-3606.

[21] Aarts-Riemens T,Emmelot ME,Verdonck LF,et al. Forced overexpression of either of the two common human Foxp3 isoforms can induce regulatory T cells from $CD4^+$ $CD25^-$ cells. Eur J Immunol,2008,38(5):1381-1390.

[22] Gabrilovich DI,Nagaraj S. Myeloid-derived suppressor cells as regulators of the immune system. Nat Rev Immunol,2009,9(3):162-174.

[23] Björklund AT,Schaffer M,Fauriat C,et al. NK cells expressing inhibitory KIR for non-selfligands remain tolerant in HLA-matched sibling stem cell transplantation. Blood,2010,115(13):2686-2694.

[24] 杨眉,郝萍. 人类白细胞抗原与肺癌. 国际肿瘤学杂志,2011,38(5):370-373.

[25] 王亮. HLA-G 与肿瘤免疫逃逸的研究进展. 医学信息,2010,23(4):1-4.

[26] 吴振添,刘会兰,耿良权,等. NKG2D-MⅠCA/B 在急性白血病免疫逃逸机制中的作用. 临床输血与检验,2008,10(4):289-292.

[27] 陈陆俊,孙静,张学光. PD-1/PD-L1 信号途径在肿瘤免疫逃逸机制中的作用. 中国肿瘤生物治疗杂志,2008,15(3):289-295.

[28] Hirano F,Kaneko K,Tamura H,et al. Blockade of B7-H1 and PD-1 by monoclonal antibodies potentiates cancer therapeutic immunity. Cancer Res,2005,65(3):1089-1096.

[29] 王晓彦,李艳茹,苏秀兰. UVB 致小鼠皮肤癌变中 Fas/FasL,CD4 及 CD8 的表达. 中国皮肤性病学杂志,2011,25(3):181-184.

[30] Hahne M,Rimoldi D,Schroter M,et al. Melanoma cell expression of Fas(Apo1/CD95)ligand:implications for tumor immune escape. Science,1996,274(5291):1363-1366.

[31] 高晓明. 医学免疫学. 第 2 版. 北京:高等教育出版社,2011:230-243.

[32] 张元莉,关泉林,祝秉东. 调节性 T 细胞与肿瘤免疫. 国际肿瘤学杂志,2012,39(1)8-11.

[33] 赵越,吴婷婷,赵勇. 髓系抑制性细胞研究新进展. 中国免疫学杂志,2011,27(7):664-670.

[34] 赵晓鸿,杨荣存. 肿瘤相关免疫抑制细胞的免疫逃逸作用机制. 国际免疫学杂志,2009,32(1):16-19.

[35] 黄秀英,陈智超. 肿瘤血管内皮细胞介导肿瘤免疫逃逸的机制. 国际输血及血液学杂志,2012,35(1):78-80.

[36] 齐瑶,李润美,任秀宝. 肿瘤干细胞免疫逃逸机制的研究进展. 国际免疫学杂志,2011,34(4):270-273.

[37] Zhao WL. Targeted therapy in T-cell malignancies:dysregulation of the cellular signaling pathways. Leukemia,2010,24(1):13-21.

第四章

人体代谢酶基因多态性与食管癌易感性关系研究

存在于环境中的致癌物(包括其前致癌物)进入人体后，需要在代谢酶的作用下进行代谢转化。机体对外来化合物的代谢过程包括Ⅰ相反应和Ⅱ相反应，Ⅰ相反应主要对外来化合物进行生物转化，生成物由此可能具有致癌性；Ⅱ相反应则对Ⅰ相反应代谢活化后产生的生成物进行结合反应，从而使其失活并有利于从体内排出。通常化合物经一系列代谢过程后毒性降低或丧失，但也有一些化合物经代谢后毒性反而增高[1]。分子流行病学研究表明：肿瘤的易感性可能与前致癌物的代谢活化及失活之间失衡相关，致癌物代谢酶基因多态与肿瘤的发生有着密切的联系。

细胞色素 P450(CYP)基因家族所编码的 P450 酶系(cytochrome P450s)是主要的Ⅰ相代谢酶，Ⅱ相代谢酶则主要由谷胱甘肽转移酶(GSTs)、N-乙酰基转移酶(NAT)、硫酸基转移酶(SULT)、醌氧化还原酶[NAD(P)H]、微粒体环氧水化酶(mEH)和 ALDH2 等组成，这些酶类基因可能是参与致癌物代谢的肿瘤相关基因。

一、细胞色素 P450(cytochrome P450，CYP450 或 P450)基因

细胞色素 P450 氧化酶是一组结构和功能相关的超家族基因编码的同工酶，致癌物进入体内需经代谢途径激活后才能与 DNA 等生物大分子结合，引起早期生物学反应，最终导致癌变。

1. CYP1A1 基因　CYP1 家族主要由 CYP1A1、CYP1A2 和 CYP1B1 组成。CYP1A1 基因定位于染色体 15q22-q14，可将无活性的前致癌物活化为终致癌物。它主要有 Msp Ⅰ和 Ile/Val 两个多态性位点[2]。Msp Ⅰ多态性是位于第 264bp 的 T→C 被置换后形成了一个酶切位点，在代谢过程中发挥作用，Msp Ⅰ多态性有三种表现形式，即野生纯合子、突变杂合子和突变纯合子。而 Ile/Val 多态性则为第 7 外显子 5'端第 4889 bp 的点突变导致(A 被置换为 G)第 462 号密码子 Ile→Val 的改变，形成了 CYP1A1 Ile/Val 多态，Ile/Val 多态性也包括纯合型 A(Ile/Ile)、杂合型 B(Ile/Val)及纯合型 C(Val /Val)三种基因型。研究发现 Msp Ⅰ和 Ile/Val 的突变均可诱导 CYPIAI 的活性升高，从而使芳烃羟化酶的活性和致突变性增高[3]。

已有许多研究文献报道 CYP1A1 与肺癌的密切关系。在其与食管癌的研究中，CYP1A1 Ile/Val 多态性与食管癌的关系报道较多。一项在西安的研究报道[4]：CYP1A1 val/val 与 Ile/Ile 相比，患食管癌的危险性增加 2.48 倍(95% CI：1.12～5.54)，认为 CYP1A1 突变基因型是食管癌的易感基因型。张宏艳等[5]的一项食管癌病例对照研究发现，CYPlA1 基因的第 4889 位突变可能是食管癌发生的重要原因之一，突变使患食管癌的危险增加三倍，与吸烟共同作用可使食管癌的患病危险显著增加。但也有研究认为 CYP1A1 突变基因型与食管癌的发生无关甚至是保护因素[6]。

有关 CYP1A1 MspⅠ基因多态与食管癌关系的研究报道较少，研究[7]发现 CYP1A1 MspⅠ多态性在病例组和对照组的分布有明显的不同(OR＝3.62，95%CI：1.61～8.14)；认为 MspⅠ基因突变可加大食管癌发生的风险。但 Wang LD 等[8]研究却认为 MspⅠ多态的突变型对食管癌的发生有保护作用：在对照组突变型所占频率(26/38，68%)是病例组(29/62，47%)的 1.4 倍，两组差异有统计学上的显著性($P<0.05$)，并提示野生型可能是食管癌的易感因素。不同的研究结果可能是因为：不同地区人群中该基因的突变率不同，或在不同的人群中某种未知的混杂因素的存在而导致结果的不一致，也可能与样本例数不足或某些偏移的存在有关。

2. CYP2E1 基因 CYP2E1 是参与激活亚硝胺及其前体物和卤代烃类化合物等多种小分子物质的主要代谢酶。CYP2E1 编码二甲基亚硝胺 D-脱甲基酶，位于十号染色体上，该基因主要有 DraⅠ和 RsaⅠ两类多态性存在，为第六内含子中 T→A 的置换和 5’端调控区内 C→T的置换所导致[9]。目前 DraⅠ和 RsaⅠ多态性的生物学功能还不十分明确，近年来的研究发现，位于基因 5’侧远端转录调节区域的 RsaⅠ位点的多态性，通过参与该基因的转录调控，而与食管癌的遗传易感性有关[10]。在对哈萨克族食管癌发病的研究中发现，CYP2E1C1/C1 基因型与哈萨克族食管癌的发生有关，携带 C1/CI 基因型发生食管癌的危险性是携带 C1/C2 或 C2/C2 基因型的 3.07 倍(95% CI：1.87～5.03)[11]。

然而，也有研究持不同观点，认为 CYP2E1 基因多态性与食管癌易感性不相关，CYP2E1 RsaⅠ基因多态与食管癌的患病风险无关[12]。

3. CYP2A6 基因 CYP2A6 是体内重要的Ⅰ相药物代谢酶，主要参与尼古丁、多环芳烃和亚硝胺等致癌物或前致癌物的代谢活化[13]。研究认为 CYP2A6 基因的缺失可导致酶活性下降，不能将尼古丁等前致癌物代谢活化为致癌物，从而降低罹患肿瘤的风险。研究表明 CYP2A6 缺失型可降低肺癌和膀胱癌(OR＝0.221，95%CI：0.092～0.534)的发病风险，携带 CYP2A6 的不吸烟者患食管癌的危险性较吸烟者要大(OR＝2.1，95% CI：1.0～4.5)[14,15]。

二、谷胱甘肽 S-转移酶(glutathione S-transferases，GSTs)基因

GSTs 谷胱甘肽 S-转移酶(GST)是一组具有多种生理功能的二聚体蛋白质，是机体内参与致癌物解毒代谢灭活的主要的Ⅱ相代谢酶。主要包括 GSTM1 基因、GSTT1 基因和 GSTP1 基因。

1. GSTM1 基因 GSTM1 基因定位于人类染色体 lpl3 位点，基因型分为正常型(＋)和缺损型(－)两种，由于 GSTM1 基因发生了同源染色体的不等交换造成 GSTM1 基因的 15kb 碱基的丢失，而形成了 GSTM1＋/－多态。因为纯合子缺失基因型 GSTM1(－)基因缺乏相应的酶代谢功能，故导致对环氧化物或羟化物类致癌物的解毒能力降低[16]。在食管癌高发区之一江苏淮安的一项研究中[17]发现在食管癌组中 GSTM1 基因缺损型(－)为

75.2%，而在正常型(+)中只有 24.8%，两者间有显著的统计学意义(P<0.01，OR=2.33，95%CI：1.39～3.92)。但也有研究报道指出 GSTM1 基因型在食管癌组和对照组中的分布无明显差异，认为 GSTM1 基因多态与食管癌易感性无关[18]。造成结果的不一致说明 GSTM1 的易感性受多种因素的影响，作用机制有待进一步探讨。

2. GSTT1 基因 GSTT1 是参与甲基卤化物和乙烯环氧化物代谢的主要酶类，为 GSTM1 的同工酶。GSTT1 基因型分为正常型(+)和缺失型(-)。有研究报道：由于 GSTT1 是参与甲基卤化物和乙烯环氧化物代谢的主要酶类，而这两个代谢酶与烟草、酒精中含有的致癌物的代谢有密切关系，因此 GSTT1 基因缺失型对吸烟和饮酒所导致的肿瘤易感。Gao 等[12]也认为：在 GSTT1 正常型(+)基因型者中，吸烟习惯显著增加了食管癌的危险性。但也有报道[17]认为：GSTT1 与食管癌的发生没有关系，不会增加罹患食管癌的危险性。

3. GSTP1 基因 GSTP1 作为 GST 家族中的一个重要成员，对一些多环芳烃环氧化物如苯并芘环氧化物有解毒作用。该基因在第五外显子中 104 位 Ile 被 Val 置换和 113 位 Ala 被 Val 置换而呈现多态性，并由此而可能引起宿主对外来致癌物的易感性产生影响。研究指出[19]，在吸烟者中 GSTP1Ile/Ile 基因型频率在食管癌组中的分布与正常对照组有明显的差别，与食管癌的发生有关(OR=2.8，95%CI：1.40～5.7)。但也有研究结果呈相反的报道[1]。

三、N-乙酰基转移酶(n-acetyltransferase，NAT)

NAT 含有分别由 NAT1 基因和 NAT2 基因编码的两个同工酶，均具有高度多态性。NAT2 基因在编码区和非编码区的点突变，可导致基因产物表达活性降低，从而出现快乙酰化基因型、中间乙酰化基因型及慢乙酰化基因等三种表型。NAT2 基因在多个位点可发生碱基的置换，并产生慢乙酰化基因型表达产物，从而使突变型的催化活性较野生型降低，影响体内芳香胺及杂环胺等致癌物的代谢，导致肿瘤易感性增加[20,21]。

四、NAD(P)H 基因

醌氧化还原酶 1(quinone oxidoreductase 1，NQO1)又称 D-硫辛酰胺脱氢酶，属于Ⅱ相反应酶，主要功能是催化醌类发生还原反应转化为氢醌，有效阻止半醌自由基和一些活性物质的产生，以保护细胞避免受到氧化代谢的损害。而醌是一类在自然界中广泛存在的有毒化合物，能诱发哺乳动物细胞癌变和坏死。NQO1 与其他Ⅰ、Ⅱ相代谢酶一起构成了体内对外源致癌物质的代谢网络，在机体的解毒代谢中发挥着重要作用，可见 NQO1 在醌类化合物的解毒过程中起着重要的作用[22]。研究发现 NQO1 存在多态性，该基因在第 609 位碱基 C→T 的替换，可导致所编码的氨基酸 Pro→Ser 发生改变，这个变异使酶活性显著降低。NQO1 的野生型编码的酶蛋白具有完全酶活性，在杂合型该酶活性降低了 3 倍，而纯合突变型则完全丧失了酶活性[23]。许多研究[24,25]发现 NQO1 多态性与大肠癌、肺癌、白血病等有显著相关性，但也有研究为相反的报道。Chen[26]在夏威夷日本人中的研究认为 NQO1 基因突变型与肺癌没有关系。由此表明，NQO1 基因多态性与肿瘤的关系尚不肯定，表明该基因可能存在有地域、人群之间的差异或暴露于致癌物剂量大小以及基因本身的多态性有关。

一项有关 NQO1 与食管癌易感性的病例对照研究[27]认为受研人群中携带有 NQO1 杂

合型和突变型的个体发生食管癌的危险性比携带野生型个体分别高 2.53 倍(95%CI:1.56～4.10)和 2.68 倍(95%CI:1.60～4.48)。福建安溪的一项病例对照研究[28]认为:NQO1 609CC、CT 和 TT 各基因型在病例组中的频度分别为 27.1%、43.7%和 29.2%,在对照组分别为 32.8%、50.0%和 17.2%,两组间的分布差异有统计学意义($\chi^2=3.97$,$P<0.05$);携带 NQO1 609TT 基因型的个体患食管癌的风险比携带 609CC+CT 基因型者高 2.019 倍(95%CI:1.112～3.663),认为具有纯合突变基因型 TT 的个体可能是当地发生食管癌的高危人群。在对德国高加索人和中国北方人的对照研究中发现:NQO1(T/T)基因型可明显增加高加索人(OR=4.62)和中国北方人(OR=1.81)患食管癌的危险性[29]。这些研究表明 NQO1 基因多态性是食管癌的易感基因,可增加该病的患病风险。

五、硫酸基转移酶(Sulfotransferase,SULT)

硫酸基转移酶是参与体内硫酸化代谢的重要酶类,该家族主要包括酚(SULT1)和羟类固醇(SULT2)两大家族,有 11 种同功型[30]。SULT1A1 在体内广泛地表达于各种组织,主要参与前致癌物质以及雌激素的无活性代谢,在与外源性复合物作用时发生 O-酯化转化,形成硫酸酯复合物,后者可与 DNA 结合形成加合物;SULT1A1 作为重要的解毒酶类,催化雌激素及其代谢产物发生硫酸化代谢,形成水溶性无活性硫酸化雌激素[31,32]。位于 SULT1A1 基因外显子 7 编码区 638 位核苷酸 G→A 多态性,可导致 213 位密码子 Arg→His 的改变,导致酶活性和热稳定性降低,代谢活性减弱,从而影响个体对致癌物质的易感性[33]。目前有关 SULT1A1 基因多态性与肿瘤患病风险的研究主要集中在乳腺癌、肺癌和结直肠癌等肿瘤方面[34,35]。有关 SULT1A1 和食管癌的研究报道较少,WU 等[36]在台湾的一项研究结果认为 SULT1A1 基因多态性可增加食管癌发生的风险(OR=3.53,95%CI:2.12～5.87)。本人[37]在有关 SULT1A1 与食管癌易感性的病例对照研究中发现 SULT1A1 His 突变基因可显著增加患食管癌的危险性(校正 OR=1.868,95%CI:1.107～3.153),提示在食管癌高发区人群该基因突变与食管癌患病相关联。

六、微粒体环氧水化酶基因

微粒体环氧化物水化酶(microsomal epoxide hydrase,MEH)定位于染色体 1q,为一很重要的Ⅱ相反应的代谢酶,主要参与体内对致癌物的解毒过程,进入体内的致癌物经此酶作用形成高极性的水溶性物质而被排出体外[38]。然而,尽管 MEH 水解作用被认为是一种解毒反应,但它在某些外源性化学物质的生物转化中具有活化和失活化双重性。MEH 基因型分为快等位基因型(fast allele,FA)和慢等位基因型(slow allele,SA),它们都有多态性。研究显示,MEH 第 3 外显子(MEH3)113T/C 基因多态性影响 MEH 的活性,可能与某些肿瘤的易感性相关。但 MEH 活性存在明显的个体差异,在不同人群中和不同恶性肿瘤中的研究发现,MEH 基因多态性和肿瘤易感性之间关系的研究结果不同[39]。王立东等[8]研究显示:MEH SA 变异型是食管癌的高易感因素,与食管癌癌前病变的进展密切有关。而另一项研究[40]结果却认为慢等位基因型 Tyr113His 多态性与食管癌易感性无关。

(王丽冰　王　欣)

参考文献

[1] 张小刚，钟理，王建飞. 食管癌的危险因素及预防研究进展. 世界华人消化杂志，2009，17(7)：677-680.

[2] Kiyohara C，Nakanishi Y，Inutsuka S. The relationship between CYPIA1 Aryl hydrocarbon hydorxylase activity and lung cancer in a Japanese population. Phamraco genetics，1998，8(4)：315-323.

[3] 邵根泽，苏艳蓉，黄革，等. CYP1A1、GSTM1 基因多态性与食管癌遗传易感性的关系. 中华流行病学杂志，2000，21(6)：420-423.

[4] Wang AH，Sun CS，Li LS，et al. Relationship of tobacco smoking，CYP1A1，GSTM1 gene polymorphism and esophageal cancer in Xi'an. World J Gastroenterol，2002，8(1)：49-53.

[5] 张宏艳，孙长生，李良寿，等. 细胞色素 P450 1Al 与食管癌遗传易感性. 中华预防医学杂志，2000，34(2)：69-71.

[6] Hori H，Kawano T，Endo M，et al. Genetic polymorphisms of tobacco- and alcohol-relation metabolizing enzymes and human esophageal squamous cell carcinoma susceptibility. Clin Gastroenterol，1997，25(4)：568-575.

[7] 韩艳波，冯向先，李佩珍，等. CYP1A1、GSTM1 基因多态性与食管癌遗传易感性. 中国公共，2005，21(1)：3-6.

[8] Wang LD，Zheng S，Liu B，et al. CYP1A1 GSTs and mEH polymorphisms and susceptibility to esophageal carcinoma：study of population from a high-incidence area in north China. World J Gastroenterol，2003，9(7)：1394-1397.

[9] 刘晨晖，乐江. 细胞色素 P450 CYP2E1 酶构型特征及其表达调控机制的研究进展. 中国药理学与毒理学杂志，2010：，24(2)：155.

[10] 吴库生，李克. 细胞色素 P450 2E1 基因多态性与食管癌易感性关系的 Meta 分析. 肿瘤基础与临床，2006，19：13-16.

[11] 陈波，马彦清，杨磊，等. 哈萨克族食管癌与 CYP2E1 基因多态性及烟酒嗜好的关系. 世界华人消化杂志，2007，15(36)：3852-3855.

[12] Gao C，Takezaki T，Wu J，et al. Interaction between cytochrome P-450 2E1 polymorphisms and environmental factors with risk of esophageal and stomach cancers in Chinese. Cancer Epidemiol Biomarkers Prev，2002，11(1)：29-34.

[13] Benowitz NL，Swan GE，Jacob P 3rd，et al. CYP2A6 genotype and the metabolism and disposition kinetics of nicotine. Clin Pharmacol Ther，2006，80：457-467.

[14] Alberg AJ，Kouzis A，Genkinger JM，et al. A Prospective cohort study of bladder cancer risk in relation to active ciga-rette smoking and household exposure to secondhand cigarette smoke. Am J Epidemiol，2007，165：660-666.

[15] 宋东奎，李中学，陈昆，等. 细胞色素氧化酶 2A6 基因多态性与膀胱癌易感性的关系. 中华泌尿外科杂志，2008，11(29)：35-38.

[16] 苏艳华，王小利，徐顺清. CYP1A1 和 GSTM1 基因多态性与肺癌易感性的 Meta 分析. 肿瘤防治研究，2006，33(5)：324-327.

[17] 高长明，Takezaki T，吴建中，等. 谷胱甘肽转硫酶 TI、MI 基因型和烟酒茶嗜好与食管癌、胃癌. 肿瘤防治杂志，2002，9(2)：113-117.

[18] 黄志刚. 谷胱甘肽-S-转移酶 M1 基因多态与食管癌的 Meta 分析. 中华流行病学杂志，2004，25(10)：898-901.

[19] Lee JM，Lee YC，Yang SY，et al. Genetic polymorphisms of p53 and GSTP1，but not NAT2，are associated with susceptibility to squamous-cell carcinoma of the esophagus. Int J Cancer，2000，89(5)：

458-464.

[20] Fretland AJ,Leff MA,Tenerife MA,et al. Functional characterization of human N-acetyltransferase single nucleotide polymorphisms. Pharmacogenetics,2001,11:207-215.

[21] 蒋益,夏冰,薛战雄,等. N-乙酰基转移酶 2 基因多态性与结肠腺癌易感性的关系. 中华消化内科杂志,2007,27(1):15-18.

[22] Vasiliou V,Ross D,Nebert DW. Update of the NAD(P)H:quinone oxidoreductase(NQO)gene family. Hum Genomics,2006,2(5):329-335.

[23] Van der logt EM,Bergevoet SM,Rorlofs HM,et al. Role of epoxide hydrolase,NAD(P)H:quinone Oxedoreductase,cytochrome P450 2E1 or alcohol dehydrogenase genotypes in susceptibility to colorectal cancer. Mutat Res,2006,593(1-2):39-49.

[24] Lawson KA,Woodson K,Virtamo J,et al. Association of the NAD(P)H:quinine oxedoreductase (NQO1)609C-T polymorphism with lung cancer risk among male smokers. Cancer Epidemiol Biomarkers Prev,2005,14(9):2275-2276.

[25] 代恩勇,卢振霞,史洁萍,等. NQO1 基因多态性与大肠癌遗传易感性. 中国肿瘤临床,2004,31(2):89-91.

[26] Chen H,Wang HJ,Lee HS,et al. NAD(P)H:quinone oxidoreductase 609C-T polymorphism with a decreased lung cancer risk. Cancer Res,1999,59(13):3045-3048.

[27] 冯向先,李志芳,王丽冰,等. 醌氧化还原酶 1 基因多态性与食管癌易感性关系的研究. 疾病控制杂志,2008,12(2):112-14.

[28] 周艳丽,陈华芳,史习,等. NQO1 基因多态性与食管癌易感性的病例对照研究. 中国肿瘤,2006,15(10):659-663.

[29] Iida A,Sekine A,Saito S,et al. Catalog of 320 single nucleotide polymorphisms(SNPs)in 20 quinone oxidoreductse and sulfortansferase enes. J Hum Genet,2001,46:225-240.

[30] Adjei AA,Weinshilboum RM. Catecholestrogen sulfation:possible role in carcinogensis. Biochem Biophy Res Commun,2002,292:402-408.

[31] 韩定芬,周新,胡名柏,等. 硫酸基转移酶 1A1 His 等位基因与武汉地区汉族女性乳腺癌的关系. 中华医学杂志,2003,83(20):1759-1763.

[32] Williams JA. Single nucleotide polymorphisms,metabolic activation and environmental carcinogensis:why molecular epidemiologists should think about enzyme expression. Carcinogenesis,2001,22(2):209-214.

[33] Seth P,Luneta KL,Bell DW,et al. Phenol sulfotransferases:Hormonal regulation,polymorphism and age of onset of breast cancer. Cancer Res,2002,60:6859-6863.

[34] Wong CF,Liyon N,Leggett B,et al. Association of the SULT1A1R213H polymorphism with colorectal cancer. Clin Exp Pharmacol Physiol,2002,29:754-758.

[35] Liang G,Miao X,Zhou YF,et al. A functional polymorphism in the SULT1A1 gene(G638A)is associated with risk of lung cancer in relation to tobacco smoking. Carcinogenesis,2004,25(5):773-778.

[36] Wu MT,Wang YT,Ho CK,et al. SULT1A1 polymorphism and esophageal cancer in males. Int J Cancer,2003,103(1):101-104.

[37] 冯向先,朱素娟,王丽冰,等. SULT1A1 基因多态性与食管癌易感性的关系. 疾病控制杂志,2006,10(4):373-376.

[38] Kihara M,Kihsra M,Noda K. Risk of smoking for squamous and small cell carcinomas of the lung mulated by combinations of CYPIAI and GSTMI gene polymorphisms in a Japanese population. Carcino-

genesis，1995，16：2331-2336.

[39] 康山，段丽红，李琰，等.微粒体环氧化物水化酶基因多态性与卵巢上皮性癌易感性的关系.中华妇产科学杂志，2004，39(8)：556-557.

[40] Zhang JH，Jin X，Li Y，et al. Epoxide hydrolase Tyr113His polymorphism is not associated with susceptibility to esophageal squamous cell carcinoma in population of North China. World J Gastroentero，2003，9(12)：2654-2657.

第五章

表观遗传学与肿瘤

一、表观遗传学简介

经典遗传学认为，基因既是一个结构单位，又是一个功能单位。基因结构的改变必将引起生物体表现型的改变。几十年来，人们一直认为基因决定着生命过程中所需要的各种蛋白质和生命体的表型，即中心法则认为的遗传信息 DNA-RNA-蛋白质（表型）的单向控制流。1970 年反转录酶的发现，完善了中心法则（信息能反向流动，即由 RNA-DNA）。双向信息流的发现，使生物从低级到高级、从简单到复杂、从单一到丰富，形成了丰富多彩的生命世界。DNA-RNA-蛋白质的遗传信息流，是生物繁衍后代保持物种稳定的转录信息流，而蛋白质-RNA-DNA 及由蛋白质-DNA-RNA 的信息流，是促使生物不断适应环境、不断进化的必不可少的重要信息流。随着研究的不断深入，科研人员发现了大量隐藏在 DNA 序列之中或之外更高层次的遗传信息，也发现了一些无法解释的现象。比如，同卵双生的两人具有完全相同的基因组，在同样的环境中长大后，其性格、健康等可以出现较大的差异，这并不符合经典遗传学理论。

因此，长期以来，一直有一种困惑困扰着研究遗传与进化的学者们，他们发现除了基因序列外，似乎另有一些因素影响着基因的表达。这就是表观遗传。表观遗传学（epigenetics）是传统遗传学的分支，由英国科学家 Waddington 最早提出。1975 年，Holliday 针对 epigenetics 提出了更新的系统性论断，他认为，表观遗传学不仅在发育过程，而且也在成体阶段研究可遗传的基因表达改变，这些改变不涉及 DNA 序列改变，可以通过有丝分裂和减数分裂在细胞和个体世代间传递，是非 DNA 序列差异的核遗传。2003 年，Nature 杂志将表观遗传学定义生物体 DNA 序列变化以外的可遗传的基因表达的改变，其内容包括染色体区域的结构性变化，记录、显示或者保持已改变的活性状态。

表观遗传学的主要内容可分为两大类：一是基因选择性转录表达的调控，主要研究为什么作用于亲代的环境因素可以造成子代基因表达方式的改变，包括 DNA 甲基化（DNAmethylation）、基因组印迹（genomic impriting）、组蛋白共价修饰、染色质重塑（chromatin remodeling）、基因沉默（gene silencing）、休眠转座子激活和 RNA 编辑（RNA editing）等；二是基因转录后的调控，研究 RNA 的调控机制，不影响 DNA 的结构，包括基因组中的非编码 RNA、微小 RNA（miRNA）、反义 RNA（antisense RNA）、内含子（intron）、核糖开关（riboswitch）等。表观遗传学的研究热点主要有以下几个方面。

1. DNA 甲基化 甲基化是基因组 DNA 的一种主要表观遗传修饰形式，是调节基因组功能的重要手段。DNA 甲基化是由 DNA 甲基转移酶催化 S-腺苷甲硫氨酸作为甲基供体，将胞嘧啶转变为 5-甲基胞嘧啶（5mC）的反应。DNA 甲基化对维持染色体结构具有重要作用，且与 X 染色体的失活、基因印迹和肿瘤的发生和发展密切相关。真核生物体内甲基化状态有 3 种：持续的低甲基化状态，如持家基因；诱导的去甲基化状态，如发育阶段的一些基因；高度甲基化状态，如女性的 1 条“失活”的 X 染色体。DNA 甲基化的生物学意义主要是其影响基因的表达状态：①通过该表达基因调控区 DNA 甲基化程度调控基因转录；②参与基因组防御：通过高度甲基化使外源 DNA（如转座子）处于沉默状态；③提高环境适应能力：在不改变基因型的情况下产生可遗传的新表型。

DNA 甲基化的方式主要有两种：腺嘌呤甲基化和胞嘧啶甲基化。胞嘧啶甲基化是在 DMT（DNA 甲基转移酶）的作用下，CpG（CNG，CCGG）位点胞嘧啶 C5 位被甲基化；腺嘌呤甲基化是通过 DAM（DNA 腺嘌呤甲基转移酶）识别回文序列 GATC，在此位置两条链的腺嘌呤在 N-6 位置上同时被甲基化，同时 SAM 转变为 San（S-腺苷高半胱氨酸）。

在脊椎动物中，CG 即 CpG 二核苷酸是 DNA 甲基化发生的主要位点。该位点在基因组中呈不均匀分布并广泛存在。通常把基因组中富含 CpG 的一段 DNA 称为 CpG 岛（CpG island），其长度为 1～2kb，CpG 岛主要位于基因的启动子区。基因启动子区的 CpG 岛在正常状态下一般是非甲基化的，当其发生甲基化时，常导致基因转录沉寂，使一些重要基因如抑癌基因、DNA 修复基因等丧失功能，从而导致正常细胞的生长分化调控失常以及 DNA 损伤不能被及时修复，这与多种肿瘤的形成密切相关。如胃癌、结肠癌、乳腺癌、肺癌等众多恶性肿瘤都不同程度地存在一个或多个肿瘤抑制基因 CpG 岛甲基化。但是，对人类肿瘤的研究表明，伴随着特异基因启动子区的异常高甲基化，整个基因组中普遍存在低甲基化现象，这种现象主要发生在 DNA 重复序列中，如微卫星 DNA、长散布元件（LINES）、Alu 顺序等，这种广泛的低甲基化会造成基因组不稳定，并与多种肿瘤如肝细胞癌、尿道上皮细胞癌、宫颈癌等的发生有关。但是，DNA 甲基化改变的可逆性，又为肿瘤的防治提供了新的策略。

2. 组蛋白修饰 组蛋白有多种，大多数是由一球状区和突出于核小体外的组蛋白尾组成的碱性氨基酸组成。组蛋白 H2A、H2B、H3 和 H4 各两个分子形成一个八聚体，真核生物中的 DNA 缠绕于此八聚体上形成核小体。组蛋白 H1 结合于核小体之间的连接 DNA 上，使核小体一个挨一个，彼此靠拢。5 种组蛋白（H1、H3、H2A、H2B 和 H4）中，除 H1 的 N 端富含疏水氨基酸，C 端富含碱性氨基酸之外，其余 4 种都是 N 端富含碱性氨基酸（如精氨酸、赖氨酸），C 端富含疏水氨基酸（如缬氨酸、异亮氨酸）。在组蛋白中带有折叠基序（motif）的 C 端结构域与组蛋白分子间发生相互作用，并与 DNA 的缠绕有关。而 N 端可同其他调节蛋白和 DNA 作用，且富含赖氨酸，具有高度精细的可变区。组蛋白 N 端尾部的 15～38 个氨基酸残基是翻译后修饰的主要位点，调节 DNA 的生物学功能。

组蛋白翻译后修饰包括乙酰化与去乙酰化、磷酸化与去磷酸化、甲基化与去甲基化、泛素化与去泛素化等。单一组蛋白的修饰往往不能独立地发挥作用，一个或多个组蛋白尾部的不同共价修饰依次发挥作用或组合在一起，形成一个修饰的级联，它们通过协同或拮抗来共同发挥作用。这些多样性的修饰以及它们时间和空间上的组合与生物学功能的关系可作为一种重要的表观标志或语言，也被称为“组蛋白密码”（histone code）。其中，研究最多的是乙酰化、甲基化。一般来说，组蛋白乙酰化标志着其处于转录活性状态；反之，组蛋白低乙酰化或去乙酰化表明处于非转录活性的常染色质区域或异染色质区域。乙酰化修饰需要乙酰化转移酶(HATs)和去乙酰化酶(HDACs)参与。组蛋白修饰酶异常可导致包括癌症在内的各种疾病,例如,H4K20的三甲基化是癌症中的一个普遍现象。甲基化CpG2结合蛋白2(MeCP2)可使组蛋白去乙酰化导致染色质浓缩而失活,其中Rett综合征就是MeCP2的突变所致。

3. 基因组印记　经典遗传学认为,等位基因不会因为载于不同的同源染色体而产生不同的效应。现在研究表明,来源于不同性别亲本的遗传物质在后代表达的功能可能有差别,来自双亲的遗传信息具有不可替代的作用。这就是基因组印记或遗传印记(genetic imprinting),原因为来自父亲和母亲的等位基因传递给子代时发生了某种修饰。印记丢失不仅影响胚胎发育,并可诱发出生后的发育异常。如果抑癌基因中有活性的等位基因失活可导致癌症的发生,如IGF2基因印记丢失导致的Wilm瘤。

4. 非编码RNA　非编码RNA(non coding RNAs)是指不能翻译为蛋白的功能性RNA分子,分为看家非编码RNA(housekeeping noncoding RNA)和调控非编码RNA(regulatory noncoding RNA),其中具有调控作用的非编码RNA按其大小主要分为两类,短链非编码RNA(包括siRNA、miRNA、piRNA)和长链非编码RNA(long non-coding RNA,IncRNA)。

siRNA来源于长的双链RNA分子(包括RNA病毒复制子、转座子或转基因靶点等),经Dicer酶剪切为21～25nt的双链RNA片段,装载至AGO蛋白而发挥作用,近年研究表明,siRNA能在哺乳动物细胞中介导DNA甲基化和组蛋白修饰,从而导致转录基因沉默(transcriptional gene silencing,TGS)。Kawasaki等首先合成了靶向CpG岛E-cadherin基因启动子的SiRNA,通过亚硫酸氢盐修饰结合测序法(Bisulphite sequencing)证实同源siRNA转染的细胞(人乳腺癌细胞MCF-7和人正常乳腺细胞),其靶标DNA发生了特异性的甲基化及组蛋白H3K9的甲基化,而且该沉默依赖于DNMT1/DNMT3b,提示基因沉默发生于转录水平,是由DNA甲基化引起的。

miRNA是长21～25nt的单链RNA,其中50%定位于易发生结构改变的染色体区域。最初认为miRNA是内源性的,是生物体基因的表达产物;是由不完整的发卡状双链RNA,经Drosha和Dicer酶加工而成;miRNA与siRNA密切相关,如两者片段大小相近,均经Dicer加工后装载至AGO蛋白而发挥作用,因此推测miRNA也能介导TGS,而且两者的作用机制有所重叠。

已有研究表明miRNA可通过调控组蛋白修饰引起染色质重塑。有学者报道组蛋白去乙酰化酶4(HDAC4)是鼠胚胎软骨组织特异的miR-140的靶标,提示miRNA可通过调控组蛋白的修饰而参与TGS。Kim等研究发现:哺乳动物细胞基因组保守的miRNA之一miR 320细胞周期基因POLR3D启动子能引导AGO1至POLR3D启动子,同时还有EZH2及H3K27三甲基化的参与,以顺式方式诱导TGS,这进一步证实miRNA可在哺乳动物细胞内引起TGS。

piRNA是近年来在哺乳动物细胞内发现的长度为24～31nt的RNA分子,因在生理状态下能与Piwi蛋白偶联,故命名为piRNA(Piwi interacting RNA,piRNA)。由于Piwi为一表观遗传学调控因子,能与PcG蛋白共同结合于基因组PcG应答元件上,协助PcG沉默同源异型基因,因此推测与Piwi相关的piRNA也应具有表观遗传学的调控作用。

目前piRNA的生物合成和作用机制尚不清楚。由于piRNA的作用不依赖于Dicer酶,哺乳动物细胞粗线期 piRNA 簇具有明显的链不对称性，提示 piRNA 来源于单链前体，而非双链分子。已有研究表明 DNA 甲基酶家族（DNMT3a、DNMT3b 及 DNMT3L）在转座子甲基化的形成中起主要作用，其中 DNMT3a 和 DNMT3b 的催化活性在生殖细胞及体细胞内均非常重要，DNMT3L 则是生殖细胞内甲基化形成的一个核心调控子。

lncRNA 一般是指大于 200nt 的 RNA，不参与或很少参与蛋白编码功能，位于细胞核内或胞质内。哺乳动物细胞内 lncRNA 调控的表观遗传学研究，最早源于基因组印记和 X 染色体失活，分别与 H19 和 X1stRNA 密切相关。H19 作为基因组印记的、母源表达的 lncRNA，经过剪接及多聚腺苷酸化后输送至胞质内，并可累积，达到较高浓度。虽然 H19 是第一个发现的与基因组印记密切相关的基因，但 H19 的功能至今尚不明确。近来有学者在人和鼠细胞中发现 H19 RNA 是 miR-675 的前体，提示 H19 RNA 可能通过 miRNA 发挥基因调控作用。

二、DNA 甲基化与肿瘤

DNA 异常甲基化修饰在肿瘤形成和发展中扮演重要角色，这里所指的 DNA 异常甲基化可分为高甲基化（hypermethylation）和低甲基化（hypomethylation），前者指正常组织细胞中 DNA 不发生甲基化的位点被甲基化。后者是指在正常组织细胞中应发生甲基化的位点去甲基化。

1. DNA 低甲基化导致肿瘤的发生　目前研究表明，DNA 低甲基化可以在以下 3 个方面导致肿瘤的发生。

（1）增加基因组的不稳定性：人类肿瘤的研究发现，肿瘤细胞整个基因组中普遍存在低甲基化。广泛的低甲基化可引起染色质结构的改变，使染色质凝聚程度降低，增加基因组的不稳定性，从而导致肿瘤的发生。正常细胞染色体着丝粒上的卫星 DNA 序列都是呈高甲基化状态的，但在许多肿瘤模型中都观察到高频率（40%～90%）出现的低甲基化的卫星 DNA 序列。由于卫星 DNA 序列约占基因组的 10%，可以认为该序列的低甲基化是导致肿瘤细胞中基因组整体水平低甲基化的主要原因之一。这种广泛的低甲基化是基因组和染色体不稳定的基础。

（2）导致转座子的异常表达：动物肿瘤细胞中，中等程度和高度频繁的 DNA 重复序列中 5-甲基胞嘧啶的含量大幅度减少（减少 30%～40%）。这些 DNA 重复序列主要为转座子（transposon）。在正常情况下，转座子呈甲基化状态而转录关闭，但在肿瘤细胞中，转座子因低甲基化而被激活，可转移至其他位点引起突变。长散在元件 l（long interspersed nuclear elements 1，LINE-l）作为转座子被证实在许多肿瘤细胞中，其甲基化程度较正常组织有所降低。

（3）造成基因印记的丢失：人类基因组中有约上百个基因的两个等位基因中只有一个是表达的，何者表达取决于其遗传自父方或者母方的基因印记。胰岛素样生长因子 2（insulin like growth factor 2，IGF2）就是其中之一，该基因只在来源于父系的等位基因上获得表达（母系印记）。IGF2 在母系等位基因呈甲基化状态不表达。在父系等位基因呈去甲基化状态而表达。当 IGF2 被印记的母系等位基因发生去甲基化后，则会使之活化，称为印记丢失。这会造成原本不表达的等位基因也出现了表达，从而可导致肿瘤的发生。研究显示许多肿瘤中都存在 IGF2 基因印记丢失，95%的病例与母方 IGF2 基因的印记丢失有关。

2. DNA高甲基化导致肿瘤的发生　基因启动子区的CpG岛在正常状态下一般是非甲基化的，当其发生甲基化时，常导致基因转录沉寂，使一些重要基因如抑癌基因、DNA修复基因等丧失功能，从而导致正常细胞的生长分化调控失常以及DNA损伤不能被及时修复。这与多种肿瘤形成密切相关。发生在抑癌基因启动子及附近区域的DNA甲基化可直接阻碍转录因子AP-2、c-myc/myn、CREB、E2F和NF-B与启动子结合。从而使抑癌基因不能转录或转录水平降低。同时基因5端调控序列甲基化后能与特定甲基化CpG序列结合蛋白（methyl～CpG binding proteins，MBPs）结合，间接地阻止转录因子与启动子形成转录复合体。

DNA的甲基化是通过DNA甲基转移酶（DNAmethyltransferase，DNMT）催化和维持的。一般认为，哺乳动物的DNMT有4种，分为两个家族：DNMTl和DNMT3（另有一种DNMT2，主要为tRNA的甲基转移酶，也有报道称DNMT2具有微弱的DNA甲基转移酶活性）。DNMT1家族在DNA复制和修复中维持其甲基化，而DNMT3家族则催化CpG从头甲基化（de novo methylation）。DNMT3包括了两个从头甲基转移酶DNMT3a、DNMT3b和一个调节蛋白DNMT3L。

近年来，甲基化成为肿瘤研究中热门内容，以下是一些常见肿瘤与甲基化研究进展。值得注意的是，有些甲基化异常基因是在各种肿瘤普遍存在的，有些只在特殊肿瘤出现，在某种肿瘤中，出现甲基化异常基因数量较多，比如，胃癌中就有将近100种基因出现甲基化异常。表1-5-1为几种常见肿瘤异常甲基化基因及作用。

表1-5-1　几种常见肿瘤异常甲基化基因及作用

肿瘤	高甲基化基因	低甲基化	表达蛋白功能或作用
胃癌		c-myc	促进细胞分裂，恢复甲基化表达减少
	RUNX3		诱发凋亡和抑制肿瘤细胞生长和转移
	E-cadherin		介导细胞之间及细胞外基质黏附
	FHIT		细胞周期调控、细胞凋亡，微管活动
	Ras		调控细胞增殖和凋亡
	WIF-1		调节细胞增殖，分化
	STAT3		信号转导与转录激活子重要成员
	Syk		非受体型酪氨酸激酶
	p16		调节细胞增殖，分化
		MASPIN	肿瘤浸润转移相关
食管癌	$p16^{INK4a}$		Rb肿瘤抑制蛋白
	MGMT		DNA烷基化损伤的切除修复
	GPx3		谷胱甘肽过氧化物酶-3，清除自由基
	DAPK		死亡相关的蛋白激酶，凋亡的正调节因子
	TIMP3		组织金属蛋白酶抑制因子-3，抑制肿瘤转移

续表

肿瘤	高甲基化基因	低甲基化	表达蛋白功能或作用
结肠癌	APC、APC2		腺瘤样结肠息肉易感基因
	MGMT		DNA 烷基化损伤的切除修复
	miR-148		微小 RNA148,影响 C-MYC,CDK6 及 E2F3 等表达
	MED1		DNA 碱基错配修复,与 MLH 联合作用
	MLH1、MLH2		DNA 碱基错配修复
	p16		
肝癌	PAX5		与 p53 基因启动子结合,为新型抑癌基因
	pl6INK4		Rb 肿瘤抑制蛋白
	HTFI2		人组织因子途径抑制物 2
		Sat2	微卫星序列,正常甲基化维持基因稳定性
		TrkA、B、C	原肌球蛋白相关激酶

三、组蛋白修饰与肿瘤

由于组蛋白修饰呈网络化及多样化,产生结果千差万别。详细说明每一种组蛋白修饰过程几乎不可能,因此本书仅叙述组蛋白修饰与肿瘤相关研究最为密切的乙酰化与去乙酰化、甲基化与去甲基化。乙酰化受组蛋白乙酰基转移酶(histone acetyltransferases,HATs)和组蛋白去乙酰化酶(histone deacetylases,HDACs)的共同调控,这两种酶对组蛋白进行可逆性修饰调节组蛋白的乙酰化水平,从而来调控转录的起始和延伸,乙酰化促进转录,而去乙酰化为抑制转录。蛋白质的甲基化主要发生在 H3 和 H4 的赖氨酸和精氨酸的残基上,由组蛋白甲基转移酶和组蛋白去甲基化酶调控着组蛋白的甲基化。组蛋白的甲基化有单甲基化、双甲基化和三甲基化三种不同形式。

数种组蛋白乙酰化酶基因的移位在许多种血液肿瘤中频繁出现,这些酶包括 EP300、CREBBP、NCOA2、MYS3、MYST4 等。而腺病毒蛋白 E1A 和 SV40T 结合组蛋白乙酰化酶 EP300 和 CREBBP 后可异常激活许多基因,导致细胞增殖分裂加快,从而在很多组织系统中引发癌变。有研究发现,EP300 的突变和另一种组蛋白乙酰化酶 KAT5 的染色体移位可以大大增加结直肠癌、胃癌、乳腺癌以及胰腺癌的发病率。HDAC 类和 Sirtuins 类两个家族的组蛋白去乙酰化酶都在很多类型的癌症中高表达,抑制它们的活性即可以抑制肿瘤生长。有研究发现前列腺癌细胞中 HDACs 的 mRNA 和蛋白水平明显升高。激素抵抗型前列腺癌细胞中的 HDAC1 更高。在卵巢癌研究中几组组蛋白修饰可导致分化相关基因 GATA4 和 GATA6 基因沉默。BRCA1 蛋白通过募集 HDACs 于配体非依赖性的雌激素受体(Era)基因的启动子区,导致雌激素受体基因的转录抑制,从而导致乳腺癌及卵巢癌的发生。另外,在急性早幼粒细胞白血病中由于染色体易位形成维甲酸受体 a(RARe)融合蛋白(PML-RARa 或 PLZF-RARa),与含有 HDAC 的辅抑制复合物相互作用,造成维甲酸受体 a 靶基因的转录抑制,致使粒细胞成熟障碍导致白血病的发生。因此,由 HAT 和 HDAC 异常引起的组蛋白乙酰化的失衡可影响正常功能的基因表达，导致肿瘤的发生。

组蛋白甲基化位点多位 H3、H4 的赖氨酸和精氨酸残基上。组蛋白甲基化修饰可调节相应位点的基因表达及维持染色质结构。一个组蛋白上的赖氨酸残基最多可被 3 个甲基修饰，通过不同位置的甲基化标记可以判断基因是被激活还是被抑制，如 H3-K9、H4-K20 甲基化与基因沉默有关，而 H3-K4、K36、K79 甲基化却可以使基因活化。组蛋白甲基化和 DNA 甲基化可联合作用共同参与抑癌基因沉默而诱发肿瘤。

四、表观遗传与肿瘤的预防、诊断和治疗

DNA 甲基化和染色质的调节因子在基因表达、细胞增殖、分化和凋亡中起着重要作用，很多证据表明在癌变过程中，表观遗传变化先于 DNA 序列变化，且表观遗传相对容易调控和逆转，这为预防癌症提供了新思路。例如，很多致癌因素，如吸烟、酗酒、高脂饮食都能导致 DNA 甲基化的变化；慢性炎症和癌症的关系，尤其是消化道慢性炎症导致的食管癌、肝癌、结直肠癌等已为人们熟知，幽门螺杆菌或丙型肝炎病毒都能导致慢性炎症继而发展为癌症，而表观遗传在此过程中就起着重要的作用，包括 DNA 甲基化异常、表观遗传性的基因表达异常，尤其是一些细胞因子或信号传导蛋白(例如 TNF-α、IL-8、TGF-β 等)的异常。因此，目前研究者们都在思考如何调控 DNA 甲基化以预防癌症。

将表观遗传应用于癌症诊断主要集中在 4 个方面。①检测癌细胞，DNA 甲基化异常和癌症的相关性已为人们广泛接受，随着近几年测序技术的惊人进步，全基因组的甲基化检测变得更加容易，目前的研究重点集中在发现这种癌症特有而正常细胞没有的全基因组水平 DNA 甲基化标记，并开发出简单、快速、灵敏、可靠的检测试剂盒。答案可能并不理想，因为各种肿瘤高甲基化与低甲基化具有高度非特异性。同时，非癌变组织也有一定高甲基化基因。如何确定这个“度”将非常困难。②针对高危人群(吸烟者、矿工、慢性炎症患者、污染严重地区、有癌症高发家族史等人群)的早期检测，这方面最好的例子是 GSTP1 基因启动子的甲基化发生在 80%～90%的转移性前列腺癌患者血液中，但却与转移性前列腺癌无关。③对预后的预测，目前癌症治疗中最关键的问题之一是如何对组织学相似的同型癌症患者进行预后分析，以确定治疗策略、选择治疗强度。目前已经发现多种表观遗传调控因子和多种癌症预后相关，例如组蛋白甲基化酶 NSD1 的活性与神经母细胞瘤、DARK 和肺癌、EMPS 和脑癌、CDKN2A 和直肠癌预后相关等。

CpG 岛高甲基化导致抑癌基因转录失活是一个可以逆转的表观遗传学基因修饰过程，而 CpG 岛去甲基化可以恢复抑癌基因功能。因此，DNA 去甲基化作用恢复癌基因功能的研究也成为肿瘤基因治疗的新型手段之一。

基因的甲基化可以通过甲基化药物逆转，从而抑制肿瘤细胞生长，甲基化的基因经去甲基化药物 5-氮杂胞苷(5-aza，2′-deoxycytidine；5-aza-dC)处理后可以重新表达。这种药物可以诱导细胞重新表达。相关研究包括对人肝癌细胞株 DAPK 去甲基化后，肝癌细胞明显得到抑制。5-aza-dC 去甲基化对其他肿瘤中包括食管癌、膀胱癌、肺癌、前列腺癌细胞株均有一定抑制作用。

但是，腺苷类 DNA 甲基转移酶抑制剂，包括 5-氮杂胞苷及其同源物 5-氮脱氧胞苷，具有细胞毒性，还可诱导低甲基化。其在 DNA 复制过程中与 DNA 结合，然后与 DNMT 通过共价键形成稳定的中间体，而使 DNMT 被俘获并失活，导致 DNA 的去甲基化和不表达基

因的重新表达，一旦停用5-氮杂胞苷和5-氮脱氧胞苷，异常的基因启动子过甲基化和基因沉默再次出现。骨髓抑制等不良反应限制了它们的使用。目前该类药物更多用于血液系统肿瘤（如骨髓增生异常综合征）的治疗。

非腺苷类DNA甲基转移酶抑制剂。该类药物直接抑制DNMT的活性，不与DNMT形成共价复合物，因此毒性较低。此类药物为近年来研发，包括EGCG（绿茶的主要多酚化合物）、RG108（1种经软件筛选的小分子的甲基转移酶抑制物）、普鲁卡因和MG98（1种反义寡核苷酸）等。这类药物抑制DNMT的化学活性，导致CpG岛去甲基化。结肠、食管、前列腺的细胞系研究都已经证明EGCG能够使甲基化导致的基因沉默重新激活。

目前，美国FDA批准了4个针对表观遗传调控的药物，其中两个是针对DNA甲基化的DNMT抑制剂阿扎胞苷（维达扎，vidaza）和地西他滨（decitabine），它们被用于骨髓增生异常综合征及其并发的急性白血病；另外两个是针对组蛋白去乙酰化HDAC酶的伏立诺他和罗咪酯肽（romidepsin），主要用于治疗皮肤T细胞淋巴瘤；这4种药物的不足之处是缺乏特异性，即对所有的DNA甲基化酶或组蛋白去乙酰化酶都有抑制作用，因而毒副作用较大。

其他方面，由于肿瘤细胞基因缺失或重复复制部位的杂合子的丧失将会导致一些miRNA编码部位的基因断裂。这使得可以通过检测由于杂合子的缺失导致的miRNA和其定位的改变来协助组织特异性肿瘤的诊断成为可能。目前对很多肿瘤全染色体组miRNA谱的研究已经开展，包括慢性淋巴细胞性白血病、乳腺癌、恶性胶质瘤、甲状腺乳头状癌、肝癌、肺癌、结肠癌和胰腺内分泌肿瘤。此外，有些miRNA还被发现与肿瘤的病理分类以及临床分期有关。

（张俊峰）

参考文献

[1] Eden A. Gaudet F, Waghmare A, et al. Chromosomal instability and tumors promoted by DNA hypomethylation. Science, 2003, 300(5618): 455.

[2] Dokun OY, Florl AR, Seifert HH, et al. Relationship of SNCG, S100A4, S100A9 and LCN2 gene expression and DNA methylalion in bladder cancer. 1nt J Cancer, 2008, 123(12): 2798-2807.

[3] Burmeister T, Meyer C, Schwartz S, et al. The MLL recombination of adult CDIO negative B cell precursor acute lymphoblastic leukemia: results from the GMALL study group. Blood, 2009, 113(17): 4011-4015.

[4] Ferrari R, Pelleni M, Horwitz GA, et al. Epigenetic reprogramming by adenovirus ela. Science, 2008, 321(5892): 1086-1088.

[5] Bemt KM, Zhu N, Sinha AU, et al. MLL-rearranged leukemia is dependent on aberrant H3K79 methylation by DOT1 L. Cancer Cell, 2011, 20(1): 66-78.

[6] Hellman A, Chess A. Gene body-specific methylation on the active X chromome. Science, 2007, 315(5815): 1141-1143.

[7] Wu H, Coskun V, Tao J, et al. DNMT3a dependent nonpromoter DNA methylation facilitates transcription of neurogenic genes. Science, 2010, 329(5990): 444-448.

[8] Steensma DP, Stone RM. Practical recommendations for hypomethylating agent therapy of patients with myelodysplasticsyndromes. Hematol Oncol Clin North Am, 2010, 24(2): 389-406.

[9] Plummer R, Vidal L, Griffin M, et al. Phase I study of M G98, an oligonucleotide antisense inhibitor of human DNA methyltransferase 1, given as a 7-day infusion in patients with advanced solid tumors. Clin

Cancer Res,2009,15(9):3177-3183.

[10] 梁前进.表观遗传学理论·方法·研究进展.生物学通报,2007,42(10):4-7.

[11] Pradhan M,Esteve PO,Chin HG,Samaranayke M,et al. CXXC domain of human DNM T1 is essential for enzymatic activity. Biochemistry,2008,47(38):10000-10009.

[12] Karagianni P,Amazit L,Qin J,et al. ICBP90,a novel methyl K9H3 binding protein linking proteinubiquitination with heterochromatin formation. Mol Cell Biol,2008,28(2):705-717.

[13] Zhao Q,Rank G,Tan YT,et al. PRM T5-mediated methylation of histone H4R3 recruits DNM T3A, coupling histone and DNA methylation in gene silencing. Nat Struct Mol Biol,2009,16(3):304-311.

[14] Esteve PO,Chin HG′ Benner J,Feehery GR,et al. Regulation of DNM T 1 stability through SET7-mediatedlysine methylation in mammalian cells. Proc N z Acad Sci,2009,106(13):5076-5078.

[15] Grewal SI,Elgin SC. Transcription and RNA interference in the formation of heterochromatin. Nature, 2007,447(7143):399-406.

[16] Ponting CP,Oliver PL,Reik. Evolution and functions of long noncoding RNAs. Cell,2009,136(4):629-641.

[17] Zaratiegui M,Irvine DV,Martienssen RA. Noncoding RNAs and gene silencing. Cell,2007,128(4):763-776.

[18] Siomi H,Siomi MC. On the road to reading the RNA-interference code. Nature,2009,457(7228): 396-404.

[19] Carthew RW,Sontheimer EJ. Origins and mechanisms of miRNAs and siRNA. Cell,2009,136(4): 642-665.

[20] Taft RJ,Pang KC,Mercer TR,et al. Non-coding RNAs: regulators of disease. Pathol,2010,220, 126-139.

第六章

肿瘤转化医学研究

1996年，转化医学(translational medicine)的完整概念首次出现在著名医学杂志 Lancet 上[1]，是指把生物基础研究的最新成果快速有效地转化为临床医学技术的过程，即从实验台到临床，再从临床到实验台的双向连续过程(bench to bedside and beside to bench)，简称 B to B to B。转化医学是一类能够很好地将基础研究成果与解决临床实际问题相结合的一门学科，可将基础医学研究取得的成果应用于临床疾病的诊断、治疗和预防中，也可针对来自临床医师的观点和假设，设计基础研究实验并加以检测和验证。国外已有《Journal of Translational Medicine》(2003年)、《Translational Research》(2007年)等杂志专注于发表转化医学领域的相关论文，并且很多知名杂志也辟出转化医学专栏[2]。我国于2010年9月16日成立"协和转化医学中心"，这标志着我国转化医学进入有序健康快速发展。目前，转化医学研究已从概念转化为一个热门的研究模式[3]。

一、肿瘤转化医学研究的背景

1. 基础研究与临床应用脱节 随着科学技术的发展，人们在解决人类健康问题上取得了很大的进步，但科研领域人力、物力的投入与问题解决之间并不对应，投入大产出少。就肿瘤研究来说，分子机制研究进步很快，但肿瘤患者的长期生存率并未得到明显提高，生存率的提高还主要依赖于肿瘤的早发现、早诊断和早治疗。近40年来，美国动用2000多亿美元的科研经费和大量的人力用于肿瘤的研究，"收获"了与肿瘤相关的156万篇医学研究论文[4]。1986年诺贝尔奖得主 Renato Dulbeco 在 Science 上撰文，认为要治愈人类重大疾病必须通过破译基因组后才能实现。经过4年多的论战，美国终于在1990年10月启动人类基因组计划(human genome project，HGP)，2003年4月完成人类基因组测序[5,6]。测序完成后人们在期望了解自身的道路上迈出了第一步，但是，很显然生物体是一个复杂体，基础科学研究与实际脱节明显存在，两者之间存有"篱笆"(fences)。如何拆除这种篱笆，促进基础研究与临床应用之间的结合是学者们关注的焦点。

2. 疾病谱的变化及治疗依从性 随着生活质量和科学技术水平的提高，我国乃至世界的疾病谱及死亡顺位较20世纪有了很大的改变。进入21世纪后，恶性肿瘤、心脏病、脑血管病等已成为主要死亡原因，其中恶性肿瘤发病率排序为肺癌、乳腺癌、肝癌、胃癌、结肠癌、肠癌等。传统的研究方法已经无法满足疾病的预防与诊治，缺乏临床验证的研究不可能取得真正突破，基础研究与临床应用密切结合将是未来疾病研究的主要模式，重大疾病的临床研究将在医学科学研究中起主导作用。同时，科技发展日新月异，信息科学、物理学、化学、生命科学等快速发展，人类基因组计划的顺利完成，蛋白质组学、代谢组学的逐步深入以及各种高科技检测手段的不断出现，为医学科学研究带来新的广度和深度。但基础研究的深入并没有有效地解决临床问题。因此，实验室的机制研究要揭示疾病发生和转归规律，基础研究必须解决或回答临床疗效。

随着蛋白质组学（proteomics）和药物基因组学（pharmacogenomics）的兴起，分子靶向治疗（molecular targeted therapy）逐渐成为肿瘤综合治疗中重要的一环。广义的分子靶向治疗是以个体基因组特异性为导向，根据患者的肿瘤分期、异质性、药物基因组学信息精心设计分子靶点和制定优化治疗方案，做到真正意义上的综合性、个体化治疗。目前的分子靶向药物主要为单克隆抗体如抗表皮生长因子受体（epidermal growth factor receptor，EGFR）抗体西妥昔单抗、血管内皮生长因子受体（vascular endothelial growth factor receptor，VEGFR）抗体贝伐单抗以及小分子化合物 EGFR 酪氨酸激酶抑制剂吉非替尼、厄洛替尼等[7]。

二、肿瘤转化医学研究的内容

转化医学是生物医学发展特别是基因组学和蛋白质组学以及生物信息（bioinformatics）学发展的时代产物。肿瘤转化医学的中心环节是生物标志物的研究，开发和利用各种组学方法以及分子生物学（molecular biology）数据库，筛选各种生物标志物，用于疾病危险度估计、疾病诊断和分型、治疗反应和预后的评估，以及治疗方法和新药物的开发，推动 21 世纪 3P 即预测（prediction）、预防（prevention）和个体化治疗（personatization）医学的发展[8]。

1. 生物标记物的鉴定与应用　生物标记物（biomarker）是一类可供客观测定和评价的一个或某几个普通生理/病理或治疗过程中的某种特征性的生化指标，通常是特殊的小分子、蛋白质或核酸序列，通过对它们的测定可以获知机体当前所处的生物学状态或进程。例如，核酸标记物从传统的限制性片段长度多态性（restriction fragment length polymorphism，RFLP）、微卫星（microsatellites）到目前广泛应用的单核苷酸多态性（single nucleotide polymorphism，SNP）以及在复杂疾病的拷贝数变异（copy number variation，CNV）。这些疾病特异性的生物标记物，将有助于疾病的鉴别、早期诊断及预防，有助于治疗过程以及不良反应监控[9]。如目前应用较为成熟的有生物标记物 BRCA1 和 BRCA2 基因检测在乳腺癌和卵巢癌中的成功预测。BRCA1/2 属于抑癌基因，有研究表明具有 BRCA1/2 异常基因变异的女性在 70 岁时有高达 85％的概率患有乳腺癌，具有 BRAC1 的突变个体比正常个体患有卵巢癌的概率增加 55％，这对及时排查对保护妇女健康具有重要意义。

2. 药物基因组及个体化用药　药物基因组学和个体化用药（personalized medicine）是后基因组时代（post-genomic）兴起的新学科。分子医学（molecular medicine）和个体化医学（personalized medicine）都是转化医学研究产生的结果。在临床治疗期间逐渐认识到不同个体对相同剂量药物的药效反应存在差异性，这导致药物对部分个体没有疗效甚至引起药品不良反应（adverse drug reaction，ADR）。随着基因组测序成本的降低（1000 美元就可以测量一个人的基因组）[10]，在针对患者个体的疾病类型、基因分型及分子生物学进行综合分析的基础上，临床医师可以合理选择最优化的治疗方案，即“根据每位患者具体情形而采用恰当的药物及剂量进行治疗”，以达到高效率、低成本、低风险的治疗效果[11]。应用较为成功的为巯嘌呤甲基转移酶（thiopurinemethyl transferase，TPMT）基因多态性会影响硫代嘌呤类(thiopurine)药物的代谢,这些药物可用于治疗急性白血病和器官移植排斥等,约有 11%的白血病患者 TPMT 活性低于正常人,如果不经基因检测就贸然给这些患者使用正常剂量的巯嘌呤会使得药物在这些低酶活性患者体内积累而产生严重不良反应[12]。

3. 疾病治疗反应、预后评估及预测　由于遗传、营养、免疫等因素的差别,同一种疾病患者对同一种治疗方法或同一种药物的效果和预后可表现出较大的差异。运用转化医学方法,利用有效的生物标记物,对患者进行药物敏感性和预后的预测,选择敏感的药物和适当的剂量,达到提高疗效并改善预后的目标。转化医学方法还可通过临床与实验室关联性研究(clinical-laboratory correlative studies)找出规律,阐明疾病的发生发展机制,以循证医学的原则对疾病进行预测。

三、肿瘤转化医学研究的任务

肿瘤是对人类健康威胁最大的多基因疾病,利用各种组学方法和分子生物学方法,筛选生物标志物,用于疾病危险度估计、疾病诊治和预后的评估,多学科协作研制新的治疗方法和药物成为转化医学研究中重要的任务。

四、肿瘤学的转化医学思路[13]

靶点治疗是整个肿瘤治疗中的一大进步,但同时也提出了一个非常大的问题,即怎样找到合适的患者,在合适的时间,给合适的药物?肿瘤是一种系统性和全身性疾病,必须对多个细胞传导通路进行阻断才能取得好的效果。必须找出准确的分子标志物进行药物选择,治疗中还要考虑到患者的免疫状态、心理状态、内分泌及血液系统等。只有用多系统的方法,才可能让治疗效果有一个大的进步。不仅要发展一些新的基础理论并转化到临床为患者服务,同时在临床实践过程中,也会提出很多问题,并把这些问题带到实验室进行研究后,再回到临床为患者服务。这是一个互动的结果,这方面如果做得好、组织得好,可以实现一个互相促进的双赢局面。从目前临床角度看,主要的问题还有如何实现一级预防、如何鉴定肿瘤高危人群、如何提高肿瘤的早诊率等。乙肝病毒(hepatitis B virus,HBV)疫苗和人乳头瘤病毒(human papilloma virus,HPV)疫苗是两个常见肿瘤实现预防的成功案例,下一步幽门螺杆菌(helicobacter pylori,H. p)疫苗和 EB 病毒(Epstein-barr virus,EBV)疫苗应该成为重点研究的课题。在鼻咽癌 GWAS 研究的基础上,正在研制能从遗传学角度预测鼻咽癌发病风险的基因芯片,期望将来能像天气预报一样比较准确地鉴定高危人群。对鼻咽癌肿瘤组织的全基因组测序,目的是找到一些与肿瘤发生发展密切相关的所谓驱动性突变,以理解肿瘤发病的分子遗传机制;同时,期望能找到一些个体肿瘤特异的分子标志物,实现个体肿瘤的精确诊断和分子分型,从而找到对某个药物真正敏感的患者。

我国"十一五"期间 863 项目支持的一个重大课题就是重大疾病的分子分型和个体化治疗,这是国际上非常重视的转化医学研究方向。只有开展临床试验研究,才能有资格制定诊疗规范。诊疗规范的制定是一个医院地位的象征,而诊疗规范的制定一定来源于临床研究的结果所提供的证据。同时,临床研究也是承接转化研究的出口。另一个转化研究的重要支撑平台就是标本库的建立,这是转化研究的基础工程。标本应该包括治疗前中后的血液及其他体液标本、配对的组织标本。有了高质量的标本库,还要有每个患者准确长期的随访资料,这对于转化研究的开展具有极其重要的意义。

五、实施转化医学研究的对策

转化医学的意义及其价值已引起欧美国家的高度重视并催生战略行动，如美国 NIH 每年投入 5 亿美元用于转化医学教育、培训，开展课题研究，建立医务人员转化医学与肿瘤诊治和社会之间的联系。英国国家健康研究院提供 4.5 亿英镑用于资助生物医学研究中心进行转化医学研究。我国有关转化医学的研究中心如协和转化医学中心、中南大学转化医学研究中心、东北临床与转化医学中心等相继建立。我们要建立转化医学研究模式，构架基础研究与临床医学的桥梁，进行学科整合，成立多学科合作研究平台，培养转化型人才，争取政策支持，使基础研究成果有效地应用于临床实际，为广大人民健康服务。

六、肿瘤个体化诊治研究[14]的发展现状

近年来肿瘤的治疗取得了相当大的进展，但在不同种族人群或个体间仍存在显著的治疗敏感性和不良反应的差异。目前常用的抗肿瘤化疗药物对患者治疗的有效性不仅低于 70%，而且由于缺乏化疗药物个体化治疗的遗传学分析，使 20%～40%的患者甚至有可能接受了错误的药物治疗，同样病理类型、病期甚至分子表型相同的患者在接受相同方案治疗后可能产生差异很大的结果[15]。临床医师在遇到这种情况时，唯一能告诉患者家属的原因就是个体化差异，深入来讲就是基因表达的不同，导致肿瘤细胞对化疗药物的敏感性不同，从而产生不同的结果。转化医学的出现有助于实现肿瘤的个体化治疗，有可能达到同病异治、异病同治的境界。

目前已经在临床上实施或即将可能实施的肿瘤相关转化医学研究主要有：通过结构基因组、分子表型、临床表型之间的关系研究，发现 genomic complexity（CAAI）可作为乳腺癌的独立分子标志物[16]；分别利用前列腺癌代谢产物化学图谱（三维彩色图谱）、前列腺癌中循环肿瘤细胞的定量自动成像系统，可用于检测处于早期阶段的前列腺癌[17]；亚硝基谷胱甘肽还原酶（GSNOR）、雄性激素受体对肝癌形成的影响[18]；磷脂酰肌醇 3 激酶（PI3K）与肺癌等发病的关系[19]；酪氨酸激酶抑制剂治疗肺癌等恶性肿瘤；急性粒细胞性白血病的诊断和治疗靶点；药物 dichloroacetate（DCA）治疗恶性胶质瘤等[20]。

在临床实践中，现代科学的技术进步为肿瘤的治疗提供了强有力的武器，也取得了显著的成绩，正是由于酪氨酸激酶抑制剂的加入使人类治疗Ⅳ期肺癌的中位生存时间提高到 12 个月以上，而人类为了将Ⅳ期肺癌的中位生存期由 8～9 个月提高到一年以上，耗费了近 10 年的时间[21]。人类从浩如烟海的基础研究中发现多个基因的表达与肿瘤药物化疗的敏感性和（或）耐药性有关，如 BRCA1 的表达水平高提示对抗微管类药物敏感，表达水平低提示对铂类药物敏感；ERCC1 表达水平低对铂类药物敏感，表达水平高表现耐药；TOP2A 表达水平高对蒽环类药物敏感，表达水平低表现耐药；TUBB3 表达水平低对抗微管类药物敏感，表达水平高表现耐药；TYMS 表达水平低对氟类药物敏感，表达水平高表现耐药；RRM1 表达水平低对吉西他滨类药物敏感，表达水平高表现耐药。通过检测肺癌细胞中 EGFR 基因的突变情况可指导该患者是否可首先使用 TKI 药物治疗肺癌；如存在 19、21 外显子的突变提示对 TKI 药物敏感，如为野生型提示该患者一线治疗最好首选化疗。

众所周知，肿瘤的治疗是综合治疗，单一的手段难以奏效。目前多种肿瘤的治疗手段采取同步放化疗技术，就当前的发表文献来看，目前尚无人开展药物基因检测一线化疗联合放

射治疗的前瞻性研究，这种化疗方式可能不同于常规方案的联合化疗模式，因为在临床实践中观察到部分食管癌术后患者即出现淋巴结转移，在使用常规化疗并联合放射治疗后肿瘤控制较差，通过检测患者的肿瘤基因，发现存在原发性多药耐药性，由于肿瘤在化疗耐药和放疗抗拒上存在一定的联系，二者均涉及有肿瘤生存凋亡、分化转移等有关的信号转导系统，因此对可能存在放化疗抗拒的患者，积极进行基因检测，指导临床治疗，可能起到事半功倍的效果，而且这种思路对患者的治疗将大有裨益。

七、转化医学在肿瘤诊治研究中的例证

1. 蛋白质组学与转化医学[22] 肿瘤生物标记物，对于良好的诊治效果和远期疗效至关重要。蛋白质组学是用以鉴定癌症生物标记物和新型治疗靶标的具前景的技术。检测生物标记物并用于早期诊断是提高恶性肿瘤总生存期的途径之一。MALDI-TOF/TOF 检测发现，与无瘤对照组相比，体积较小(≤2cm)的肝癌(hepatocellular carcinoma，HCC)患者的血清波形蛋白明显过表达。进一步研究证实波形蛋白单独或与甲胎蛋白联合均可作为检测体积较小的肝癌的潜在替代标记物[23]。对 HCC 组织进行基于二维凝胶电泳的比较蛋白质组学分析发现，苯酚磺基转移酶(sulfotransferase，SULT1A1)的下调与晚期国际抗癌联盟分期和高血清甲胎蛋白水平密切相关。SULT1A1 可能是筛查早期 HCC 的有效生物标记物，并有助于预测 HCC 患者的临床疗效[24]。

一项采用标准免疫蛋白质组学技术和 Luminex 为基础的直接捕捉免疫念珠试验的基于多种肿瘤相关自身抗体(包括膜联蛋白Ⅰ、膜联蛋白Ⅱ、热休克蛋白 70-9B、肌苷-5-单磷酸脱氢酶、磷酸甘油酸变位酶和 ubiquillin)的血液检测可从高危人群中筛查出早期非小细胞肺癌(non-small cell lung cancer，NSCLC)。这 6 个生物标记物联合的误分类率仅为 7%[25]。此外，对不同分期的膀胱癌患者尿样的同位素标记相对和绝对定量(isobaric tag for relative and absolute quantitation，iTRAQ)检测表明，载脂蛋白 A-I(apolipoprotein A-I，APOA1)是膀胱癌早期筛查的潜在生物标记物。敏感性和特异性分别为 84%和 94%。最近美国食品药物管理局(Food and Dug Administration，FDA)批准了一种卵巢肿瘤的分流方法 OVA1™，标志着蛋白标记物从实验室走向临床进程。当与临床评估(如影像和体格检查)联合时，这一基于免疫测定的分析方法(包括 2-微球蛋白、APOA1、CA125、转铁蛋白和转甲蛋白)在恶性肿瘤高危女性人群中具有阳性预测价值。OVA1 评分可帮助医师决定恶性肿瘤高危患者是否可从转诊至妇科肿瘤治疗中获益[26]。

预后或转移的生物标记物通过鉴别具有不同风险的个体，有助于癌症患者的分组治疗。最近鉴定出了许多可提供重要预后信息的生物标记物。在一项卵巢浆液性交界性肿瘤和卵巢浆液性癌的全蛋白质组的比较研究中，过氧化物氧还酶 1(peroxiredoxin 1，PRDX1)的过表达与浆液性癌的总生存期较短明显相关。另一项多变量 Cox 分析中，PRDX1 阳性癌细胞数>50%的浆液性癌患者的相对死亡风险为 8.74。这些结果提示，PRDX1 是卵巢浆液性癌的有效预后生物标记物[27]。对比良性膀胱尿路上皮组织和移行细胞癌，膀胱癌相关蛋白的高表达预示着患者预后不良，提示此蛋白染色模式的分类可能具有预后价值。而且，与单一标记物相比，膀胱癌相关蛋白和脂肪细胞型脂肪酸结合蛋白(adipocyte fatty-acid binding protein，A-FABP)的联合与疾病分级和(或)分期的相关度更为密切[28]。

采用激光显微切割、精确质量数和保留时间标签的蛋白质组学的发展。有研究报道肝

内胆管细胞癌(intrahepatic cholangiocarcinoma,ICC)中的不同蛋白位于各种潜在的肿瘤发生的通路上。通过组织微阵列分析发现,70%的ICC患者中波形蛋白表达增多,而对照组中未见其表达。这些结果提示,波形蛋白在ICC的侵袭中发挥作用,而且是其不良预后的基础[29]。有研究对脑膜瘤组织实施SELDI-TOF质谱技术(mass spectrometry,MS)分析以期发现组织侵袭/浸润的新型标记物。磷酸化波形蛋白的增加可能成为鉴别浸润性脑膜瘤和非浸润性脑膜瘤的标记物。敏感性和特异性分别为86.7%和100%[30]。

对于NSCLC,通过SELDI-TOF MS检测血清淀粉样蛋白A(serum amyloid A,SAA)发现,与生存期≥5年的患者相比,生存期<5年的患者的SAA明显增高。SAA水平的增高有可能成为预测NSCLC预后的非侵袭性生物标记物[31]。SELDI-TOF MS检测还发现,载脂蛋白A-Ⅱ和SAA是判定转移性肾脏细胞癌患者生存期的独立因素。这两种蛋白联合乳酸脱氢酶(lactate dehydrogenase,LDH)、体力状况和转移位点数目形成了新型预后生存模型。与目前使用的纪念斯隆-凯特灵癌症研究中心(Memorial Sloan-Kettering Cancer Centre)风险模型相比,基于蛋白的模型可能提高对总生存期的预测[32]。

细胞培养中的氨基酸稳定同位素标记与液相色谱(liquid chromatography,LC)-MS/MS分析发现,TIMM17A(mitochondrial import inner membrane translocase subunit Tim17-A)是乳腺癌的预后因子。TIMM17A的表达水平与肿瘤进展和生存期直接相关。过表达和siRNA敲除试验证实了TIMM17A在乳腺癌中的致癌活性[33]。一种基于LC-MS/MS的无标记定量蛋白质组学方法用以比较原发性结直肠癌(colorectal cancer,CRC)及其淋巴结转移细胞的差异分泌蛋白质组。免疫组织化学的分析结果显示,CRC中的生长分化因子15或三叶因子3的过表达与淋巴结转移相关。它们有可能成为预测CRC转移的生物标记物[34]。

鼻咽癌(nasopharyngeal carcinoma,NPC)细胞分泌蛋白质组和组织转录组分析显示,治疗前的血清cystatin A水平越高,则NPC患者的淋巴结分期越高且预后越差。cystatin A可调节离体NPC细胞的迁移和侵袭[35]。有研究发现,NPC患者的真核翻译起始因子4G1(eukaryotic translation initiation factor 4γ1,EIF4G1)的表达越高,总生存期越短。采用shRNA敲除EIF4G1的表达,不仅可明显抑制细胞周期进程、增殖、迁移、侵袭和集落形成,而且可显著抑制在体异种移植瘤的生长[36]。

肿瘤生物标记物的另一重要方面是它们为选择更具靶向性的治疗方法提供了预测价值。蛋白质组学分析显示,14-3-3σ和maspin的下调,以及GRP78和Mn-SOD的上调,均与NPC的放疗耐受显著相关。在识别放疗耐受的NPC患者的放疗敏感度中,四种蛋白联合应用的敏感性和特异性分别为90%和80%。而且,放疗耐受细胞通过过表达14-3-3σ可部分逆转对电离辐射的耐受[37]。治疗前活检标本的蛋白质组学和免疫组织化学分析显示,对新辅助放疗或紫杉醇治疗呈现病理完全缓解的乳腺癌患者的免疫信号分子α-defensins呈过表达。对术前接受基于紫杉醇治疗的肿瘤患者的大样本分析显示,手术时的α-defensins与治疗效果相关[38]。

反相蛋白阵列检测发现,EGF受体(EGF receptor,EGFR)和两种TGF-β通路蛋白(c-jun-NH2-激酶和Smad3)与晚期浆液性卵巢癌患者化疗后CA125的正常化相关。在晚期浆液性卵巢癌中,TGF-β通路信号可能作为化疗耐受的标记物而发挥重要作用[39]。

一项Ⅰ期剂量递增研究在转移性CRC患者血浆和组织样本中评估了西妥昔单抗疗效的生物标记物。药物蛋白质组学和药物基因组学分析显示,仅K-ras野生型肿瘤患者有效,而且与 K-ras 突变型肿瘤相比，K-ras 野生型患者的无进展生存期更长。这些结果证实，K-ras野生型的转移 CRC 患者更易从西妥昔单抗治疗中获益[40]。在采用西妥昔单抗或 EGFR 酪氨酸激酶抑制剂治疗的 CRC 患者中，肿瘤 EGFR 配体 RNA 水平亦与 VeriStrat 特征[Biodesix(布鲁姆菲尔德，科罗拉多州，美国)提供的基于 8 种不同的 m/z 特征的血清 MALDI 分类检测]预测的生存期显著相关，联合 K-ras 突变状态可提高对生存期的预测。生物标记物的联合为鉴别更易获益于 EGFR 抑制剂治疗的不同肿瘤类型的患者提供了临床实践方法[41]。

采用 VeriStrat 分析厄洛替尼一线治疗晚期肺癌患者的Ⅱ期研究的生物标本发现，VeriStrat 状态和 EGFR 突变与生存期显著相关，而 K-ras 突变与生存期无关。VeriStrat 被证实是野生型 EGFR 且不伴有 K-ras 突变者采用厄洛替尼一线治疗后生存期的有效预测因子[42]。

研发临床上有效的癌症生物标记物还有许多障碍，包括与分析前参数及潜在癌症生物标记物验证相关的技术难题，以及将这些癌症生物标记物转化为临床实践的研发、评估与联合筛查或诊断测试相关的挑战。未来蛋白生物标记物应用可能需要微型化和自动技术。多种生物标记物的联合可使检测更为精确。已有生物标记物联合新型分子标记物将会是研发癌症管理的治疗诊断方法的新兴趋势。分子癌症生物标记物在转化医学中在不断向前发展。

2. 急性早幼粒细胞性白血病的临床和基础研究 用三氧化二砷成功治疗全反式维甲酸耐药复发的急性早幼粒细胞性白血病患者，发现砷剂诱导白血病细胞分化和凋亡的双重药理学机制。进一步临床实践证明，全反式维甲酸和三氧化二砷联合应用可以使 94.7%的患者达到 5 年无病生存，且未见明显长期毒性作用[43]。研究发现，三氧化二砷直接与癌蛋白 PML 端的“锌指”结构中的半胱氨酸结合，诱导蛋白质发生构象变化和多聚化，继而发生 SUMO 化、泛素化修饰而被蛋白酶体降解，癌蛋白的降解最终导致白血病细胞走向分化和凋亡[44]。这揭示了癌蛋白 PMLRAR 是砷剂治疗该病的直接药物靶点，从而成为人类急性白血病分子靶向治疗取得临床治愈的成功范例。

3. 肝癌诊治的研究 汤钊猷等[45]研究发现，甲胎蛋白的动态曲线可诊断出尚无症状的小肝癌，提出联合甲胎蛋白和肝功能检测有可能查出早期的小肝癌，确立肝癌早期发现、早期诊断的概念和方法，极大地提高了生存率，累计 5 年生存率达 56.47%，累计 10 年生存率达 37.53%，彻底改变了原先肝癌 5 年生存率仅为 4.2%的极高死亡率。对中晚期患者实施导向治疗、介入治疗和综合治疗，使部分不能切除的大肝癌缩小后变成可切除的小肝癌，并加以切除，使原来无法切除的肿瘤累计 5 年生存率由 0.6%提高到 62.3%。MXR7 基因在肝癌组织中呈高水平表达，阳性表达率为 76.7%[46]。采用“甲胎蛋白＋MXR7”联合血清学检测方法，可使肝癌血清学早期诊断率提高到 89%以上。

4. 胃癌的生物标志物研究 胃癌致死率始终居高不下的一个根本原因是胃癌起源于腹腔内器官，发病早、中期缺乏特异性临床表现，绝大多数患者就诊时已经是晚期。上海瑞金医院胃癌研究团队从患者血液、尿液等体液样本中寻找胃癌诊断新标志物。利用血清抗体芯片、酶联免疫吸附试验、蛋白质免疫沉淀、免疫组织化学以及质谱鉴定等技术，通过体外实验和临床病例分析，提出 IPO-38 这一新型血清标志物，可以将胃癌诊断从原来传统标志物的敏感性不足 30% 提高到 57.4%，诊断特异性超过 90%，并具有良好的临床预后判断价值[47]。

5. 胃肠道间质瘤 (gastrointestinal stromal tumor, GIST) 的转化医学研究 迄今为

止，利用转化医学研究成果在提高胃肠道肿瘤临床疗效中最为成功的例子当属对胃肠道间质瘤的靶向治疗。GIST过去一直被认为是一种软组织肉瘤，单从组织学标准难与平滑肌肉瘤、平滑肌母细胞瘤等相鉴别；而由于分子生物学理论与技术的发展，在实验室首先认识到c-kit基因突变是导致GIST发生的主要分子病因，进而通过对GIST特异性标记物c-kit基因检测，明显提高了对GIST的确诊率；实验研究进一步发现85%～90%的GIST发生是由于c-kit基因突变，主要发生在外显子11(exon 11)和外显子9(exon 9)，另外10%～15%为PDGFR-a基因突变；实验研究还发现分子靶向药物伊马替尼能选择性地阻断c-kit介导的下游信号传导，并能抑制PDGFR基因的酪氨酸激酶活性，达到抑制肿瘤生长的效果。此外，根据基因突变检测的结果给药，可以明显改善治疗的效果，例如，对c-kit外显子9突变GIST患者给予伊马替尼治疗，有效率最高，对外显子11突变疗效次之，PDGFR-a突变者最差。临床上开展肿瘤分子靶向治疗主要是基于实验室对肿瘤组织或肿瘤细胞所具有特异性结构分子及其信号传导通路的认识，并筛选出某些单克隆抗体或抑制酪氨酸激酶等小分子药物，作用于上述的分子靶点或阻断信号的传导，从而达到治疗的目的[48,49]。根据类似的研究成果，近几年，基于针对人表皮生长因子-2(HER-2)的曲妥珠单抗(trastuzumab)与针对人源性血管内皮生长因子(VEGF)的贝伐单抗(bevacizumab)在胃肠道肿瘤临床治疗过程中也出现了令人可喜的成绩[50,51]。

6. 大肠癌转化医学研究[52] 家族性CRC综合征从实验室到临床的诊断方法已经建立，这是大肠肿瘤转化医学研究的最前沿水平。家族性CRC综合征研究成果有助于深化对CRC的认识。大肠癌分子生物学检测对临床诊疗的指导包括以下几个方面：①家族性多发性腺瘤(FAP)是常染色体显性遗传综合征。APC基因胚系基因突变(APC是CIN路径中的重要基因)。特征是大肠腺瘤数目>100个。如果没有手术干预，所有FAP病例均于50岁前发展为CRC。②APC基因突变位点影响疾病的表型(无论是病变严重程度抑或相关的肠外特征都会受到影响)。APC基因中心区发生突变，大肠腺瘤数目较多，为典型FAP；突变发生在基因两端的3(或5)时，导致一种较为温和的表型即所谓的衰减型FAP(AFAP)，其特点是大肠腺瘤数目<100个，CRC发生发展缓慢，比典型FAP延迟大约15年。③MUTYH。MUTYH是一种DNA糖基化酶，帮助修复由于DNA氧化损伤导致的碱基错配防止基因突变(例如APC和K-ras)，在CIN路径CRC发生发展过程中发挥关键作用。DNA修复缺陷是MAP的病因；MAP是一种常染色体隐性遗传疾病，导致多发性大肠腺瘤和癌症。MAP在表型上和AFAP相似。MUTYH双等位基因突变导致CRC风险增加93倍。④MAP临床遗传学检测、筛查及咨询。应对下列对象进行APC和MUTYH基因胚系突变检测、筛查及临床遗传学咨询：大肠腺瘤>20个(包括异时性病变)；发病年龄<60岁、腺瘤数目≥5，本人或一、二级亲属中60岁前患CRC或高级别异型增生腺瘤者。检测程序通常会根据家族史而定。已经确定的临床病理标准可用于判定HNPCC“高危”患者及亲属；“高危”者应接受进一步的分子生物学检测：MSI分析以及免疫组化法检测与HNPCC相关的四个MMR蛋白质，即MLH1、MSH2、MSH6和PMS2。如果MSI-H或肿瘤组织中选择性表达蛋白质缺失，则先证者需要接受胚系基因检测。HNPCC与BRAF基因突变无关。BRAF检测具有新的意义：BRAF阳性可以确定为CIMP路径散发性CRC，从而排除HNPCC；临床上，MSI-H+BRAF阳性CRC有助于判定其源于CIMP路径MLH1基因甲基化而不是HNPCC。

7. **新药研究**　人类基因组计划的实施及相关研究极大地促进了疾病机制和分子标志物的研究，发现了大量与疾病诊断、治疗和预后相关的候选基因及蛋白，并开发出新的诊疗方法。如赫赛汀针对乳腺癌中HER-2/neu扩增导致过量表达的单克隆抗体，伊马替尼针对染色体易位导致BCR/ABJ基因重排的慢性粒细胞白血病的小分子抑制剂，它赛瓦针对EGFR突变的肺癌的小分子抑制剂[53]。将这些研究成果用于肿瘤早期诊断和预警已成为临床医学实验室的重要研究领域，为抗肿瘤新药的研发和疗效检测奠定了基础。

八、肿瘤转化医学存在的问题

1. 基础医学研究目的在于揭示疾病的机制及其规律，其表达方式是发表学术论文，由于研究内容不是临床患者，很难直接转化为临床应用。临床医学研究目的在于对疾病进行科学准确的诊断和及时有效的治疗，从而恢复人的健康，改善人的生命质量，其表达方式为医治、预防疾病，与基础研究没有沟通和交流，很难提炼出科学问题，致使临床研究的浅层次化，使很多医学的根本性问题得不到有效解决。只有临床医师与基础研究专家合作，进行科学设计，分工协作，围绕临床主题进行基础研究和临床验证，才能够解决临床问题。

2. 靶点治疗确实是整个肿瘤治疗中的一大进步，但肿瘤是一种系统性和全身性疾病，必须对多个细胞传导通路进行阻断才能取得好的效果。必须找出准确的分子标志物进行药物选择，同时还要考虑到患者的免疫状态、心理状态、内分泌及血液系统等因素，因此不能简单地认为有了转化医学就能够顺利地实现“B to B to B”。

3. 从转化医学的发生发展来看，转化医学是实验室的产物，也就存在着实验系统的准确性、精确性、稳定性的问题，患者的基因检测结果是否是患者体内情况的真实反映，既然如此为何不能获得100%的疗效，这说明单一检测某个基因或某几个基因并不能反映肿瘤的真实全貌，只有深入了解肿瘤发生、发展的机制，才能真正将转化医学为临床服务。

九、肿瘤转化医学研究的未来

转化医学从概念提出至今才短短十余年的时间[54]，但其影响已引起了世界各国的广泛关注和重视，特别是在肿瘤防治研究尚无突破性进展的情况下，转化医学给基础研究和临床应用带来了新的曙光。从某种意义上讲，转化医学强调的是理念的转变。对于肿瘤这一重大、复杂疾病的防治研究，需要科技工作者真正转变观念，以转化医学的理念来指导医学科研和临床工作，整合资源，多学科协作，有效转化手段，完善科研机制和平台建设，发挥转化医学的作用，真正提高肿瘤患者的长期生存率。

（赵　莉）

参 考 文 献

[1] Geraghty J. Adenomatous polyposis coli and translational medicine. Lancet, 1996, 348: 433-435.

[2] Fontanarosa PB, DeAngelis CD. Translational medical research. JAMA, 2003, 289: 2133.

[3] 王树松，李立杰. 从体外受精技术获诺贝尔奖谈从事转化医学研究. 医学与哲学：临床决策论坛版，2010，31(12)：67-68.

[4] Lehmann CU, Altuwaijri MM, Li YC, et al. Translational research in medical informatics or from theory to practice. Methods Inf Med, 2008, 47(1): 1-3.

[5] International Human Genome Sequencing Consortium. Finishing the euchromatic sequence of the human

genome. Nature,2004,431(7011):931-945.

[6] 来茂德. 转化医学:从理论到实践. 浙江大学学报(医学版),2008,37(5):429-431.

[7] 苏小岩,袁光金,柯庆华,等. 从系统论看肿瘤的生物靶向性治疗. 医学与哲学:临床决策论坛版,2008,29(1):66-67.

[8] 任成山,钱桂生. 支气管肺癌研究的新思维. 中华肺部疾病杂志(电子版),2009,2(3):143-146.

[9] Hurko O. The uses of biomarkers in drug development. Ann N Y Acad Sci,2009,1180:1-10.

[10] Mardis ER. Anticipating the 1000 dollar genome. Genome Biol,2006,7:112.

[11] Sadee W, Dai Z. Pharmacogeneties/genomics and personalized medicine. Hum Mol Genet, 2005, 14: R207-214.

[12] Zhou S. Clinical pharmacogenomies of thiopurine S-methyltrans-ferase. Curr Clin Pharmacol, 2006, 1: 119-128.

[13] 曾益新. 肿瘤学的转化医学思路. 协和医学杂志,2011,1(2):117.

[14] 张西志,张先稳. 转化医学指导肿瘤个体化治疗的现状与挑战. 实用临床医药杂志,2012,16(1):28-30.

[15] Janelsins M C,Kohli S,Mohile S G,et al. An update oncancer-and chemotherapy-related cognitive dysfunction:current status. Semin Oncol,2011,38(3):431.

[16] DiGiusto D L,Kfishnan A,Li L,et al. RNA-based gene therapy for HIV with lentiviral vect or-modified $CD34^+$ cells in patients undergoing transplantation for AIDS related lymphoma. Science Translational Medicine,2010,2(36):36.

[17] Wu CL,Jordan KW,Ratai EM,et al. Metabolomic imaging for human prostate cancer detection. Science Translational Medicine,2010,2(16):16.

[18] Wei W,Li B,Hanes M A,et al. S-nitrosylation from GSNOR deficiency impairs DNA repair and promotes hepatocarcinogenesis. Science Translational Medicine,2010,2(19):13.

[19] Gustafson AM,Soldi R,Anderlind C,et al. Airway PI3K pathway activation is an early and reversible event in lung cancer development. Science Translational Medicine,2010,2(26):25.

[20] Miehelakis ED,Sutendra G,Dromparis P,et al. Metabolicmodulation of glioblastoma with dichloroacetate. Science Translational Medicine,2010,2(31):31.

[21] Cho WC. Molecular diagnostics for monitoring and predicting therapeutic effect in cancer. Expert Rev Mol Diagn,2011,11(1):9-12.

[22] 南娟. 用以监测和预测癌症疗效的分子诊断. 中国肺癌杂志,2011,14(8):6-9.

[23] Sun S,Poon RT,Lee NP,et al. Proteomics of hepatocellular carcinoma:serum vimentin as a surrogate marker for small tumors(<or =2cm). J Proteome Res,2010,9(4):1923-1930.

[24] Yeo M,Na YM,Kim DK,et al. The loss of phenol sulfotransferase 1 in hepatocellular carcinogenesis. Proteomics,2010,10(2):266-276.

[25] Farlow EC,Patel K,Basu S,et al. Development of a multiplexed tumor associated autoantibody-based blood test for the detection of non-small cell lung cancer. Clin Cancer Res,2010,16(13):3452-3462.

[26] Fung ET. A recipe for proteomics diagnostic test development:the OVA1test,from biomarker discovery to FDA clearance. Clin Chem,2010,56(2):327-329.

[27] Chung KH,Lee DH,Kim Y,et al. Proteomic identification of overexpressed PRDX 1 and its clinical implications in ovarian carcinoma. J Proteome Res,2010,9(1):451-457.

[28] Moreira JM,Ohlsson G,Gromov P,et al. Bladder cancer-associated protein,a potential prognostic biomarker in human bladder cancer. Mol Cell Proteomics,2010,9(1):161-177.

[29] Dos Santos A,Court M,Thiers V,et al. Identification of cellular targets inhuman intrahepatic cholangiocarcinoma using laser microdissection and accurate mass and time tag proteomics. Mol Cell Proteomics,

2010,9(9):1991-2004.

[30] Bouamrani A,Ramus C,Gay E,et al. Increased phosphorylation of vimentin in noninfiltrative meningiomas. PLoS One,2010,5(2):e9238.

[31] Cho WC,Yip TT,Cheng WW,et al. Serum amyloid A is elevated in the serum of lung cancer patients with poor prognosis. Br J Cancer,2010,102(12):1731-1735.

[32] Vermaat JS,vander Tweel I,Mehra N,et al. Two-protein signature of novel serological markers apolipoprotein-A2 and serum amyloid a predicts prognosis in patients with metastatic renal cell cancer and improves the currently used prognostic survival models. Ann. Oncol,2010,21(7):1472-1481.

[33] Xu X,Qiao M,Zhang Y,et al. Quantitative proteomics study of breast cancer cell lines isolated from a single patient: discovery of TIMM17A as a marker for breast cancer. Proteomics, 2010, 10 (7): 1374-1390.

[34] Xue H,Lü B,Zhang J,et al. Identification of serum biomarkers for colorectal cancer metastasis using a differential secretome approach. J Proteome Res,2010,9(1):545-555.

[35] Chang KP,Wu CC,Chen HC,et al. Identification of candidatenasopharyngeal carcinoma serum biomarkers by cancer cell secretome and tissue transcriptome analysis:potential usage of cystatin A for predicting nodal stage and poor prognosis. Proteomics,2010,10(14):2644-2660.

[36] Tu L,Liu Z,He X,et al. Over-expression of eukaryotic translation initiation factor 4 gamma 1 correlates with tumor progression and poor prognosis in nasopharyngeal carcinoma. Mol Cancer,2010,9:78.

[37] Feng XP,Yi H,Li MY,et al. Identification of biomarkers for predictingnasopharyngeal carcinoma response to radiotherapy by proteomics. Cancer Res,2010,70(9):3450-3462.

[38] Bauer JA,Chakravarthy AB,Rosenbluth JM,et al. Identification of markers of taxane sensitivity using proteomic and genomic analyses of breast tumors from patients receiving neoadjuvant paclitaxel and radiation. Clin Cancer Res,2010,16(2):681-690.

[39] Carey MS,Agarwal R,Gilks B,et al. Functional proteomic analysis of advanced serous ovarian cancer using reverse phase protein array:TGF-beta pathway signaling indicates response to primary chemotherapy. Clin Cancer Res,2010,16(10):2852-2860.

[40] Tabernero J,Cer vantes A,Rivera F,et al. Pharmacogenomic andpharmacoproteomic studies of cetuximab in metastatic colorectal cancer:biomarker analysis of a Phase I dose-escalation study. J Clin Oncol, 2010,28(7):1181-1189.

[41] Chung CH,Seeley EH,Roder H,et al. Detection of tumor epidermal growth factor receptor pathway dependence by serum mass spectrometry in cancer patients. Cancer Epidemiol Biomarkers Prev,2010,19 (2):358-365.

[42] Amann JM,Lee JW,Roder H,et al. Genetic and proteomic features associated with survival after treatment with erlotinib in first-line therapy of non-small cell lung cancer in Eastern Cooperative Oncology Group 3503. J Thorac Oncol,2010,5(2):169-178.

[43] Wang ZY,Chen Z. Acute promylocytic leukemia:from highly fatal to highly curable. Blood,2008,111 (5):2505-2515.

[44] Zhang X W,Yan X J,Zhou Z R,et al. Arsenic trioxide controls the fate of the PML-RAR alpha oncoprotein by directly blinding PML. Science,2010,328(5975):240-243.

[45] 汤钊猷. 现代肿瘤学. 第 2 版. 上海:上海医科大学出版社,2000:24.

[46] 李慎菁,满晓波,王红阳,等. gpc3/mxr7 基因在原发性肝癌及其他肿瘤组织中的表达. 中华肝胆外科杂志,2004,10(1):35-37.

[47] Yuan H,Yingyan Y,Lishun W,et al. IPO-38 is Identified as a novel serum biomarker of gastric cancer

based on clinical proteomics technology. J Proteom Res,2008,7(9):3668-3677.

[48] Corless CL,Ballman KV,Antonescu C,et al. Relation of tumor pathologic and molecular features to outcome after surgical resection of localized primary gastrointestinal stromal tumor(GIST):results of the intergroup phase Ⅲ trial ACOSOC Z9001(abstract 10006). J Clin Oncol,2010,28(suppl):15.

[49] Liegl B,Hornick Jl,Lazar AJ,et al. Contemporary pathology of gastrointestinal stromal tumors. Hematol Oncol Clin North Am,2009,23(1):49-68.

[50] Bang Yj,van Cutsem E,Feyereislova A,et al. Trastuzumab in combination with chemotherapy versus chemotherapy alone for treatment of HER-2-positive advanced gastric orgastro-oesophageal junction cancer(ToGA):a phase 3 open-label,randomized controlled trial. Lancet,2010,376(9742):687-697.

[51] Kang YK,Ohtsu A,van Cutsem E,et al. AVAGAST:A randomized,double-blind,placebo-controlled, phase Ⅲ study offirst-line capecitabine and cisplatin plus bevacizumab or placebo in patients with advanced gastric cancer(AGC). J Clin Oncol,2010,28:18.

[52] 韩英,盛剑秋. 1994-2012 China Academic Journal Electronic Publishing. House. http://www. cnki. net.

[53] 吕有勇,陈凤. 肿瘤全基因组变异分析的意义评述. 诊断学理论与实践,2009,8(1):1-5.

[54] 黄敏. 转化医学与医院科研管理. 医学与哲学:人文社会医学版,2011,32(7):6-9.

第二篇

肿瘤基因与分子靶向治疗篇

第一章

恶性淋巴瘤的靶向治疗

恶性淋巴瘤指原发于淋巴结或其他淋巴组织的恶性肿瘤，是我国常见的十大恶性肿瘤之一。淋巴癌按其细胞成分的不同可分为霍奇金淋巴瘤和非霍奇金淋巴瘤两大类。其中非霍奇金淋巴瘤在我国较为常见，且以中高度恶性为主。传统化疗是治疗淋巴瘤的有效手段，但因细胞毒药物普遍缺乏针对性，在杀灭肿瘤细胞的同时损害正常细胞或组织。增加化疗强度虽能缩小肿块，提高缓解率，却无益于延长患者生存期。当前，随着对肿瘤分子生物学研究的深入，尤其是随着对分子信号通路调控肿瘤细胞增殖等生物学行为的不断了解，针对特异性靶点而设计的分子靶向治疗药物的应用使恶性肿瘤治疗取得了革命性的进展。靶向治疗能有针对性、更有效地杀灭淋巴瘤细胞或抑制其增殖，可以降低放化疗带给机体的毒副作用和感染发生率，提高放化疗的疗效，同时预防肿瘤的复发和转移，是继手术放化疗之后的第四种肿瘤治疗模式。临床上主要应用和正在进行研究的治疗恶性淋巴瘤的分子靶向药物种类繁多，本文将重点综述以下几种比较成熟的靶向药物。

一、单克隆抗体的靶向治疗

1. 抗 CD20 单克隆抗体　CD20 抗原是淋巴瘤良好的免疫治疗靶点，仅存在于恶性 B 细胞和成熟的 B 淋巴细胞。美罗华(rituximab)是第一个应用于临床，并且是研究最为广泛和深入的人源化抗 CD20 单克隆抗体。美罗华与 B 细胞淋巴瘤细胞膜表面的 CD20 抗原特异性结合，通过补体依赖的细胞毒性作用(CDC)和抗体依赖的细胞毒性作用(ADCC)发挥抗肿瘤作用。

目前，美罗华在临床上广泛应用于慢性淋巴细胞白血病/小淋巴细胞淋巴瘤(CLL/SLL)、滤泡淋巴瘤(FL)、弥漫大 B 细胞淋巴瘤(DLBCL)、套细胞淋巴瘤(MCL)和部分高度侵袭性 B 细胞淋巴瘤的治疗。其中包括一线诱导化疗、巩固、治疗、解救治疗以及造血干细胞移植。在早期临床研究中，美罗华首先被证明在复发或耐药的低度恶性 B 细胞来源的非霍奇金淋巴瘤治疗中的疗效和安全性[1]。该项研究中 151 例可评价病例接受美罗华 375mg/m^2，每周 1 次，连续 4 周，客观有效率(ORR)50%，完全缓解(complete remission, CR)6%，中位进展时间(TTP)13.1 个月，其中滤泡性非霍奇金淋巴瘤(NHL)疗效优于 SLL。

对于初治的低度恶性淋巴瘤，美罗华的单药有效率 50%～70%，维持治疗可进一步提高疗效。美罗华在 FL 维持治疗中的地位，随着多项前瞻性的大宗、随机临床研究结果的公布呈现逐渐上升的趋势。无论是二线还是一线治疗后的维持治疗，美罗华都为患者带来了良好的生存获益且毒性可耐受。2005 年 SAKK35/98 临床研究[2]证实：对于初治或复发难治的 FL 患者，美罗华诱导缓解后继续给予维持治疗显著延长无事件生存(event free survival，EFS)(23 个月 vs12 个月，P＝0.02)，并且维持治疗组达到 ORR 的患者明显高于再治疗组(67％ vs 46％，P＝0.01)。

在 Ghielmini 的随机对照研究[2]中，共收治 202 例初治滤泡性 NHL，美罗华 375mg/m^2，每周 1 次，连续 4 周，之后随机分为对照组和维持组，维持组于第 3、5、7、9 个月时给予美罗华 375mg/m^2 1 次。两组的中位无事件生存期分别为 13.4 个月和 22.4 个月($P<0.05$)。在给予美罗华后 12 周仍缓解的患者中，随访 12 个月时维持组 80％仍缓解，而对照组仅 57％。2010 年 ASCO 公布的大型、Ⅲ期随机临床研究-PRIA 研究，入组了 1217 例初治的 FL 患者，目的亦是探讨美罗华一线维持治疗的作用。结果同样显示美罗华维持治疗具有生存优势，并且能够显著降低疾病进展风险 50％。此外，最新欧洲多中心 RICOVER-60Ⅲ期结果表明，6～8 次美罗华，加 6 次双周化疗，是大于 60 岁 DLBCL 的新的标准方案[3]。因此，美罗华已成为治疗滤泡型和弥漫大 B-NHL 的标准治疗方法。另外美罗华与含蒽环类或含氟达拉滨的方案合用，有效率高达 90％～100％，部分患者达到分子水平缓解。

随后进行的大量临床研究提示，美罗华单药或联合 CHOP、EPOCH、ICE、TT、CEMOX 等方案在低度恶性 NHL、侵袭性 NHL 的一线、二线治疗或维持治疗中均能明显提高 ORR，延长疾病进展时间(TTP)、无疾病生存时间(PFS)及总生存期(OS)[4-6]。

另外有研究表明 CD20 抗原 C 末端胞质区点突变者可减少 CD20 的表达，而跨膜区点突变者则可增加 CD20 的表达，因此诊断时分析 CD20 的点突变可预测患者对美罗华的治疗反应[7]。此外，2005 美国 ASH 会议上有报道：FL 效应细胞上表达 FcγRⅢa(V/V)和FcγRⅡa(H/H)基因型者，对美罗华治疗的有效率提高；而表达 FcγRⅢa(V/F 和 F/F)和 FcγRⅡa(H/R 和 R/R)者对美罗华治疗效果欠佳或缓解期短。利用工程技术将 Fc 段改构的新型的 CD20 单抗比美罗华可更有效地与效应细胞上 FcγR 结合，即使是上述低亲和力的 FcγR 基因型的患者，其治疗也有效，值得关注[8]。

美罗华与其他免疫调节剂联合应用，可能会产生协同作用，例如干扰素、GM-CSF，临床前研究提示干扰素可上调 CD20 表达从而提高美罗华的抗瘤活性。GM-CSF 可通过上调 FcⅡa和 FcⅢa 受体、增强 ADCC 中效应细胞的杀伤作用而提高美罗华的抗瘤作用。此外，初步研究发现 IL-2 和 IL-12 等细胞因子与美罗华有协同作用。

近来，有关变异或改构的 CD20 单抗药物治疗复发耐药的 NHL 亦有报道。ofatumumab(arzerra)是新一代抗 CD20 的单克隆抗体，也称为第二代美罗华，它比 rituximab 的抗肿瘤活性更强。与 rituximab 相似，能够与正常和恶性 B 淋巴细胞表面的 CD20 抗原结合，同时 ofatumumab 又具有更高的激活补体级联反应和杀死瘤 B 细胞的能力。2009 年 ofatumumab 先后被美国及欧洲批准治疗对氟达拉滨和阿仑单抗耐药的复发/难治的 CLL。Coiffier B 等首先在 BLOOD 发表了 ofatumumab 治疗复发/难治的 CLL 的Ⅰ～Ⅱ临床研究结果，亦证明其安全有效[9,10]。同时 Hagenbeek A 等也证实了 ofatumumab 在复发的FL 患者中应用的安全性和有效性[11]。目前 ofatumumab 已经获得美国药监局批准上市，并在欧美进行Ⅲ期临床研究治疗弥漫大 B 细胞淋巴瘤和滤泡性淋巴瘤等。

另外一项新型的抗 CD20 的单克隆抗体 ocrelizumab，是一种人源化的抗 CD20 的单抗。

与 rituximab 不同的是 ocrelizumab 与 CD20 抗原的胞外区结合后,可使 ADCC 增加 2～5 倍,使 CDC 降低 3～5 倍,可能减少输注综合征的发生[12]。ocrelizumab 的 I/II 期临床研究提示,对于 rituximab 治疗后复发的 FL 患者,接受 ocrelizumab 治疗仍然有效[13]。这项 I/II 期临床研究共入组 47 例 rituximab 治疗后复发的 FL 患者,分别接受了 200、375 和 750mg/m^2 的 ocrelizumab 治疗,ORR 为 38%,3/4 度毒性发生率 9%,1/2 度毒性发生 74%(均为输液时的相关不良反应),与 rituximab 相似但更轻微,中位 PFS 11.4 个月。

GA101(obinutuzumab,阿托珠单抗)是第三代人源化的抗 CD20 的单抗药物,也称为第三代美罗华,是首个进入临床研究阶段的糖化的人源化抗 CD20 单克隆抗体。与 rituximab 相比,具有更高的亲和力和 ADCC 作用,抗肿瘤活性更强。近期研究发现,本品对 NHL 和 CLL 细胞的抑制活性强于 rituximab。早期临床研究显示:本品在复发性/难治性以及进展期 NHL、CLL 患者中有显著的总体应答率,且耐受性良好。目前 obinutuzumab 已经在欧美进行Ⅲ期临床研究,即将被批准上市。

2. CD22 单克隆抗体 CD22 存在于所有 B 淋巴细胞,但仅表达于成熟 B 细胞表面,是 B 细胞生长和成熟的关键因子。滤泡性淋巴瘤、套细胞淋巴瘤和边缘区 B 细胞淋巴瘤高表达 CD22。抗 CD22 与 CD22 结合后迅速内在化,因此抗体与毒素或放射核素偶联后具有抗淋巴瘤活性。依帕珠单抗(epratuzumab)是抗 B 细胞抗原 CD22 的人源化单克隆抗体。epratuzumab 治疗复发、难治 NHL 的I/II期临床试验已证实,剂量为 360mg/m^2 和 480mg/m^2 时,有效率为 43%和 27%,有效患者的中位 TTP 为 23.7 个月。epratuzumab 剂量分别为 240mg/m^2、360mg/m^2 和 600mg/m^2 时,弥漫大细胞淋巴瘤的有效率为 33%、15%和 20%,TTP 8.1 个月[14,15]。epratuzumab 与 rituximab 联用可提高抗 CD20 单抗的抗肿瘤活性。

3. CD52 单克隆抗体 CD52 表达于不同分化阶段的淋巴细胞,以及单核、巨噬和嗜酸性粒细胞。T-PLL(T-cellprolymphocytic leukemia)表达 CD52 水平最高,其次为 B-CLL,正常 B 细胞 CD52 表达水平较低。alemtuzumab(阿仑单抗,Campath-1H)为人源性 anti-CD52 单抗。临床上用于治疗 B、T 细胞性 NHL,异基因造血干细胞移植中,alemtuzumab 预防和控制移植物排斥反应和 GVHD 的发生。一项前瞻性临床研究,采用 aletuzumab 联合 CHOP 方案(8 周期 CHOP-C)治疗 24 例 PTCL 患者,CR 71%。中位随访 16 个月时,14 例患者仍然存活,9 例因疾病进展死亡,1 例在保持 CR 的第 198 天左右因肺部感染死亡,全组中位缓解时间 11 个月[16]。2008 年 NCCN 指南推荐抗 CD52 单抗单药治疗复发性外周 T 细胞淋巴瘤。

alemtuzumab 在 B-NHL 中研究相对较多的是针对低度恶性 CLL 的治疗。在慢性淋巴细胞白血病(CLL)和小淋巴细胞淋巴瘤(SLL)治疗中,抗 CD52 单抗优于抗 CD20 单抗,其临床地位得到进一步巩固。与化疗不同的是 alemtuzumab 可克服 VH 突变状态、TP53 突变、17p-和 11q-对 CLL 患者预后的不良影响。目前有多个研究评价 anti-CD52 一线治疗 B-CLL 的地位以及与美罗华或化疗联合治疗初治或复发性 B-CLL。FDA 已批准 alemtuzumab 作为氟达拉滨耐药的 CLL 的一线治疗,可单独使用。alemtuzumab 单独用于 CLL 疗效优于瘤可宁等化疗药。alemtuzumab 的毒性较大,应非常重视机会菌感染。

alemtuzumab 可清除化疗后残留病灶,并获得分子学缓解。41 例化疗后仍有残留病灶的 B-CLL 患者给予 alemtuzumab10mg 或 30mg,每周 3 次,连续 4 周。有效率分别为 39% 和 56%,38%的患者获得分子学缓解。中位 TTP 超过 18 个月[17]。alemtuzumab 对 T-PLL

和 T-NHL 亦有效。

4. **galiximab（IDEC-144，加利昔单抗）**　galiximab（IDEC-144）是一种猴源性的、抗 CD80（B7-1）IgG1 的单克隆抗体，与 CD80（B7.1）有高亲和力，通过抗体依赖细胞毒（ADCC）作用能诱导与 CD80 结合的细胞死亡。CD80 主要在立-斯（Reed-Sternberg）细胞中表达，在正常活化 B 细胞、抗原呈递细胞和 T 细胞中也可以表达。第 46 届美国临床肿瘤学会（ASCO）年会上，报道了抗 CD80 单克隆抗体加利昔单抗（galiximab）治疗复发性 HL 的一项Ⅱ期临床研究（CALGB 50602）的最终结果。研究结果显示加利昔单抗耐受性良好，3～4 级非血液学毒性包括低磷血症（3 例）、血清天冬氨酸转氨酶/丙氨酸转氨酶升高（2 例）和感染（2 例）。研究者认为，尽管加利昔单抗耐受性良好，但对已经过多线治疗的复发 HL 患者疗效甚微。

5. **其他单克隆抗体**　抗 HLA-DR 人源化单抗 apolizumab（Huld10）在Ⅰ期临床试验中；抗 CD19 单抗（HD37-dgRTA）、抗 CD23 单抗（IDEC-152）也已相继进入临床研究。已有少量报道 anti-CD3（visiluzumab）和 anti-CD2（siplizumab；MEDI-507）试用于治疗 T 细胞恶性肿瘤及预防和控制 GVHD 的研究。

6. **抗血管内皮生长因子受体单克隆抗体**　bevacizumab（贝伐珠单抗，avastin）是已经被批准上市的人鼠嵌合型抗血管内皮生长因子（VEGF）的单克隆抗体，在临床与常规化疗联合用于治疗转移性结直肠癌、非小细胞肺癌、乳腺癌取得了有效率的提高及生存获益。Wang 等研究表面 NHL 患者血 BEGF 高表达，且治疗前血 BEGF 水平与治疗反应和总生存率有关；治疗达完全缓解的患者的血 BEGF 水平明显下降，并且在治疗最初 3 周内血 BEGF 下降水平可作为临床治疗是否有效的独立预测指标。在 Stopeck 研究中，发现 avastin 单药治疗复发侵袭性 DLBCL 温和有效。Ganjoo 等研究证明以 avastin 联合 R-CHOP 治疗 NHL 安全有效，该研究还显示血浆 VEGF-A 水平和对治疗的反应边缘相关；avastin 和 rituimab 的血药浓度不受联合治疗的影响，患者多能耐受联合治疗的毒性反应[18]。

二、其他新型药物

1. **蛋白酶体抑制剂（proteasome inhibitors）**　蛋白酶体在细胞周期调控中起重要作用，因而成为抗肿瘤治疗的靶点之一。velcade（bortezomib，硼替佐米）是 FDA 批准的第一个已供临床应用的蛋白酶体抑制剂，对肿瘤细胞的作用是通过抑制蛋白酶体对一系列蛋白（如 p53 蛋白、NF-kB、CDK 抑制蛋白等）的降解发挥抗肿瘤作用。临床前研究显示 velcade 抑制多种 B 细胞性恶性肿瘤（如多发性骨髓瘤、弥漫大 B 细胞性 NHL、套细胞性 NHL、HD 等）的蛋白酶体活性，促进细胞凋亡，增加肿瘤细胞对化疗和放疗的敏感性[19-22]。bortezomib 对 MCL 过度表达的 NF-κB 有抑制作用。根据美国 M. D. Anderson 肿瘤中心 A. Goy 报道，bortezomib 单药治疗复发/耐药套细胞 NHL25 例，21 例可评价疗效，有效率 52.3%（11/21），CR＋CRu4 例，作者认为该药对套细胞淋巴瘤有很高活性。2009 年 1 月 9 日 SFDA 批准硼替佐米二线治疗 MCL。bortezomib 在 DLBCL 治疗中的疗效评价各项研究结论不一，有待进一步验证。velcade 联合化疗正成为目前国际研究的热点，有研究[23,24]表明 velcade 与脂质体阿霉素及嘌呤腺苷类似物（如氟达拉滨）、美罗华的联合使用对于增强化疗的效果，降低化疗的毒副作用起着一定的作用。

2. **哺乳动物雷帕霉素靶蛋白（mTOR）抑制剂**　mTOR 是一种非典型丝氨酸/苏氨酸蛋

白激酶，在细胞的生长、分化、增殖、迁移和存活上起重要的作用。mTOR 信号传递通路的上调可引起多种恶性肿瘤。mTOR 的特异性抑制剂雷帕霉素及其衍生物 CCI-779 能抑制 mTOR 的功能，引起细胞凋亡。目前包括 temsirolimus（TEMSH）、everolimus（RAD001）在内的大多数 mTOR 抑制剂均处于临床研究阶段。雷帕霉素类似物 CCI-779 是一种人源激酶的抑制剂，通过 FkBP（Fk506 结合蛋白）12 结合形成复合体，阻断 mTOR 的活性，来抑制信号传递通路，使细胞被抑制在 G1 期。2007 年欧洲血液病学会（EHA）年会报道，一种雷帕霉素靶蛋白抑制剂 temsirolimus 单药治疗 27 例复发耐药 MCL 患者，有效率为 41%，疾病进展时间为 5.5 个月，缓解有效维持时间为 6.2 个月，值得关注。2008 年 ASCO 年会报道，该药治疗 56 例多次复发的非 MCL 的 NHL 患者，有效率为 46%，其中以 FL 疗效较好。同类药 Everolimus 治疗 19 例复发难治霍奇金淋巴瘤患者，有效率 47%，中位 TTP 7.2 个月[25]。

3. **组蛋白去乙酰化酶抑制剂**（histone deacetylase inhibitors，HDACi）　肿瘤的发生发展与基因的异常表达息息相关，染色质的组蛋白乙酰化和去乙酰化过程是调节基因表达的重要环节之一。研究表明，通过抑制 HDAC 的活性可以调节肿瘤的基因表达、抑制血管生成、阻断细胞周期、促进细胞凋亡和分化[26,27]。vorinostat（zolina，伏瑞斯特）于 2006 年由 FDA 批准用于治疗持续、恶化或在用其他药治疗期间或之后复发的皮肤 T 细胞淋巴瘤（CTCL），ORR 接近 30%，中位 PFS4.2～8 个月[28-30]。而 Crump 等发现其在复发性 DL-BCL 中疗效有限。同类药物西达本胺（chidamide，CS055）为我国自主开发的新型分子靶向抗肿瘤药物——“亚型选择性组蛋白去乙酰化酶抑制剂”，用于淋巴瘤、实体肿瘤和其他血液系统肿瘤治疗。西达本胺的Ⅰ期临床研究已完成，其安全性和初步疗效已得到初步证实。panobinostat（LBH589，PAN）是另一种组蛋白去乙酰化酶抑制剂，M.D. Anderson 癌症中心的Ⅱ期临床研究评价了 panobinostat 对已接受自体干细胞移植（AHSCT）的复发、耐药性 HL 患者的疗效。该研究证实，PAN 耐受性良好，对经反复治疗的 HL 患者初步显示了良好的疗效。

4. **denileukin diftitox（白介素-2 融合毒素，ONTAK）**　denileukin diftitox 为包含白喉毒素活性域和 IL-2 蛋白的融合蛋白，与表达 IL-2 受体的细胞具有高亲和力。50%～60%的皮肤 T 细胞淋巴瘤（CTCL）表达 IL-2 受体。Ⅰ期临床试验中 35 例 CTCL 的有效率 37%，完全缓解（CR）率 14%。主要不良反应为输液反应和毛细血管渗漏综合征。加用皮质激素能提高疗效和降低毒性。目前，ONTAK 已经被美国 FDA 批准用于治疗皮肤性 T 细胞白血病的患者。ONTAK 对复发 NHL 有一定效果[31]。

5. **叶酸代谢拮抗剂**　pralatrexate 是一种新型叶酸代谢拮抗剂，与Ⅰ型还原型叶酸载体具有高亲和性。多项临床试验显示 pralatrexate 对于治疗外周 T 细胞淋巴瘤具有好的抗瘤活性。目前 FDA 已批准 pralatrexate 用于治疗难治性外周 T 细胞淋巴瘤[32]。

三、放射免疫治疗

NHL 对放疗高度敏感，单克隆抗体对肿瘤细胞特异性结合，使放射免疫治疗（RIT）成为 NHL 的理想疗法。通过与抗体偶联的放射性核素释放的射线损伤靶细胞及靶细胞周围未表达靶抗原的细胞（旁观者效应），达到治疗淋巴瘤的作用。最常用的放射性核素为碘 131（^{131}I）和钇 90（^{90}Y），二者均释放 β 射线。^{90}Y 释放的射线能量较 ^{131}I 高 5 倍，射程长。^{90}Y

仅释放极少量γ射线，因此可用于门诊患者。^{131}I同时释放γ射线，因此对抗体-核素偶合物在体内的定位具有成像作用。最常用的放射免疫偶合物是bexxar和zevalin。此外，尚有报道钇90-抗CD22抗体（^{90}Y-Epratuzumab）。

1. I^{131}-抗CD20抗体（tositumomab，bexxar，托西莫单抗） tositumomab是IgG2a鼠抗体。首次Ⅰ/Ⅱ期试验由美国密歇根大学进行，57例低度恶性、转化性和初治的中度恶性淋巴瘤患者接受单剂bexxar治疗，20例CR，22例部分缓解（PR）。中位CR持续时间20个月，7例患者持续CR 3～5.7年。随后确定放射剂量的Ⅱ期临床试验中45例低度恶性或转化型淋巴瘤患者接受75cGy的tositumomab总有效率57%，CR率32%，中位CR时间20个月。血液学毒性为主要毒性。11%患者血小板低于10×10^9/L，4%患者ANC低于0.1×10^9/L。

bexxar用于治疗低度恶性淋巴瘤，有效率达97%，CR率63%（48/68），PFS 68%。血液学毒性轻微。bexxar于2003年6月被美国FDA批准上市用于分化低的非霍奇金淋巴瘤。

2. 钇90-抗CD20抗体（tbritumomab tiuxetan，zevalin） zevalin是世界上第一个放射性标记的单克隆抗体，美罗华耐药的NHL，使用zevalin治疗仍然有效。Gordon等报道在rituximab治疗失败的患者，应用zevalin仍然可以达到46%有效率。57例滤泡性NHL经美罗华治疗失败后给予zevalin，有效率达74%（CR 15%，PR 59%），中位TTF 6.8个月。和baxxar相似，Ⅲ期随机对照研究显示，治疗复发低度恶性NHL，zevalin的有效率和有效维持时间优于rituximab[33]。zevalin亦试用自体造血干细胞移植代替TBI，初步结果显示能增强预处理方案的强度而不增加移植相关毒性[34]。zevalin于2002年在美国上市，被批准用于难治复发B细胞非霍奇金淋巴瘤的治疗。2008年ASCO年会报道，采用^{90}Y-抗CD22抗体，治疗FL（31例）、MCL（14例）、DLBCL（10例）和MCL（3例）患者的有效率分别为71%、50%、30%和100%。zevalin结合了单克隆抗体出色的靶向性和放射性同位素强大的放射治疗作用，因此可以最大程度地杀灭肿瘤细胞。

随着各种新的不同作用机制的分子靶向药物面世，靶向治疗正在融入淋巴瘤患者的治疗之中，使得淋巴瘤整体治疗水平有了突破性的飞跃。理论上讲，与传统细胞毒药物相比较，靶向治疗药物能够针对肿瘤细胞特异性的靶点，在增强抗肿瘤活性的同时，减少对正常细胞的毒副作用。但是，迄今尚未发现肿瘤细胞和正常细胞具有最本质并可利用的差别，因此靶向治疗只是一个相对的、理想化的概念。靶向药物和常规化疗药物的有机结合才是治疗恶性淋巴瘤的基本策略。我们相信，随着生物工程技术的发展，将会有更多的针对不同靶点的新药应用于淋巴瘤的治疗，淋巴瘤治愈率会不断提高。

（黄然欣）

参考文献

[1] McLaughlin P，Grillo-Lopez AJ，Link BK，et al. Rituximab chimeric anti-CD20 monoclonal antibody therapy for relapsed indolent lymphoma：half of patients respond to a four-dose treatment program. J Clin Oncol，1998，16(8)：2825-2833.

[2] Ghielmini M，Schmitz SF，Cogliatti SB，et al. Prolonged treatment with rituximab in patients with follicular lymphoma significantly increases event free survival and response duration compared with the standard weekly x 4 schedule. Blood，2004 ，103(12)：4416-4423.

[3] M. G. Pfreundschuh，L. Tr¨1 mper，D. Ma，et al. Randomized intergroup trial of first line treatment for

patients ≤ 60 years with diffuse large B-cell non-Hodgkin's lymphoma(DLBCL) with a CHOP-like regimen with or without the anti-CD20 antibody rituximab-early stopping after the first interim analysis. 2004ASCO, Abstract No:650.

[4] Coiffier B, Lepage E, Briere J, et al. CHOP chemotherapy plus rituximab compared with CHOP alone in elderly patients with diffuse large B-cell lymphoma. N Eng l JM ed, 2002, 346(4):235-242.

[5] Hansworth JD, Litchy S, Burriha, RD, et al. Rituximab as first line and maintenance therapy for patients with indolent non-Hodgkin's lymphoma. J Clin Oncol, 2002, 20(20):4261-4267.

[6] Pfreundschuh M, Trumper L, Osterborg A, et al. CHOP-like chemotherapy plus rituximab versus CHOP like chemotherapy alone in young patients with good prognosis diffuse large B-cell lymphoma: a randomised controlled trial by the Mab Thera International Trial(MIn T)Group. Lancet Oncol, 2006, 7(5):379-391.

[7] Y. Terui, Y. Mishima, Y. Mishima, et al. Point mutation of C-terminal region of CD20 molecule predicts rituximab-induced complement-dependent cytotoxicity and clinical response to rituximab in non-Hodgkin's lymphoma. Journal of Clinical Oncology, 2006 ASCO Annual Meeting Proceedings Part I. Vol 24, No. 18S(June 20 Supplement), 2006:7563.

[8] Wen-Kai Weng, Jeffrey Stavenhagen, Scott Koenig, et al. Rituximab Variants with Re-Engineered Fc with Higher Affinity to Activating FcγR Eliminate the Functional Difference between FcγR Genotypes. Session Type: Oral Session. 2005 ASH abstract 347.

[9] Bertrand C, Sterhane L, Larsmller P, et al. Safety and efficacy of ofatumumab, a fully human monoclonal anti-CD20 antibody in patients with relapsed or refractory B cell chronic lymphocytic leukemia: a phase 1-2 study. Blood, 2008, 111(3):1094-1100.

[10] Coiffier B, Losicn, Rnn BB, et al. Pharmacokinetics and pharacokinetic/pharacodynamic associations of ofatumumab, a human monoclonal CD20 antibody, in patients w ith relapsed or refractory chronic lymphocytic leukemia a phase 1-2 study. Br J Haematol, 2010, 150(1):58-71..

[11] Hagen Beek A, Gadeberg O, John Son P, etal. First clinical use of ofatumumab, a novel fully human anti-CD20 monoclonal antibody in relapsed or refractory follicular lymphoma: results of a phase 1/2 trial. Blood, 2008, 111(12):5486-5495.

[12] Morschhauser F, Marlton P, Vitolo U, et al. interim results of a phase Ⅰ/Ⅱ study of ocrelizum, a new humanized anti-CD20 antibody in patients with relapsed/refractory follicular non-Hodgkin's lymphoma. ASH Annual meeting Abstracts, 2007, 110(11):645.

[13] Morschhauser F, Marlton P, Vitolo U, et al. Results of a phase Ⅰ/Ⅱ study of ocrel izumab, a fully humanized anti-CD20 mAb, in patients with relapsed/refractory follicular lymphoma. Ann Oncol, 2010, 21(9):1870-1876.

[14] Leonard JP, Coleman M, Ketas J, et al. Phase Ⅰ/Ⅱ trial of epratuzuab(humanized anti-CD22 antibody)in indolent non-Hodgkin's lymphoma. J Clin Oncol, 2003, 21(16):3051-3059.

[15] Leonard JP, Coleman M, Ketas J, et al. Epratuzumab, a humanized anti-CD22 antibody, in aggressive non-Hodgkin's lymphoma: phase Ⅰ/Ⅱ clinical trial results. Clin Cancer Res, 2004, 10:5327-5334.

[16] Gallamnia, Zajvf, Pattic, et al. Alemtuzumab(Campath-1H) and CHOP chemotherapy as first line treatment of peripheral T cell lymphoma results of a GITIL(Gruppo Italiano Terapie Innovative nei Linfomi) prospective multicenter trial. Blood, 2007, 110(7):2316-2323.

[17] O'Brien SM, Kantarjian HM, Thomas DA, et al. Alemtuzumab as treatment for residual disease after chemotherapy in patients with chronic lymphocytic leukemia. Cancer, 2003, 98(12):2657-2663.

[18] Ganjoo KN, An CS, Roberton MJ, et al. Rituimab, bevacizumab and CHOP(RA-CHOP) in untreated dif-

fuse large B-cell lymphoma: safety, biomarker and pharmacokinetic analysis. Leuk Lymphoma, 2006, 47: 998-1005.

[19] Hieshia T, Richardson P, Chauhan D, et al. The proteasome inhibitor PS-341 inhibits growth and induce apoptosis and overcomes drug resistance in human multiple myeloma cells. Cancer Res, 2001, 61(7): 3071-3076.

[20] Adams J, ELL I, DTT PJ. New agents in cancer clinical trials.. Oncogene, 2000, 19(56): 6687-6692.

[21] Tan C, Waldmann TA. Proteasome inhibitor PS-341 a potential therapeutic agent for adult T cell leukemia. Cancer Res, 2002, 62(4): 1083-1086.

[22] Chauhan D, LIG, Shringarpure R, et al. Blockade of Hsp27 overcomes Bortezomib/proteasome inhibitor PS-341 resistance in lymphoma cells. Cancer Res, 2003, 63(19): 6174-6177.

[23] Katodritou E, Kartsios C, Gastari V, et al. Successful treatment of gastric plasmacytoma with the combination of bortezomib and dexamethasone: First reported case. Leuk Res, 2008, 32(2): 339-341.

[24] Dunleavy K, Janik J, Gea-Banacloche J, et al. Phase Ⅰ/Ⅱ study of bortezomib alone and bortezomib in patients with dose-adjusted EPOCH chemotherapy in relapsed or refractory aggressive B-cell lymphoma. Blood(AsH Annual MeetingAb Abstracts), 2004, 104(9): 1385-1392.

[25] Johnston PB, Inward DJ, Colgan JP, et al. A phase Ⅱ trial of the oral mTOR inhibitor everolimus in relapsed Hodgkin lymphoma. Am J Tematol, 85(5): 320-324.

[26] Minucci S, Pelicci PG. Histone deacetylase inhibitors and the promise of epigenetic(and more) treatments for cancer. N at Rev Cancer, 2006, 6(1): 38-51.

[27] Dokm Anovim, Clarke C, Marks PA. Histone deacetylase inhibitors overview and perspectives. Mol Cancer Res, 2007, 5(10): 981-989.

[28] Olsen EA, Kim YH, Kuzel TM, et al. Phase Ⅱb multicenter trial of vorinostat in patients with persistent progressive or treatment refractory cutaneous T cell lymphoma. J Clin Oncol, 2007, 25(21): 3109-3115.

[29] Duvic M, Talpur R, Ni X, et al. Phase 2 trial of oral vorinostat(suberoylan ilide hydroxamic acid SAHA) for refractory cutaneous T cell lymphoma(CTCL). Blood, 2007, 109(1): 31-39.

[30] Mark PA. Discovery and development of SAHA as an anticancer agent. Oncogene, 2007, 26(9): 1351-1356.

[31] Nam H. Dang, Fredrick B. Hagemeister, Luis Fayad, et al. Analysis of a Phase Ⅱ Study of denileukin diftitox(ONTAK) for B and T-Cell Non-Hodgkin's Lymphoma. J Clin Oncol, 2004, 22(20): 4095-4102.

[32] O'Conner OA, Horwitz S, Hamlin P, et al. Phase Ⅱ-I-Ⅱ study of two different doses and schedules of pralatrexate, a high-affinity substrate for the reduced folate carrier, in patients with relapsed or refractory lymphoma reveal marked activity in T-cell malignancies. J Clin Oncol, 2009, 27(26): 4357-4364.

[33] Witzig TE, Gordon LI, Cabanillas F, et al. Randomized controlled trial of yttrium-90-labeled ibritumomab tiuxetan radioimmunotherapy versus rituximab immunotherapy for patients with relapsed or refractory low-grade, follicular, or transformed B-cell non-Hodgkin's lymphoma. J Clin Oncol, 2002, 20(10): 2453-2463.

[34] A. Nademanee, S. J. Forman, A. Molina, et al. High-dose radioimmunotherapy with yttrium 90(^{90}Y) ibritumomab tiuxetan with high-dose etoposide(VP-16) and cyclophosphamide(CY) followed by autologous hematopoietic cell transplant (AHCT) for poor-risk or relapsed B-cell non-Hodgkin's lymphoma (NHL): Update of a phase Ⅰ/Ⅱ trial. 2004ASCO, Abstract No: 6504.

第二章

肾癌的靶向药物治疗进展

肾癌也称肾细胞癌(renal cell carcinoma,RCC)或肾腺癌,占肾肿瘤的85%~90%,是一种起源于肾小管上皮细胞的恶性肿瘤,是成年人原发性肾肿瘤中最常见的类型。我国RCC的发病率位居泌尿系肿瘤第二位。肾癌临床病理类型主要有透明细胞癌、乳头状肾细胞癌、嫌色细胞癌等亚型,其中以透明细胞癌最常见,占肾癌的80%~85%[1]。临床上依据肾癌发展程度分为局限性肾癌(20%~30%)、局部进展性肾癌(约25%)和转移性肾癌(25%~30%)[2]。手术可治愈大部分早期肾癌患者,但术后仍有40%最终将出现复发,死于肿瘤进展,而且转移性肾癌患者5年总存活率仅为5%~10%,因此复发性肾癌及转移性肾癌的临床治疗目标是延长患者生存时间、改善患者生活质量[3]。

研究认为,肾癌细胞存在多耐药基因,传统化疗药物治疗转移性肾癌疗效不佳,高剂量的白细胞介素2或α-干扰素缓解率低,毒性大[4]。随着对肾癌细胞发生机制研究的深入,靶向药物逐步应用于肾癌治疗。2005年底美国FDA批准索拉非尼用于晚期肾癌的治疗,标志肾癌靶向治疗时代的到来[5],2006年起美国国立综合癌症网络(NCCN)、欧洲泌尿科学会(EAU)制定的肾癌诊治指南都推荐分子靶向治疗药物(索拉非尼、舒尼替尼、替西罗莫司、贝伐单抗联合干扰素-α、帕唑帕尼、依维莫司)作为转移性肾癌主要的一、二线治疗用药[6]。

针对肿瘤相关靶分子的特异制剂或药物高效、低毒。临床研究发现,肾癌靶向治疗可延长患者的无疾病进展生存时间(progression free survival,PFS),并改善患者的生活质量[7]。目前主要分为两类:VEGF/VEGFR抑制药和mTOR抑制药。VEGF/VEGFR抑制药包括索拉非尼、舒尼替尼、帕唑帕尼、阿西替尼,主要通过抑制肿瘤血管形成而发挥抗肿瘤作用;mTOR抑制药包括替西罗莫司和依维莫司,主要通过抑制与肿瘤细胞增殖相关的信号转导通路上的mTORC1而达到抑制肿瘤细胞增殖、促进凋亡的作用。

本文力求对肾癌的治疗相关分子生物学机制及通路回顾,对临床肾癌靶向药物及重要临床试验进展进行总结归纳,对广大医学工作者提供帮助。

一、肾癌相关分子生物学

1. VHL基因 VHL基因得名于VHL病(Von Hippel-Lindau's disease)。VHL病为一种常染色体显性遗传的家族性肿瘤综合征,涉及多个系统,包括肾癌、中枢神经系统和视网膜的成血管细胞瘤、肾上腺嗜铬细胞瘤等,其中肾癌发生率高达28%~45%[8]。VHL综合征患者均发现VHL基因中1个等位基因种系突变,另外1个VHL等位基因或染色体失活或丢失(包括突变、重排、甲基化和野生型VHL等位基因杂合性缺失等),这是导致VHL综合征遗传性肾癌的根本原因[9];同时,大多数散发性肾透明细胞癌患者散发肾细胞癌中也有70%发生VHL基因突变或高甲基化抑制,存在隐性突变现象或其他遗传机制,导致VHL基因两个等位基因全部失活[10],与散发性肾癌发生、发展密切相关。

1993年Lalif等成功地克隆出VHL基因。VHL基因是一种抑癌基因,编码产生VHL蛋白。VHL蛋白可与转录延长因子B-C(Elongin B-C)复合物、缺氧诱导因子1α(HIF-1α)等底物分子相连[11],主要功能为介导体内多种蛋白的降解。如:VHL蛋白通过介导HIF-1降解,从而抑制血管内皮生长因子(vascular endothelial growth factor,VEGF)、转移生长因子-α(transforming growth factor-α,TGF-α)、葡萄糖转运因子-1(glucose transporter-1,GLUT-1)和血小板来源生长因子(platelet-derived growth factor,PDGF)等多种细胞因子转录,抑制肿瘤细胞生长、血管生成[12]。目前研究认为VHL蛋白还可具有抑制细胞间接触和细胞运动等多种功能,这些功能都和抑制肿瘤的发生和转移有关[13]。VHL基因失活是肾癌发生的重要原因,可作为基因治疗的靶基因。

2. VEGF/VEGFR　血管内皮细胞具有遗传稳定性,所以被认为是理想的治疗靶点,不易产生对抗血管生成药物的抗性[14],而且内皮细胞与血液直接接触使药物更加容易到达血管内皮细胞。以血管为靶点,阻断肿瘤营养来源和迁移通道,成为肿瘤治疗新策略。

VEGF是最主要的血管生成因子,它包括VEGF-A、B、C、D、E;VEGF受体(vascular endothelial growth factor receptor,VEGFR)包括VEGFR-1、2、3,呈选择分布[15]。VEGFR-1、2主要在血管内皮细胞上表达,其中VEGFR-2主要功能是刺激内皮细胞增殖,是VEGF发挥促血管生成的主要受体[16]。VEGFR-3主要存在于淋巴管内皮细胞,参与新生淋巴管的调控。VEGF-A和VEGFR-2主要参与血管生成,两者结合使VEGFR-2膜内段磷酸化,激活不同信号通路,包括Ras介导的丝裂原活化蛋白激酶(mitogen-activated protein kinase,MAPK)、磷脂酰肌醇-3-激酶(phosphinositide-3-kinase,PI3K)介导的丝氨酸/苏氨酸激酶(serine/threonine-protein kinase,Akt)和p38MAPK3条主要信号传导通路[17-20]。其中Ras介导的MAPK通路与细胞生长关系最为密切。VEGF/VEGFR为靶点可以达到广谱的抗肿瘤效果,大部分肾透明细胞癌组织中都有VEGF的过度表达,VEGF信号通路成为晚期肾癌靶向治疗的重要靶点之一。

3. 雷帕霉素靶蛋白　雷帕霉素靶蛋白(mammalian target of rapamycin,mTOR)是高度保守的蛋白质,是PI3K相关激酶(PIKK)家族的一个成员,是一种信号肽,可接收生长因子、营养、能量等多种信号,通过PI3K/AKT途径或AMPK途径调控细胞生长、细胞周期和DNA损伤检查点以及重组或维持端粒的长度。mTOR抑制剂通过与细胞内受体FK506的小分子蛋白结合,进而与mTOR结合并抑制其信号肽的功能,使之对下游底物的磷酸化调节作用减弱或消失,阻断氨基酸等营养因子和多种生长因子转导的信号下传,使mTORC1完整性破坏并最终导致mTORC1活性丧失,抑制细胞生长和蛋白质合成,抑制肿瘤细胞增殖,诱导肿瘤细胞凋亡[21]。

RCC患者对VEGFR-TKI一线治疗的耐药通常出现在治疗后的6个月至11个月。多种潜在的机制与VEGFR-TKI原发或获得性耐药有关,包括替代性血管生成通路的活化和促血管生成因子,如成纤维细胞生长因子、胎盘生长因子和血管生成素表达增加[22]。在靶向药物的长期作用下信号传导通路上游的低氧诱导因子和蛋白激酶活性上调,可以诱导独立于通路的信号传导通路的活化，促使肿瘤生长这种替代性信号通路的活化，为临床上联合或序贯应用不同作用机制的靶向药物克服耐药提供了理论依据[23]。

4. 碳酸酐酶Ⅸ　碳酸酐酶Ⅸ(carbonic anhydrase Ⅸ，CAⅨ)是由酸性氨基酸组成的跨膜糖蛋白，能催化 CO_2 水化生成 H^+ 和 HCO_3^-，后者与胞内 Cl^- 交换，维持胞内碱性环境；胞内 H^+ 通过离子泵、H^+-Na^+ 交换等方式运输到细胞外，使细胞外为酸性微环境。胞外酸环境可激活细胞表面蛋白，对细胞增殖的调控、转化方面起着重要作用。细胞外 CAⅨ的表达促进肿瘤细胞与其邻近的成纤维细胞和上皮细胞偶合，这些邻近的细胞，尤其是成纤维细胞，有助于 CAⅨ催化水合产生额外的二氧化碳，加强细胞间质环境的酸化，从而进一步促进肿瘤发展[24]。

CAⅨ是由 HIF 转录因子复合物介导表达。正常肾组织不表达 CAⅨ。RCC 患者大多存在 VHL 基因突变，当 VHL 突变或失活后，VHL 蛋白缺乏，HIF1 降解减少，HIF1 可聚集和激活下游靶基因 CAⅨ。

5. 表皮生长因子受体　表皮生长因子受体(epithelial growth factor receptor，EGFR)是酪氨酸激酶生长因子受体家族的一个成员，广泛分布于人体各组织上皮细胞的细胞膜上。通过配体结合而被激活，通过介导 Ras/Raf/MEK/Erk 信号传导通路、PI3K/AKT/mTOR 信号通路等，调节细胞的增殖、分化、转移等，在肿瘤的发生中起到了重要的作用[25]。

6. B7-H1　B7-H1 是 B7 家族中另一个 T 细胞共刺激分子，能促进 T 细胞的增殖和 IL-10 的产生，与表达在 T 细胞表面的受体 PD-1 分子结合，传递抑制性信号，对外周组织中 T 细胞耐受具有重要调节作用[26]。研究发现，B7-H1 在一些非淋巴组织、少数造血组织，以及一些肿瘤组织中有表达，并参与局部免疫调节应答[27]。B7-H1 与 PD-1 结合后，能抑制 T 细胞、B 细胞功能，从而介导肿瘤免疫逃逸，促进肿瘤生长。研究提示，肾癌组织高表达 B7-H1，能关闭免疫系统，抑制患者的自身免疫系统攻击肿瘤细胞的能力，促进肿瘤生长和扩散。应用相应抗体阻断 B7-H1 有望成为提高免疫治疗的效果，成为新的靶标及预后指标。

二、肾癌分子靶向治疗药物

1. 以 VEGF 为靶点的肾癌靶向治疗药物/多靶点 TKI　多靶点 TKI 有舒尼替尼(sunitinib，sutent)、帕唑替尼(pazopanib hydrochloride)、索拉非尼(sorafenib tosylate)、埃罗替尼(erloltinb hydrochloride)、阿西替尼(axitinib，inlyta)等。

(1)索拉非尼：索拉非尼(商品名为多吉美)是一种口服活性多激酶抑制剂，具有抑制肿瘤细胞复制及肿瘤血管生成的作用，Onyx 公司最初发现了这种新化合物，随后，拜耳公司参与了该药的后期开发(代号为 BAY-43-9006)[28]。

索拉非尼口服的平均相对生物利用度为 38%～49%，消除半衰期为 24～48 小时，与血浆蛋白结合率达 99.5%，高脂饮食可使索拉非尼的吸收降低 29%。主要通过肝脏代谢酶 CYP3A4 进行氧化代谢，通过 UGT1A9 进行葡萄糖苷酸化代谢。索拉非尼主要以原形和代谢物方式随粪便排泄，19%以葡萄糖醛酸化代谢产物(占总剂量 1%)随尿液排泄[29]。Moore 等进行的Ⅰ期临床试验证实其治疗量以 400mg、一日两次为宜[30]。Ⅱ期选择无其他有效治疗方法的转移性难治性肾癌 230 例为研究对象。接受索拉非尼 400mg、一日两次开始阶段的治疗 12 周后，观察到其中 91 例肿瘤缩小≥25%的患者继续治疗 12 周；75 例病情稳定的患者随机分为索拉非尼组(37 例)和安慰剂组(38 例)再治疗 12 周。到治疗 24 周时，索拉非尼组患者无发展生存占 50%，安慰剂组无发展生存占 18%，两组比较差异极显著（$P<0.01$）。中位无发展生存期索拉非尼组为 24 周，安慰剂组为 6 周，两组比较差异极显著（$P<0.01$）。最常发生的副作用有：疲乏（75%）、皮疹/皮肤剥脱（65%）、手足综合征（64%）及腹泻（60%），这些副作用均较轻微（Ⅰ～Ⅱ度），有 32%的患者发现血压突然升高，其中有 10%患者被迫终止治疗，但无患者死于副作用[31]。研究表明，索拉非尼对转移性肾癌有显著的疾病稳定作用。

Ⅲ期 Eisen 等对 769 例随机化分组。索拉非尼组中位无发展生存期为 24 个月，安慰剂组为 12 个月，12 个月无进展生存率分别为 79%（索拉非尼组）和 50%（安慰剂组）。索拉非尼组与安慰剂组药物副作用分别为：皮疹、腹泻、手足综合征、疲劳以及高血压[32]。索拉非尼组 30%患者发生 3/4 级事件，安慰剂组为 22%患者发生 3/4 级事件。结果表明，索拉非尼能显著延长无发展生存期，安全性也较好。

索拉非尼＋干扰素治疗改善客观有效率（ORR）可达 35%左右，索拉非尼＋舒尼替尼改善 ORR 可达 30%左右。序贯治疗选用索拉非尼作为初始治疗方案，失败后再选用其他多靶向性药物作序贯治疗可能对延缓肿瘤进展比先用其他多靶向性药物治疗失败后再用索拉非尼治疗更为有利。

（2）舒尼替尼：舒尼替尼对多个酪氨酸激酶活性具有抑制作用，包括 VEGFR-1、VEGFR-2、VEGFR-3、PDGFR-α、PDGFR-β、干细胞因子受体（c-Kit）、类 FMS 酪氨酸激酶 3（FLT-3）以及胶质细胞源性神经营养因子受体（RET）。这些酪氨酸激酶受体（TKRS）均为跨膜蛋白，其功能异常与 RCC 的发生、发展和转移密切相关。舒尼替尼通过抑制上述 TKRS，阻断肿瘤生长所需的血液和营养物质供给，具有抗肿瘤和抗血管生成作用。Motzer 等进行的一项舒尼替尼用于 RCC 一线治疗的Ⅲ期临床研究结果显示，舒尼替尼组中位生存期为 11 个月，有效率为 44%，而干扰素组仅 4 个月，有效率 11%，两者差异有统计学意义。不仅如此，舒尼替尼通过抗血管生成抑制肿瘤生长，缩小肿瘤体积，使无手术指征的患者降级到能够施行手术切除。对于巨大的 RCC 患者，可使原先需要接受根治性肾切除的患者降级至可以行保留肾单位的肾部分切除，从而尽可能地保留更多的肾功能，这对单肾、肿瘤多发或肾功能不全的患者尤为重要[33]。2008 年 5 月，舒尼替尼在中国正式上市，对转移性 RCC 可改善 PFS，具有较高的 RR。但是，不同地区和人群对药物的治疗反应也不尽相同。临床治疗中，发现舒尼替尼可引起腹泻、高血压、手足综合征、左室射血分数下降及甲状腺功能低下等。所以在用药过程中，应该定期检查心脏功能和甲状腺功能。

（3）帕唑替尼：是由葛兰素史克公司开发的第二代多靶点酪氨酸激酶抑制剂，商品名为 Votrient™，作用靶点为血管内皮生长因子受体-2（VEGFR-2）、血小板衍生生长因子受体（PDGFR）和 c-kit。这 3 个靶点都是调节血管形成的关键蛋白。可干扰顽固肿瘤存活和生长所需的新血管生成的口服制剂，主要用于晚期肾细胞癌患者的治疗。临床试验结果表明，本品可将肿瘤继续生长或患者死亡的风险降低 54%，并能显著延长患者的 PFS，较其他 VEGF 抑制剂可显著改善用药的耐受性、安全性和疗效。临床研究证实当剂量每日 1 次，每次≥800mg 或每日 2 次，每次 300mg 时，基本可产生临床效益。最常见的不良反应有腹泻（52%）、血压升高（40%）、头发颜色改变（38%）。3、4 级的不良反应少见，通常发生率＜5%。实验室指标异常通常为 1、2 级，肝酶异常和高血糖最为常见。本药物耐受性好。

（4）阿西替尼：是一种小分子酪氨酸激酶抑制剂，也是一种多靶点的靶向药物，用于经其他全身治疗无效的晚期肾细胞癌患者，是第二代 VEGFR 抑制剂。本品是一种小分子酪氨酸激酶抑制剂。可抑制酪氨酸激酶受体，包括 VEGFR-1、VEGFR-2、和 VEGFR-3、血小板衍生生长因子受体(PDGFR)与原癌基因蛋白 c-kit 受体(CD117)，这些受体均与病理性血管生长、肿瘤生长和癌症进展相关。一项在 723 例既往接受至少一个疗程系统治疗但疾病仍进展的晚期肾癌患者中进行的随机开放临床研究中，阿西替尼治疗的患者中位无进展生存期及客观反应率均好于索拉非尼治疗的患者。本品的最常见不良反应包括腹泻、高血压、疲劳、食欲下降和恶心。

2. mTOR 抑制剂　mTOR 抑制剂的代表有雷帕霉素(rapamycin)、依维莫司(everolimus，RAD001)、替西罗莫司(CCI-779)等，后两者为雷帕霉素的衍生物。

(1)雷帕霉素：是美国 Home Products 公司研制开发的新型抗肾移植排斥反应药物，1999 年 9 月由美国 FDA 批准上市，为一种新型大环内酯类免疫抑制药物。通过与相应免疫嗜素 RMBP 结合抑制细胞周期 G0 期和 G1 期，阻断 G1 期进入 S 期，抑制肿瘤的转移生长和肿瘤血管生成。在细胞增殖 G1 期的中晚期，雷帕霉素通过抑制 cyclin2CDK 复合物激酶的活性，阻断 CDK42cyclinD 和 CDK22cyclinE 复合物的活化，导致之后的细胞周期进程被抑制，从而阻断细胞周期[34]。雷帕霉素除了能引起细胞周期阻滞以外，还能通过凋亡和自噬作用引起肿瘤细胞死亡。但雷帕霉素稳定性和溶解性差，即使在生理 pH 条件下也会发生水解作用而活性下降。主要不良反应是骨髓抑制和高血脂。有肝病、感染、高血脂或其他严重及慢性疾病者慎服。RAPA 对胎儿有无影响尚不清楚，孕妇服用需遵医嘱。小于 13 岁的儿童禁服。

(2)依维莫司：是由瑞士诺华公司(Novartis)最先研制开发的一种哺乳动物 mTOR 抑制剂，口服制剂，具有抗血管新生作用，2009 年 3 月 30 日该药通过 FDA 的快速审批，用于晚期肾癌患者的治疗，其在肾细胞癌的受试者中显示了良好的抗肿瘤活性。依维莫司通过抑制肿瘤组织和外周循环的单核细胞表现出抗肿瘤活性，可作为单一制剂或与其他治疗方法联合使用治疗多种癌症。Motzer 等进行了一项随机、双盲、多中心Ⅲ期试验，评价了依维莫司联合最佳支持治疗对多激酶抑制剂治疗失败的转移性肾透明细胞癌的疗效，结果显示依维莫司组的 PFS 为 4.9 个月，安慰剂组为 1.87 个月，证明依维莫司能显著改善 PFS，可减少 70%的癌症恶化。依维莫司不仅可用于舒尼替尼或者索拉替尼治疗失败的肾癌患者，还具有降低细胞增殖、抑制肿瘤血管生成、减少血糖摄取等作用[35]。

(3)替西罗莫司：替西罗莫司是雷帕霉素的酯化衍生物，代谢后产生的替西罗莫司能结合细胞蛋白 FKB12，形成的复合物能结合 mTOR 的结构域，阻断 mTOR 信号，从而抑制蛋白的合成而导致 G1 停滞，阻断细胞周期。Hudes 等进行的随机多中心Ⅲ期临床试验中，与 α-干扰素组相比，替西罗莫司能明显改善预后不良的转移性 RCC 患者的 OS，且不良反应轻，患者耐受良好[36]。但部分人群对单一替西罗莫司治疗呈低反应性，因此，找到代表其敏感性或耐药性的标志物是今后研究的重点之一。

3. 以 VEGFR 为靶点的治疗药物　贝伐单抗(bevacizumab，avastin TM)是 VEGF 单克隆抗体，可与 VEGF 的任何亚型相结合而使其失去活性。贝伐单抗治疗转移性肾细胞癌的Ⅱ期临床研究中，116 例患者随机分为安慰剂组、低剂量组(3mg/kg)、高剂量组(10mg/kg)，每两周静脉给药 1 次，在高剂量贝伐单抗组 4 例出现部分应答(10%，4/39)，而贝伐单抗组较安慰剂组的疾病进展时间(time to progression，TTP)延长近 1 倍(4.8 个月 vs 2.5 个月，

$P=0.001$）。常见的药物毒性包括高血压、蛋白尿、咯血和胸痛，在高剂量贝伐单抗组毒性反应更常见，所有的毒性反应在停药后均可逆。研究结果显示，VEGF 单克隆抗体的客观应答率（objective responsive rate，ORR）较低，但可延缓疾病的进展。也就是说肿瘤的缩小并不能达到 RECIST（response evaluation criteria in solid tumor）中肿瘤缩小≥30％的标准，但靶向治疗药物可延长患者的 TTP[37,38]。在其他以 VEGF 为靶点的靶向治疗药物也发现同样的现象，RECIST 标准用于评价靶向治疗药物疗效具有局限性。

三、肾癌分子靶向治疗的评价标准

传统治疗的评价标准是以肿瘤直径、面积或体积来评价疗效，如 RECIST 标准中 PR 是指肿瘤单一或数个最长径总数减少≥30％并维持 4 周。不过在靶向治疗中肿瘤的缩小通常不能达到 RECIST 标准，但这些患者的 PFS 和总生存率是明显提高的。肾癌患者靶向治疗不仅表现为肿瘤缩小，更多表现为肿瘤坏死，RECIST 等评估药物抗肿瘤作用的标准并不完全适用，靶向治疗的作用机制决定了以肿瘤稳定和延迟复发作为治疗指标较传统标准更有意义。PFS 的改善与总生存时间的延长有相关性。PFS 是用于评价靶向药物疗效的最适宜指标，PFS 延长可以成为一个公认的用于评价临床受益的替代终点指标。

四、肾癌分子靶向治疗的应用前景

RCC 是细胞内多通路共同作用的结果，各个通路之间相互影响。因此，制定适合不同个体和肿瘤类型的用药方案，探索其作用机制，将是今后 RCC 分子靶向治疗的研究方向。目前，各种靶点抑制剂单药治疗的研究在多种恶性肿瘤中展开，而联合其他药物的临床研究还处于初始阶段，关于联合应用的耐受性及最佳的治疗方案仍有待进一步探讨。随着临床研究的深入，分子靶向治疗的临床应用将会越来越广泛。肾癌分子靶向治疗的研究结果令人鼓舞，对于大部分病例，在 PFS 和应答率方面，靶向治疗优于传统的免疫治疗。但肿瘤发生过程中信号转导通路是很复杂的，通路之间也有交叉，单一阻断某一靶点显然不能对所有肾癌患者达到抗肿瘤的目的。而且不同肾癌患者表达靶分子的量是有差别的，对所有肾肿瘤患者都采用同一信号分子靶向治疗是不合适的。

分子靶向治疗能否通过患者的肿瘤信号分子表达量、肿瘤病理类型制定方案，值得期待。随着肾癌分子靶向治疗药物不断增多，选用单一用药还是联合用药，联合哪几种药物，某一靶点治疗失败后换用其他靶点药物是否有效，是否需要采用个性化的靶向治疗，这些都需要大规模前瞻性的临床研究去进一步探索。

（李璐璐）

参考文献

[1] Murai M，Oya M. Renal cell carcinoma：etiology，incidence and epidemiology. Curr Opin Urol，2004，14(4)：229-233.

[2] Dekernion JB，Ramming KP，Smith RB. The natural history of metastatic renal cell carcinoma：a computer analysis. J Urol，1978，120(2)：148-152.

[3] Janzen N K，Kin H L，Figlin R A，et al. Surveillance after radical or partial nephrectomy for localized renal cell carcinoma and management of recurrent disease. Urol Clin North Am，2003，30：843.

[4] Aass N，De Mulder PH，Mickisch GH，et al. Randomized phase Ⅱ/Ⅲ trial of interferon alfa-2a with and

without 13-cis-retinoic acid in patients with progressive metastatic renal cell carcinoma: the European Organization for Research and Treatment of Cancer GenitoUrinary Tract Cancer Group(EORTC 30951). J Clin Oncol, 2005, 23(18): 4172-4178.

[5] Escudier B, Eisen T, Stadler WM, et al. Sorafenib in advanced clear-cell renal cell carcinoma. N Engl J Med, 2007, 356(2): 125-134.

[6] Fabian MA, Biggs WH, Trieber DK, et al. A small molecule-kinase interaction map for clinical kinase inhibitors. Nat Biotech, 2005, 23(3): 329-336.

[7] Ryan CW, Goldman BH, Lara PN, et al. Sorafenib plus interferon(IFN) as first-line therapy for advanced renal cell carcinoma(RCC), SWOG0412. Proc ASCO, 2006, 43: 525.

[8] Blankenship C, Naglich JG, Whaley JM, et al. Alternate choice of initiation codon produces a biologically active product of the von Hippel Lindau gene with tumor suppressor activity. Oncogene, 1999, 18(8): 1529-1535.

[9] Kim W, Kaelin WG. The von Hippel-Lindau tumor suppressor protein: new insights into oxygen sensing and cancer. Curr Opin Genet Dev, 2003, 13(1): 55-60.

[10] Linehan WM. Molecular targeting of VHL gene path way in clear cell kidney cancer. J Urol, 2003, 170 (2Pt 1): 593-594.

[11] Hughson MD, He Z, Liu S, et al. Expression of HIF-1 and ubiquitin in conventional renal cell carcinoma: relationship to mutations of the von Hippel-Lindau tumor suppressor gene. Cancer Genet Cytogenet, 2003, 143(2): 145-153.

[12] Hamano K, Esumi M, Igarashi H, et al. Biallelic inactivation of the von-Hippel Lindau tumor suppressor gene in sporadic renal cell carcinoma. J Urol, 2002, 167(2Pt 1): 713-717.

[13] Meyer AJ, Hernandez A, Florl AR, et al. Novel mutations of the von hippel-lindau tumor-suppressor gene and rare DNA hypermethylation in renal-cell carcinoma cell lines of the clear-cell type. Int J Cancer, 2000, 87(5): 650-653.

[14] Ashida S, Furihata M, Tanimura M, et al. Molecular detection of von Hippel-Lindau gene mutations in urine and lymphnode samples in patients with renal cell carcinoma: potential biomarkers for early diagnosis and postoperative metastatic status. J Urol, 2003, 169(6): 2089-2093.

[15] Yao M, Yoshida M, Kishida T, et al. VHL tumor suppressor gene alterations associated with good prognosis in sporadic clear-cell renal carcinoma. J Natl Cancer Inst, 2002, 94(20): 1569-1575.

[16] Barnabas N, Amin MB, Pindolia K, et al. Mutations in the von Hippel-Lindau(VHL) gene refine differential diagnostic criteria in renal cell carcinoma. J Surg Oncol, 2002, 80(1): 52-60.

[17] Yan copoulos GD, Duvis S, Gale NW, et al. Vascular-specific growth factors and blood vessel formation. Nature, 2000, 407: 242-248.

[18] Dvorak HF. Expression of vascular permeability factor/vascular endothelial growth factor by human granulose and theca lutein cells. Role in corpus luteum development. Am J Pathol, 1995, 146(2): 1029-1039.

[19] West KA, Castillo SS, Dennis PA. Activation of the PI3K/Akt pathway and chemo therapeutic resistance. Drug Resist Updat, 2002, 5(6): 234-248.

[20] Hager M, Haufe H, Kemmerling R, et al. PTEN expression in renal cell carcinoma and oncocytoma and prognosis. Pathology, 2007, 39(5): 482-485.

[21] Kim KJ, Li B, Winer J, et al. Inhibition of vascular endothelial growth factor induced angiogenesis suppresses tumor growth in vivo. Nature, 1993, 362(6423): 841-844.

[22] Guertln DA, Sabatini DM. An expanding role for mTOR in cancer. Trends Mol Med, 2005, 11(8):

353-361.

[23] Sarbassov DD,Guertin DA,Ali SM,et al. Phosphorylation and regulation of Akt/PKB by the rictor-mTOR complex. Science,2005,307(5712):1098-1101.

[24] Grabmaier K,Vissers JL,De Weijert MC,et al. Molecular cloning and immunogenicity of renal cell carcinoma-as-sociated antigen G250. Int J Cancer,2000,85:865.

[25] Bui MH,Seligson D,Han KR,et al. Carbonic anhydrase Ⅸ is an independent predictor of survival in advanced renal clear cell carcinoma:Implications for prognosis and therapy. Clin Cancer Res,2003,9:802.

[26] Merseburger AS,Hennenlotter J,Simon P. Membranous expression and prognostic implications of epidermal growth factor receptor protein in human renal cell cancer. Anticancer Res,2005,25(3B):1901.

[27] Thompson RH,Gilett MD,Cheville JC,et al. Costimulatory B7-H1 in renal cell carcinoma patients:Indicator of tumor aggressiveness and potential therapeutic target. Proc Natl Acad Sci USA,2004,101(49):171-174.

[28] Iyer R,Fetterly G,Lugade A,et al. Sorafenib:a clinical and pharmacologic review. Expert Opin Pharmacother,2010,11(11):1943-1455.

[29] Escudier B,Eisen T,Stadler WM,et al. Sorafenib in advanced clear-cell renal cell carcinoma. N Engl J Med,2007,356(2):125-134.

[30] Llovet J M,Ricci S,Mazzaferro V,et al. Sorafenib in advanced hepatocellular carcinoma. N Engl J Med,2008,359(4):378-390.

[31] Ratain MJ,Eisen T,Stadler WM,et al. Phase Ⅱ Placebo-controlled randomized discontinuation trial of sorfenib in patients with metastatic renal cell carcinama. J Clin Oncol,2006. 24(16):2505-2512.

[32] Escuder B,Eisen T,Stadler WM,et al. Sorafenib in advanced clear-cell renal cell carcinoma. N Engl J Med ,2007,356(2):125-134.

[33] Motzer RJ,Rini BI,Bukowski RM,et al. Sunitinib in patients with metastatic renal cell carcinoma. JAMA,2006,295(21):2516-2524.

[34] Atkins MB,Hidalgo M,Stadler WM,et al. Randomized phase Ⅱ study of multiple dose levels of CCI-779 ,a novel mammal i an target of rapamycin Kinase inhibitor,in patients wit h advanced refractory renal cell carcinoma. J Clin Oncol ,2004 ,22(5):909-918.

[35] Jac J,Giessinger S,Khan MA,et al. Aphase Ⅱ trial of RAD001 in patients(Pts)with metastatic renal cell carcinoma(MRCC). J Clin Oncol:Official J Am Soc Clin Oncol,2007;25. Ref Type:Unpublished Work.

[36] Hudes G,Carducci M,Tomczaka P. Temsirolimus,interferon alpha or both for renal cell carcinoma. N Engl J Med,2007,356(22):2271-2281.

[37] Escudier B,Pluzanska A,Koralewski P,et al. Bevacizumab plus interferon alfa for treatment of metastatic renal cell carcinoma: a randomised, double-blind phase Ⅲ trial. Lancet, 2007, 370(9605): 2103-2111.

[38] Rini BI,Halabi S,Rosenberg JE,et al. Bevacizumab plus interferon alfa compared with interferon alfa mono therapy in patients with metastatic renal cell carcinoma:CALGB90206. J Clin Oncol,2008,26(33):5422-5428.

第三章

肿瘤的基因治疗

癌症是全世界人类死亡的主要原因之一，每年约 760 万人死于各种癌症。各种治疗已经被应用于肿瘤患者的治疗，如放疗、化疗和靶向治疗、生物治疗（免疫治疗）和基因治疗，其中，完全彻底的手术切除仍然是治疗肿瘤患者最有效的方法。但是，许多肿瘤患者经常是处于晚期，限制了手术的可能性或切除后复发。因此，目前的治疗方法对大多数肿瘤仍然存在一定的局限性，迫切需要寻找更有效的治疗策略。

一、自杀基因治疗

有效的自杀基因（suicide gene）可诱导某些无毒性前体药物进入癌细胞转化为毒性代谢产物发挥抗癌作用，因此自杀基因治疗又被称为病毒介导的酶解药物前体治疗（virus directed enzyme prodrug therapy，VDEPT）。自杀基因种类较多，如单纯疱疹病毒Ⅰ型胸苷激酶（herpes simplex virus-thymidine kinase，HSV1-TK）、大肠杆菌胞嘧啶脱氧酶基因（E. coli-cytosine deaminase，CD）、大肠杆菌尿嘧啶磷酸核糖转移酶（uracil phosphoribosyl-trans-ferase gene，UPRT）、水痘带状疱疹病毒胸苷激酶基因（varicella-zoster virus-thymidine，VZV-TK）等。但研究最多、应用最广泛的是 HSV1-TK 基因。HSV1-TK 基因转染肿瘤细胞后，其编码产物可将无毒性的前体药物更昔洛韦（GCV）转变为毒性物质从而作用于肿瘤细胞将其杀灭[1]。

1. **HSV1-TK 基因的作用机制** 自杀基因 HSV1-TK 目前主要用于脑胶质瘤、前列腺癌、卵巢癌、黑色素瘤的基因治疗。其主要机制是：HSV1-TK 可磷酸化抗病毒药物 GCV 为单磷酸更昔洛韦（GCV-MP），经细胞内鸟苷酸激酶的作用将 GCV-MP 双磷酸化为双磷酸更昔洛韦（GCV-DP），再经激酶作用三磷酸化为三磷酸更昔洛韦（GCV-TP），后者能抑制癌细胞 DNA 聚合酶，对癌细胞有强烈杀伤作用（图 2-3-1）。哺乳动物细胞内虽然也有胸苷激酶基因，但是单纯疱疹病毒内所含的胸苷激酶基因磷酸化 GCV 的效率，是哺乳动物细胞内胸苷激酶的 1000 倍。Sterman 等观察了 HSV1-TK 基因治疗的 21 例恶性胸膜间皮瘤患者，其中两例生存期已超过了 6.5 年，说明 HSV1-TK 基因治疗肿瘤是有效的[2]。

2. **HSV1-TK 的旁观者效应** HSV1-TK/GCV 系统不仅可杀死被转染的癌细胞，还可杀死周围未被转染的癌细胞，称为旁观者效应（bystand effect）。在体内实验研究发现，对已发生扩散转移的肿瘤在原发病灶给予 HSV1-TK 治疗，远处转移的肿瘤细胞也可发生凋亡，说明自杀基因的旁观者效应不仅通过肿瘤内部互相接触的细胞间发挥作用，也可发生在原

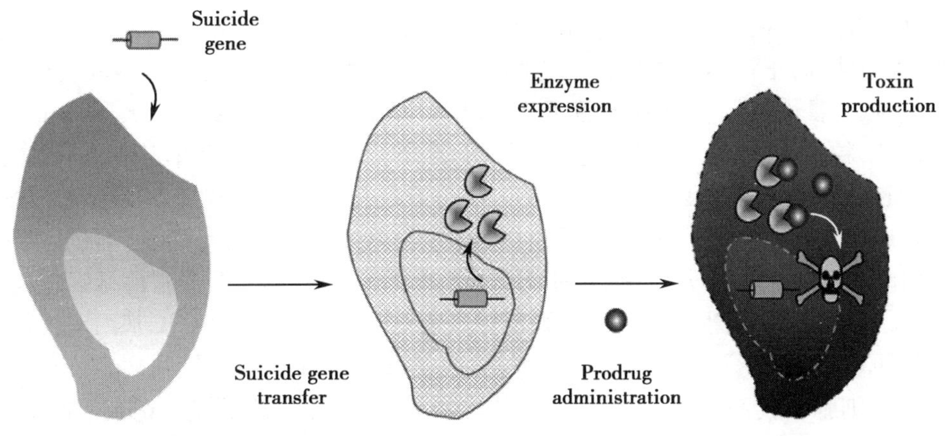

图 2-3-1　自杀基因治疗[1]

发灶和远处扩散转移的肿瘤细胞之间，称为远距离旁观者效应。

Gilliam 等[3]应用 HSV1-TK 基因转染胰腺癌细胞时发现，在含 GCV 的培养液中常规培养 5 天后，虽然仅有 5%的胰腺癌细胞被 HSV1-TK 基因成功转染，但是却有 78%的胰腺癌细胞死亡，可见 HSV1-TK 基因旁观者效应非常显著。对旁观者效应机制的研究，有以下几种学说。

(1)缝隙连接学说：转染了 HSV1-TK 基因的癌细胞能产生缝隙连接蛋白 Cx43，通过细胞间缝隙连接传递到周围未转染 HSV1-TK 基因的癌细胞使其死亡。Qiu 在实验中发现疱疹病毒间层蛋白(VP22)具有在细胞间转运的特性，可以增强如 HSV1-TK、p53 等治疗蛋白的表达效果，提高抗肿瘤疗效[4]。但也有人认为细胞信号途径中蛋白磷酸化在旁观者效应中是起主要作用的。

(2)细胞凋亡学说：转染 HSV1-TK 基因的肿瘤细胞死亡后产生凋亡小体，凋亡小体的小泡在包裹自杀基因的一些毒性代谢产物和表达产物后，被邻近未转染自杀基因的肿瘤细胞吞噬而引起肿瘤细胞继发凋亡。Beltinger[5]观察到在转染 HSV1-TK 基因的癌细胞内部线粒体膜电位损失，细胞色素 c 从线粒体释放到胞质，从而引起细胞核断裂，诱导癌细胞凋亡。

(3)免疫炎症反应学说：Cho 等[6]用 HSV1-TK 治疗大鼠神经瘤的体内外实验中发现，瘤体免疫组化染色显示有许多 $CD4^+$、$CD8^+$ 免疫细胞以及单核细胞的浸润，同时免疫调节分子表达上调，肿瘤局部微环境从免疫抑制转为免疫激活状态。说明旁观者效应的产生，可能与免疫反应和(或)蛋白磷酸化、凋亡小体转染有关。总而言之，旁观者效应是通过阳性转染细胞对未转染细胞的影响而发挥杀伤作用，克服了基因转导率低的缺点，可大大提高自杀基因对肿瘤的自杀效果。

3. HSV1-TK 靶向治疗肿瘤的探索　HSV1-TK 可以杀死癌细胞，但是 HSV1-TK 并不能严格区分正常细胞和癌细胞，应用于人体后会产生严重的不良反应，因此要求导入的 HSV1-TK 基因表达严格限制于靶细胞(肿瘤细胞)，而对正常细胞的生长无影响。目前肿瘤治疗的靶向性研究分器官、细胞和分子 3 个层次。

(1)特异性启动子驱动 HSV1-TK 基因的靶向表达人端粒酶反转录酶启动子驱动 HSV1-TK 基因的表达：端粒酶是一种 RNA-蛋白质复合物，能够延长染色体末端端粒序列

(TTAGGG)的合成,在细胞的永生化和恶变中起决定性作用。研究表明80%~90%的肿瘤细胞端粒酶阳性,而正常细胞中端粒酶为阴性。人端粒酶中的3个亚单位基因已分别被克隆,其中端粒酶催化亚单位人端粒酶反转录酶(human telomerase reverse transcriptase, hTERT)是端粒酶的限速酶,对其调控起决定作用。hTERT为单拷贝基因,总长约40 000bp,定位于5p15.33区,其中hTERT启动子只在肿瘤细胞中有转录活性。Song以PGL3-control载体(包括SV40启动子和增强子)为基础,在荧光素酶基因的上游插入了hTERT启动子和myc-mas反应元件MMRE,结果显示,该载体的荧光素酶基因仅在端粒酶阳性和myc表达的小细胞肺癌(SCLC)细胞中高表达,之后用HSV1-TK基因取代荧光素酶基因,在hTERT的调控下转染SCLC细胞,引起了SCLC细胞的大量凋亡[7]。在hTERT-TK转染的癌细胞中我们也观察到了其靶向效果[8,9]。值得注意的是,部分正常体细胞,如激活的淋巴细胞、生殖细胞也可以检测到端粒酶活性。hTERT驱动HSV1-TK基因的表达是否会影响到部分正常细胞的存活及传代也是一个值得关注的问题。

酪氨酸羟化酶启动子驱动HSV1-TK基因的表达:神经细胞瘤通常与正常细胞和组织相接邻,自杀基因HSV1-TK在肿瘤细胞的靶向表达可以使其不良反应降低到最小。在大多数神经母细胞瘤中儿茶酚胺处于激活状态,而酪氨酸羟化酶(TH)是儿茶酚胺生物合成的关键酶。利用酪氨酸羟化酶启动子(THp)在神经母细胞瘤中高表达,在所有非神经元细胞中低表达的特点,Steffens等[10]构建了THp-TK质粒,经反转录病毒载体介导转染后,HSV1-TK基因仅在神经细胞瘤中特异表达,实现了HSV1-TK的选择性自杀作用。

KDR启动子驱动HSV1-TK基因的表达:对于超过1~2mm^{3}肿瘤的增长来说血液供应是必需的。因此抑制肿瘤血管的生成被证明是治疗实体瘤的一种根本方法。KDR是血管内皮生长因子(VEGF)的高亲和力受体,VEGF和KDR结合后,促进内皮细胞分裂、增殖和迁移,上调新生血管的生成。KDR在正常血管内皮细胞中低表达,但在肿瘤血管内皮细胞中高表达。KDR基因启动子在内皮细胞中的活性很高,接近于猿猴肾细胞病毒SV40启动子和增强子。研究证实KDR基因启动子在肝癌组织血管内皮细胞中高表达,设计KDR启动子驱动HSV1-TK的特异表达,可以靶向性封闭肝癌的血供使肝肿瘤的体积逐渐萎缩变小。Yang等[11]构建了由KDR启动子调控的含HSV1-TK、CD双自杀基因的重组腺病毒载体,转染人脐静脉上皮细胞后使其凋亡,专一破坏肿瘤血管的内皮细胞,达到了减少实体瘤血供的目的。

p53应答启动子驱动HSV1-TK基因的表达:癌细胞中抑癌基因p53常常缺乏,而且50%的人类肿瘤中p53基因存在突变现象。根据p53应答启动子驱动K2-5F(转录抑制剂)基因的表达,K2-5F又抑制HSV1-TK基因表达的连锁反应这一特点,Xu[12]等设计了一项实验,实验中正常细胞p53的表达是正常的,因此p53应答启动子可以驱动K2-5F的表达,K2-5F生成后又将抑制HSV1-TK的表达,因此在正常细胞中HSV1-TK不会表达;而常缺乏p53或p53突变的癌细胞中,对K2-5F表达的驱动作用很弱,对HSV1-TK的抑制作用自然消除,使HSV1-TK仅在缺乏p53的癌细胞中发挥靶向自杀作用。

(2)抗体或配体偶联HSV1-TK基因的组织定位传递:特异性顺式调控元件启动子可以实现HSV1-TK基因的细胞靶向性表达,但是缺乏组织特异性。利用抗原-抗体、受体-配体反应这一特点,使抗体、配体与携带TK基因的载体偶联,可以使其结合在某些表达特异受体的组织器官上,从而提高质粒的靶向性和与靶组织的高亲和力,增加质粒在靶组织中的沉积量。

研究发现，AF-20 是原发性肝癌的特异性抗原，在肿瘤原位及远处转移灶中均高表达，邻近的正常肝细胞不表达。荧光素标记的鼠 AF-20IgG 荧光共聚焦扫描发现，AF-20IgG-胆固醇-精胺脂质体能与肝癌细胞表面的同源二聚体糖蛋白特异结合，此抗原-抗体复合物能被肝癌细胞快速内化，因此 AF-20 单抗是能够特异地靶向并内化到肝癌细胞中的抗体。体内外研究表明，高亲和性单链单克隆抗体片段 AF20scFv 允许携带 HSV1-TK 自杀基因的腺病毒特异性地进入肝癌细胞内，化疗药物和其结合可以产生特异的抗肝癌效果[13]。抗体或天然配体与携带 HSV1-TK 基因的病毒载体偶联，在很大程度上减少了病毒载体的远距离扩散，使其定位传递，增加了在特定组织区域的有效性。因此，有效的靶向性基因释放系统是基因治疗成功的关键因素。

4. CD/5-FC 基因自杀系统　CD 酶包含在几种细菌和真菌中，人细胞中则没有，催化胞嘧啶水解脱胺为尿嘧啶。因此它能转化非毒性前药 5-FC 为 5-FU，然后被细胞酶进一步转化为有效的嘧啶拮抗物(5-FU)RNA 和(5-FU)DNA 复合物的形成。

与 HSV1-TK/GCV 系统相似，CD/5-FC 自杀系统诱导的细胞毒性机制中包含凋亡的形成。研究表明在胶质瘤细胞中，线粒体途径是包含在这两种自杀基因系统诱导的细胞死亡进程中的，而 p53 和死亡受体却与这样的进程无关。尽管研究显示 HSV1-TK/GCV 和 CD/5-FC 自杀系统诱导的细胞毒性是线粒体途径，但是 Bcl-2 蛋白的调节机制是不同的[14]。最后，Negroni 等的研究提示 5-FC 治疗的表达 CD 的结肠癌细胞通过磷酸化热休克蛋白 90-β 的激活，可能是肿瘤的退化和免疫原性所致[15]。

体内 CD/5-FC 的抗肿瘤活性已经在几项动物模型的实验中得以证实，包括纤维肉瘤、癌、神经胶质瘤和不同来源的转移瘤。许多的临床试验已经报道了 CD/5-FC 系统，尽管其在临床应用中还存在很多的局限性。使用 CD/5-FC 系统的第一项临床试验是应用在乳腺癌患者中的，特异性地靶向于该癌细胞过量表达的癌基因 erbB-2 上。该研究显示这种方法对 erbB-2 阳性的肿瘤细胞是安全有效的[16]。

肿瘤的发生发展是多基因、多因素、多步骤相互作用的结果。为了提高肿瘤基因治疗的效果，人们提出了多途径的联合治疗新策略。

Wu 等[17]观察了结直肠癌中 CD 和 HSV1-TK 融合的双自杀基因的抗癌效果和辐射致敏性，结果 CD-HSV1-TK 融合基因的表达在联合 5-氟胞嘧啶和 GCV 后有强烈的协同效应，减少了用药剂量，联合用药后旁观者效应加强，弥补了基因转染效果低的缺点，而且自杀基因使肿瘤细胞对放疗更敏感，减少了放射剂量，对正常组织的危害达到最小化。双自杀基因的产物具有两种酶的活性，大大提高了抑制肿瘤生长的功效，明显优于单一自杀基因治疗。但是，CD-HSV-TK 融合基因的毒性反应也有可能明显强于 HSV-TK 基因的单独应用。自杀基因治疗能激发免疫反应，各种联合治疗策略包括自杀基因和免疫刺激基因如细胞因子/趋化因子基因。Ad. HSV1-TK/GCV 和细胞介素(如 Ad. IL-2)联用有协同作用。Ad. HSV-TK/GCV 可以通过免疫刺激诱导细胞死亡，提供危机信号。用复制缺陷型腺病毒作载体，构建 CMV 启动子同时对下游的 HSVI-TK 和 IL-2 基因调控表达，与对照组相比较在初始剂量两天后肺癌的增长就明显受到了抑制，7 天后，这种对比就有了明显的统计学意义[18]。

自杀基因治疗也可和经典的抗肿瘤治疗如放射治疗协同作用，而且，几项临床试验已经显示它潜在的治疗效果和安全性。自杀基因治疗联合传统的化学疗法也显示强大的抗肿瘤活性,不管是体外还是体内[19]。研究发现自杀基因和RNAi为基础的基因治疗联合比各自单独应用更有效,他们发明了一种新的传输系统即HSV-TK基因联合MDR1 shRNA基因盒能增强抗肿瘤药物的细胞敏感性[20]。Chen等最近显示在人乳腺和结肠癌动物模型中,血管内皮抑制素和CD融合基因在5-FC给予后比抗VEGF-A(贝伐单抗)和5-FU联合更有效,毒性更低[21]。

自杀基因经过重新构建,利用肿瘤细胞已经开启的特异性启动子驱动促进肿瘤细胞自杀死亡基因的表达,特异、高效地杀伤癌细胞,而不影响正常细胞的生长,这正是人们多年来努力研究的方向和结果。当然,研究高效性的基因转染载体同样极为重要。虽然自杀基因治疗肿瘤完全应用于临床还存在诸多困难,相信随着各种相关科学的共同发展,自杀基因在肿瘤的治疗上还会取得更新的突破。

另外,最近的研究显示在许多肿瘤中存在一种少量的类似于存在干细胞特性的细胞群,称之为癌症干细胞(cancer stem cells,CSCs),其能刺激肿瘤生长,与已经分化的肿瘤细胞相比表现为不同的特征,是肿瘤治疗中的一个新的挑战。

近来的关于肿瘤自杀基因治疗的文献明确显示该领域仍需要深入的调查研究。利用新的传输载体能明显提高自杀基因治疗的功效。大多数肿瘤仍然对目前的治疗选择存在抵抗,并且近来研究也显示CSCs可能是治疗失败的决定因素[22]。因此,CSCs被认为可能是旨在提高临床肿瘤治疗领域的一个新的治疗方法。CSCs表达各种分子如激活药物细胞外流的ATP结合盒超家族(ATP-binding cassette,ABC)转运蛋白从而保护他们免受细胞毒性试剂的危害。另外,这些细胞表现为相对的沉默,具有激活DNA修复和抵抗的能力,对经典的药物为基础的治疗表现为抵抗。CSCs在肿瘤内如作为产生药物的细胞可杀死那些已经分化的子细胞。在来源于患者组织的CSC移植产生的胶质瘤裸鼠模型,Huszthy等最近显示慢假性病毒载体传递的TK自杀基因可导致完全的肿瘤消除[23]。

二、抑癌基因治疗

人p53基因编码393个氨基酸的核磷酸蛋白质,既能作为基因表达的抑制剂,也能作为激活剂发挥作用。此蛋白受限制于许多翻译后修饰,此基因通过交替剪切和不同的启动子的使用编码各种新的亚型。作为对DNA损害和致癌基因的反应p53的转录激活功能是增强的,并且是和蛋白的半衰期和细胞的稳态水平相关。此开关的主要效应器是抑制泛素E3连接酶Mdm2的活性,其与配体蛋白Mdm4一起对p53发挥作用,并且靶向于p53用于蛋白酶体的降解。一些研究显示p53能发挥有效的肿瘤抑制活性而不损害正常组织[24]。

关于p53转录非依赖活性的重要性有许多争论。来自Attardi实验室的研究结果可能解决这种争论[25]。首先该团队保持着较早的研究,p53的N端包含不是1个而是2个转录激活结构域,TAD1和TAD2。这两个区域的突变使全长的p53几乎不能够作为肿瘤抑制剂发挥作用。当这个修饰的基因被用于替代小鼠中的野生型p53基因,该动物显示几乎和构建的KrasG12L非小细胞肺癌模型的p53裸鼠一样高的肿瘤发生率。这说明与染色质相连的核p53基本上没有活性。因此转录激活对肿瘤的抑制是非常重要的。

ATM/ATR系统检测到的急性DNA损害导致p53反应的刺激主要通过TAD1反式激活活性,其主要通过磷酸化作用和别的Mdm2和p53转录后修饰改变转导。p53对肿瘤的抑制通过 Arf 和核糖体蛋白如 L11、L5 介导，这两种核糖体蛋白都是 Mdm2 的负性调节剂，导致 p53 和靶基因诱导的稳定。这两种信号途径单独或联合影响细胞的最终命运导致衰老、凋亡、自体吞噬或生长停滞。

Ventura 等[26]的研究在小鼠中使用可诱导的 p53 表达，显示内源性 p53 表达的恢复导致淋巴瘤和肉瘤的消退而不影响正常组织。有趣的是在非肿瘤组织他们没有检测到诱导型 p53 的存在，急性 p53 激活后正常器官免疫组化分析也不能检测到 p53 介导的毒性。

Xue 等[27]使用 RNAi 调节 mosaic 鼠肝癌模型内源性 p53 的表达。他们证实内源性 p53 的激活能产生完全的肿瘤抑制。有趣的是，他们注意到在肉瘤中，非免疫缺陷大鼠模型，p53 激活的最初反应不是凋亡，而是细胞衰老程序的诱导，是和分化和炎症细胞因子上调相关的，在体内该程序诱导细胞周期停滞，然后通过先天免疫清除肿瘤细胞。

总之，p53 途径不仅通过 DNA 损害诱导，也通过核糖体应激和致癌基因引起的应激诱导。

p53 是人肿瘤中最常突变的肿瘤敏感基因，通过转录激活各种细胞基因对各种细胞应激、p53 调节的各种细胞功能包括细胞周期进程、凋亡、衰老、细胞运动、DNA 修复、遗传不稳定性和细胞代谢发挥作用。更重要的是，来自于细胞、动物和人临床研究显示 p53 也和癌细胞以及对各种化疗药物敏感性反应是相关的[28]。研究显示 p53 不仅在化疗药物诱导凋亡反应上引起凋亡，也诱导细胞周期停滞从而保护细胞免受进一步的细胞毒性损害[28]。尽管有明显的差异，总的来说，尽管各种人肿瘤细胞系的研究显示 p53 突变的细胞与野生型 p53 细胞相比对化疗药物更容易抵抗。因为 p53 诱导的凋亡通过上调促凋亡基因如 PUMA、Bax、Bid 和 Noxa，已经显示 p53 的丢失由于这些基因的下调可能容易引起药物抵抗[29]。但是，临床研究也显示对药物反应 p53 的相对作用依赖细胞或使用的抗癌药物而变化。Vasey 和 Jones 研究显示 p53 的失活和前列腺癌细胞对顺铂下降的敏感性相关，和抗微管药物紫杉醇不相关[30]。另外，p53 破坏后结肠癌细胞对抗代谢药 5-FU 抵抗，但是对 DNA 损害的药物阿霉素敏感[31]。以上机制仍不是完全明了，需要进一步研究。

三、血管基因治疗

血管生成是来自已经存在的血管床的新血管的形成，正常涉及的步骤包括内皮细胞激活，基底膜的破坏，以及内皮细胞的迁移、增殖和小管形成。肿瘤依赖激活的血管形成的假设是由 Folkman 1971 年首次提出的。该假设随后激发集中于肿瘤血管形成分子机制和癌症治疗中靶向于血管形成的研究[32]。与正常血管相比，肿瘤血管显示了异常的组织、结构和功能。肿瘤血管可能形成防御屏障和诱导含氧量低的肿瘤微环境。最后，抗肿瘤治疗效果可能被削弱。迄今为止，关于抗血管形成的临床前和临床资料已经显示了对肿瘤的有前景的治疗效益。

肿瘤的抗血管形成基因治疗已经在各种致癌模型中被研究。迄今为止，研究中的大多数使用的是病毒载体编码内源性肿瘤血管形成抑制基因如细胞因子/趋化因子（IFN-α、IFN-β、IFN-γ、CXCL10、IL-12、IL-18、TNF-α）、VEGF 阻断剂（sFlt-1、Flk-1）、蛋白水解片段（血管抑素、内皮抑素、血管抑制因子、肿瘤抑素）[33]。例如，在结直肠癌模型中，腺病毒为基础的治疗使用基因编码 IFN-β[34]和内皮抑素[35]，以及质粒编码的 Flk-1[36]和肿瘤抑素[37]已经被成功运用。在黑色素瘤模型中，反转录病毒载体携带基因编码的 CXCL10[38]、慢病毒编码

PEX基因[39]、质粒编码的肿瘤抑制因子[40]以及MCP基因[41]已经被成功运用,所有的治疗都获得了明显的抗肿瘤血管形成效果。近来,使用腺病毒携带的可溶性VEGF受体基因的全身可行的抗肿瘤血管形成基因治疗已经被证明在各种口腔癌细胞系异种移植的小鼠肿瘤生长抑制上是有效的[42]。相似的,在黑色素瘤小鼠表达IL-18的肿瘤选择性复制腺病毒能通过抑制血管形成发挥潜在的抗肿瘤活性[43]。

几项研究使用内源性肿瘤血管形成抑制剂内皮抑素的基因传递。脂质体包含的腺病毒编码的内皮抑素应用于卵巢癌的治疗[44]。全身注射能被很好地耐受并且导致肿瘤生长显著地抑制,与减少的微血管数量和增加的肿瘤细胞凋亡相关。一项有趣的新的胰腺癌治疗方法,使用牛痘病毒编码内皮抑素-血管生成素融合蛋白[45]。除了使用载体的高选择性,血管形成的抑制和清晰的抗肿瘤潜力也被观察到。在鼠乳腺癌模型中,免疫刺激和抗血管形成联合治疗(IFN-γ-内皮抑素基因传递)与放疗一起提供了潜在的抗肿瘤效果[46]。另一项研究中,裸鼠中联合的包括内皮抑素和STRIAL(可溶性肿瘤坏死因子相关的诱导配体)抗血管形成和促凋亡基因治疗,有效地抑制肝癌生长和血管形成[47]。最后,腺病毒介导的内皮素基因与顺铂联合治疗在鼠肺癌中是有效的[48]。这些研究代表着未来癌症研究的方向,靶向多因子和(或)另外的治疗方法联合取代靶向于单分子治疗,将应用于覆盖癌症进展的多个途径。

尽管使用癌症基因治疗在临床研究中很多,但是仅有几项是关于抗血管形成的研究。瘤内注射腺病毒编码免疫刺激细胞因子IL-12已经在进展的胃肠道肿瘤(肝、结直肠、胰腺肿瘤)患者Ⅰ期临床研究中得以证实[49],该治疗能很好地耐受,尽管只观察到适度的抗肿瘤效果。在另一项研究中,携带IL-12基因的质粒应用于黑色素瘤的患者,在9例患者中有两例疾病稳定超过了3年,1例患者达到了完全的消退[50]。在这些患者中,免疫组化已经证明了肿瘤血管形成局部的减少,但是,其余的患者仅显示对治疗暂时的反应。最近使用IL-12质粒/脂聚物复合体在复发卵巢癌治疗的Ⅰ期临床试验中也显示了一定的临床效果,没有副作用发生[51]。在一项不同的Ⅰ期研究中,携带IFN-α基因的腺病毒载体应用于恶性胸膜间皮瘤的治疗[52],但是,在以上的治疗中,肿瘤血管形成的抑制不是最初的目标。因此,需要更多的主要集中于靶向血管形成因子的临床研究,其对癌症基因治疗整个领域都是非常重要的。

基因治疗已经被证明作为肿瘤血管形成基础和临床研究有前景和快速增长的领域。进一步的研究关于使用基因靶向技术如RNAi抑制血管形成显示了癌症治疗领域未来的方向。近年来最重要的研究之一是Kleinman等报道的通过toll样受体3(TLR-3)序列或靶向独立地血管形成抑制[53]。非特异siRNA抑制小鼠中皮肤的新血管形成和VEGF特异的siRNA一样有效。这种效果是通过细胞表面受体TLR-3、其配体TRIF以及IFN-α和IL-12的诱导介导的。这些结果显示所有siRNA为基础的RNAi策略在激活TLR-3时不得不面对非特异性的问题,但是,又不需要考虑这种不利情况。除了RNAi,另一个小RNA相关的研究是microRNA,正在获得更多的关注。更重要的是microRNA在血管形成的调节中扮演着重要的角色[54]。

靶向血管形成作为辅助治疗涉及肿瘤血管形成进程中的很多机制。由于血管形成中NF-E2-相关因子29(Nrf-2)与其靶向基因,如血红素加氧酶(heme oxygenase-1,HO-1)的激活,近年来得到广泛的关注[55]。在肿瘤血管形成中Nrf-2可能的途径:低氧通过活性氧自由基(ROS)诱导 Nrf-2,导致 HO-1 和 IL-8 上调。依次,HO-1 的过表达激发血管内皮生长因子(VEGF)的产生,并且 VEGF 的上调将激活 Nrf-2,导致这种反馈增大。另外,Nrf-2 诱导的 VEGF 产生是被缺氧诱导因子 1α(HIF-1α)调节的。而且,Nrf-2 通过参与 HIF-1α 在 IL-18 上的调节影响肿瘤血管形成。最后,促血管形成因素影响内皮细胞的生物学行为,包括促进增殖、迁移,以及毛细血管样结构的形成和黏附与细胞外基质蛋白的减少,这些都有助于肿瘤血管的形成[56]。

四、免疫基因治疗

免疫系统的功能是保护躯体。其防御功能是通过淋巴细胞(白细胞)和许多分布于全身的辅助细胞执行。淋巴细胞是控制免疫反应的关键细胞。他们特异地识别外源性的物质并且与躯体拥有的自身成分相区别。有两种主要类型的淋巴细胞:产生抗体的 B 细胞和 T 细胞。T 细胞有许多功能,包括:帮助 B 细胞产生抗体;识别和破坏病毒感染的细胞;激活吞噬细胞破坏病原体;控制免疫反应的水平和质量。

T 淋巴细胞的基本角色是通过抗原呈递细胞呈递的特异细胞表面抗原受体(specific cell surface antigen receptors,TCR)识别抗原。抗原呈递细胞(antigen presenting cells,APCs)是一组能处理抗原,部分地使其降解,并且以能识别的形式呈递抗原于 T 淋巴细胞。反之 B 淋巴细胞通过其自然状态识别抗原,T 细胞仅识别与主要组织相容性复合体(major histocompatibility complex,MHC)分子相关的复合抗原中的抗原肽,因此,MHC 分子向 T 细胞呈递抗原如肽类。MHCⅠ类分子表达于所有的有核细胞和血小板上。MHCⅡ类分子(Ⅰa 抗原)需要辅助 B 细胞或产生表达于 B 细胞、巨噬细胞、单核细胞、APCs 和一些 T 细胞的抗体。CD8 细胞[细胞毒性 T 细胞(cytotoxic T cells)或 CTLs]是Ⅰ类限制,意味着他们仅识别 MHCⅠ类分子呈递的抗原,而 CD4(辅助 T 细胞)是 MHCⅡ类限制。在细胞内合成的抗原,如病毒多肽,优先与 MHCI 类分子联合,并且直接向 CD8 细胞呈递抗原("直接途径")。相比之下,被 APC 处理的抗原部分被降解(处理)并且返回到细胞表面,与 CD4 细胞识别的 MHCⅡ类分子相关("间接途径")。

肿瘤的免疫基因治疗主要包括针对免疫应答细胞和针对肿瘤这两大方面。免疫应答细胞包括免疫效应细胞、树突状细胞等。针对肿瘤的免疫基因治疗包括增加肿瘤细胞表达细胞因子,以及将免疫相关基因导入肿瘤细胞。

1. 肿瘤的细胞因子基因治疗

(1)胶质瘤的免疫细胞因子治疗:尽管科技进步导致原发脑瘤诊断和手术治疗有了显著的进步,但是其发病率和死亡率是增加的,特别是在年轻人和老年人中。原发恶性脑瘤是 35 岁以下人群死亡的第二主要原因。而且,在老年人群中,其死亡率自 1970 年以来已经增加了 5 倍。目前的标准治疗方式是外科手术之后的头颅照射和全身或局部化疗,每项都有严重的毒副作用。少数存活者不可避免地遗留认知缺陷和别的一些障碍。治疗恶性胶质瘤的困难可归因于几种因素:胶质瘤对放射和标准的细胞毒性化疗的内在抵抗,血脑屏障和血肿瘤屏障的存在阻碍药物传输至肿瘤和邻近浸润肿瘤的脑组织,最后肿瘤敏感性和对正常脑组织毒性间低的治疗指数严重限制了对肿瘤的全身传递治疗剂量药物的能力。

在最初的研究中,他们测定颅内注射 G1261 胶质瘤细胞和分泌细胞因子的 LM 细胞混合物的 C57B1/6 小鼠的存活情况[57]。G1261 细胞是 C57B1/6 鼠源(H-2b)的胶质瘤细胞系。

LM 成纤维细胞来源于表达 H-2k 抗原决定簇的 C3H/He 小鼠。该研究最初评估颅内胶质瘤小鼠中分泌单一细胞因子的 LM-IL-2 细胞和分泌双细胞因子的 LM-IL-2/干扰素-γ 细胞的免疫治疗效果。G1261 细胞和分泌单一或双细胞因子细胞的混合物被大脑内注射进入 C57BL/6 小鼠(与 G1261 细胞同源)的右侧脑额叶。颅内注射胶质瘤和 LM-IL-2 细胞混合物的小鼠比大脑内注射等量的单一胶质瘤细胞的对照小鼠存活明显延长($P<0.025$)。颅内注射胶质瘤和分泌双细胞因子的 LM-IL-2/干扰素-γ 细胞的混合物取得了更难以置信的结果,当颅内肿瘤小鼠皮下注射同种异体的分泌细胞因子的成纤维细胞和肿瘤细胞或肿瘤抗原混合物后,即使此小鼠脾细胞中能检测到强烈的抗肿瘤免疫反应,也没有观察到生存期延长。特别令人感兴趣的是,颅内单独注射等量 LM-IL-2 细胞的小鼠存活超过 3 个月并且没有不良作用或神经缺陷。免疫细胞毒研究显示 G1261 细胞与大脑内注射胶质瘤细胞和分泌细胞因子的成纤维细胞的小鼠的脾细胞共孵育释放的 cromium 明显升高,说明在肿瘤抗原存在时,小鼠颅内注射分泌细胞因子的细胞会发生全身抗肿瘤反应。

通过转染肿瘤细胞系 DNA 进入鼠成纤维细胞是否能应用于自发的肿瘤的结果尚不确定。基于关于肿瘤细胞系的模型系统的结论不可能应用于人自发形成的肿瘤。在 C3H 小鼠中自发形成的乳腺肿瘤的出现提供了调查这个问题的机会。在 C3H 鼠(H-2K)中出现的乳腺肿瘤孤立的 DNA 转染进入鼠成纤维细胞(H-2k)。增加其免疫性能和确保排斥,成纤维细胞被修饰后提前表达 H-2Kb 决定簇。H-2Kb 决定簇在 C3H 小鼠中同种异体。结果显示通过同一自发乳腺肿瘤 DNA 转染成纤维细胞免疫作用单独治疗的颅内乳腺癌细胞的 C3H 小鼠存活比各种对照小鼠明显延长($P<0.005$)[58]。

MTS 细胞毒性测试被用来检测大脑内注射 SB5b 细胞和修饰的、DNA 转染的成纤维细胞的混合物的小鼠乳腺癌细胞 T 细胞反应的存在。细胞混合物大脑内注射后分析从注射小鼠脾脏获得的 T 细胞。结果显示大脑内注射 SB5b 细胞和修饰的分泌 IL-2 或 GM-CSF 转染的成纤维细胞混合物的小鼠有最大的细胞毒性反应[58]。大脑内注射 SB5b 细胞和修饰后分泌 IL-18 转染的成纤维细胞的小鼠存在较小的细胞毒性效果。

使用 IFN-γ 酶联免疫斑点实验(ELISPOT)确定转染的分泌 IL-2、IL-18 或 IL-2 和 IL-18 的修饰的成纤维细胞免疫的小鼠脾 T 细胞与 SB5b 细胞反应的比例。动物大脑内注射 1.0×10^4 SB5b 乳腺癌细胞和 1.0×10^6 治疗细胞(包括 LMKbIL-2/SB5b,LMKbIL-18/SB5b)的混合物,或 LMKbIL-2/SB5b 和 LMKbIL-18/SB5b 细胞的混合物。两周后处死动物,ELISPOT 试验使用脾细胞去检测在 SB5b 肿瘤细胞和各种针对 T 细胞亚型的抗体存在时 IFN-γ 的分泌。结果显示细胞的抗乳腺癌免疫反应是被 $CD4^+$、$CD8^+$ 和 NK/LAK 细胞介导的[58]。尽管在 ELISPOT 试验检测时分泌 IL-18 的细胞没有产生明显的抗肿瘤免疫反应,与分泌单独的 IL-2 的细胞治疗的动物相比,分泌联合的 IL-2 和 IL-18 的细胞导致抗肿瘤反应的增强。

(2)细胞因子基因治疗:细胞因子是一组可溶多肽或糖蛋白,发挥多种效果促进生长、分化和正常细胞的激活。细胞因子有依赖于微环境的前炎性或抗炎活性以及免疫抑制活性。免疫细胞是细胞因子的主要来源,但是许多人细胞也能够产生。肿瘤微环境包括肿瘤细胞、内皮细胞和浸润性细胞如巨噬细胞、T 淋巴细胞、NK 细胞、B 细胞和抗原呈递细胞(antigen-presenting cells,APCs)等各种可变化的组合。细胞因子产物可作为肿瘤微环境信息交流的媒介。

大脑是免疫豁免区，血脑屏障对免疫细胞的相对不渗透性、在中枢神经系统(CNS)缺乏淋巴管和CNS中定居的巨噬细胞-小胶质细胞相对无免疫功能证明了这一点。但是，近来研究显示CNS和免疫系统之间的联系是更复杂的。已知肿瘤发生中发生免疫抑制，但是很可能涉及肿瘤细胞、肿瘤相关巨噬细胞和小胶质细胞(tumor-associated macrophages and microglia，TAMs)和肿瘤外周以及浸润细胞的淋巴细胞(tumor-infiltrating lymphocytes，TILs)之间的相互作用。局部肿瘤环境中不同细胞产生各种各样的细胞因子和其他物质，如趋化因子和生长因子，导致复杂的细胞交互作用和多种细胞类型分化、激活、功能和存活的调节。细胞因子、趋化因子和生长因子与其受体之间的交互作用导致肿瘤处广泛的网络联系，是肿瘤进展、抗肿瘤免疫反应传播或肿瘤抑制诱导的主要原因(图2-3-1)。

interleukin-2(IL-2)：IL-2是免疫系统的生长因子，免疫系统包括辅助T细胞、细胞毒性T细胞(cytotoxic T cells，CTLs)、B细胞、NK细胞和巨噬细胞。IL-2也增加其他细胞因子如肿瘤坏死因子(tumor necrosis factor，TNF)、IL-1和干扰素-γ(IFN-γ)的生成。其确切的抗肿瘤活性的机制仍不清楚。但是，许多研究显示IL-2增强淋巴细胞的有丝分裂和淋巴因子激活杀伤细胞(lymphokine-activated killer cells，LAKs)的增殖和克隆扩增，最初的研究主要集中在使用细胞因子增强LAKs和TILs，随后使用这些细胞治疗肾细胞癌和黑色素瘤等[59,60]。在临床Ⅰ期研究中重组的IL-2或自体LAK细胞直接注入9例患者的肿瘤腔内，治疗后没有明显的全身毒性或神经毒性[59]。近来，观察了IL-2基因和自杀基因联合治疗复发恶性胶质瘤的效果[61]，12例患者接受了反转录病毒载体介导的以上基因的瘤内注射，随后给予静脉更昔洛韦注射，患者能很好地耐受治疗，2例患者显示部分反应，4例为微小反应，4例病情无进展，2例为进展性疾病，2例患者6个月和12个月存活期(progressi-on-free survival，PFS)比率分别是58％、25％。

IL-4：IL-4是分子量为15kDa的糖蛋白。由几种细胞类型分泌，包括T细胞、NK细胞、嗜碱性粒细胞、嗜酸性粒细胞和肥大细胞分泌[62]。B细胞、T细胞、骨髓细胞、单核细胞、巨噬细胞、肥大细胞、成纤维细胞、内皮细胞和一些癌症细胞表达高亲和性受体介导IL-4的生物学活性。IL-4促进B细胞、T细胞和肥大细胞的生长和分化，介导巨噬细胞重要的调节效果。IL-4刺激正常辅助T细胞和CTLs，包括TILs，并且与IL-2协同作用增强前体CTLs(pCTLs)的增殖并且诱导他们分化为活性CTLs。尽管一般认为IL-4是2型反应的诱导剂，最近的研究显示其在多系的免疫细胞上有多效性，并且作为1型T细胞免疫诱导剂扮演着重要的角色。特别是IL-4有助于树突状细胞(dendritic cell，DC)成熟并且增强DCs分泌IL-12p70[63]。使用IL-4治疗胶质瘤的一个策略是自体胶质瘤细胞和转染IL-4基因的成纤维细胞的疫苗接种[64]。复发的多形性胶质母细胞瘤(glioblastoma multiforme，GBM)或间变性星形细胞瘤成人患者经历复发肿瘤完整的切除，随之IL-4和TK自杀基因经反转录病毒转染的自体成纤维细胞与照射的自体胶质细胞混合后的两种疫苗接种。接种两次疫苗的患者显示了鼓舞人心的免疫和临床反应。

GM-CSF：巨噬细胞集落刺激因子(granulocyte-macrophage colony-stimulating factor，GM-CSF)被各种细胞类型如单核细胞、内皮细胞、激活的T细胞、成纤维细胞、有丝分裂原刺激的B细胞和脂多糖刺激巨噬细胞分泌。GM-CSF结合于高亲和性的受体包括GM-CSF特异α链和传统的信号转导亚单位，如β亚基，与IL-3和IL-5受体一样。GM-CSF受体的激活被认为至少刺激3种途径：JAK-STAT途径、MAPK途径和PIP3K途径。GM-CSF受

体被 $CD34^+$ 祖细胞、所有的骨髓系统和血管内皮细胞表达。GM-CSF 促进骨髓细胞分化，在外部刺激的宿主反应、炎症和抗肿瘤免疫反应上也扮演着重要角色。这些关键的角色主要来源于 GM-CSF 影响不成熟和成熟骨髓细胞如粒细胞、DCs、巨噬细胞和嗜酸性粒细胞属性和功能状态的能力。GM-CSF 在不同的人肿瘤自体肿瘤细胞、肽和(或)树突细胞疫苗接种的临床试验中作为佐剂广泛使用。该细胞因子既作为基因转导的肿瘤细胞的产物，也作为重组蛋白与疫苗一起可经皮下注射。GM-CSF 基因转染的自体或同种异体人肿瘤细胞已经在许多肿瘤如肾癌、黑色素瘤、前列腺癌、肺癌和胰腺肿瘤中作为疫苗被检测分析。研究报道了 GBMs 和黑色素瘤 B7-2 和 GM-CSF 联合免疫基因治疗的临床试验[65]，在该研究中，复发的恶性胶质瘤患者用照射的反转录病毒载体介导的 B7-2 和 GM-CSF 基因转染的自体肿瘤细胞疫苗接种。尽管研究尝试使用 116 例恶性胶质瘤组织制备疫苗，但是仅 5 例样本疫苗制备成功。观察到较小的毒性且所有患者没有死亡，许多患者显示了炎症反应但是没有特异的抗肿瘤免疫被观察到。

IFN-β：IFN-β 有多重生物学效果，单独或与其他的抗肿瘤剂联合广泛使用于治疗胶质瘤和黑色素瘤。在恶性胶质瘤的治疗中，IFN-β 作为药物激活剂发挥作用并且与亚硝基脲联合应用增强对各种肿瘤的毒性。在日本 IFN-β 与亚硝基脲联合治疗应用于治疗胶质瘤[66]。2000 年，日本名古屋大学进行了一项多中心临床试验，使用细胞因子基因治疗，其中 IFN-β 基因经阳离子脂质体传递。该基因治疗诱导对鼠胶质细胞和 NK 细胞特异的细胞毒 T 细胞免疫[67]。基于这些观察，在 5 例复发的恶性胶质瘤患者中进行 IFN-β 基因治疗临床Ⅰ期试验[68]。这是两个阶段的实验，最初的治疗包括肿瘤的切除和包含人 IFN-β 基因脂质体在切缘的注射，随后的注射经植入的导管给予，临床毒性非常小，在治疗开始 10 周后，两例患者显示减少超过 50%，而其他的患者变化不大，中位生存期比他们机构相对的历史对照组要长。基因治疗后，观察到与免疫应答、凋亡和新生血管形成相关的组织和基因表达有明显的改变。该研究为 IFN-β 基因治疗的Ⅱ期临床研究提供了基础。近来，Chiocca 等报道了Ⅰ期临床试验，11 例恶性胶质瘤患者立体定位注射腺病毒载体介导的 IFN-β 基因。肿瘤手术切除后直接注射此载体进入大脑和周围的正常组织的方法是可行的，观察到治疗后可重复性增加的肿瘤细胞凋亡[69]。

2. 免疫效应细胞介导的基因治疗 功效性最显著的杀伤细胞是细胞毒性 T 细胞，主要是识别和消除病毒感染的细胞，但是也可能杀伤癌细胞。

T 细胞介导的癌细胞的消除

对杀伤靶细胞的 T 细胞蛋白与别的杀伤细胞没有什么不同。但是，T 细胞识别靶目标的方式，以及对识别随后的反应与别的细胞毒性细胞如 NK 细胞、巨噬细胞、粒细胞有本质的不同。T 细胞达到完全激活仅需要非常小的信号，然后大量扩增在本地构建特异性效应细胞，快速完全消除致病细胞。感染病毒的细胞或癌细胞需要特异性 T 细胞受体复合物，对每个 T 细胞克隆是独特的(图 2-3-2)。

T 细胞杀伤的主要工具是穿孔蛋白和各种蛋白酶，称颗粒酶，都有不同的蛋白底物特异性。一旦传入靶细胞，这些蛋白引起多重的损害反应，包括膜的破坏和程序性细胞死亡或凋亡。这些毒性蛋白共同储存于成熟 T 细胞分泌颗粒之内，并且通过溶细胞突触的结构传入靶细胞。杀伤反应之间，颗粒与 T 细胞膜融合，排出颗粒内容物进入突触间隙，随后毒性蛋白吸收进入靶细胞。穿孔蛋白不仅作为孔而且作为蛋白通道允许颗粒酶进入靶细胞的胞质

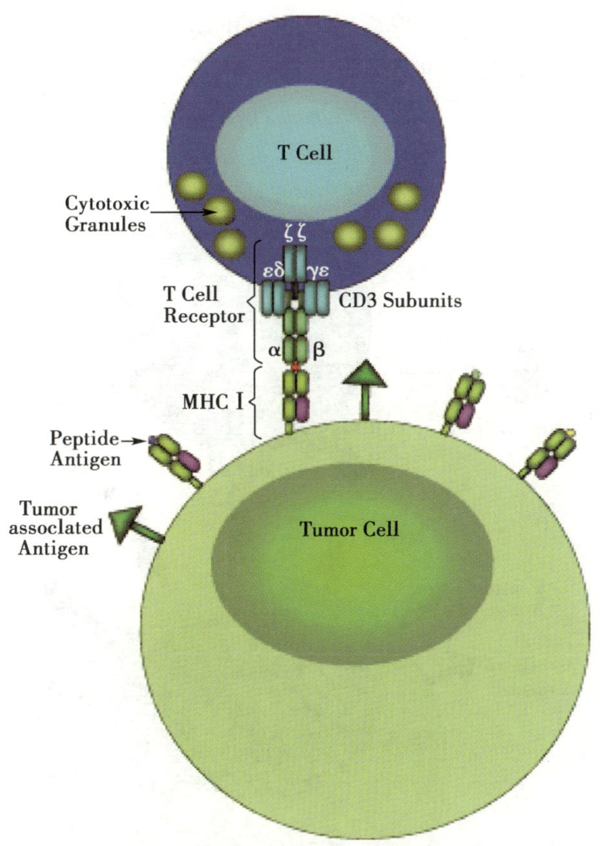

图 2-3-2 特异性 T 细胞克隆生理性识别肿瘤细胞

有特异性 α 链和 β 链的 T 细胞受体(T cell receptor,TCR)识别呈递特异性肽抗原的 MHC Ⅰ类复合物。这种连接将触发细胞溶解突触,通过此细胞毒颗粒被传输进入肿瘤细胞导致细胞死亡

发挥作用[70]。单一的 MHC Ⅰ类/肽复合物能引起细胞毒效应 T 细胞的杀伤反应[71],显示 T 细胞激活被极其敏感和强烈扩增信号级联控制。

两项研究描述了 MART-1 特异、重组 TCR 转染的 T 细胞在晚期黑色素瘤中的治疗效果。第 1 项研究发表在 2006 年的 Science 杂志[72],17 例患者中的 2 例分别经历了持续超过 15 和 16 个月的部分反应,并且 1 例有混合反应。所有别的患者通过 RECIST 显示为进展性疾病。输注的 MART-1 反应 T 细胞的数量在每个患者 0.5×10^9～34.4×10^9 细胞。所有的患者接受每 8 小时高剂量的 IL-2 共治疗,但是先前对单独 IL-2 治疗是难治的。在两个反应性患者中,检测到重组 TCR 基因修饰的 T 细胞超过 1 年。此两例反应看起来印象深刻,但大多数患者没有从基因治疗中获益。有趣的是仅反应的患者有肝损害,而大多数患者有肺和淋巴结损害。关于 MART-1 特异重组 TCRs 的第 1 项研究的结果在第 2 项研究中进一步证实,第 2 项研究使用表达更高亲和性的 MART-1 特异性 TCR(称作 DMF5)的 T 细胞治疗 20 例黑色素瘤患者[73]。反应的数量从 2/15(13%)增加到 6/20(30%),部分反应持续了 3 个月、4 个月和 9 个月,并且这 3 例反应分别持续至 16 个月和 17 个月。重组 TCR 更高亲和性不仅显示了增加反应率的趋势,而且引起了先前研究中未见的一系列副作用。患者显示 7 例患者为皮肤脱屑、葡萄膜炎和听力损失直到临床等级为 3 级。仅 3/20 患者没有皮肤、眼或耳毒性体征。反应者比非反应者有更高的毒性。皮肤组织的免疫组化分析显示受影响的患者没有表达MART-1的靶细胞留在正常组织，而且相反，大量的$CD8^{+}$ T细胞浸润细胞。这说明在皮肤、眼睛和耳的副作用是通过基因修饰的T细胞更有效地消除靶细胞的结果（图2-3-3）。

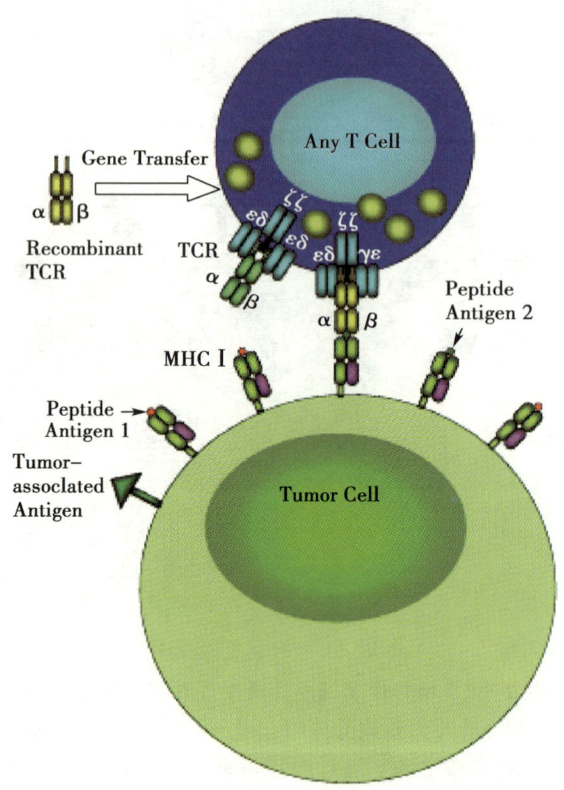

图2-3-3　重组T细胞受体（TCR）的T细胞重新编程通过基因转染技术传递

通过转染编码第二个TCRα链和β链的cDNA表达载体，任何T细胞能被重新编程表达新的TCR，将识别肿瘤细胞上预先选择的肽抗原/MHC Ⅰ类复合物。许多肽抗原是肿瘤相关的，包括黑色素瘤抗原NY-ESO-1、gp100、MART-1和MAGE。新表达的重组TCR将与内源性的TCR共享CD3信号亚单位

3. 树突状细胞介导的基因治疗　近年来研究表明：表达相关细胞因子和（或）共刺激分子基因修饰的自身肿瘤细胞疫苗（genetically modified autologous tumor cell vaccines，GMTVs）增加了肿瘤细胞的免疫源性，允许肿瘤相关抗原（tumor-associated antigens，TAAs）的呈递。但是，GMTVs的临床效果并不理想，可能存在几种障碍，临床免疫反应不足可能是由于肿瘤细胞和树突状细胞（dendritic cells，DCs）缺乏接触，或者由于肿瘤微环境抑制特性导致DCs失活或功能缺失所致，因此，出现体外产生DCs的方法并且鼓励使用DCs作为向患者免疫系统呈递TAAs激发免疫反应的自然佐剂。

自从1996年首次疫苗试验结果发表以来，开发DC用于癌症免疫治疗已经成为研究的主题。目前，大多数转化研究集中在使用肿瘤抗原表位、整体肿瘤细胞裂解或坏死、凋亡肿瘤细胞装配的DCs非基因修饰方法的应用上。DC为基础的肿瘤基因治疗领域是相对新

的，尽管该治疗方法正在获得相当多的关注，增加注册的临床试验证明了这一点。

临床试验进行到目前，主要是Ⅰ/Ⅱ期研究设计，覆盖了广泛的靶向肿瘤类型。基因修饰的DCs的使用已经用于实体瘤和血液肿瘤，主要是黑色素瘤和前列腺癌[74]。2010年4月美国FDA批准Sipuleucel-T应用于晚期前列腺癌的治疗，揭示了DCs为基础的免疫肿瘤基因治疗的重要性。

临床研究了基因修饰的DCs病毒和非病毒方法，病毒基因转染的方法在DC实验中由于病毒的生物安全问题，申请时比较困难。所以，许多非完全的病毒载体出现在转化研究中，其中许多是重组腺病毒载体。在两次研究中，使用复制缺陷痘病毒转染基因编码的肿瘤相关抗原(TAAs)的DCs[75]。相比之下，非病毒基因转染，不管是以DNA或mRNA形式的转染已经被广泛使用。但是，DNA为基础的基因治疗在转化研究中没有获得更多的兴趣，主要是和较低的转染效率相关。

鉴于临床益处有限，基因修饰的DCs治疗方法的改变成为关注的重心。由于抗原特异性$CD4^+$ T细胞的诱导在产生潜在的抗肿瘤免疫中是非常重要的，一个有前景的方法是通过溶酶体相关膜蛋白(lysosomal-associated membrane protein，LAMP)编码序列连接的TAA确保MHCⅡ类呈递，这种诱导临床增强的$CD4^+$ T细胞和高活性CTL反应方法的效果已经在转移的前列腺癌患者中得到证实[76]。

五、耐药基因治疗

多药耐药(multiple drug resistance，MDR)是指肿瘤细胞在给予某一种抗肿瘤药物产生耐药后，也对其他结构和功能不同的抗肿瘤药物产生交叉耐药，MDR1基因介导的对化疗药物的抵抗是各种癌症类型治疗的主要障碍之一。

由于保守的ATP结合域提供能量需要构象改变，其可有效地转运底物通过细胞膜到达细胞外部，因此命名为ATP结合盒转运体(ABC)。该能量消耗进程能够转运药物。首次发现的人ABC转运体是P-糖蛋白(Pgp)，由MDR1基因编码，人类中所有的48个ABC转运体已经被识别。这些基因高度保守的ATP结合域序列可被分为7个亚家族。目前已经取得了ABC转运体在正常生理和疾病中增加的证据，包括受损后尿酸流出的ABC-G2变异体和在痛风中的作用[77]。近来的研究也显示ABC-C9影响睡眠的需求[78]。许多ABC转运体有生理性的功能。但是，这几种转运体的角色对正常组织可能有保护功能，表达在消化道、肾、肝、胰腺和大脑、睾丸血管内皮。其中，最可能介导化疗药抵抗的ABC转运体是ABC-B1(Pgp/MDR1)、ABC-C1(多耐药相关蛋白、MRP1)和ABC-G2(乳腺癌抵抗蛋白、BCRP)[79]。Pgp是一种跨膜整合糖蛋白，是一种能量(ATP)依赖的药物排出泵。当Pgp与抗癌药物结合，通过ATP供能可导致药物从细胞内排出，导致药物在细胞内积聚减少，出现耐药。

Zhang H等[80]研究了人A2780卵巢癌细胞下调多耐药P-糖蛋白(MDR1/ABCB1)和逆转多耐药抵抗的效果。他们合成了3个靶向于MDR1基因的shRNAs，插入携带增强绿色荧光蛋白1的pSUPER质粒(EGFP1)。合成的pSUPER-EGFP1-MDR1-shRNAs转染A2780细胞，PCR和western blot方法检测MDR1的表达，然后在体外和荷瘤小鼠评估MDR1-shRNAs转染的A2780细胞对化疗药物的多耐药抵抗。结果表明转染的A2780细胞导致P-糖蛋白表达减少。MDR1-shRNAs转染的细胞显示对化疗药物的敏感性高于其他shRNAs转染的A2780细胞，并且小鼠中形成的肿瘤在给予静脉注射紫杉醇后生长减慢。

原发性肝癌(HCC)是富血供的肿瘤，进展快，对传统化疗药物存在抵抗。研究显示在HCC的病例中microRNA扮演着重要的角色。microRNA122(miR-122)是肝特异的microRNA，在HCC中一般是下调的。Xu Y等[81]调查了HCC中miR-122的恢复是否能增强细胞对化疗药物阿霉素或长春新碱的敏感性。该研究显示表达miR-122的腺病毒诱导HCC细胞中miR-122过表达能使细胞对阿霉素或长春新碱变得敏感。细胞周期分布显示miR-122的抗增殖效果与G2/M期细胞数目增加相关。而且，Ad-miR122和阿霉素或长春新碱的联合治疗能导致G2/M期HCC细胞积聚增加。该研究显示miR-122的过表达能通过下调MDR相关基因MDR-1、GST-π以及MRP、抗凋亡基因Bcl-w和细胞周期相关基因cyclin B1调节HCC对化疗药物的敏感性。

条件复制型腺病毒(CRAds)的使用依赖于肿瘤细胞和非肿瘤之间的分子差异。CRAds复制的转录靶向对控制复制调节是一种有效的方式。Rein DT等[82]的研究评估了MDR1靶向的纤维修饰CRAds对化疗药物抵抗的卵巢癌的效果。他们构建了两个纤维修饰的CRAds变体，Ad5/3MDR1E1和Ad5/3MDR1E1Δ24，其包含MDR1启动子途径E1A基因控制病毒复制。体外评估MDR启动子活性和细胞杀伤效果。使用腹膜播散的卵巢癌小鼠模型评估体内MDR靶向的CRAds的效果。结果显示Ad5/3MDR1E1具有明显的诱癌作用，而且Ad5/3MDR1E1与对照组相比肝毒性明显减低。

在过去30年中，骨肉瘤的治疗中新辅助性化疗的使用提高了患者平均5年生存率，由20%提高到70%。但是，化疗后仍有进展的患者，由于延长治疗后MDR的出现其效果有所减小。为了克服传统化疗药物剂量限制的副作用，和MDR导致的失败，Susa M等[83]设计了一个新的MDR1 siRNA传递药物系统。使用新的生物相容、脂质修饰的右旋糖酐为基础的聚合物纳米粒作为MDR1 siRNA传递的平台。在该研究中，使用MDR1 siRNA纳米载体治疗多耐药抵抗的骨肉瘤细胞系[KHOS(R2)和U-2OS(R2)]，分析MDR1蛋白(Pgp)的表达、药物的潴留和免疫荧光。进一步分析MDR1 siRNA纳米载体和增加浓度的阿霉素。结果观察到MDR1 siRNA纳米载体在药物抵抗的骨肉瘤细胞系中可有效抵抗Pgp的表达。该结果显示这种方法也可能通过增加MDR细胞系中药物积聚的量逆转药物抵抗。

六、RNAi在肿瘤基因治疗中的进展

RNA干扰(RNA interference，RNAi)是进化过程中高度保守的、由双链RNA(double-stranded RNA，dsRNA)诱发的、同源mRNA高效特异性降解的现象，是Science杂志2001年评选出的十大科学进展之一，并名列2002年十大科学进展之首。使用RNAi可特异性地使某些基因表达关闭，所以在应用于肿瘤的基因治疗中有广泛应用前景。

1. RNAi的作用机制及原理　1998年，Fire和Mello揭示了RNAi的现象，当他们发现秀丽隐杆线虫中的沉默效果是通过双链RNAs时，使人们对基因调节当时的理解有了彻底的改变[84]。在这之后不久，小干扰RNAs(small interfering RNAs，siRNAs)在植物和人细胞中发现。2001年，Elbashir等成功地使用合成的siRNAs用于靶向基因沉默并且确定了siRNA结构及其基本原理，为开发应用RNAi提供了基础[85](图2-3-4)。

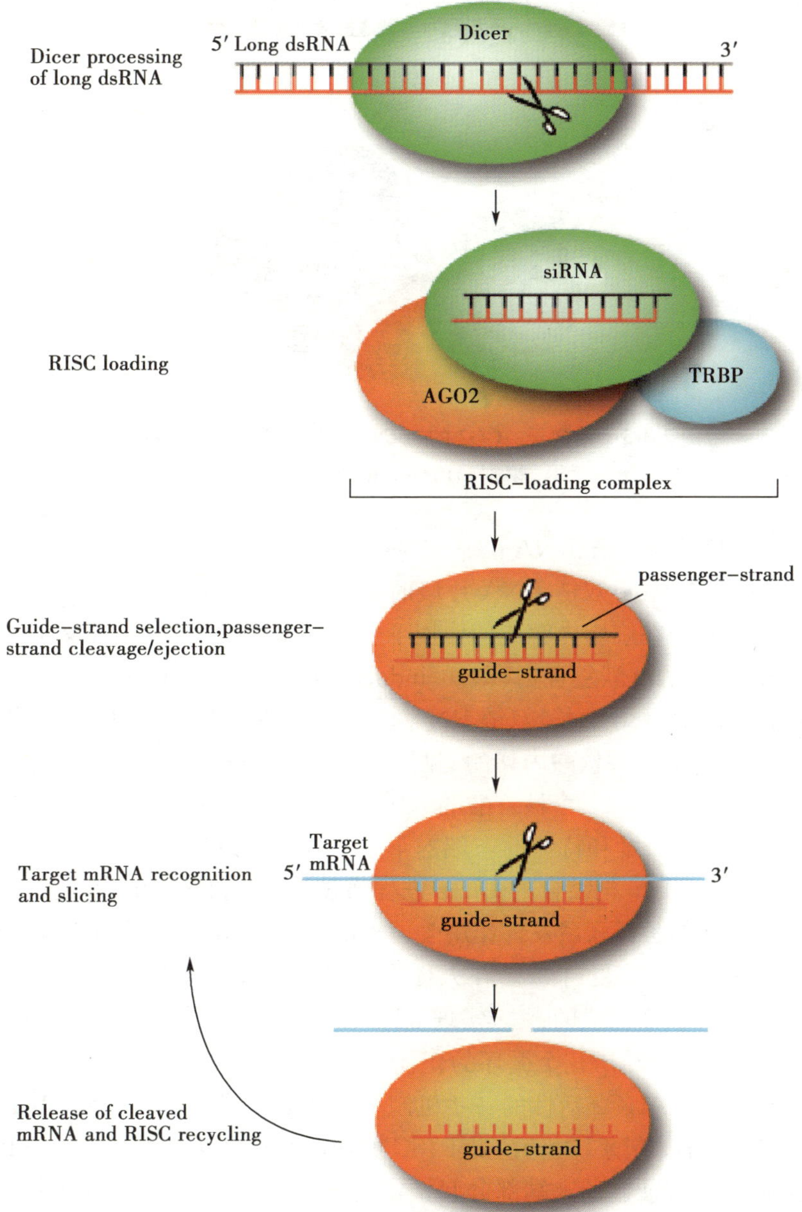

图 2-3-4 siRNAs 通过引导序列依赖的靶向 mRNAs 剪切介导的靶向基因沉默

长双链 RNAs 分子被核酸内切酶 Dicer 切割成短的、激活的 21-25nt 结构，产生后的 siRNA 被 Dicer 装载，在 RNA 连接蛋白 TRBP 帮助下，结合于 RISC 的中心 Argonaute (AGO2)。在装载中，AGO2 选择 siRNA 的反义链，然后剪切并排出正义链(图 2-3-5)。当结合于 AGO2 后，反义链随后与它的互补靶向 mRNAs 配对完成切割，剪切后的 mRNA 被释放并且 RISC 再循环[86]。

反义链 5′末端单磷酸盐紧缩于 AGO2 的 MID 和 PIWI 之间。同时，AGO2 死亡 PAZ 区域有一个疏水袋能特异识别反义链 3′端二核苷酸突出部分。siRNA 反义链核苷酸 2-8，

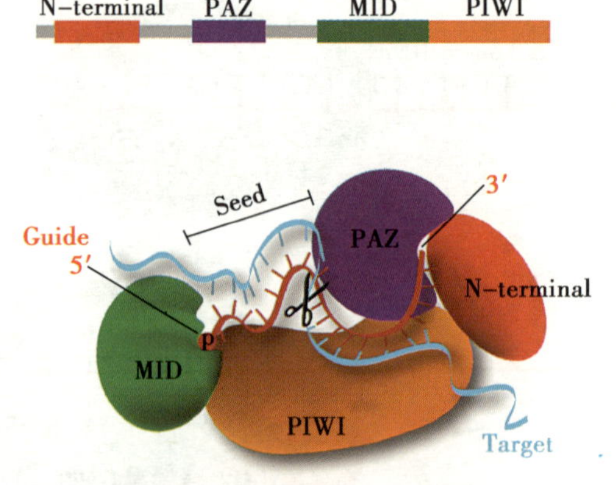

图 2-3-5 结合于 AGO2 的 siRNA 反义链以及靶向 mRNA 识别和剪切模型示意图

是“种子区”，用于和互补靶向 mRNA 碱基配对。

当 RNAi 是短的(-22nt)双链 RNA 片段时是有效的，被称作小干扰 RNA(small interfering RNAs，siRNAs)，在细胞内解旋酶作用下生成正义链和反义链，反义链与一些酶复合物结合生成 RNA 诱导的沉默复合物(RNA-induced silencing complex，RISC)。

在动物细胞，外源性诱导的长、双链 RNA 被内切核酸酶 Dicer 作用下生成 siRNAs[86]。Dicer 是 RNaseⅢ家族的一种核酸内切酶(见图 2-3-4)。它作为 1 种“分子尺”发挥作用，能精确产生有特征性终端 21～25 个核苷酸的双链 RNA，3′末端携带二核苷酸产物，5′末端为单磷酸盐组。siRNA 的长度和特殊的末端对形成 RISC 来说是必要的特征。而且，最近的生物化学研究显示与 RISC 相结合的 Dicer 进程通过 Dicer 和 TRBP(人免疫缺陷反式激活应答 RNA 连接蛋白)的紧密联系发挥作用[87]。RISC 复合物的核心和 RNAi 介导沉默的最重要的执行者是 Argonaute 蛋白[88]。在人体有四种 Argonaute 蛋白(AGO1-4)，而且 siRNAs 的沉默是通过 AGO2 完成的[88]。实现 siRNA 介导的沉默，AGO2 必须结合于 siRNA 反义链，排出正义链，然后经历几个循环的靶向 mRNA 识别、剪切和释放(图 2-3-5)[86]。结构性研究揭示了潜在的 AGO2 活性的一些机制。AGO2 有三个功能区域，PAZ、MID 和 PIWI，其中 PIWI 为核糖核酸酶 H 折叠，是 RISC 剪切活性后的重要场所。对 RISC 的结构性研究证据显示 siRNA 特征性的末端部分起锚定功能：3’-二核苷酸被 Argonaute 的 PAZ 区域特异性识别，这个突出部分深嵌入该区域的疏水袋。同时 5′磷酸团插于 MID 和 PIWI 区域之间，结合于该蛋白 C 端的镁离子[89]。RISC 与引导链靶向复合物的结构、生物化学和计算机分析提供了剪切活性特异性的基本原理。在该复合物中，反义链碱基 2～8(5′端)是裸露的，自由参与靶向 mRNA 的 Watson-Crick 碱基配对。

2. **治疗的挑战** 体内外研究显示由于其有效性和特异基因沉默使得 siRNA 治疗潜力有极大的治疗潜力。但是，通常来说，仍然需要克服许多细胞内外的障碍去利用这种技术。

3. **siRNA 稳定性和靶向性** 细胞外 siRNAs 非常容易被血清和组织酶降解。血清中裸 siRNAs 的半衰期从几分钟到 1 小时不等。因此，在治疗上适当水平的靶向积累是主要的挑战。如达到有效，siRNAs 必须不仅能在血清中存活，也要能到达其表达感兴趣异常基因特异组织的靶向细胞。即使到达靶向细胞，siRNAs 在执行其基因沉默活性前仍面对许多障碍。较大的裸 siRNAs 和负电荷阻碍其扩散进入胞膜并且阻止其在细胞内积聚。即使在细胞胞质内，siRNAs 仍然易被细胞内的 RNA 酶降解并且被高效性的 RISC 合并。

4. 脱靶沉默　微阵列分析显示 siRNA 治疗能导致脱靶基因沉默，如抑制了其他基因，而不是期望的靶向基因。脱靶沉默是不被期望的，因为它能导致基因表达的危险的变异和不期望的细胞转化。近来的研究已经显示许多脱靶沉默是 siRNAs 序列中“种子区域”6 到 7 个核苷酸同源性的结果[90]。

5. 免疫反应的激活　特别是与长的 dsRNAs 相比，尽管 siRNAs 大多数能较好地耐受，在某些情况下激发免疫反应。近来 Dharmacon 研究显示 siRNA 双链体 23 个长核苷酸能激活干扰素反应和引起培养细胞的死亡[91]。另一项研究也显示某些 siRNAs 如果包含 5’-GUCCUUCAA-3’序列或相似的富含 GU 序列能连接并且激活 toll 样受体 7(TLR-7)[92]。因为免疫反应在许多细胞类型间变化，因此在体外的工作很难预测体内的反应。可以理解免疫原性和毒性在 RNAi 治疗使用中是不可回避的。

七、microRNAs 基因治疗

自从 1993 年发现 microRNAs(miRNAs)以来，随后在 2000 年发现其高度保守的特性，关于其功能特别是在肿瘤中特性的研究逐渐增加。

microRNAs 是植物、无脊椎动物和脊椎动物基因组中一类小分子非编码 RNAs(21～23 核苷酸)。这些小分子非完全结合于靶向 mRNAs 的 3′非翻译区[93]。它们通过抑制翻译和诱导靶向 mRNA 负性调控转录后基因的表达。存在于人类基因组中的 miRNAs 超过 1000 个，并且每个 miRNAs 潜在性地调节数以百计的 mRNAs。miRNAs 在许多细胞进程如分化、增殖、凋亡和应激反应中扮演着重要的角色。

miRNAs 的发现引起了在癌症研究上的极大兴趣，研究结果是鼓舞人心的，表明 miRNAs 是构成肿瘤发展途径的中心环节。miRNAs 通过靶向各种致癌基因和肿瘤抑制基因调节肿瘤[93]。一个 miRNA 的丢失能达到许多的效果，其调节异常能诱导肿瘤形成(图 2-3-6)。

1. 肿瘤途径的调节

(1)基因调控和突变：2002 年，关于肿瘤中 miRNAs 角色的首次报道证明包括 miRNAs miR-15 和 miR-16 在大多数慢性淋巴细胞性白血病中是缺失的[94]。进一步研究显示作为肿瘤抑制剂，miR-15 和 miR-16 是通过靶向于编码细胞生存蛋白的致癌基因 Bcl-2 起作用的[95]。相反，miR-21 是一个致癌 miRNA 的典型例子(即所谓的 oncomiR)，其在许多肿瘤如乳腺癌、结直肠癌、肺癌、胰腺癌、恶性胶质瘤、神经母细胞瘤、白血病和淋巴瘤中过表达[96]。这种 miRNA 的过表达能促进肿瘤在体内生长、维持和存活。更重要的是，这些肿瘤完全依赖于 miR-21 的表达。miR-21 靶向于几种肿瘤抑制基因，包括 PTEN，能增加细胞增殖，减少凋亡[96]。miR-21 也能通过靶向于侵袭前的基因促进肿瘤迁移。

研究认为 miRNA 表达的调节主要是通过肿瘤抑制基因蛋白和致癌基因蛋白发挥作用。原癌基因 MYC 转录激活 miR-17-92 簇-miRNAs 17、18a、19a、19b-1 和 92a-1 多顺反子转录。miR-17-92 的致癌性主要是 miR-19，其抑制 PTEN 激活 AKT 信号和促进癌症细胞生存。MYC 也抑制许多肿瘤抑制基因的转录，包括 let-7 家族。let-7 miRNAs 表达的减少出现在许多肿瘤中，并且与患者生存负相关。let-7 家族靶向于参与细胞生长、分化和生存的

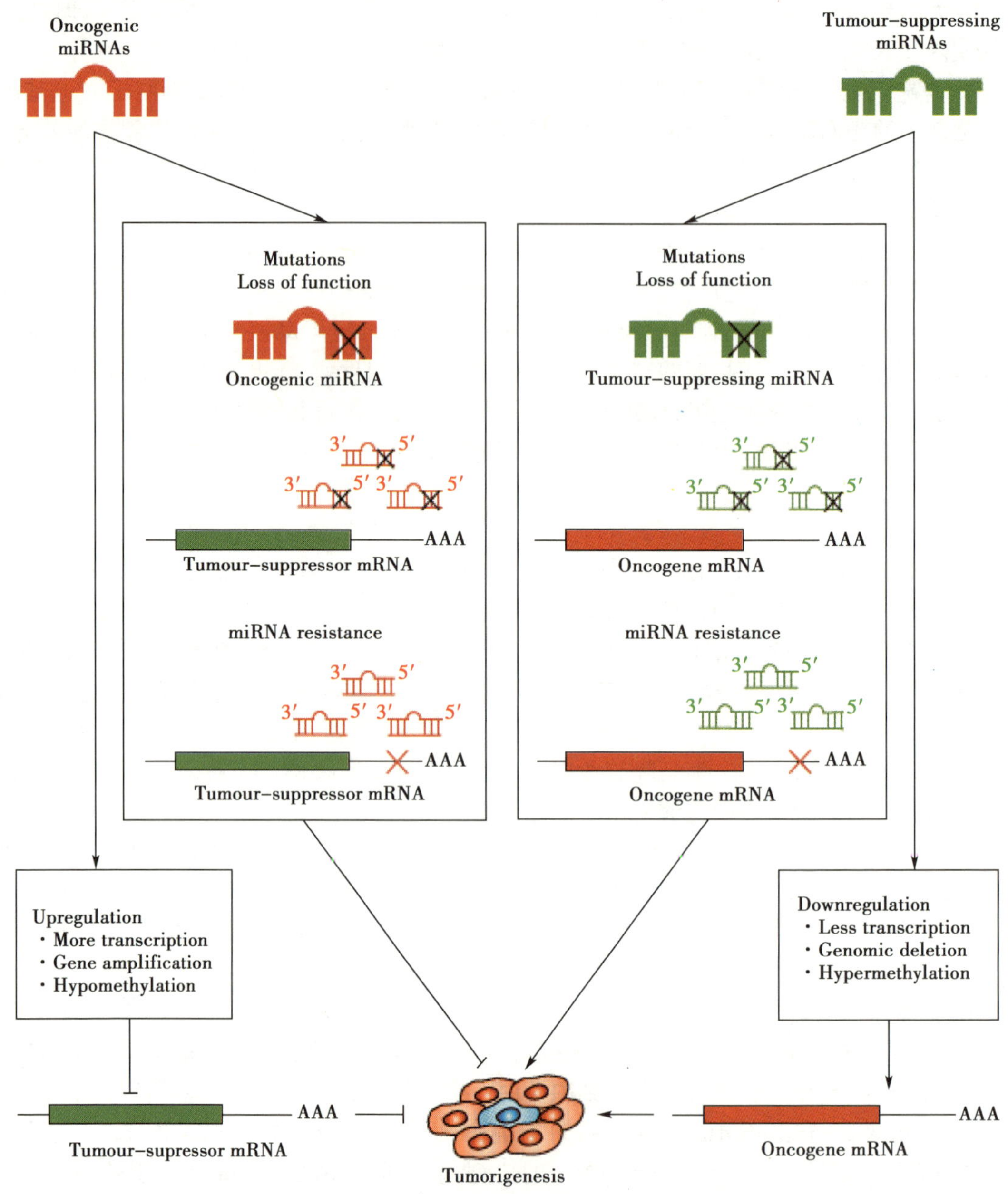

图 2-3-6　通过 miRNAs 肿瘤形成的调节。肿瘤形成可能通过 miRNAs 在不同水平上调节

致瘤 miRNAs 的上调减少肿瘤抑制蛋白的表达，但是肿瘤抑制 miRNAs 的下调导致致瘤蛋白产物的增加。由于致瘤蛋白的表达不再被调节，肿瘤抑制 miRNAs 功能失活突变和致癌基因 mRNA 靶向部分的突变能引起肿瘤形成。在致瘤 miRNAs 功能失活突变和肿瘤抑制 mRNA 上的突变将增加肿瘤抑制蛋白的表达因此能减少肿瘤形成

酶 RAS。Let-7a、Let-7c 和 Let-7g 在肺癌中缺失，并且许多位于基因区 let-7 家族的 miRNAs 在肺癌患者中经常缺失。肿瘤抑制基因转录性诱导 miRNAs 的 miR-34 家族对 DNA 损害做出反应。miR-34a 的缺失与前列腺癌的转移和复发相关。胰腺癌细胞中 miR-34a 表

达的修复充分地抑制克隆细胞生长和侵袭，诱导凋亡，并且使细胞对放化疗变得更敏感。同样，前列腺癌干细胞研究显示 miR-34a 引入肿瘤和癌细胞系内导致相应的 CD44 和肿瘤体积的减少[98]。在 90%的结直肠癌中 miR-34b 和 miR-34c 的表达是通过缺失或甲基化丢失或者是下调的[99]，在其缺失时，对 DNA 损害的 p53 依赖和 p38-MAPK 依赖的反应是削弱的，导致肿瘤形成[99]。重要的是，MYC 是 miR-34b 和 miR-34c 的靶向目标，证实了恶性肿瘤中 miRNA 表达的内在连接特征。基因调节不是 miRNAs 与恶性肿瘤中唯一的方式。在致癌基因 3′非翻译区 miRNA 结合位点的突变与癌症的增加相关。例如，K-ras 致癌基因 3′非翻译区单核苷酸多态性明显增加患非小细胞肺癌的风险。另外，KIT3′非翻译区 miR-221 结合位点基因突变是和增加的黑色素瘤风险相关。

(2)癌症干细胞：癌症干细胞，也被称之为肿瘤起始细胞，在肿瘤内产生于成体干细胞，有自我更新、致癌潜能和特异表面标记表达的能力，在肿瘤的维持、抵抗、进展和远处转移上是非常重要的。最近的研究显示 miRNAs 参与了这些细胞的调节特性。参与干细胞调节的一些 miRNAs 包括 miR-296、miR-134、miR-470 和 miR-34 家族，他们靶向于对多潜能和干细胞功能至关重要的基因(Oct4、NANOG、SOX2、NOTCH、Bcl-2)。在乳腺癌，let-7 和 miR-30 对癌症干细胞的调节是非常重要的，let-7 在乳腺癌干细胞中是下调的[100]，当其在小鼠中过量表达时，他能减少体外许多未分化细胞，抑制细胞增殖，肿瘤形成和转移[101]。miR-30 也是低表达并且能抑制乳腺癌干细胞的自我更新能力。在分化的乳腺癌细胞通过反义寡核苷酸拮抗 miR-30 能增强自我更新、肿瘤再生和转移。let-7 和 miR-30 联合抑制乳腺癌干细胞自我更新和微球体的形成[101]。

(3)血管形成：在血管平滑肌细胞中通过肿瘤的血管形成在增殖和迁移途径的激活中是必需的。在鼻咽癌细胞，miR-15a/16-1 簇通过靶向于血管生成因子 VEGFA 和 MET 调节血管形成[102]。miR-145 通过抑制 FLI-1 阻止血管平滑肌细胞迁移，并且 miR-143 通过靶向于多功能蛋白聚糖蛋白参与血小板源生长因子诱导的迁移。miR-143 簇在前列腺癌、结肠癌、胃癌、膀胱癌、CLL 和 B 细胞淋巴瘤中是下调的[103]。

(4)上皮间充质转变和转移：上皮细胞在上皮间充质转变期间经历了几种分子转变，推测间充质细胞表型对于肿瘤转移和演进是必需的。E-钙黏蛋白(CDH1)的表达对于保留上皮细胞类型是必要的。miR-200 家族、miR-27 和 miR-205 抑制 E-钙黏蛋白表达的抑制剂 ZEB1 和 ZEB2。同样，乳腺癌中 miR-200 的表达和 E-钙黏蛋白的浓度呈正相关。在肾源细胞系中 miR-200 表达的恢复足以逆转这种转变(如从间质到上皮)的证据支持这种相关的重要性[104]。但是，别的 miRNAs 阻止上皮间充质转变。在胰腺上皮细胞，来自于 miR-30 家族的 miRNAs 的表达与间充质显示负相关[105]。在间充质样的卵巢癌细胞系，miR-429 的过度表达可逆转这种转变[106]。

2. 癌症治疗中的 miRNAs　新治疗的发展有助于增加 5 年存活率和减少总的死亡率。但是，尽管肿瘤的类别在增加，但是治疗选择的多样化和特异性是落后的。同样的治疗适用于相似临床亚型的癌症，即使是影响治疗成败的分子显型差异较大。肿瘤治疗现在可个体化。超过 2000 例基于临床试验的基因治疗应用于各种疾病，但 miRNA 治疗无疑是主要的[103]。靶向于 miRNAs 的治疗有两种方式：miRNA 减少或 miRNA 替代。miRNA 减少治疗使用的是肿瘤中上调或过表达的 miRNAs。miRNA 替代治疗包含肿瘤中下调或删除的 miRNAs 的再引入。新的基于治疗的 miRNA 需要选择性或精确性地导入靶向肿瘤，以增加治疗的潜力和减少可能的副作用。阻碍基于治疗的 miRNA 发展的两个主要障碍。第一，RNA 在体内稳定性较低，经尾静脉引入小鼠的 miRNA 在 30 分钟内从循环系统中清除。未修饰的双链 RNA 静脉注射经历了核糖核酸酶介导的降解和快速的肾排泄。因此，对于有效的 miRNA 治疗需要增加 RNA 的半衰期。通过提高 miRNA 稳定性或避开 RNA 有害的环境能增加半衰期。锁定核酸（LNA）是修饰的 RNA 核苷酸，可额外连接 2′O 和 4′C，这些修饰增加 LNA-RNA 的热稳定性，增加了靶向特异性和对核酸外切酶和内切酶的抵抗，因此提高了体内外 miRNA 的稳定性，最后，引入的 RNA 能连接到胆固醇部分，增加循环中的稳定性。例如，2′O-甲基修饰的核苷酸和胆固醇经羟脯氨醇连接至其末端的 miR-16 的拮抗剂，在沉默 miRNA 表达上是稳定和有效的[107]。通过包裹 LNA 或 miRNA 模拟物进入纳米微粒中形成微团样的结构是典型的保护其免受有害环境的方法。第二个主要障碍是如何确保肿瘤特异的导入和 miRNAs 的保留。因为许多 mRNAs 是被一个 miRNA 靶向的，脱靶效应的可能性很大，达到靶向导入的努力能进一步被首过代谢效应和小分子全身的传递至肝肾的快速定位后清除。当肿瘤特异配体能连接到纳米微粒时能靶向传递至特异的组织，主动或被动的靶向导入肿瘤细胞。被动靶向使用纳米微粒大小和肿瘤脉管系统特性选择性传递物质进入特定的细胞。与正常血管相比，肿瘤血管有大的孔隙（200nm～1.2μm），允许纳米微粒在肿瘤内积聚。在 15nm 和 100nm 之间的纳米微粒最适合全身传递。纳米微粒的主动靶向使他们连接至不同的复合物，其对肿瘤有特异亲和力。各种肿瘤相关的细胞表面蛋白（如 HER-2、EGFR 和 CA-125）和透明质酸能潜在性地用于这种连接。透明质酸是多糖，可连接至在各种肿瘤细胞过表达的肿瘤肝细胞标记物 CD44。研究者已经发明了聚（乙二醇）透明质酸纳米微粒[poly(ethylene glycol) hyaluronic acid nanoparticle(P-HA-NP)]用来传递阿霉素和喜树碱至鼠细胞。纳米微粒可成功进入癌细胞（SCC7 和 MDA-3T3），但是很少被正常成纤维细胞（NIH-3T3）吸收。P-HA-NP 传递喜树碱全身系统性治疗的荷瘤小鼠，肿瘤生长能成功地完全停止至少 35 天。这些纳米微粒可被修饰去携带 miRNAs 至特异靶向肿瘤肝细胞。而且，使用传递抗 miR-132 的整合素 α-ν-β-3 靶向的纳米微粒在血管生成和乳房肿瘤转移的抑制上有满意的结果[108]。miRNA 替代的目的是在癌细胞中耗竭的 miRNAs 的再引入和发动治疗反应细胞途径的再激活。Trang 和他的合作者推测化学合成的 miR-34a 被包装成一个脂质为基础的传递载体，局部或全身给药能阻止非小细胞肺癌小鼠模型的肿瘤生长。积聚在肿瘤组织的 miR-34a，导致其直接靶向的下调。构建的 miR-34a 的全身传递不能诱导细胞因子或血清中肝肾酶的上升，提示这种构建可以很好地被耐受，其副作用可被忽略。相似的结果出现在另一项存在 K-ras 激活的非小细胞肺癌中，miR-34a 或 let-7 模拟的 miRNA 与中性脂肪乳剂形成复合物，能导致肿瘤面积减少 60%。另外，在小鼠前列腺癌移植瘤模型中胶原蛋白连接的 miR-16 的全身传递抑制其向骨转移[109]。抗 miR-21 能导致 miRNA 和 LNA 的减少，治疗系统性红斑狼疮小鼠的自身免疫性脾大；miR-21 在所有亚型的狼疮小鼠淋巴细胞中是上调的。腹腔注射 LNA 为基础的拮抗剂靶向于 miR-21 减少系统性红斑狼疮主要的临床表现，并且导致脾大的逆转[110]。仅在人体的以 miRNA 为基础的治疗试验是抗 miR-122 用于 HCV 感染的治疗，miR-122 是 HCV 复制的基础 miRNA，主要存在于肝内[111]。

2010 年，报道了一项在黑猩猩中静脉传递的 LNA 携带 miR-122 的药物实验资料[112]，慢性感染的黑猩猩 LNA 经 1 周 1 次、共 12 周后可导致血清和肝中病毒载量减少。肝中的下降在停止治疗后维持可维持 13 周。肝脏组织学形态有很大改善，肝窦和肝索破坏减少，并且干扰素调节的基因下调。在治疗的动物中没有抵抗或副作用。这些结果导致在人体以 miRNA 为基础治疗的首次临床试验。Ⅰ期试验在 77 例健康志愿者中显示抗 miR-122 是安全的并且没有剂量限制性毒性。随后的Ⅱ期试验评估了皮下注射抗 miR-122（剂量为每周 3mg/kg、5mg/kg 和 7mg/kg，共 29 天）的安全性和抗病毒活性，随访患者直到第 18 周。一个剂量依赖的、长期的 HCV RNA 的减少在治疗结束后继续下降且没有观测到任何严重的副作用[113]。特别是 1 例患者在最后 1 次剂量 10 周后 HCV RNA 浓度检测不到。该项研究吸引了 LNAs 用于癌症治疗的进一步研究潜力。

八、基因载体的选择

在实际应用中除了要求目的基因高效靶向的转染肿瘤细胞外，其安全性也是令人关注的重点之一。因此理想的基因载体不仅要求最佳水平的转染所要表达的基因，还要求转基因表达的持久性，这意味着必须使载体的免疫原性降低到最小，使载体在人免疫清除反应发生前完成转基因表达。载体通常分病毒载体、非病毒载体以及一些新型的载体。

1. 病毒载体 病毒在传递其基因组进入细胞上有其天然的机制，是传递外源性 DNA 的理想载体。病毒基因分为编码区和非编码区。编码区基因主要编码病毒的结构蛋白，根据其对病毒感染性复制的影响，又分为必需基因和非必需基因。非编码区中含有病毒进行复制和包装等功能所必需的顺式作用元件。这些载体通过利用外源性治疗基因替代参与病毒复制或致病性蛋白产物的非必需基因设计而成。病毒载体要求简便、高效的病毒载体包装系统，另外还包括去除病毒载体中所有的病毒基因，只保留其复制和包装所必需的顺式作用元件的无病毒基因的病毒载体（gutless viral vector），可最大限度地扩大载体的容量和减少病毒对细胞的直接毒性和病毒蛋白表达引起的免疫毒性。

常用的基因治疗病毒载体来自腺病毒、反转录病毒、牛痘病毒、单纯性疱疹病毒和慢病毒。病毒载体的选择依赖几种参数如癌症类型的特征和治疗策略。

反转录病毒载体可以持久表达，但血清补体能使之失活；病毒滴度低，难以满足治疗肿瘤所需要的滴度；整合到 DNA 后，可能引起突变和激活癌基因；只转染那些正在扩增和合成 DNA 的细胞。腺病毒载体虽能感染处于不同周期的细胞，不会引起突变危险，但不能整合到靶细胞染色体中；不能长期稳定表达。

研究发现病毒载体比非病毒载体携带的目的基因表达更有效。但可能引起遗传突变或致癌，重复注射可诱导免疫应答而削弱了转基因的效果。但是，经过对病毒载体做一些修饰，如删除了早期病毒基因的复制缺陷性腺病毒，可以减少细胞毒性和免疫反应。

目前的病毒载体的发展方向包括可调控表达外源基因的病毒载体、自我扩增型载体（self-amplifying vector）、特异性复制型病毒载体（specifically replicating vector）、嵌合型病毒载体（hybrid viral vector）、靶向性病毒载体（targeted viral vector）。

2. 非病毒载体 如裸 DNA、阳离子脂质体等，在体内虽有非致免疫反应的稳定作用，但其转染效率低、稳定性差。此类载体被一些特异性配体修饰后，可使其产生具有对特定组织的亲嗜性，并提高稳定性和转染率，可望成为一种较为理想的基因载体。

目前，1714 项基因治疗临床试验中 70% 使用的是病毒载体，已被证明有高效的基因传递和表达效率。但是，病毒载体应用的一些缺点，特别是出于安全性的考虑，促使研究者去开发非病毒基因传递系统。非病毒载体可分为3组：裸DNA；物理方法如流体力学方法、基因枪和电穿孔；化学方法，其成分主要包括阳离子组分，如阳离子脂质体和阳离子聚合物[114]。裸DNA或质粒DNA表现为低水平的细胞摄取和快速的清除，因此，当其低的基因传递效率能被局部的旁观者效应和免疫系统反应弥补的时候才考虑使用裸DNA的注射。目前在临床试验中裸DNA的使用是很频繁的(19%)，而腺病毒载体是24.2%，反转录病毒载体是20.7%。

关于物理方法，在5项包括基因枪应用的基因治疗临床试验中得到批准，但是，为了增加效率性而不诱导严重的毒性，这些基因传递步骤仍需进一步被优化。另一方面，阳离子脂质体和阳离子聚合物代表着广泛使用的非病毒基因传递方法。这些非病毒载体，由于其为正电荷，通过静电作用力可与带负电荷的DNA相互作用导致脂质体的形成，脂质体用于基因传递有许多重要的优点，包括可传递大量的基因材料，物理化学方面的多功能性，可允许多方面的修饰，简易廉价大规模的产物，以及低水平免疫源性的应答反应。

Felgner等[115]第一次描述了传递基因的阳离子载体，随后产生了许多新的阳离子载体产生并应用于不同细胞系、动物模型和临床试验患者的转染过程中。目前，批准的6.4%(n=109)的基因治疗试验涉及脂质体，且主要应用于肿瘤的治疗。研究证明脂质体和plyplexes两者在组织培养中是转染各种细胞有效且有前景的方法，尽管在过去的几年临床试验中脂质体的使用有了显著的进步，但是这些载体在体内的效果仍不尽如人意[114]。主要是由于该载体转染水平低，特别是和病毒载体相比，由于受血清中成分的影响，大量的生物活性减少。而且，脂质体全身用药能引起一些毒性反应，主要是由于其正电荷和聚合的倾向性限制了其临床应用。但是，这些系统潜在的优势鼓舞研究者通过开发新的剂型进一步提高其效果。许多努力致力于合成许多新的阳离子脂质体和聚合物，旨在提高其与核苷酸复合物的稳定性和效率。与亲水性成分的结合，如聚乙二醇(PEG)，能屏蔽复合物的正电荷，增加其在血流中的循环时间和减少毒性。与蛋白、抗体、多肽或别的试剂的结合能增强其生物活性和对靶细胞的特异性[116]。

3. 细胞载体　最近研究表明许多呈现肿瘤趋向性的哺乳动物细胞作为载体已经应用于肿瘤的基因治疗。间充质干细胞或骨髓基质干细胞(MSCs)是成体干细胞，有独特的免疫耐受性，因此可进入异体环境，但同时又保留他们参与肿瘤基质形成的能力。这些特性导致作为基因传递载体的MSCs在多灶性肿瘤中的应用。神经干细胞(NSCs)也拥有内在的肿瘤趋向性，因此作为可靠的基因治疗产物传递载体用于原发性脑肿瘤或转移性脑瘤，已经成功地运用于胶质瘤、成神经管细胞瘤和神经母细胞瘤的基因传递[117]。肿瘤的生长依赖于肿瘤血管的生成，可用于肿瘤的靶向治疗，最近的研究显示肿瘤血管的内皮祖细胞可作为肿瘤基因治疗的传递载体[118]。另外肿瘤干细胞长期保持静止，由于具有有效和稳定转换成非分裂细胞的能力，代表了一种新的基因转移载体。

4. 非传统的载体　最新开发的载体包括呈现自然特性的用于特异肿瘤基因的非病毒生物试剂，以及由于其大小和超分子结构而很有前景的纳米载体。非病毒生物基因传递载体包括细菌、噬菌体、类病毒颗粒、红细胞膜和胞外体。其中，细菌载体在肿瘤基因治疗中广泛使用。需氧和兼性厌氧菌如梭状芽孢杆菌、双歧杆菌和沙门菌属能特异在肿瘤含氧量低的区域定植并且破坏肿瘤细胞，为细菌性的溶瘤治疗。细菌载体也可被修饰后传递细菌表达的编码治疗基因。

纳米载体是一种新型载体，由于其能提供稳定性和控制性的释放，能包裹大量基因物质，允许共传递，易于接受表面修饰而增强稳定性、运输特性、靶向性或摄取。纳米载体易被单核巨噬细胞摄取主要分布于肝脏，较裸DNA、阳离子载体转染效率高，能持久表达，无不良反应。He等[119]构建了质粒PEGFP-AFP，AFP是启动子，能在肝癌细胞中特异靶向表达，EGFP是质粒DNA的报告子，发绿色荧光。这种质粒被包被在一种纳米型的毫微粒中，是一种生物可降解和相容的聚合物，平均直径(72±12)nm，在小鼠尾静脉注射1小时后观察，大约80.14%的DNA都集中位于肝脏中。这种质粒DNA被包被在纳米型的毫微粒中，可以使DNA免受核酶降解，DNA受到的破坏更小，转染效率更强。

由于纳米级别的物质的独特性，基于传递系统的纳米载体也已经成为一个潜在的基因携带物。由于增强的渗透性和滞留效应，这些载体能增强肿瘤携带的生物活性剂的聚集。这些效果来自于肿瘤血管渗透性的增加和肿瘤内清除率的减少[120]。结果，纳米载体静脉注射后在实体瘤内被动积聚。这种类型的载体更经常地用于siRNA而不是质粒DNA的传递。

(杨长青)

参考文献

[1] 杨长青，邓志华. 肿瘤基因治疗中HSV1-TK的靶向性研究. 国际肿瘤学杂志，2008，35，(1)：3-6.

[2] Sterman DH，Recio A，Vachani A，et al. Long-term follow-up of patients with malignant pleural mesothelioma receiving high-dose adenovirus herpes simplex thymidine kinase/ganciclovir suicide gene therapy. Clin Cancer Res，2005，11(20)：7444-7453.

[3] Gilliam AD，Watson SA. Emerging biological therapies for pancreatic carcinoma. Eur J Surg Oncol，2002，28(4)：370-378.

[4] Qiu z，Harms JS，Zhu J，et al. Bovine herpesvirus tegument protein VP22 enhances thymidine kinase/ganciclovir suicide gene therapy for neuroblastomas compared to herpes simplex virus VP22. J Virol，2004，78(8)：4224-4233.

[5] Beltinger C，Fulda S，Kammertoens T，et al. Mitoehondrial amplification of death signals dete -rmines thymidine kinase/ganciclovir--triggered activation of apoptosis. Cancer Res，2000，60(12)：3212-3217.

[6] Cho HS，Lee HR，Kim MK，et al. Mediated regression of murine neuroblastoma via retroviral transfer of the HSV-TK gene. J Korean Med Sci，2004，19(1)：107-112.

[7] Song JS. Adenovirus-mediated suicide SCLC gene therapy using the increased activity of the hTERT promoter by the MMRE and SV40 enhancer. Biosci Biotechnol Biochem，2005，69 (1)：56-62.

[8] 杨长青，邓志华，王桂琴. hTERT-TK/GCV对肝癌细胞生长及凋亡的靶向性影响. 中国癌症杂志，2008，18(2)：91-95.

[9] 杨长青，邓志华，刘燕，等. 去唾液酸糖蛋白-人端粒酶反转录酶-胸苷激酶/氧鸟苷的靶向促HepG2细胞凋亡作用及旁观者效应. 中华肝脏病杂志，2008，16(7)：509-513.

[10] Steffens S，Sandquist A，Frank S，et al. A neuroblastoma-selective suicide gene therapy app-roach using the tyrosine hydroxylase promoter. Pediatr Res，2004，56(2)：268-277.

[11] Yang WY，Huang ZH，Lin LJ，et al. Kinase domain insert containing receptor promoter cont-rolled suicide gene system selectively kills human umbilical vein endothelial cell. World J Gastroentero1，2006，12 (33)：5331-5335.

[12] Xu D，Falke D，Juliano RL. P53-dependent cell-killing by selective repression of thymidine kinase and

reduced prodrug activation. Mol Pharmacol,2003,64(2):289-297.

[13] Mohr L, Yeung A, Aloman C, et al. Antibody-directed therapy for human hepatocellular carcinoma. Gastroenterology,2004,127(5 Suppl 1):S225-231.

[14] Fischer U, Steffens S, Frank S, et al. Mechanisms of thymidine kinase/ganciclovir and cytosine deaminase/ 5-fluorocytosine suicide gene therapy-induced cell death in glioma cells. Oncogene,2005,24(7):1231-1243.

[15] Negroni L, Samson M, Guigonis JM, et al. Treatment of colon cancer cells using the cytosine deaminase/ 5-fluorocytosine suicide system induces apoptosis, modulation of the proteome, and Hsp90beta phosphorylation. Mol Cancer Ther,2007,6(10):2747-2756.

[16] Pandha HS, Martin LA, Rigg A, et al. Genetic prodrug activation therapy for breast cancer: A phase I clinical trial of erbB-2-directed suicide gene expression. J Clin Oncol. 1999,17(7):2180-2189.

[17] Wu DH, Liu L, Chen LH. Antitumor effects and radiosensitization of cytosine deaminase and thymidine kinase fusion suicide gene on colorectal carcinoma cells. World J Gastroenterol, 2005, 11(20):3051-3055.

[18] Rodrigo Gm'zon M, Tirapu Femandez de la Cuesta I, Arina lraeta A, et al. Use of gene therapy in a subcutaneous mnrine model of lung cancer. Arch Bronconeumol,2006,42(10):526-532.

[19] Martinez-Quintanilla J, Cascallo M, Gros A, et al. Positive selection of gene-modified cells increases the efficacy of pancreatic cancer suicide gene therapy. Mol Cancer Ther,2009,8(11):3098-3107.

[20] Park SY, Lee W, Lee J, et al. Combination gene therapy using multidrug resistance (MDR1) gene shRNA and herpes simplex virus-thymidine kinase. Cancer Lett,2008,261(2):205-214.

[21] Chen CT, Yamaguchi H, Lee HJ, et al. Dual targeting of tumor angiogenesis and chemotherapy by endostatin-cytosine deaminase-uracil phosphoribosyltransferase. Mol Cancer Ther, 2011, 10(8):1327-1336.

[22] Visvader JE, Lindeman GJ. Cancer stem cells in solid tumours: accumulating evidence and unresolved questions. Nat Rev Cancer,2008,8(10):755-768.

[23] Huszthy PC, Giroglou T, Tsinkalovsky O, et al. Remission of invasive, cancer stem-like glioblastoma xenografts using lentiviral vector-mediated suicide gene therapy. PLoS One,2009,4(7):e6314.

[24] Wei CL, Wu Q, Vega VB, et al. A global map of p53 transcription-factor binding sites in the human genome. Cell,2006,124(1):207-219.

[25] Brady CA, Jiang D, Mello SS, et al. Distinct p53 transcriptional programs dictate acute DNA damage responses and tumor suppression. Cell,2011,145(4):571-583.

[26] Ventura A, Kirsch DG, McLaughlin ME, et al. Restoration of p53 function leads to tumour regression in vivo. Nature,2007,445(7128):661-665.

[27] Xue W, Zender L, Miething C, et al. Senescence and tumour clearance is triggered by p53 restoration in murine liver carcinomas. Nature,2007,445(7128):656-660.

[28] Lu C, El-Deiry W. S. Targeting p53 for enhanced radio- and chemo-sensitivity. Apoptosis,2009,14(4):597-606.

[29] Yee KS, Vousden KH. Complicating the complexity of p53. Carcinogenesis,2005,26(8):1317-1322.

[30] Vasey PA, Jones NA, Jenkins S, et al. Cisplatin, camptothecin, and taxol sensitivities of cells with p53-associated multidrug resistance. Mol Pharmacol,1996,50(6):1536-1540.

[31] Bunz F, Hwang PM, Torrance C, et al. Disruption of p53 in human cancer cells alters the responses to therapeutic agents. J Clin Invest,1999,104(3):263-269.

[32] Hillen F, Griffioen AW. Tumour vascularization: sprouting angiogenesis and beyond. Cancer Metastasis

Rev,2007,26(3-4):489-502.

[33] Persano L,Crescenzi M,Indraccolo S. Anti-angiogenic gene therapy of cancer:current status and future prospects. Mol Aspects Med,2007,28(1):87-114.

[34] Tada H,Maron DJ. Systemic IFN-beta gene therapy results in long-term survival in mice with established colorectal liver metastases. J Clin Invest,2001,108(1):83-95.

[35] Oliner J,Min H,Leal J,et al. Suppression of angiogenesis and tumor growth by selective inhibition of angiopoietin-2. Cancer Cell,2004,6(5):507-516.

[36] Kim WJ,Yockman JW,Jeong JH,et al. Anti-angiogenic inhibition of tumor growth by systemic delivery of PEI-g-PEG-RGD/pCMV-sFlt-1 complexes in tumor-bearing mice. J Control Release,2006 ,114(3):381-388.

[37] Yao B,He QM,Tian L,et al. Enhanced antitumor effect of the combination of tumstatin gene therapy and gemcitabine in murine models. Hum Gene Ther,2005,16(9):1075-1086.

[38] Feldman AL,Friedl J,Lans TE,et al. Retroviral gene transfer of interferon-inducible protein 10 inhibits growth of human melanoma xenografts. Int J Cancer,2002,99(1):149-153.

[39] Pfeifer A,Kessler T,Silletti S,et al. Suppression of angiogenesis by lentiviral delivery of PEX,a noncatalytic fragment of matrix metalloproteinase 2. Proc Natl Acad Sci U S A,2000,97 (22):12227-12232.

[40] Jazowiecka-Rakus J,Jarosz M,Szala S. Combination of vasostatin gene therapy with cyclophosphamide inhibits growth of B16(F10) melanoma tumours. Acta Biochim Pol,2006,53(1):199-202.

[41] Koga M,Kai H,Egami K,et al. Mutant MCP-1 therapy inhibits tumor angiogenesis and growth of malignant melanoma in mice. Biochem Biophys Res Commun,2008,365(2):279-284.

[42] Okada Y,Ueno H,Katagiri M,et al. Experimental study of antiangiogenic gene therapy targeting VEGF in oral cancer. Odontology,2010,98(1):52-59.

[43] Zheng JN,Pei DS,Mao LJ,et al. Oncolytic adenovirus expressing interleukin-18 induces significant antitumor effects against melanoma in mice through inhibition of angiogenesis. Cancer Gene Ther,2010,17 (1):28-36.

[44] Yang L,Wang L,Su XQ,et al. Suppression of ovarian cancer growth via systemic administration with liposome-encapsulated adenovirus-encoding endostatin. Cancer Gene Ther,2010,17(1):49-57.

[45] Tysome JR,Briat A,Alusi G,et al. Lister strain of vaccinia virus armed with endostatin-angiostatin fusion gene as a novel therapeutic agent for human pancreatic cancer. Gene Ther, 2009, 16 (10): 1223-1233.

[46] Liu LL,Smith MJ,Sun BS,et al. Combined IFN-gamma-endostatin gene therapy and radiotherapy attenuates primary breast tumor growth and lung metastases via enhanced CTL and NK cell activation and attenuated tumor angiogenesis in a murine model. Ann Surg Oncol,2009,16(5):1403-1411.

[47] Zhang Y,Qu ZH,Cui M,et al. Combined endostatin and TRAIL gene transfer suppresses human hepatocellular carcinoma growth and angiogenesis in nude mice. Cancer Biol Ther,2009,8(5):466-473.

[48] Ning T,Yan X,Lu ZJ,et al. Gene therapy with the angiogenesis inhibitor endostatin in an orthotopic lung cancer murine model. Hum Gene Ther,2009,20(2):103-111.

[49] Sangro B,Mazzolini G,Ruiz J,et al. Phase I trial of intratumoral injection of an adenovirus encoding interleukin-12 for advanced digestive tumors. J Clin Oncol,2004,22(8):1389-1397.

[50] Heinzerling L,Burg G,Dummer R,et al. Intratumoral injection of DNA encoding human interleukin 12 into patients with metastatic melanoma:clinical efficacy. Hum Gene Ther,2005,16(1):35-48.

[51] Anwer K,Barnes MN,Fewell J,et al. Phase-I clinical trial of IL-12 plasmid/lipopolymer complexes for the treatment of recurrent ovarian cancer. Gene Ther,2010,17(3):360-369.

[52] Sterman DH, Recio A, Carroll RG, et al. A phase I clinical trial of single-dose intrapleural IFN-beta gene transfer for malignant pleural mesothelioma and metastatic pleural effusions: high rate of antitumor immune responses. Clin Cancer Res, 2007, 13(15 Pt 1): 4456-4466.

[53] Kleinman ME, Yamada K, Takeda A, et al. Sequence- and target-independent angiogenesis suppression by siRNA via TLR-3. Nature, 2008, 452(7187): 591-597.

[54] Shenouda SK, Alahari SK. MicroRNA function in cancer: oncogene or a tumor suppressor? Cancer Metastasis Rev, 2009, 28(3-4): 369-378.

[55] Kim TH, Hur EG, Kang SJ, et al. NRF2 blockade suppresses colon tumor angiogenesis by inhibiting hypoxia-induced activation of HIF-1 alpha. Cancer Res, 2011, 71(6): 2260-2275.

[56] Zhou S, Ye W, Zhang M, et al. The effects of nrf2 on tumor angiogenesis: a review of the possible mechanisms of action. Crit Rev Eukaryot Gene Expr, 2012, 22(2): 149-160.

[57] Lichtor T, Glick RP, Kim TS, et al. Prolonged survival of mice with glioma injected intrace -rebrally with double cytokine-secreting cells. J Neurosurg, 1995, 83(6): 1038-1044.

[58] Lichtor T, Glick RP, Lin H, et al. Intratumoral injection of IL-secreting syngeneic/allogeneic fibroblasts transfected with DNA from breast cancer cells prolongs the survival of mice with intracerebral breast cancer. Cancer Gene Ther, 2005, 12(8): 708-714.

[59] Jacobs SK, Wilson DJ, Kornblith PL, et al. Interleukin-2 or autologous lymphokine-activated killer cell treatment of malignant glioma: phase I trial. Cancer Res, 1986, 46(4 Pt 2): 2101-2104.

[60] Vaquero J, Martínez R. Intratumoral immunotherapy with interferon-alpha and interleukin-2 in glioblastoma. Neuroreport, 1992, 3(11): 981-983.

[61] Colombo F, Barzon L, Franchin E, et al. Combined HSV-TK/IL-2 gene therapy in patients with recurrent glioblastoma multiforme: biological and clinical results. Cancer Gene Ther, 2005, 12(10): 835-848.

[62] Velazquez JR, Lacy P, Mahmudi-Azer S, et al. Interleukin-4 and RANTES expression in maturing eosinophils derived from human cord blood $CD34^+$ progenitors. Immunology, 2000, 101(3): 419-425.

[63] Okada H, Kuwashima N. Gene therapy and biologic therapy with interleukin-4. Curr Gene Ther, 2002, 2(4): 437-450.

[64] Okada H, Lieberman FS, Edington HD, et al. Autologous glioma cell vaccine admixed with interleukin-4 gene transfected fibroblasts in the treatment of recurrent glioblastoma: preliminary observations in a patient with a favorable response to therapy. J Neurooncol, 2003, 64(1-2): 13-20.

[65] Parney IF, Chang LJ, Farr-Jones MA et al. Technical hurdles in a pilot clinical trial of combined B7-2 and GM-CSF immunogene therapy for glioblastomas and melanomas. J Neurooncol, 2006, 78(1), 71-80.

[66] Wakabayashi T, Hatano N, Kajita Y, et al. Initial and maintenance combination treatment with interferon-beta, MCNU (Ranimustine), and radiotherapy for patients with previously untreated malignant glioma. J Neurooncol, 2000, 49(1): 57-62.

[67] Natsume A, Tsujimura K, Mizuno M, et al. IFN-beta gene therapy induces systemic antitumor immunity against malignant glioma. J Neurooncol, 2000, 47(2): 117-124.

[68] Yoshida J, Mizuno M, Fujii M, et al. Human gene therapy for malignant gliomas (gliobl asto -ma multiforme and anaplastic astrocytoma) by in vivo transduction with human interferon beta gene using cationic liposomes. Hum Gene Ther, 2004, 15(1): 77-86.

[69] Chiocca EA, Smith KM, McKinney B, et al. A phase I trial of Ad. hIFN-beta gene therapy for glioma. Mol Ther, 2008, 16(3): 618-626.

[70] Kurschus, FC, Fellows, E, Stegmann, E, et al. Granzyme B delivery via perforin is restricted by size, but

not by heparan sulfate-dependent endocytosis. Proc. Natl Acad Sci USA,2008,105 (37):13799-13804.

[71] Purbhoo,MA,Irvine,DJ,Huppa,JB,et al. T cell killing does not require the formation of a stable mature immunological synapse. Nat. Immunol,2004,5 (5),524-530.

[72] Morgan RA,Dudley ME,Wunderlich JR,et al. Cancer regression in patients after transfer of genetically engineered lymphocytes. Science,2006,314 (5796):126-129.

[73] Johnson,LA,Morgan,RA,Gene therapy with human and mouse T-cell receptors mediate cancer regression and targets normal tissues expressing cognate antigen. Blood,2009,114 (3):535-546.

[74] Wei H,Wang H,Lu B,et al. Cancer immunotherapy using in vitro genetically modified targeted dendritic cells. Cancer Res,2008,68(10):3854-3862.

[75] Morse MA,Clay TM,Hobeika AC,et al. Phase I study of immunization with dendritic cells modified with fowlpox encoding carcinoembryonic antigen and costimulatory molecules. Clin Cancer Res,2005,11 (8):3017-3024.

[76] Su Z,Dannull J,Yang BK,et al. Telomerase mRNA-transfected dendritic cells stimulate anti -genspecific $CD8^+$ and $CD4^+$ T cell responses in patients with metastatic prostate cancer. J Immunol,2005,174 (6):3798-807.

[77] Woodward OM,Köttgen A,Coresh J,et al. Identification of a urate transporter,ABCG2,with a common functional polymorphism causing gout. Proc Natl Acad Sci USA,2009,106(25):10338 -10342.

[78] Allebrandt KV,Amin N,Müller-Myhsok B,et al. A K(ATP) channel gene effect on sleep duration: from genome-wide association studies to function in Drosophila. Mol Psychiatry,2013,18(1):122-132.

[79] Robey RW,Polgar O,Deeken J,et al. ABCG2:determining its relevance in clinical drug resi -stance. Cancer Metastasis Rev,2007,26(1):39-57.

[80] Zhang H,Wang J,Cai K,et al. Downregulation of gene MDR1 by shRNA to reverse multidrug-resistance of ovarian cancer A2780 cells. J Cancer Res Ther,2012,8(2):226-231.

[81] Xu Y,Xia F,Ma L,et al. MicroRNA-122 sensitizes HCC cancer cells to adriamycin and vincristine through modulating expression of MDR and inducing cell cycle arrest. Cancer Lett,2011,310(2): 160-169.

[82] Rein DT,Volkmer A,Beyer IM,et al. Treatment of chemotherapy resistant ovarian cancer with a MDR1 targeted oncolytic adenovirus. Gynecol Oncol,2011,123(1):138-146.

[83] Susa M,Iyer AK,Ryu K,et al. Inhibition of ABCB1 (MDR1) expression by an siRNA nano -particulate delivery system to overcome drug resistance in osteosarcoma. PLoS One,2010,5(5):e10764.

[84] Fire A,Xu S,Montgomery MK,et al. Potent and specific genetic interference by double stranded RNA in Caenorhabditis elegans. Nature,1998,391(6669):806-811.

[85] Elbashir SM,Harborth J,Lendeckel W,et al. Duplexes of 21-nucleotide RNAs mediate RNA interference in cultured mammalian cells. Nature,2001,411(6836):494-498.

[86] Jinek M,Doudna JA. A three-dimensional view of the molecular machinery of RNA interference. Nature,2009,457(7228):405-412.

[87] Gregory RI,Chendrima TP,Cooch N,et al. Human RISC couples microRNA biogenesis and post transcriptional gene silencing. Cell,2005,123(4):631-640.

[88] Liu J,Carmell MA,Rivas FV,et al. Argonaute2 is the catalytic engine of mammalian RNAi. Science, 2004,305(5689):1437-1441.

[89] Parker JS,Roe SM,Barford D. Structural insights into mRNA recognition from a PIWI domain-siRNA guide complex. Nature,2005,434(7033):663-666.

[90] Birmingham A,Anderson EM,Reynolds A,et al. 3'UTR seed matches,but not overall identity,are asso-

ciated with RNAi off-targets. Nat Methods,2006,3(3):199-204.

[91] Reynolds A,Anderson EM,Vermeulen A,et al. Induction of the interferon response by siRNA is cell type-and duplex length- dependent. RNA,2006,12(6):988-993.

[92] Hornung V,Guenthner-Biller M,Bourquin C,et al. Sequence-specific potent induction of IFN-alpha by short interfering RNA in plasmacytoid dendritic cells through TLR7. Nat Med,2005,11(3):263-270.

[93] Zhang B,Pan X,Cobb GP,et al. MicroRNAs as oncogenes and tumor suppressors. Dev Biol,2007,302(1):1-12.

[94] Calin GA,Dumitru CD,Shimizu M,et al. Frequent deletions and down-regulation of micro RNA genes miR15 and miR16 at 13q14 in chronic lymphocytic leukemia. Proc Natl Acad Sci USA,2002,99(24):15524-15529.

[95] Cimmino A,Calin GA,Fabbri M,et al. MiR-15 and miR-16 induce apoptosis by targeting BCL2. Proc Natl Acad Sci USA,2005,102(39):13944-13949.

[96] Schetter AJ,Leung SY,Sohn JJ,et al. MicroRNA expression profiles associated with prognosis and therapeutic outcome in colon adenocarcinoma. JAMA,2008,299(4):425-436.

[97] Darido C,Georgy SR,Wilanowski T,et al. Targeting of the tumor suppressor GRHL3 by a miR-21-dependent proto-oncogenic network results in PTEN loss and tumorigenesis. Cancer Cell 2011,20(5):635-648.

[98] Daeneke T,Kwon TH,Holmes AB,et al. High-efficiency dye-sensitized solar cells with ferr ocene-based electrolytes. Nat Chem,2011,3(3):211-215.

[99] Kress TR,Cannell IG,Brenkman AB,et al. The MK5/PRAK kinase and Myc form a negative feedback loop that is disrupted during colorectal tumorigenesis. Mol Cell,2011,41(4):445-457.

[100] Shimono Y,Zabala M,Cho RW,et al. Downregulation of miRNA-200c links breast cancer stem cells with normal stem cells. Cell,2009,138:592-603.

[101] Yu F,Deng H,Yao H,et al. Mir-30 reduction maintains self-renewal and inhibits apoptosis in breast tumorinitiating cells. Oncogene,2010,29(29):4194-4204.

[102] Hua Z,Lv Q,Ye W,et al. MiRNA-directed regulation of VEGF and other angiogenic factors under hypoxia. PLoS One,2006,1:e116.

[103] Yue J. MiRNA and vascular cell movement. Adv Drug Deliv Rev,2011,63(8):616-622.

[104] Gregory PA,Bert AG,Paterson EL,et al. The miR-200 family and miR-205 regulate epithelial to mesenchymal transition by targeting ZEB1 and SIP1. Nat Cell Biol,2008,10(5):593 -601.

[105] Ozcan S. MiR-30 family and EMT in human fetal pancreatic islets. Islets,2009,1(3):283-285.

[106] Chen J,Wang L,Matyunina LV,et al. Overexpression of miR-429 inducesmesenchymal-to-epithelial transition (MET) in metastatic ovarian cancer cells. Gynecol Oncol,2011,121(1):200-205.

[107] Van Solingen C,Seghers L,Bijkerk R,et al. Antagomir-mediated silencing of endothelial cell specific microRNA-126 impairs ischemia-induced angiogenesis. J Cell Mol Med,2009,13(8A):1577-1585.

[108] Anand S,Majeti BK,Acevedo LM,et al. MicroRNA-132-mediated loss of p120RasGAP activates the endothelium to facilitate pathological angiogenesis. Nat Med,2010,16(8):909-914.

[109] Takeshita F,Patrawala L,Osaki M,et al. Systemic delivery of synthetic microRNA-16 inhibits the growth of metastatic prostate tumors via downregulation of multiple cell-cycle genes. Mol Ther,2010,18(1):181-187.

[110] Garchow BG,Encinas OB,Leung YT,et al. Silencing of microR6-21 in vivo ameliorates autoimmune splenomegaly in lupus mice. EMBO Mol Med,2011,3(10):605-615.

[111] Jopling CL,Yi M,Lancaster AM,et al. Modulation of hepatitis C virus RNA abundance by a liver-spe-

cific microRNA. Science, 2005, 309(5740): 1577-1581.

[112] Lanford RE, Hildebrandt-Eriksen ES, Petri A, et al. Therapeutic silencing of microRNA-122 in primates with chronic hepatitis C virus infection. Science, 2010, 327(5962): 198-201.

[113] Janssen HL, Reesink HW, Zeuzem S, et al. A randomized, double-blind, placebo (Plb) contr -olled safety and anti-viral proof of concept study of miravirsen (Mir), an oligonucleotide targetin-g Mir-122, in treatment naive patients with genotype 1 (Gt1) chronic Hcv infection. Hepatology, 2011, 54 (suppl S1): 1430A (abstr).

[114] Kawakami S, Higuchi Y, Hashida M. Nonviral approaches for targeted delivery of plasmid DNA and oligonucleotide. J Pharm Sci, 2008, 97(2): 726-745.

[115] Felgner PL, Gadek TR, Holm M, et al. Lipofection: a highly efficient, lipid-mediated DNAtransfection procedure. Proc Natl Acad Sci USA, 1987, 84(21): 7413-7417.

[116] Morille M, Passirani C, Vonarbourg A, et al. Progress in developing cationic vectors for nonviral systemic gene therapy against cancer. Biomaterials, 2008, 29(24-25): 3477-3496.

[117] Kim SU. Neural stem cell-based gene therapy for brain tumors. Stem Cell Rev, 2011, 7(1): 130-140.

[118] Dudek AZ. Endothelial lineage cell as a vehicle for systemic delivery of cancer gene therapy. Transl Res, 2010, 156(3): 136-146.

[119] Jabr-Milane L, van Vlerken L, Devalapally H, et al. Multi-functional nanocarriers for targeted delivery of drugs and genes. J Control Release, 2008, 130(2): 121-128.

[120] Iyer AK, Khaled G, Fang J, et al. Exploiting the enhanced permeability and retention effect for tumor targeting. Drug Discov Today, 2006, 11(17-18): 812-818.

第四章

抗 EGFR 靶向药物作用机制及研究进展

表皮生长因子受体(epidermal growth factor receptor,EGFR)信号转导途径在肿瘤细胞的增殖、损伤修复、侵袭及新生血管形成等方面起着重要的作用。靶向 EGFR 药物近年来成为抗肿瘤治疗的热点。临床研究表明,EGFR 靶向药物具有一定的抗肿瘤活性。为明确抗 EGFR 靶向药物作用的分子机制,大量研究从靶向药物与 EGFR 及其下游关键分子的表达、EGFR 基因突变的关系入手,探讨了靶向药物的作用机制,对指导临床合理应用靶向药物具有重要意义。

一、EGFR 的生物学特征

人类表皮生长因子受体家族(epidermal growth factor receptor family,EGFR 家族)属于酪氨酸激酶受体家族,也被称作 HER 家族或 erbB 家族[1]。EGFR 家族由四个成员组成,分别是 erbB1(EGFR/HER-1),erbB2 (neu/HER-2),erbB3(HER-3),erbB4(HER-4)。编码 EGFR 的基因位于第七号染色体短臂上(7p12),长约 118 kb,由 28 个外显子组成。其转录形成的 mRNA 长约 5.6kb,编码的 EGFR 是分子量为 170kD 的跨膜糖蛋白,编码蛋白由 1186 个氨基酸组成,具有酪氨酸激酶(tyrosine kinase,TK)活性,是传递胞外信号到胞内的重要途径蛋白。

EGFR 家族成员的结构相似,都包括胞外区、跨膜区、胞内区三部分。胞外区是 EGFR 与相应的配体结合所在部位,可分 4 个区,其中区域Ⅲ为配体结合区。与 EGFR 胞外区结合的配体分子包括:表皮生长因子(epidermal growth factor,EGF),转化生长因子 α(transforming growth factor-α,TGF-α),B 细胞生长因子(B-cell growth factor,BCGF),肝素结合表皮生长因子样生长因子(heparin binding epidermal growth factor like growth factor,HBEGF),表皮调节素(epiregulin,EGR)等。

EGFR 跨膜区将受体锚定在胞膜上。胞内区有典型的 ATP 结合位点和酪氨酸激酶区,其酪氨酸激酶活性在调节细胞增殖及分化中起着至关重要的作用。在 EGFR 家族成员中 HER-2 缺乏配体结合区,HER-3 缺乏胞内酪氨酸激酶活性,它们靠与其他家族成员形成异源二聚体发挥作用。正常情况下,EGFR 的胞外配体结合区与配体结合,使受体二聚化,形成同源二聚体或与其他家族成员形成异源二聚体。受体二聚化后构象发生改变并与 ATP 分子结合,激活胞内的酪氨酸激酶活性,导致自身磷酸化,从而为多种下游分子提供停泊位点,启动下游信号转导通路[2]。

EGFR 的主要信号转导途径有：RAS-RAF-MEK-ERK-MAPK 通路，PI3K-AKT 通路，JAK-STAT 通路等（图 2-4-1）。第一条通路：Ras 的活化，开启了多步骤的磷酸化级联反应，最终激活 MAPKS、ERK_1 和 ERK_2。ERK_1 和 ERK_2 主要调控与细胞增殖、存活、转化相关的转录分子，而 MAPK 则主要参与细胞周期调控。第二条通路：Akt 的激活能激发一系列与细胞生存、抗凋亡有关的反应。第三条通路：活化的 JAK 通过使 STAT 磷酸化诱导与生长相关的基因转录。通过这些途径，将胞外信号转化为胞内信号，从而有效应对外界的信号刺激，发挥调节细胞的生长、增殖、分化、抑制细胞的凋亡等功能[3]。

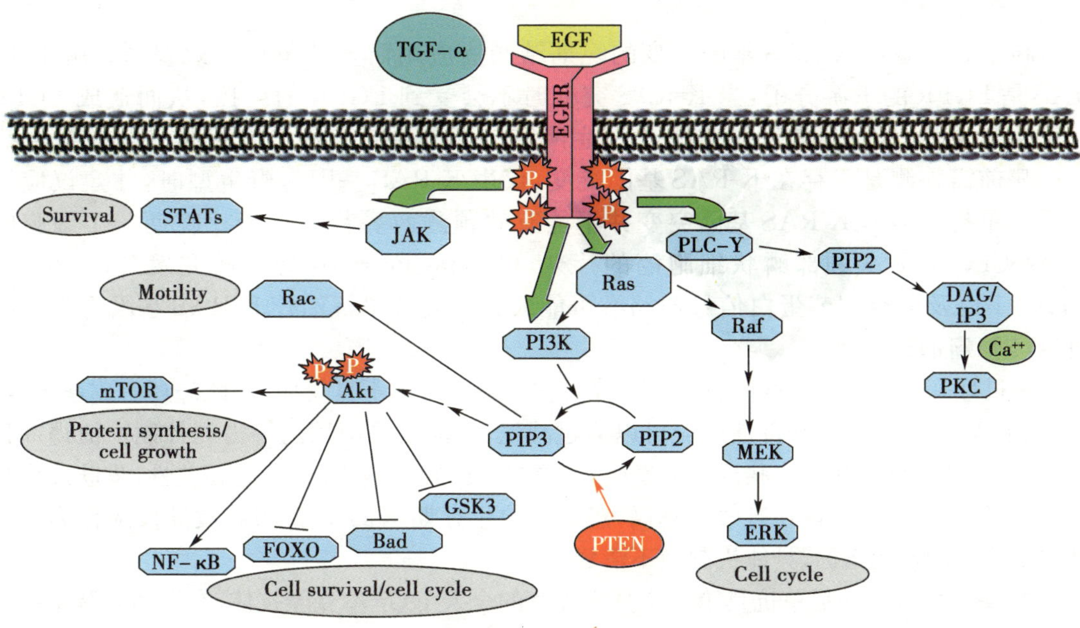

图 2-4-1　EGFR 信号转导通路及活化后的基本功能[1]

二、主要抗 EGFR 靶向药物

针对 EGFR 的肿瘤分子靶向药物，按其性质主要分为两大类：一类是单克隆抗体，目前在我国已上市的有西妥昔单抗（cetuximab、erbitux）、帕尼单抗（panitumumab、vectibix）、尼妥珠单抗（nimotuzumab、泰欣生）等；另一类是小分子抑制剂，已上市的有吉非替尼（gefitinib、iressa）、厄洛替尼（erlotinib、tarceva）和拉帕非尼（lapatinib、tykerb）等。小分子抑制剂的作用机制同单克隆抗体不同，主要通过竞争性结合 EGFR 胞内段酪氨酸激酶的磷酸化位点，阻断其与 ATP 的相互作用，继而抑制 EGFR 的酪氨酸磷酸化及下游一系列的信号转导，因此小分子抑制剂在特异性方面不如单克隆抗体。寻找特异性强的肿瘤靶点，应用针对该靶点的药物进行肿瘤治疗，减少对正常组织细胞的伤害，从而取得高效低毒的治疗模式，已成为肿瘤靶向治疗中需首先解决的问题。下面分别就这两类针对 EGFR 的肿瘤靶向药物的最新研究进展作一介绍。

1. 西妥昔单抗　西妥昔单抗是以 EGFR 为靶点的人鼠嵌合型单克隆抗体，目前已被 FDA 批准用于治疗有远处转移的结直肠癌和头颈部癌患者。西妥昔单抗发挥作用主要通过以下几个机制：阻碍 EGFR 的配体与其结合；抑制细胞周期；间接抑制肿瘤新生血管内皮细胞增殖;促进细胞凋亡。另外,还可通过抗体依赖细胞介导的细胞毒效应(ADCC)以及补体依赖的细胞毒效应(CDC),起到杀伤肿瘤细胞的作用。

最新研究结果表明,在不可切除的转移性结直肠癌一线治疗中,西妥昔单抗与 FOLFIRINOX 联合应用达到了迄今报道的最高缓解率(80.9%),中位生存期及无进展生存期(PFS)分别为 24.7 个月和 9.5 个月[4]。另外,在西妥昔单抗联合放疗治疗局部晚期头颈部鳞状细胞癌(SCCHN)的Ⅲ期临床研究中[5],联合治疗组和单用放疗组的中位生存期分别为 49.0 个月和 29.3 个月,无进展生存期分别为 17.1 个月和 12.4 个月,5 年生存率分别为 45.6%和 36.4%。

临床研究显示 K-RAS 基因突变的晚期结肠癌应用西妥昔单抗疗效差[6]。由于 K-RAS 是 EGFR 的下游分子,当 K-RAS 突变时不会受到 EGFR 的调控,从而造成 EGFR 标靶治疗无效。因此,美国国立综合癌症网络(NCCN)指南要求应用西妥昔单抗治疗结肠癌前需检测是否存在 K-RAS 基因突变,仅当 K-RAS 基因为野生型时,才建议应用西妥昔单抗。但是 K-RAS 基因突变并不能有效预测西妥昔单抗治疗晚期非小细胞肺癌(NSCLC)以及头颈部鳞状细胞癌的疗效,Oliveras-Ferraros 等[7]研究发现,干扰素、STAT-1 以及神经调节蛋白信号通路有可能成为西妥昔单抗治疗 K-RAS 基因为野生型时这类肿瘤的预测靶点。

一过性痤疮样皮疹是西妥昔单抗治疗过程中最常见的不良反应[8],此外还有皮肤干燥、皲裂、甲沟炎等,以上皮肤毒性反应可以通过减量、停药或局部用药等得到控制。值得一提的是,西妥昔单抗治疗后皮肤反应的发生和严重程度与其疗效有一定的相关性,皮肤反应越重的患者,西妥昔单抗治疗有效率越高,患者中位生存期越长,因此可将皮肤反应作为西妥昔单抗疗效的预测指标,具体机制尚不清楚。

2. 帕尼单抗　帕尼单抗是第一个高亲和力的全人 IgG_2 单克隆抗体,它同西妥昔单抗一样,都可以特异性地与正常或肿瘤细胞的 EGFR 胞外域结合,阻断细胞内支配凋亡、增殖、分化的主要下游信号途径。2006 年 9 月 27 日由美国 FDA 批准上市,用于治疗 EGFR 表达阳性且在含氟尿嘧啶、奥沙利铂和伊立替康的化疗方案后病情仍然进展或转移的结直肠癌[9]。

帕尼单抗同西妥昔单抗相比其亲和力提高了大约 8 倍,并且不包含鼠源的蛋白质序列,因此大大降低了免疫原性。在用帕尼单抗联合 $FOLFOX_4$ 作为一线治疗转移性结直肠癌的Ⅲ期临床研究中(PRIME 研究)证实,患者是否存在 K-RAS 基因突变对联合治疗的效果有重要影响。在 K-RAS 为野生型的情况下,联合治疗组和 $FOLFOX_4$ 单独治疗组的中位 PFS 分别为 9.6 个月和 8 个月;而 K-RAS 存在突变时,联合治疗组和 $FOLFOX_4$ 单独治疗组的中位 PFS 则为 7.3 个月和 8.8 个月[10]。在用帕尼单抗联合 FOLFIRI 作为二线治疗转移性结直肠癌的Ⅲ期临床研究中,K-RAS 为野生型,其联合治疗组对比 FOLFIRI 单独治疗组中位 PFS 分别为 5.9 个月和 3.9 个月;而 K-RAS 存在突变时联合同单独用药组的治疗效果并无明显差异[11]。

在帕尼单抗的治疗中,最严重的副作用包括肺纤维化、严重的皮疹反应等[12]。而皮肤反应是一种针对靶点的效应,以极高的频率出现于帕尼单抗和西妥昔单抗治疗中。目前研究认为,帕尼单抗与西妥昔单抗一样都可引起低镁血症,这也被认为是这一类药物的一种靶点效应,因为 EGFR 在肾髓袢中也是高表达。

3. 尼妥珠单抗　尼妥珠单抗是全球第一个以 EGFR 为靶点的人源化单抗药物,也是我国正式上市的第一个人源化单克隆抗体药物，其人的成分高达 95%。尼妥珠单抗的作用靶点同西妥昔单抗及帕尼单抗相似，都为靶向 EGFR 的单克隆抗体。尼妥珠单抗由古巴学者率先研制，并由我国学者参与研究正式投产，它的获准上市首次打破了单抗类药物的国外垄断，目前主要用于治疗 EGFR 阳性表达的Ⅲ/Ⅳ期鼻咽癌。由于尼妥珠单抗的人源化程度较高，因此临床应用过程中未出现超敏反应的发生，不良反应主要表现为发热、血压下降、恶心、头晕、皮疹等。

4. 吉非替尼　吉非替尼是由阿斯利康公司研发，首个用于临床靶向 EGFR 的小分子酪氨酸激酶抑制剂（TKI），属于喹唑啉类药物。2003 年 5 月 FDA 获准用于治疗化疗失败的晚期 NSCLC，目前在我国已批准用于 EGFR 酪氨酸激酶基因具有敏感突变的局部晚期或转移性 NSCLC 患者的一线治疗。

吉非替尼的作用机制有以下几个方面：竞争性结合细胞表面 EGFR-TK 化区域镁-腺苷三磷酸（Mg-ATP）结合位点，阻断 EGFR 信号传导通路；抑制有丝分裂原活化蛋白激酶的活化，促进细胞凋亡；抑制肿瘤血管生成。目前的研究发现，在对吉非替尼以及厄洛替尼等小分子抑制剂治疗敏感的肺腺癌中，存在 EGFR 酪氨酸激酶区的突变，这些突变主要由 19 号外显子的缺失（62.2%）或 L858R（37.8%）导致[13]。由于突变增加了受体对药物的亲和力[14]，而减少同 ATP 的亲和力，使得对小分子抑制剂的治疗变得敏感。但是在用吉非替尼或厄洛替尼对这些敏感性 EGFR 突变的肺癌患者治疗 1 年之后，大约有 50%的患者发生了二次获得性的耐药突变。最常见的改变是 20 号外显子的插入突变（C），也就是 T790M 突变，使得吉非替尼同 EGFR 的结合产生了一个空间位阻，同时还会导致 EGFR 与 ATP 的结合能力增强，从而产生耐药性[15]。因此，基因突变已被认为是预测 EGFR-TKI 疗效的一个生物标记物，有助于临床选择合适的患者进行治疗。

近期完成的一项全球大规模、多中心Ⅲ期临床研究（INTEREST）的结果显示[16]，吉非替尼对晚期 NSCLC 患者的疗效与二线标准治疗方案原首选药物多西他赛相似，但耐受性更好，提示吉非替尼可成为晚期 NSCLC 二线治疗首选。在另一项随机开放的Ⅲ期临床研究（IPASS）中[17]，亚洲 1217 例ⅢB/Ⅳ期 NSCLC 患者随机接受吉非替尼（609 例）或卡铂 + 紫杉醇（CP）方案（608 例）一线治疗。经 22 个月随访发现，吉非替尼组患者 PFS 显著优于 CP 组。吉非替尼在晚期 NSCLC 一线、维持及二线治疗中的作用和价值越发凸显。吉非替尼作为 NSCLC 的一线治疗药物，为 NSCLC 患者带来了曙光，但仍有耐药性以及毒副作用等问题存在。如何准确预测适应病例及预防耐药性是今后研究的重点。

5. 厄洛替尼　厄洛替尼为罗氏公司研制，其作用靶点及机制同吉非替尼类似，都属于喹唑啉类药物，为可逆性 EGFR 胞内酪氨酸激酶抑制剂。厄洛替尼分别于 2004 年 11 月、2005 年 9 月及 2006 年 4 月在美国、欧洲及中国通过审批，在大型随机Ⅲ期临床研究中已经证实其作为二线或三线治疗可显著延长各类型 NSCLC 患者的生存期，目前主要用于两个或两个以上化疗方案失败的局部晚期或转移性 NSCLC 的治疗。

台湾大学 Wu 等报告的一项回顾性临床研究显示，对于携带突变型或野生型 EGFR 基因的 NSCLC 患者，EGFR-TKI 种类的选择（厄洛替尼或吉非替尼）不影响其治疗效果，但在男性和非腺癌患者中，厄洛替尼更常用[18]。而副作用方面厄洛替尼更为明显，皮疹、腹泻的发生率均高于吉非替尼。荷兰研究者 Becker 等报告的一项回顾性分析显示，对于大部分长期使用厄洛替尼的患者，治疗初始时出现的副作用将会持续存在，而这将会导致药物的减量或停药[19]。

6. 埃克替尼 盐酸埃克替尼(icotinib)是我国自主研发的特异性选择的EGFR-TKI,由孙燕教授牵头进行的盐酸埃克替尼对照吉非替尼治疗先前接受过一线或二线化疗的晚期NSCLC患者的随机双盲Ⅲ期临床研究,在2011年ASCO年会报告了研究结果[20]。399例既往接受过一个或两个化疗方案(其中至少一个化疗方案含铂类)的局部晚期或转移的非小细胞肺癌患者随机分配至盐酸埃克替尼(125mg,tid,口服,n=200)或吉非替尼(250mg/d,口服,n=199)治疗组。结果显示:在395例全分析集人群中(盐酸埃克替尼组199例,吉非替尼组196例),盐酸埃克替尼与吉非替尼相比较,其无进展生存期的非劣效性成立,中位无进展生存期分别为137天和102天,风险比(hazard ratio,HR)0.835,95% CI 0.667~1.046,达到预先定义的非劣效性标准,且与吉非替尼相比盐酸埃克替尼延长PFS 34.3%(35天),但两组之间差异无显著性。两组的中位疾病进展时间(TTP)为154天和109天,盐酸埃克替尼组显著长于吉非替尼组(P=0.0424)。盐酸埃克替尼组与吉非替尼组的总生存期(OS, 419天 vs 467天)、肿瘤客观缓解率(ORR,27.6% vs 27.2%)、疾病控制率(DCR,75.4% vs 74.9%)相近。其中132例患者接受EGFR基因突变检测。66例(50%)患者检测出基因突变,盐酸埃克替尼组和吉非替尼组分别有27例(40.9%)和39例(59.1%)。在盐酸埃克替尼组,突变型和野生型患者的ORR分别为59.3%(16/27)和5.1%(2/39),PFS分别为198天和70天。在吉非替尼组,突变型和野生型患者的ORR分别为52.6% (20 / 39)和3.7%(1/21),PFS分别为158天和76天。但两组之间比较时,无论是突变型还是野生型,ORR和PFS均无显著差异。盐酸埃克替尼与吉非替尼治疗最常见的不良反应均为皮疹(40% vs 49.2%)、腹泻(18.5% vs 27.6%)、转氨酶升高(8.0% vs 12.6%),差异均无显著性。这项研究达到了非劣效性研究终点,证明了盐酸埃克替尼在治疗晚期复发的NSCLC时PFS与吉非替尼相似,耐受性更好。与吉非替尼类似,盐酸埃克替尼对于EGFR突变患者的治疗效果要好于EGRF野生型患者。目前盐酸埃克替尼在晚期NSCLC患者中大样本的一线及维持治疗的Ⅲ期临床试验值得期待。

7. 拉帕替尼 拉帕替尼是由葛兰素史克公司所研制一类口服的双靶点TKI,可以同时作用于EGFR和HER-2两个靶点。于2007年3月由美国FDA批准上市。目前核准的适应证为与卡培他滨联合治疗用于一线药物治疗失败的晚期或转移性乳癌。

拉帕替尼是一类4-苯胺喹唑啉类的酪氨酸激酶双重抑制剂,能够同EGFR/HER-2酪氨酸激酶区的ATP位点可逆性地结合,抑制受体激酶区的自身磷酸化,从而阻断下游的MAPK和PI3K/AKT通路,临床试验结果表明其对ErbB2过度表达的晚期乳腺癌有较好的疗效,并可能减少脑转移的发生率,而且耐受性良好。然而拉帕替尼在NSCLC中并没有显示出明显疗效,相关临床研究已被中断。因此,虽然理论上存在靶向EGFR治疗的可能性,但到目前为止,拉帕替尼仅仅是一个潜在的抗EGFR治疗的候选方案。在I期临床试验中,拉帕替尼最常见的不良反应是腹泻、皮疹、恶心、呕吐和疲劳,而与其他靶向药物不同的是,目前并未发现皮疹与拉帕替尼药效之间的关系[21]。

三、EGFR突变与靶向药物临床疗效

EGFR的突变主要发生在胞内TK区域的前四个外显子上(18~21),目前发现的TK区域突变有30多种(图2-4-2)。他们能导致不依赖于配体的EGFR TK激活,称为激活突

变。激活突变有三种类型：缺失突变、替代突变、复制或插入突变，它们都发生在 TK 区域的 ATP 结合口袋上。缺失突变主要发生在外显子 19 上，最常见的是 del E746-A750。替代突变最常见的是发生在外显子 21 上的 L858R，复制或插入突变发生在外显子 20 上。其中外显子 19 的缺失突变（del E746-A750）和外显子 21 上的替代突变（L858R）又叫经典突变或热点突变，约占突变的 90%。并不是所有的突变都是激活突变，如发生在外显子 20 上的替代突变 T790M 为耐药突变，研究还发现有 L858Q、D761Y、T854A 等耐药突变[22]。

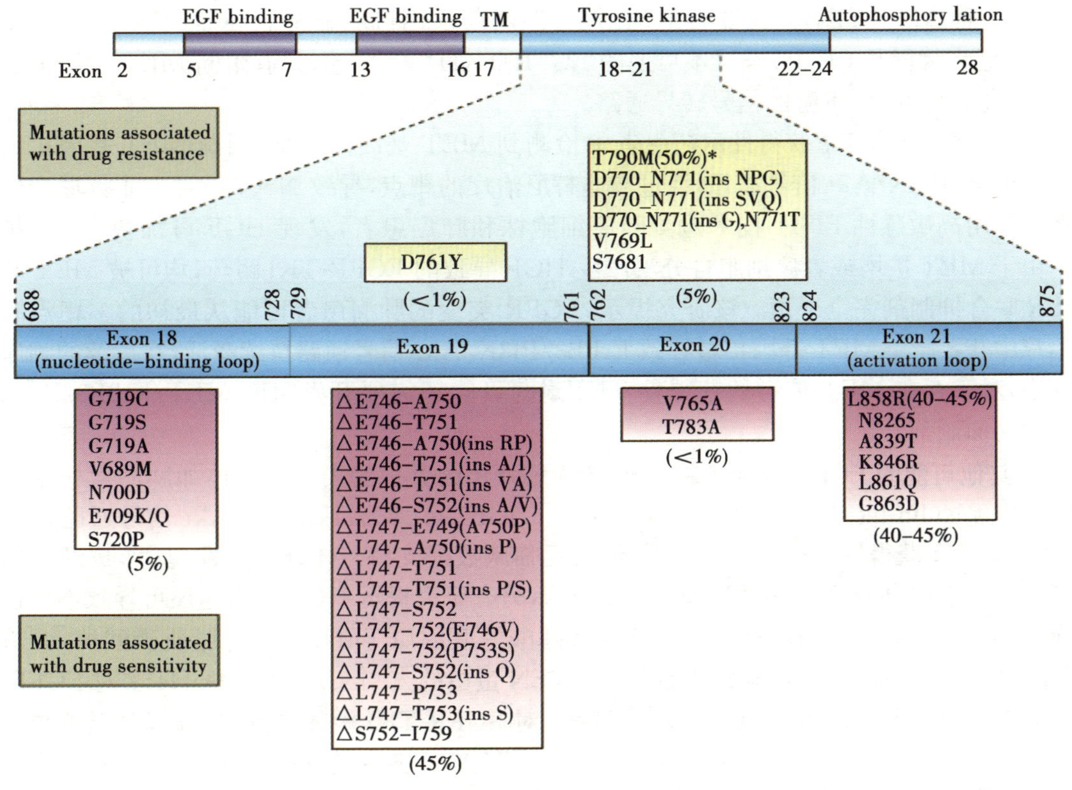

图 2-4-2　非小细胞肺癌中 EGFR 突变[23]

1. **EGFR T790M 突变**　非小细胞肺癌 EGFR-TKI 获得性耐药的产生，约 50%是由于发生 EGFR 外显子 20 的替代突变（T790M），即第 790 位密码子出现 C-T 转换，引起 EGFR 蛋白中该位点的氨基酸由苏氨酸转变为甲硫氨酸。2005 年 2 月 Kobayashif 等[24]首次报道：1 例接受吉非替尼治疗完全缓解 28 个月后复发的肺腺癌患者，其复发的癌细胞新增了 20 外显子 T790M 点突变，使 EGFR 重新被激活。同时，其他研究证实 T790M 所致 TKI 的获得性耐药并非偶发事件，而且治疗前肿瘤组织 EGFR 并未携带 T790M 突变。Inukai 等和 Maheswaran 等研究提示 T790M 不仅与 EGFR-TKI 获得性耐药相关，也可能是 EGFR-TKI 原发耐药的原因，后续大量试验证实 T790M 突变是 EGFR-TKI 获得性耐药的主要分子机制[25,26]。进一步研究从结构上阐述了 T790M 突变导致 EGFR-TKI 耐药的机制，T790M 通过引起 EGFR 空间构象改变、增加 EGFR 和 ATP 的亲和力从而削弱吉非替尼或厄洛替尼和 EGFR-TKI 区域的结合能力，最终导致获得性的 EGFR-TKI 耐药。

2. 原癌基因MET扩增 MET酪氨酸激酶信号通路存在于包括肺癌的多种恶性肿瘤中，通过其配体肝细胞生长因子（hepatocyte growth factor，HGF）的激活，诱导肿瘤细胞的增殖、侵袭、转移和生存。EGFR-TKI治疗过程中MET扩增的出现是其获得性耐药发生的又一机制。

大量临床资料显示，约20% EGFR-TKI获得性耐药的产生是由于MET基因扩增。Engelman等[27]对吉非替尼耐药的NSCLC细胞株HCC827GR及细胞株NCI-H82进行干预，结果显示MET扩增介导了HCC827对吉非替尼的获得性耐药。HCC827GR对PHA-665752（一种MET-TKI）或吉非替尼均耐药，但两药联用可明显抑制肿瘤细胞生长，NCI-H820对厄洛替尼及CL-387785（不可逆的EGFR-TKI）均不敏感；只有阻断MET才能抑制$ErbB_3$活化，从而阻断下游的信号转导通路。

Bean等在吉非替尼获得性耐药患者中检测到MET基因高扩增，明确MET基因扩增激活ErbB3/PI3K/Akt信号途径，绕过吉非替尼治疗的靶点，导致NSCLC对吉非替尼产生耐药。使用高敏感性FISH技术检测肺癌细胞株和肺癌患者，发现HGF可加快MET扩增。由于MET扩增或者癌细胞自分泌产生HGF导致的EGFR-TKI耐药，均可被MET和EGFR联合抑制剂完全干预。该研究提示，EGFR突变的肿瘤患者可能从最初的多靶点联合治疗中获益[28]。MET基因扩增导致ErbB3/PI3K/Akt信号通路持续激活，在后续的临床研究中，对于存在MET扩增的获得性TKI耐药可能还需要开发阻断MET/ErbB3/PI3K信号轴的抑制剂。

3. 其他可能的EGFR突变机制 非依赖EGFR的其他胞内TK受体如胰岛素样生长因1受体（insulin-like growth factor-1 receptor，IGF1-R）[29]激活PI3K/Akt信号通路可能是EGFR-TKI获得性耐药的潜在机制，但尚无临床数据支持。体外研究发现[30]，成纤维细胞来源或癌细胞自分泌HGF可导致TKI耐药，另有研究提示HGF高表达还可导致不可逆EGFR-TKI（CL-387，785）耐药。蛋白酪氨酸磷酸酶基因（PTEN）是一种脂质磷酸酶，调节PI3K/Akt信号通路的活性，研究发现缺乏PTEN蛋白的人NSCLC细胞株H157对EGFR-TKI耐药，而野生型人NSCLC细胞株H1355对EGFR-TKI敏感，提示PTEN失活参与了EGFR-TKI耐药的形成。并且Uramoto等[31]在T790M突变的TKI获得性耐药的肺癌病理组织中发现PTEN缺失。其他因素如整合素β1过表达、EMLK-Alk融合基因易位、FGFR2和FGFR3蛋白过表达也可能参与获得性EGFR-TKI耐药[32]。

研究发现组织细胞学水平上的转换EGFR-TKI耐药的可能机制。上皮-间质转换（epithelial-to-mesenchymal transition，EMT）机制已多次被报道。Chung等利用免疫组化法检测吉非替尼获得性耐药的细胞株HCC827和肺癌患者病理组织，发现了上皮向间质细胞的转化，进一步研究提示EMT细胞中未发现T790M突变和MET扩增，也未发现其他旁路信号的激活，而且EMT细胞具有更强的迁徙和侵袭能力[33]。Uramoto等的研究也同样为EMT机制提供依据。Sequist等[26]从遗传学和组织学水平分析37例EGFR-TKI获得性耐药肺癌患者的病理组织，发现5例患者（14%）病理类型转换为小细胞肺癌（SCLC），并且对后续标准的SCLC化疗方案敏感[34,35]。

（于俊岩）

参考文献

[1] Dutta PR, Maity A. Cellular responses to EGFR inhibitors and their relevance to cancer therapy. Cancer

Lett,2007,254(2):165-177.

[2] Irmer D,Funk JO,Blaukat A. EGFR kinase domain mutations-functional impact and relevance for lung cancer therapy. Oncogene,2007,26(39):5693-5701.

[3] Cao C,Lu S,Sowa A,et al. Priming with EGFR tyrosine kinase inhibitor and EGF sensitizes ovarian cancer cells to respond to chemotherapeutical drugs. Cancer Lett,2008,266(2):249-262.

[4] Assenat E,Desseigne F,Thezenas S,et al. Cetuximab plus FOLFIRINOX (ERBIRINOX) as first-line treatment for unresectable metastatic colorectal cancer:a phase Ⅱ trial. Oncologist,2011,16(11):1557-1564.

[5] Bonner JA,Harari PM,Giralt J,et al. Radiotherapy plus cetuximab for locoregionally advanced head and neck cancer:5-year survival data from a phase 3 randomised trial,and relation between cetuximab-induced rash and survival. Lancet Oncol,2010,11(1):21-28.

[6] Asai H,Shinozaki E,Nozaki A,et al. [Analysis of the correlation with KRAS gene mutation status and the benefit of cetuximab plus irinotecan as third- line chemotherapy for the Treatment of unresectable metastatic colorectal cancer. Gan To Kagaku Ryoho,2011,38(8):1285-1291.

[7] Oliveras-Ferraros C, Vazquez-Martin A, Queralt B, et al. Interferon/STAT1 and neuregulin signaling pathways are exploratory biomarkers of cetuximab (Erbitux(R) efficacy in KRAS wild-type squamous carcinomas:a pathway-based analysis of whole human-genome microarray data from cetuximab-adapted tumor cell-line models. Int J Oncol,2011,39(6):1455-1479.

[8] Thienelt CD,Bunn PA Jr,Hanna N,et al. Multicenter phase Ⅰ/Ⅱ study of cetuximab with paclitaxel and carboplatin in untreated patients with stage Ⅳ non-small-cell lung cancer. J Clin Oncol,2005,23(34):8786-8793.

[9] Kim GP,Grothey A. Targeting colorectal cancer with human anti-EGFR monoclonocal antibodies:focus on panitumumab. Biologics,2008,2(2):223-228.

[10] Douillard J Y,Siena S,Cassidy J,et al. Randomized,phase Ⅲ trial of panitumumab with infusional fluorouracil,leucovorin,and oxaliplatin (FOLFOX4) versus FOLFOX4 alone as first-line treatment in patients with previously untreated metastatic colorectal cancer:the PRIME study. J Clin Oncol,2010,28 (31):4697-4705.

[11] Peeters M,Price TJ,Cervantes A,et al. Randomized phase Ⅲ study of panitumumab with fluorouracil, leucovorin,and irinotecan (FOLFIRI) compared with FOLFIRI alone as second-line treatment in patients with metastatic colorectal cancer. J Clin Oncol,2010,28(31):4706-4713.

[12] Schrag D,Chung KY,Flombaum C,et al. Cetuximab therapy and symptomatic hypomagnesemia. J Natl Cancer Inst,2005,97(16):1221-1224.

[13] Rosell R,Moran T,Queralt C,et al. Screening for epidermal growth factor receptor mutations in lung cancer. N Engl J Med,2009,361(10):958-967.

[14] Riely GJ,Pao W,Pham D,et al. Clinical course of patients with non-small cell lung cancer and epidermal growth factor receptor exon 19 and exon 21 mutations treated with gefitinib or erlotinib. Clin Cancer Res,2006,12(3 Pt 1):839-844.

[15] Yun CH,Mengwasser KE,Toms AV,et al. The T790M mutation in EGFR kinase causes drug resistance by increasing the affinity for ATP. Proc Natl Acad Sci U S A,2008,105(6):2070-2075.

[16] Douillard JY,Shepherd FA,Hirsh V,et al. Molecular predictors of outcome with gefitinib and docetaxel in previously treated non-small-cell lung cancer:data from the randomized phase Ⅲ INTEREST trial. J Clin Oncol,2010,28(5):744-752.

[17] Fukuoka M,Wu YL,Thongprasert S,et al. Biomarker analyses and final overall survival results from a phase Ⅲ,randomized,open-label,first-line study of gefitinib versus carboplatin/paclitaxel in clinically

selected patients with advanced non-small-cell lung cancer in Asia (IPASS). J Clin Oncol, 2011, 29 (21):2866-2874.

[18] Wu JY, Yu CJ, Shih JY, et al. Influence of first-line chemotherapy and EGFR mutations on second-line gefitinib in advanced non-small cell lung cancer. Lung Cancer, 2010, 67(3):348-354.

[19] Becker A, van WA, Smit EF, et al. Side-effects of long-term administration of erlotinib in patients with non-small cell lung cancer. J Thorac Oncol, 2010, 5(9):1477-1480.

[20] Sun Y, Shi Y, Zhang L, et al. A randomized, double-blind phase Ⅲ study of icotinib versus gefitinib in patients with advanced non-small cell lung cancer (NSCLC) previously treated with chemotherapy (ICOGEN). J Clin Oncol, 2011, 29 (Suppl): Abstr 7522.

[21] Moy B, Goss PE. Lapatinib-associated toxicity and practical management recommendations. Oncologist, 2007, 12(7):756-765.

[22] Yatabe Y. EGFR mutations and the terminal respiratory unit. Cancer and Metastasis Reviews, 2010, 29 (1):23-36.

[23] Sharma S V, Bell D W, Settleman J, et al. Epidermal growth factor receptor mutations in lung cancer. Nat Rev Cancer, 2007, 7(3):169-181.

[24] Kobayashi S, Boggon TJ, Dayaram T, et al. EGFR mutation and resistance of non-small-cell lung cancer to gefitinib. N Engl J Med, 2005, 352(8):786-792.

[25] Pallis A, Briasoulis E, Linardou H, et al. Mechanisms of resistance to epidermal growth factor receptor tyrosine kinase inhibitors in patients with advanced non-small-cell lung cancer: clinical and molecular considerations. Curr Med Chem, 2011, 18(11):1613-1628.

[26] Sequist LV, Waltman BA, Dias-Santagata D, et al. Genotypic and histological evolution of lung cancers acquiring resistance to EGFR inhibitors. Sci Transl Med, 2011, 3(75):75ra26.

[27] Engelman JA, Zejnullahu K, Mitsudomi T, et al. MET amplification leads to gefitinib resistance in lung cancer by activating ERBB3 signaling. Science, 2007, 316(5827):1039-1043.

[28] Turke AB, Zejnullahu K, Wu YL, et al. Preexistence and clonal selection of MET amplification in EGFR mutant NSCLC. Cancer Cell, 2010, 17(1):77-88.

[29] Shimamura T, Li D, Ji H, et al. Hsp90 inhibition suppresses mutant EGFR-T790M signaling and overcomes kinase inhibitor resistance. Cancer Res, 2008, 68(14):5827-5838.

[30] Yamada T, Matsumoto K, Wang W, et al. Hepatocyte growth factor reduces susceptibility to an irreversible epidermal growth factor receptor inhibitor in EGFR-T790M mutant lung cancer. Clin Cancer Res, 2010, 16(1):174-183.

[31] Uramoto H, Shimokawa H, Hanagiri T, et al. Expression of selected gene for acquired drug resistance to EGFR-TKI in lung adenocarcinoma. Lung Cancer, 2011, 73(3):361-365.

[32] Ware KE, Marshall ME, Heasley LR, et al. Rapidly acquired resistance to EGFR tyrosine kinase inhibitors in NSCLC cell lines through de-repression of FGFR2 and FGFR3 expression. PLoS One, 2010, 5(11):e14117.

[33] Chung JH, Rho JK, Xu X, et al. Clinical and molecular evidences of epithelial to mesenchymal transition in acquired resistance to EGFR-TKIs. Lung Cancer, 2011, 73(2):176-182.

[34] Uramoto H, Iwata T, Onitsuka T, et al. Epithelial-mesenchymal transition in EGFR-TKI acquired resistant lung adenocarcinoma. Anticancer Res, 2010, 30(7):2513-2517.

[35] 石远凯，郑博. 晚期非小细胞肺癌治疗的新趋势. 中国新药杂志. 2012, 21(17):1985-1991.

第五章

乳腺癌的内科治疗新进展

乳腺癌是最常见的女性恶性肿瘤，近年来发病率逐年上升，在部分大城市已跃居为女性恶性肿瘤的首位。随着医学的不断发展，乳腺癌的治疗已由传统的治疗模式，转变为结合手术、放疗、化疗、内分泌治疗、物理及生物治疗等多种手段相结合的综合治疗模式，各种治疗方法也在迅速发展。本文就近年来乳腺癌在化学药物治疗、内分泌治疗和分子靶向治疗等方面的进展进行综述。

一、新辅助化疗

目前乳腺癌的新辅助化疗(neoadjuvant chemotherapy，NCT)在其综合治疗中起着很重要的作用。它可以降低乳腺癌的临床分期，提高保乳率，使不可切除的肿瘤变为可切除的肿瘤，同时通过观察药物的敏感性，以指导辅助化疗方案的选择。新辅助化疗还可以使手术患者达到病理完全缓解(pathologic complete remission，pCR)。以下我们将对乳腺癌新辅助化疗的新进展进行讨论。

1. 新辅助化疗方案

(1)蒽环类序贯紫杉类药物是乳腺癌新辅助化疗的基本方案：2009 年 St Gallen 会议专家共识推荐，新辅助化疗首选含紫杉和蒽环的化疗方案。2010 年 NCCN 临床实践指南推荐的新辅助化疗方案包括 TAC、AC 序贯 T、FEC 序贯 T。

NSABP-B27 试验[1]入组 2411 例 T1-3，N0-1，M0 乳腺癌患者，随机分为 3 组，第 1 组 AC 方案(阿霉素 60mg/m^2＋环磷酰胺 600mg/m^2，每 3 周为 1 个周期)，4 个周期后手术；第 2 组 AC 方案 4 个周期后序贯多西他赛(100mg/m^2，每 3 周为 1 个周期)4 个周期，后手术；第 3 组 AC4 个周期后手术，术后行多西他赛 4 个周期辅助化疗。结果显示，AC 序贯多西他赛(第 2 组)比单独 AC(第 1、3 组合并) 的 cCR、ORR 均明显提高，分别为 63.6% 与 40.1%，90.7% 与 85.5% (P＜0.001)，pCR 提高近 1 倍(13.7%与 26.1%，P＜0.001)。

(2)化疗联合曲妥珠单抗的方案：曲妥珠单抗是目前众多靶向治疗药物中疗效比较肯定的药物，其在针对 HER-2 阳性乳腺癌的治疗中具有里程碑式的意义。赫赛汀加入术前新辅助化疗后明显提高了其 pCR 比例，这一治疗模式与术后采用赫赛汀辅助治疗相比能否进一步提高生存率值得期待。

2010 年最新公布的 NOAH 试验[2]将 228 例 HER-2 阳性的局部晚期或炎性乳腺癌患者随机分为两组：新辅助曲妥珠单抗＋化疗(阿霉素、紫杉醇、环磷酰胺、甲氨蝶呤和氟尿嘧啶)继以曲妥珠单抗辅助治疗组以及单纯新辅助化疗组。经过3.2年的中位随访,结果发现曲妥珠单抗组的无事件生存率显著优于单纯化疗组(71% vs 56%,HR=0.59;P=0.013)。曲妥珠单抗组的乳腺病灶的pCR率明显高于单纯化疗组(43% vs 22%,P=0.0007),且乳腺病灶与腋窝淋巴结均达到pCR的患者比例也同样如此(38% vs 19%,P=0.019)。曲妥珠单抗组和单纯化疗组的总生存率分别为87%和79%,两组之间的差异未达到统计学意义(HR=0.62 ;P=0.114),可能尚需进一步的随访。另外,虽然曲妥珠单抗组在新辅助治疗期间与蒽环类药物合用,然而与单纯化疗组相比,并未发现其有明显的心脏毒性。因此,该试验结果提示,对于HER-2阳性的局部晚期或炎性乳腺癌患者,在新辅助治疗期间即可推荐采用曲妥珠单抗治疗。

(3)唑来膦酸:唑来膦酸是第三代双膦酸盐类药物,临床前研究显示唑来膦酸可直接抑制肿瘤生长和血管新生。近年来ABCSG-12和Z/ZO-FAST试验[3-5]也相继报道,唑来膦酸不仅可以预防抗雌激素治疗过程中的骨丢失、减少骨不良事件发生,而且在辅助治疗中也可以显著改善乳腺癌患者的无病生存率。为了充分挖掘唑来膦酸的治疗潜能,Coleman等在选取了205例入组AZURE临床试验的患者后,将这些患者随机分为单纯新辅助化疗组和新辅助化疗联合唑来膦酸组。主要研究终点是手术后经病理评估的残留浸润性癌病灶大小(pathologically assessed residual invasive tumour size,RITS)。研究结果显示,单纯化疗组和唑来膦酸组的平均RITS值分别为27.4mm和15.5mm,两组之间的差异具有显著的统计学意义(P=0.006)。

有关这一现象背后所隐藏的机制,目前仍知之甚少,但有学者认为可能与唑来膦酸清除骨髓内的播散肿瘤细胞(disseminated tumor cells,DTCs)有关。Aft等将120例患者随机分为两组,一组为单纯新辅助化疗,另一组为新辅助化疗联合唑来膦酸,以观察唑来膦酸对局部晚期乳腺癌患者骨髓内DTCs的作用。分析显示,基线时唑来膦酸组与未使用唑来膦酸即对照组中分别有26/60(43.3%)和28/58(48.3%)的患者骨髓内存在DTCs;而在治疗3个月后,唑来膦酸组为17/56(30.4%),对照组则为25/53(47.2%),两组之间的差异具有临界统计学意义(P=0.054)。该研究结果表明,唑来膦酸若在新辅助治疗期间与化疗联合使用,可减少手术时发现骨髓内DTCs患者的比例,而唑来膦酸有可能部分通过这一效应来预防乳腺癌患者的复发和转移[6]。

(4)二甲双胍:二甲双胍本用于治疗2型糖尿病,近来有学者将其与乳腺癌联系在一起。有研究显示,二甲双胍可以降低糖尿病患者的肿瘤发生率和肿瘤相关死亡率,且二甲双胍在体外和体内实验中均能抑制乳腺癌细胞增殖。Jiralerspong等[7]入组了2529例接受新辅助化疗的乳腺癌患者,其中68例为服用二甲双胍的糖尿病患者,87例为未服用二甲双胍的糖尿病患者,剩余的2374例患者则无糖尿病史。研究结果显示,服用二甲双胍组、未服用二甲双胍组和非糖尿病患者组的pCR率分别为24%、8.0%和16%(P=0.02),进一步行两-两比较发现,将未服用二甲双胍组分别与服用二甲双胍组(P=0.007)和非糖尿病患者组(P=0.04)相比,两组之间的差异均具有统计学意义。同时,多因素分析表明,是否使用二甲双胍是pCR的独立预测指标(OR=2.95;P= 0.04)。虽然二甲双胍的抗肿瘤作用仍有待深入研究,但是这的确给我们提供了一个新的独特视角。

2. 乳腺癌NCT的现状及展望　目前,NCT已成为可手术乳腺癌患者治疗中十分重要的组成部分,并成为晚期乳腺癌局部治疗的标准方案之一。尽管NCT有诸多优势,但也存在一些问题和不足:①NCT 改变了原发肿瘤的分期,可能丢失了部分对判断预后有益的指标,例如由于 NCT 可使区域淋巴结缩小甚至消失,达到 pCR,从而可能使乳腺癌患者失去区域淋巴结转移情况这一乳腺癌十分重要的预后信息,因此影响传统预后指标的判定及手术和辅助治疗方案的设计。②NCT 无效的患者是否会延误局部治疗的进行?约 20%的乳腺癌患者对 NCT 不敏感。对于这部分患者来说,由于手术治疗时间的推延,可使某些原本可经手术切除的肿瘤变为不能切除或不可治愈,从而对这部分患者的生存时间有一定影响。③NCT 后对肿瘤的大小产生较大影响,如何确定手术范围尚待商榷。NCT 后行保留乳房手术后,局部可能有肿瘤成分的残留。④NCT 后获得 pCR 的患者,在化疗结束后是否根据化疗前检测的 ER、PR 情况行内分泌治疗?⑤NCT 较高的化疗强度、较多的化疗周期降低了患者的免疫功能,是否增加手术危险性?⑥ 原位导管癌的发生率<5%,但细针穿刺病理活组织检查无法区分浸润性与非浸润性导管癌,NCT 可能使这部分患者接受过度治疗。尽管空芯针活组织检查技术可获得组织明确诊断,但这项检查目前较昂贵,尚未普及,且对这种检查是否增加肿瘤转移的概率尚存争议。这些问题都需要临床医师和研究者在今后的医学实践中认真研究解决。

未来 NCT 的研究仍将集中在以下两方面:①肿瘤生物学因子在乳腺癌 NCT 疗效预测值的研究,了解乳腺癌患者肿瘤的某些生物学因子的表达情况及转归规律,对选择高效的化疗药物、制订个体化方案、预测治疗效果具有重要意义。②应用乳腺癌病灶对 NCT 敏感这一极佳的体内化疗模型,通过大规模的Ⅰ期临床试验,筛选高效、低毒的化疗药物组合,确立相对的周期治疗强度,以提高乳腺癌 NCT 的疗效。

二、术后辅助化疗

根据圣安东尼奥乳腺癌危险分层,低危组乳腺癌术后辅助化疗可考虑 CMF、AC、EC 方案;中危组可以选择的方案 CAF、FEC 方案;高危组可以选择 AC 序贯紫杉醇(AC→T),FEC 序贯多西紫杉醇(FEC×3→T×3),多西紫杉醇+多柔比星+环磷酰胺(TAC),A→T→C,也可以在 G-CSF 支持下采用每 2 周 1 次的剂量密集化疗。近年来一些新药进入了我们的视线,为我们医务人员带来了新的惊喜。

1. 伊沙匹隆　蒽环类和紫杉类药物在早期乳腺癌辅助或新辅助化疗中的应用正越来越广泛,故复发患者多已对上述两类药物耐药。目前此类患者的治疗选择有限,临床上迫切需要更强效的治疗药物。近年来进入临床的埃博霉素类抗肿瘤药伊沙匹隆为蒽环/紫杉类为耐药的转移性乳腺癌(MBC)患者提供了新的选择。该药的作用机制与紫杉类相似,可促进微管蛋白的聚合并抑制其解聚,使肿瘤细胞阻滞于 G2/M 期继而发生凋亡。伊沙匹隆的分子结构和微管蛋白结合位点与紫杉类完全不同,该药治疗 βⅢ微管蛋白过表达的紫杉类耐药性乳腺癌仍有效,并且不易被腺苷三磷酸结合和转运蛋白转运出肿瘤细胞外。因此,伊沙匹隆对多种机制的蒽环/紫杉类耐药易感性均较低,对于经蒽环类和紫杉类治疗后复发的 MBC 仍有显著的抗肿瘤作用。

Ⅲ期随机对照临床研究 CA163046 和 CA163048 显示,已发生蒽环/紫杉类耐药或复治的 MBC 患者使用伊沙匹隆+卡培他滨治疗,PFS 和 ORR 均可较卡培他滨单药治疗显著改善,证实了伊沙匹隆可改善蒽环/紫杉类耐药或复治 MBC 的疗效。基于上述研究数据,美国食品和药品监督管理局(FDA)已于 2007 年批准伊沙匹隆联合卡培他滨用于蒽环/紫杉类耐药 MBC 的治疗。以蒽环/紫杉类进行辅助或新辅助化疗后在 12 个月内复发的患者一线治疗选择有限，且大多对蒽环和紫杉类药物耐药，因此这部分患者对于新的治疗选择有迫切的需求。在 2008 年圣安东尼奥乳腺癌会议(SABCS)上报告的一篇集合分析汇总了 CA163046 和 CA163048 研究的数据后显示，伊沙匹隆联合卡培他滨一线治疗蒽环/紫杉类辅助或新辅助化疗后快速复发(≤1 年)患者，疗效明显优于卡培他滨单药，为此类耐药患者提供了更为有效的治疗选择[8]。

与此同时，伊沙匹隆同样有外周神经病变的不良反应。2008 年 SABCS 上，一项回顾性分析汇总了三项使用伊沙匹隆治疗 MBC 的临床研究数据，显示伊沙匹隆单药和联合方案发生 3～4 度外周神经病变的比例分别为 14%和 20%左右，且主要为感觉神经病变，多为累积性，其恢复率(恢复到基线和 1 度病变)为 76%～89%，中位恢复时间为 5～6 周，提示伊沙匹隆中重度外周神经病变的发生率较低，持续时间短，并大多能得到缓解或消退。

2. T-DM1　曲妥珠单抗 emtansine(T-DM1)是一种免疫抗体结合物：其中曲妥珠单抗充当制导装置，将具有细胞毒性的 DM1 传递到 HER-2 阳性的癌细胞上，释放细胞毒药物从而杀伤肿瘤细胞。目前这些药物的组合还在研究中。有望于 2013 年底获美国 FDA 和欧盟批准。

2012 年 ASCO 年会上公布了 EMILIA 临床试验研究结果：与卡倍他滨和拉帕替尼的标准治疗相比，曲妥珠单抗 emtansine(T-DM1)可以显著提高 HER-2 阳性局部晚期或转移性乳腺癌的无进展生存期，这些妇女之前接受过紫杉类和曲妥珠单抗治疗。T-DM1 和标准治疗的中位无进展生存期分别为 9.6 和 6.4 个月，差异有统计学意义。

目前的研究结果仅支持将 T-DM1 用于接受曲妥珠单抗治疗后进展的乳腺癌患者。一项名为 MARIANNE 临床试验正在研究帕妥珠单抗和 T-DM1 一线治疗 HER-2 阳性乳腺癌患者的疗效。

3. 培美曲塞　培美曲塞是一种叶酸拮抗剂，通过干扰 DNA 的合成来抑制肿瘤细胞的生长。它于 2004 年 2 月获得美国食品药品监督管理局(FDA)批准与顺铂联合，用于不宜手术切除的恶性胸膜间皮瘤患者的治疗；于 2004 年 8 月其作为局部或转移性非小细胞肺癌(NSCLC)的二线治疗药物治疗获得批准[9]。近年来，一些研究者将其应用在转移性或者晚期乳腺癌患者治疗上，取得了一些乐观的成绩。

Miles 等[10]开展的一个临床Ⅲ期试验评价了培美曲塞治疗复发或转移性乳腺癌的疗效。38 例患者参加了这次试验，年龄在 36～71 岁，平均年龄为 52 岁，剂量为 600mg/m^2，10 分钟内静注，每 3 周化疗 1 次，结果患者对治疗发生反应的平均时间为 8 个月，总的治疗反应率为 28%，1 例有完全缓解，9 例有部分缓解，在有反应的 10 例患者中，5 例曾用紫杉烷或蒽环类药物化疗过，试验结果表明培美曲塞对治疗进展的乳腺癌有显著疗效。

4. 胸苷酸合成酶抑制剂-Nolatrexed　胸苷酸合成酶(thymidylate synthase，TS)系由相同亚基构成的同源二聚体胞质酶，它参与体内脱氧核糖核酸(DNA)生物合成所需的胸腺嘧啶核苷酸的起始合成过程，是该过程的限速酶。细胞在没有外源性的胸腺嘧啶供应时，这一限速反应是体内胸腺嘧啶脱氧核苷酸(dTMP)的唯一来源以及其后 DNA 合成的唯一途径。由于肿瘤细胞内的 DNA 合成水平明显高于正常细胞，因此肿瘤细胞在没有外源性的胸腺嘧啶的情况下，抑制 TS 活性将引起胞内胸腺嘧啶的缺失，从而使胞内的 DNA 合成不能正常进行，随之产生缺陷的 DNA 合成、裂解以及细胞凋亡。因此，TS 已成为化疗药物一个非常重要的理想作用靶点。

Nolatrexed[11]是应用X射线晶体学及计算机辅助药物设计技术得到的一个小分子喹唑啉衍生物，其结构本身被设计成可在胸苷酸合成酶中占有最大空间并能与胸苷酸合成酶的两个叶酸位置结合。该化合物与其他类似化合物的不同之处在于它的亲脂性和结构差异。和甲氨蝶呤不同，Nolatrexed的亲脂性使其能够通过被动扩散进入细胞而不需某种细胞膜转运载体蛋白的帮助。由于细胞膜转运机制常参与细胞耐药性的发生，因此Nolatrexed发生耐药的概率从理论上讲明显降低。该化合物没有谷氨酸侧链，故在细胞内不会发生聚谷氨酸化，因此有助于减少与这一代谢步骤相关的长期毒性。Nolatrexed是唯一的可穿透细胞膜的、不会发生聚谷氨酸化的胸苷酸合成酶抑制剂。适应证包括多种肿瘤，但现在主要集中在肝细胞癌的开发上。

5. 伊立替康联合卡培他滨 Lee等[12]在2009年ASCO会议上报道了伊立替康联合卡培他滨方案治疗36例蒽环类和紫杉类失败的晚期乳腺癌的Ⅱ期临床试验结果。随访17个月时ORR为60%，CR为6%，PR为54%，SD为23%。PFS为7.3个月，而OS尚未观察到。治疗8个周期时，1、2度手足综合征发生率分别为34%、17%。3度以上中性粒细胞减少为60%。可见，该方案在蒽环类和紫杉类治疗失败的晚期乳腺癌中仍能获得显著疗效，值得Ⅲ期临床研究进一步验证。

6. 吉西他滨+奥沙利铂 在ASCO会议上，Gligorov等[13]报道了GEMOX方案在45例蒽环类和紫杉类经治的晚期乳腺癌中的Ⅱ期临床试验结果，ORR为38%，临床获益率达71%，包括CR 2.2%，PR 35.6%，SD 33%。治疗有反应患者PFS为7.1个月，OS为22.7个月；SD患者PFS为4.8个月，OS为21.4个月。常见的毒副反应为3/4度中性粒细胞减少(43%)，血小板减少(41%)和3度外周神经病变(11.4%)。因此，GEMOX方案可能是蒽环类和紫杉类失败的晚期乳腺癌患者的有效选择。

7. 节拍化疗 节拍化疗即采用小剂量化疗药物(通常为常规剂量的1/10～1/3)较频繁地给药，其实质就是抗肿瘤血管生成，也叫抗肿瘤血管生成化疗。相关研究提示，经典化疗药物如环磷酰胺、甲氨蝶呤等在长期、低剂量的非常规给药方式(节拍化疗)下具有显著的抗肿瘤血管活性，可能为反复治疗失败的晚期乳腺癌患者带来新的曙光。

(1)环磷酰胺联合依托泊苷：Mutlu等[14]在ASCO会议上汇报了环磷酰胺(50mg qd)联合依托泊苷(50mg bid×5d)节拍化疗治疗经多线方案失败的晚期乳腺癌的研究结果。共入组42例患者，伴有内脏转移、颅内侵犯及两个以上内脏累及患者分别占82%、24%和65%，50%以上患者曾接受4线以上方案化疗，结果显示，TTP和OS仍分别达10.5个月和25个月，且毒副反应可耐受。

(2)环磷酰胺联合甲氨蝶呤：在SABCS上，Lyandres等[15]报道了环磷酰胺联合甲氨蝶呤(CM)节拍化疗联合Sunitinib治疗15例经5线以上方案失败的转移性乳腺癌的研究结果。在治疗8周时，SD为66.7%；在治疗14周时，PR达16.7%，其中1例患者SD持续时间长达47周，且患者耐受性较好。Mayer等[16]亦报道了CM节拍化疗联合Vandetanib(V)治疗24例经4线方案失败的晚期乳腺癌的Ⅰ期临床试验结果。具体用药为CTX 50mg，qd，MTX 2.5mg，d1-2，qw；V 100mg或200mg或300mg，qd。20例可评价患者中PR为10%，1例患者持续稳定30周以上，3例患者持续稳定24周以上。最大耐受剂量为200mg，qd。

三、内分泌治疗

乳腺癌是激素依赖性肿瘤。对于绝经前雌激素受体/孕激素受体(ER/PR)阳性患者而言，三苯氧胺仍然是首选的治疗方案。绝经后雌激素受体(ER)阳性的转移性乳腺癌患者，可选用非甾体类芳香化酶抑制剂(AI)如来曲唑、阿那曲唑，如果治疗失败，可使用甾体类AI如依西美坦(IES)。以下我们来看一下内分泌治疗的一些进展。

1. 新辅助内分泌治疗　内分泌治疗以往主要用于乳腺癌术后辅助内分泌治疗和复发转移后的解救治疗。而目前新辅助内分泌治疗已越来越多地被应用。新辅助内分泌治疗是指对非转移性的乳腺癌在应用局部治疗前进行的系统性内分泌治疗。与新辅助化疗相似，新辅助内分泌治疗可以使对内分泌治疗敏感的乳腺癌患者达到肿瘤降期的目的；与新辅助化疗不同之处在于其毒副反应较轻，尤其适用于高龄绝经后妇女和一般身体状况较差、不能耐受化疗者。

Ellis等[17]报道，术前应用来曲唑4个月治疗ER或PR阳性乳腺癌，临床缓解率为70%，67%的患者可以行保乳手术。依西美坦应用于新辅助内分泌治疗的临床试验结果显示，依西美坦与TAM的临床有效率分别为89%和57%($P<0.05$)，保乳手术率为39%和11%($P<0.05$)[18]。

目前新辅助内分泌治疗的临床应用仍有较大困难。原因是对于那些需要术前治疗的局部晚期患者，采用新辅助内分泌治疗；只有受体阳性的患者适合内分泌治疗，而中国妇女激素受体阳性率仅为50%左右，并且即使是受体阳性的绝经前患者也可以选择化疗。

2. 绝经期前乳腺癌患者的辅助内分泌治疗

(1)三苯氧胺：三苯氧胺是应用最早、最常用的非甾体类雌激素受体拮抗剂，一直是绝经前后各期乳腺癌雌激素受体阳性患者的首选内分泌治疗药物。1998年NSABP大规模人群研究显示，TAM可使乳腺癌高危妇女的乳腺癌发生率降低49%。在美国TAM已被批准为高危妇女预防乳腺癌用药。2005年EBCTCG发表的meta分析结果显示，TAM服用5年与服用1～2年相比较，明显降低复发风险及死亡风险，术后给予TAM治疗5年，复发率和病死率及对侧乳腺癌发生率均显著降低[19]。服用TAM 10年是否能进一步降低复发风险，仍然需要更多的临床验证[20]。

(2)托瑞米芬：托瑞米芬的作用机制与三苯氧胺相似，是继TAM后被美国FDA批准用于乳腺癌的雌激素受体调节剂。临床资料显示，对于绝经后、初治、ER阳性乳腺癌患者，其有效率为50%～60%，ER阳性或不详转移性乳腺癌的有效率20%～50%，对三苯氧胺耐药者有效率达21%～33%。托瑞米芬在高剂量应用时，还具有非雌激素受体依赖性的抗肿瘤特性——诱导转化具有肿瘤抑制作用的生长因子TGF-B的产生，以及调节特殊肿瘤基因和诱导细胞凋亡基因TRPM-2表达，从而使细胞凋亡，因此考虑其疗效略高于三苯氧胺。托瑞米芬的肝脏毒性较低，可增大剂量用药，因此对于常规化疗、放疗、内分泌治疗无效或复发的乳腺癌患者，可采用高剂量(120～240mg/d)的托瑞米芬二线治疗，有效率为4%～14%。托瑞米芬在肺的分布浓度较大，因而对肺转移效果可能更好。还有增加高密度脂蛋白胆固醇和预防骨质疏松和降低血脂的效果，尤适用于肥胖及脂肪肝倾向的乳腺癌患者。其不良反应与TAM相似，但多数症状较为轻微，引发子宫内膜癌的危险性为TAM的1/3～1/2。虽然托瑞米芬在乳腺癌内分泌治疗中具有一定优势，但是到目前为止，其疗效尚未明显优于 TAM，因此不能取代 TAM 一线辅助治疗的标准。

(3)卵巢去势：包括卵巢切除术、放疗去势和药物性卵巢功能抑制。现在常用的方法是药物去势，即促性腺激素释放激素(LH-RH)类似物，通过负反馈作用于下丘脑，抑制其产生促性腺激素释放激素(GnRH/LH-RH)；同时还能竞争性地与垂体细胞膜上的 GnRH 受体或 LH-RH 受体结合，阻止垂体产生卵泡刺激素(FSH)和黄体生成素(LH)，从而减少卵巢分泌雌激素。药物去势可以克服手术切除不可逆性及放射去势不完全性的缺点，代表药为戈舍瑞林(诺雷德)。早期的一项研究显示，年轻乳腺癌患者接受标准治疗后戈舍瑞林联合 TAM 组的疗效与生存期均优于 TAM 组[21]。ABCSG05 试验比较绝经前患者接受诺雷德 3 年联合 TAM 5 年与环磷酰胺、甲氨蝶呤、氟尿嘧啶(CMF) 6 个疗程化疗的疗效，中位随访 6 年的结果显示，前者的无复发生存率和无局部复发生存率及总生存均优于后者[22]，对这一类患者不愿接受化疗或有生育要求的人群，戈舍瑞林联合 TAM 是可以选择的化疗替代方案。有研究者认为，ER 强阳性的患者更能从卵巢抑制中获益。所有激素变化在停药后 8 周恢复至治疗前水平，副作用轻，患者耐受性良好。还有研究认为，对于接受化疗的乳腺癌患者，高强度化疗和年龄超过 35 岁是绝经提前的危险因子，在化疗期间给予诺雷德治疗对卵巢具有保护作用，使年轻女性患者保全生育能力和维持正常女性生理雌激素水平，提高了患者的生活质量，在乳腺癌的综合治疗上有深远的意义[23]。对于绝经前患者，进行卵巢功能抑制联合 AI 治疗，是否优于联合 TAM，目前尚无定论。

3. 绝经期后乳腺癌患者的辅助内分泌治疗

(1)阿那曲唑：阿那曲唑最早被证实可以取代 TAM 成为绝经后激素受体(HR)阳性乳腺癌患者一线辅助内分泌治疗的金标准，用于解救治疗绝经后、ER 阳性的进展期乳腺癌。ATAC 实验[24]比较了阿那曲唑与 TAM 的疗效，结果显示阿那曲唑在预防肿瘤复发和转移方面具有明显优势，亚组分析似乎对 PR 阴性疗效显著，因此，定量分析 ER 和 PR 表达可作为选择 AI 的参考因素。基于此项研究结果，美国 FDA 批准阿那曲唑用于绝经后 HR 阳性早期乳腺癌的治疗。在不良反应方面，阿那曲唑组在对侧乳腺癌、静脉血栓、子宫内膜癌及潮热的发生等相对较低，在关节痛、肌痛、骨质疏松、神经压迫、高脂血症的发生危险阿那曲唑略高于 TAM。

(2)来曲唑：来曲唑在有效性、安全性尤其是总生存上的显著优势已经被多项临床研究所证实，是目前活性最高的第 3 代芳香化酶抑制剂。来曲唑在对激素敏感的绝经后早期乳腺癌患者术后降低复发、远处转移及提高 5 年无病生存率均优于 TAM。由于远处转移是乳腺癌死亡的重要影响因素，来曲唑在总生存上的显著优势提示来曲唑较阿那曲唑更具临床优势及更加稳定的安全性[25]，而且对接受化疗而未接受放疗具有淋巴结转移的患者疗效更好，这奠定了来曲唑尽早用于这类患者的初始辅助治疗的基础。研究表明，口服 TAM 已满 5 年的绝经后受体阳性乳腺癌患者，继续口服来曲唑组与观察组相比，其局部复发、转移及对侧乳腺癌发生率及无病生存率和 4 年总存活率均具有明显优势，证明了 TAM 5 年后继续口服来曲唑可以获益。

(3)依西美坦：多项临床研究提示 ER 和 PR 的表达情况是重要的预测和预后因素，尤其是 PR 的表达与多种药物的疗效相关，但无论 PR 表达如何，使用依西美坦均有受益。用于既往非甾体类芳香化酶抑制剂治疗失败的晚期乳腺癌，使用依西美坦可达到客观缓解率 6.6%，临床获益率 24.3%，与非甾体类芳香化酶抑制剂无交叉耐药。在一线解救治疗晚期乳腺癌依西美坦对比 TAM 的试验报道，其客观缓解率、临床获益率及无疾病进展生存期均优于 TAM 组，但在总生存率和无瘤生存率方面尚无明显优势。

(4)氟维司群：氟维司群(fulvestrant)是近年新研发上市的选择性雌激素受体调节剂，与外源性雌激素竞争结合雌激素受体，和 ER 亲和力较高，同时诱导其与 ER 复合物的降解，使细胞上的 ER 下调。

临床上用于 ER 阳性绝经后晚期乳腺癌抗雌激素疗法，治疗无效及对 TAM 和芳香化酶抑制剂耐药的患者，一项氟维司群试验研究了对 AI 治疗失败的转移性乳腺癌患者，氟维司群 28%～37%的临床获益率，初步显示了氟维司群在转移性乳腺癌治疗中的作用，且患者耐受性良好。对于绝经后 ER 阳性的转移性乳腺癌患者，如果非甾体类 AI 治疗失败，除依西美坦外，氟维司群也是一个很好的选择。

对于绝经前激素受体阳性乳腺癌患者，目前尚无氟维司群治疗有效性和安全性的报道[26]。

四、分子靶向治疗

乳腺癌的分子靶向治疗是指针对乳腺癌发生、发展有关的癌基因及其相关表达产物进行的治疗。分子靶向药物通过阻断癌细胞的信号转导，来控制细胞基因表达的改变，从而抑制或杀死癌细胞。其最大的特点是以肿瘤细胞高表达而正常细胞低表达或不表达的基因或基因产物为靶点，最大限度地杀伤肿瘤细胞，而对正常细胞损伤很小。目前应用最广泛的、取得成效最大的就是曲妥珠单抗。但近年来针对乳腺癌的靶向药物层出不穷。

1. 抗 HER-2 单克隆抗体

(1)曲妥珠单抗(赫赛汀)：曲妥珠单抗是将人的 IgG1 的稳定区(95%)和针对 HER-2 受体胞外区的鼠源单克隆抗体的抗原决定簇(5%)嵌合在一起的人源化单克隆抗体。它是第一个被批准的抗 HER-2 靶点药物，作用靶点是 HER-2 基因调控的细胞表面 p185 糖蛋白。

曲妥珠单抗应用于 HER-2 阳性的患者无论是在乳腺癌复发、转移的治疗上，还是在术后、术前的辅助治疗上[27]均能使患者生存获益。对于曲妥珠单抗治疗 HER-2 阳性乳腺癌时出现进展是否继续用药存在争议。一项临床研究[28]显示，当肿瘤出现进展时，继续使用曲妥珠单抗，肿瘤中位进展时间、总反应率、患者总生存率显著改善，并且不增加药物的不良反应。

(2)帕妥珠单抗：帕妥珠单抗是继曲妥珠单抗之后第 2 个用于治疗 HER-2 阳性乳腺癌的单克隆抗体，可与 HER-2 受体胞外结构Ⅱ区结合，阻止 HER-2 与 HER-1 和 HER-3 的二聚化作用[29]，抑制受体介导的肿瘤发生。

曲妥珠单抗只对 HER-2 过度表达的乳腺癌患者有效，而帕妥珠单抗对 HER-2 低表达的乳腺癌患者同样有效。临床前研究显示[30]，帕妥珠单抗联合曲妥珠单抗在治疗先前未接受曲妥珠单抗或已接受曲妥珠单抗治疗后出现肿瘤进展的 HER-2 阳性的人异体移植瘤模型时，均表现出显著增强的抗肿瘤活性。随后进行的临床研究[31,32]表明，曲妥珠单抗治疗后，病情恶化的 HER-2 阳性的乳腺癌患者，帕妥珠单抗和曲妥珠单抗联合应用可以使 50%的此类患者获益，且两药联合比单用帕妥珠单抗更能使患者获益，两药联合应用患者耐受良好。从曲妥珠单抗和帕妥珠单抗的作用机制尚来看，两者是互补的。

(3)西妥昔单抗：西妥昔单抗是一种 IgG1 单克隆抗体，特异性作用于 EGFR 胞外区，阻断内源性配体介导的 EGFR 信号转导通路，从而抑制肿瘤细胞的增殖。西妥昔单抗在治疗头颈部肿瘤上已经显示良好的效果。在治疗乳腺癌上，大量的临床前研究也已经证实西妥昔单抗联合化疗或放疗时具有协同作用。Gholam 等[33]研究表明，西妥昔单抗联合紫杉醇治疗皮肤转移的三阴性乳腺癌效果较好。

2. 小分子酪氨酸激酶抑制剂

(1)拉帕替尼：拉帕替尼为喹唑啉衍生物，是一种口服的小分子双重酪氨酸激酶抑制剂，能同时作用于 HER-1 和 HER-2，与这两类受体的胞内催化域可逆性结合并抑制受体的自我磷酸化作用，阻断下游信号途径如 MAPK 途径和 PI3K/Akt 途径的信号传递，导致细胞凋亡[34]。

一项Ⅲ期随机对照性多中心临床研究比较了拉帕替尼联合卡培他滨和卡培他滨单药对 HER-2 阳性的局部进展性或转移性乳腺癌的疗效[35]。结果显示，与卡培他滨单药组相比，联合治疗组在没有明显不良反应增加的基础上，其疾病进展率降低了 51%，并能降低中枢神经系统转移的发生率。基于这一研究结果，拉帕替尼于 2007 年 3 月被 FDA 批准用于治疗复发或转移性乳腺癌。目前拉帕替尼联合化疗、内分泌治疗或曲妥珠单抗治疗的一系列临床研究正在进行中[36]。拉帕替尼能够通过血脑屏障，为乳腺癌脑转移患者提供了新的治疗途径。一项治疗脑转移的 HER-2 阳性的乳腺癌Ⅱ期临床试验结果显示其治疗乳腺癌脑转移是有效的[37]。此外，Kaufman 等[38]进行的一项Ⅱ期临床研究数据显示出拉帕替尼对复发或难治性 HER-2 阳性的炎性乳腺癌有潜在疗效，且耐受良好。

(2)来那替尼：来那替尼是一种口服的不可逆的 EGFRs 酪氨酸激酶全抑制剂，同时作用于 EGFR、HER-2 和 HER-4[39]。一项Ⅱ期临床研究显示晚期 HER-2 阳性的乳腺癌患者可从来那替尼的治疗中获益[40]，未用过曲妥珠单抗的患者其客观反应率为 51%，而前期治疗中已接受曲妥珠单抗的患者其客观反应率为 26%。

3. 抗 VEGF 的靶向药物

(1)贝伐单抗：贝伐单抗是全球首个抑制 VEGF 的重组 DNA 人源化单克隆抗体，由 93%的人源性 IgG 部分和 7%的鼠源性抗体部分组成，其中鼠源性抗体部分可识别并结合 VEGF 与内皮细胞膜上受体的结合位点，使 VEGF 失去与内皮细胞结合的能力，抑制酪氨酸信号通路的激活，从而抑制肿瘤新生血管的生成，达到抑制肿瘤生长的目的。

多项临床试验对贝伐单抗治疗转移性乳腺癌，尤其是联合一线化疗治疗转移性乳腺癌的疗效进行了研究。最近发表的一篇 meta 分析研究[42]，概括了几乎所有能用的贝伐珠单抗联合化疗治疗转移性乳腺癌的随机试验。研究结果表明，贝伐珠单抗联合化疗能提高转移性乳腺癌患者的无进展生存期(progression-free survival，PFS)和客观反应率(objective response rate，ORR)，但总生存率(overall survival，OS)没有明显改变。

(2)索拉菲尼和舒尼替尼：索拉菲尼(多吉美)和舒尼替尼(索坦)都是新的多靶点的酪氨酸激酶抑制剂，能够抑制包括 VEGF 受体(VEGF receptors，VEGFRs)和血小板衍生生长因子受体(platelet-derived growth factor receptors，PDGFRs)在内的多种促血管生成的酪氨酸激酶受体[41]。

索拉菲尼是一种口服的多靶点激酶抑制剂，具有抗肿瘤细胞增殖和抗肿瘤血管生成的双重活性。其靶点包括 VEGFR-1、VEGFR-2、VEGFR-3、PDGFR、Raf 激酶、c-Kit 和 Flt-3。其安全性和疗效在进展期肾细胞癌和肝细胞癌中已得到证实。最近 Baselga 等[43]进行的一项随机双盲安慰剂对照的ⅡB期临床试验，研究了索拉菲尼联合卡培他滨对比安慰剂加卡培他滨治疗晚期或转移性HER-2阴性乳腺癌的疗效，结果表明索拉菲尼联用卡培他滨可以改善HER-2阴性乳腺癌患者的PFS。

舒尼替尼也是一口服的小分子药物，能够抑制VEGFR-2、PDGFR、c-Kit、Flt-3和RET的酪氨酸激酶活性。一项Ⅱ期临床试验结果显示，舒尼替尼对已接受过化疗的转移性乳腺癌患者有效[44]。其主要不良反应有乏力、恶心、腹泻、黏膜炎症以及厌食症，这些不良反应通常都是轻至中度，且通过支持治疗和(或)剂量调整可以耐受。

4. 作用于其他靶点的药物

(1)PI3K/Akt/mTOR信号通路抑制剂：研究发现，乳腺癌存在PI3K/Akt/mTOR信号通路的异常激活，且这一信号通路的异常活化与化疗抵抗、内分泌治疗抵抗以及与疾病晚期、容易转移和低组织学分级相关的预后差存在密切关系[45]。雷帕霉素(rapamycin)是第一个被发现的mTOR抑制剂，有抑制癌细胞增殖的作用，但其不易溶性和不稳定性限制了其体外的使用。特癌适(ToriselTM/CCI-779)是一种雷帕霉素酯类衍生物，在2007年被美国FDA批准用于治疗转移性肾细胞癌；依维莫司(CerticanTM/RAD001)是另一口服雷帕霉素羟乙基乙醚衍生物。两者抗癌效果相似，且都是通过与FK-506结合蛋白(FKBP-12)结合而起到抑制mTOR的作用[46]。临床前体内和体外实验数据表明，这两种雷帕霉素衍生物，不管是单用还是与化疗、内分泌药物、其他靶向药物或放疗联合时，都能抑制ER(＋)且HER-2过表达的多种乳腺癌细胞系[45]。局部进展期或转移性乳腺癌患者Ⅰ和Ⅱ临床试验研究显示，两药抗肿瘤活性强，且普遍耐受尚可。目前一系列Ⅲ期临床试验正在进行中。

(2)DNA损伤修复阻断剂：多ADP核糖聚合酶-1(poly-ADP-ribose polymerase-1，PARP-1)在大量DNA损伤后DNA单链断裂(SSBs)的修复中发挥重要作用，尤其是在BRCA功能失调、同源重组(homologous recombination，HR)修复途径缺陷的肿瘤细胞中。抑制PARP-1可因BRCA突变致HR修复机制缺乏而使DNA SSBs转换成DNA双链断裂(DSBs)，引起未修复的DSBs的积累并形成复杂的致命的染色体突变，最终导致肿瘤细胞死亡[47]。

olaparib(AZD2281)是一种口服的选择性PARP-1抑制剂。最近一项多中心概念验证Ⅱ期临床试验研究显示，olaparib单药治疗BRCA1或BRCA2突变的进展期乳腺癌患者，取得了阳性结果[48]。用药剂量为每次400mg、每天两次的患者ORR为41%，而每次100mg、每天两次的患者ORR只有22%，且高剂量时没有不能接受的不良反应出现。iniparib(BSI-201)是一与olaparib类似的PARP-1抑制剂，其Ⅰ期研究结果显示，能改善遗传的BRCA-1相关的转移性三阴乳腺癌的临床获益和生存率[49]。

(3)热休克蛋白90(heat shock protein，HSP90)抑制剂：HSP90是一种进化上保守的分子伴侣，参与稳定和激活AKT、HER-2、EGFR、PDGFR和肿瘤抑制蛋白p53等蛋白，而这些蛋白是细胞生存和信号转导所必需的[50]。癌细胞中，HPS90保护一序列突变或过表达的癌基因蛋白使其不错叠和降解，从而促进细胞内环境稳定，提高癌细胞存活率。乳腺癌细胞中HSP90过表达，且与其化疗反应率低及药物耐药所致的预后差存在密切关系。

tanespimycin (telatinibTM/17-AAG)是第一个进入临床试验的HSP90抑制剂。临床前研究显示，tanespimycin对HER-2阳性乳腺癌有效，不管是细胞系还是动物模型中，都能减少HER-2的表达，抑制乳腺癌的生长[51]。一项评价tanespimycin联合曲妥珠单抗对

HER-2 阳性转移性乳腺癌的疗效的Ⅱ期临床试验结果显示，反应率为 24%，总临床获益达 57%[52]。

5. 展望　随着对乳腺癌深入的了解以及新的治疗方法不断问世及合理应用，对乳腺癌患者的治疗有了更多的途径，从而更有效地保证了乳腺癌治疗的安全性，提高了患者的治愈率以及患者的生活质量。总之，随着各项诊断技术和治疗手段的进步，乳腺肿瘤的治疗必将跨入一个全新的时代。

（张宁宁）

参考文献

[1] Bear HD，Anderson S，Brown A，et al. The effect on tumor response of adding sequential preoperative docetaxel to preoperative doxorubicin and cyclophosphamide：Preliminary results from National Surgical Adjuvant Breast and Bowel Project Protocol B-27. J Clin Oncol，2003，21(22)：41-65.

[2] Gianni L，Eiermann W，Semiglazov V，et al. Neoadjuvant chemotherapy with trastuzumab followed by adjuvant trastuzumab versus neoadjuvant chemotherapy alone，in patients with HER2-positive locally advanced breast cancer (the NOAH trial) ：A randomised controlled superiority trial with a parallel HER2-negative cohort . Lancet，2010，375 ∶ 377.

[3] Gnant M，Mlineritsch B，Schippinger W，et al. Adjuvant ovarian suppression combined with tamoxifenor anastrozole，alone or incombination with zoledronic acid，in premenopausal women with hormone-responsive，stage Ñ and Ò breast cancer：First eff icacy results from ABCSG-12. J Clin Oncol，2008，26(36)：abstractLBA4.

[4] Bundred NJ，Campbell ID，Davidson N，et al. Effective inhibition of aromatase inhibitor-associated bone loss by zoledronic acid in postmenopausal women with early breast cancer receiving adjuvant letrozole. Cancer，2008，112 (5)：1001-1010.

[5] EIDTMANN H，BUNDRED N J，DEBOER R，e ta l. Presentation title：The effect of zoledroni acid on aromatase inhibitor-associated bone loss in postmenopausal women with early breast cancer receiving adjuvant letrozole：36 months follow-up of ZO-FAST[C]. SANANTON IO，2008：abstract 44.

[6] Aft R，Naughton M，Trinkaus K，et al. Effect of zoledronic acid on disseminated tumour cells in women with locally advanced breast cancer：an open label，randomised，phase 2 trial. Lancet Oncol，2010，11(5)：421-428.

[7] Jiralerspong S，Palla SL，Giordano SH，et al. Metformin and pathologic complete responses to neoadjuvant chemotherapy in diabetic patients with breast cancer. JClin Oncol，2009，27(20)：3297-3302.

[8] Tolaney SM，Najita J，Chen W，et al. A phase Ⅱ study of ixabepilone plus trastuzumab for metastatic HER2-positive breast cancer[C]. SABCS，2008，abstr 3137.

[9] Rollins KD，Lindley C. Pemetrexed：a Multitargeted Antifolate. Clin Ther，2005，27(9)：1343.

[10] Miles DW，Smith IE，Coleman RE，et al. A phase Ⅱ study of pemetrexed disodium(LY231514) in patients with locally recurrent or metastatic breast cancer. Eur J Cancer，2001，37(11)：1366-1371.

[11] Jarmua A. Antifolate inhibitors of thymidylate synthase as anticancer drugs. Mini Rev Med Chem. 2010 Nov; 10(13)：1211-1222.

[12] Lee S，Ro J，Park IH，et al. Phase Ⅱ study of irinotecan plus capecitabine in patients with anthracycline and taxane pretreated metastatic breast cancer. J Clin Oncol，2009，27(15s)：abstr 1093.

[13] Gligorov J，Cals L，Tournigand C，et al. Gemcitabine-oxaliplatin combination (SEGEMOX) in anthracycline (A) and taxanes (T) pretreated metastatic breast cancer (MBC)：Results from the GERCOR-

SEGEMOX phase Ⅱ trial. J Clin Oncol, 2009, 27(15s): abstr 1108.

[14] Mutlu H, Bozcuk H, Ozdogan M, et al. Impressive survival data with semimetronomic oral chemotherapy with old agentsin heavily treated metastatic breast cancer patients. J Clin Oncol, 2009, 27(15s): abstract 1082.

[15] Lyandres J, Melisko M, Moasser M, et al. Phase Ⅰ study of sunitinib in combination with metronomic dosing of cyclophosphamide and ethotrexate in patients with metastatic breast cancer[C]. SABCS, 2008, abstr 4119.

[16] Mayer EL, Isakoff SJ, Hannagan K, et al. A phase Ⅰ study of vandetanib and metronomic chemotherapy in advanced breast cancer[C]. SABCS, 2008, abstr 906.

[17] EllisM J, Ma C. Letrozole in the neoadjuvant setting: the P024 trial. Breast Cancer Res Treat, 2007, 105 (Supp 11): 33-43.

[18] Macaskill E J, Renshaw L, Dixon JM. Neoadjuvant use of hormonal therapy in elderly patients with early or locally advanced hormone receptor-positive breast cancer. Oncologist, 2006, 11(10): 1081-1088.

[19] Early Breast Cancer Trialists. Collabo rative Group (EBCTCG) . Effects of chemotherapy and hormonal therapy for early breast cancer on recurrence and 15-year survival an overview of the randomized trials. Lancet, 2005, 365(9472): 1687-1717.

[20] R. Peto. ATLAS (adjuvant tamoxifen, longer against shorter): International randomized trial of 10 vs 5 years of adjuvant tamoxifen among 11500 women - Preliminary results. SABCS, 2007, Abstract 48.

[21] DavidsonN E, Oneill AM, Vukov AM, et al. Chemoendocrine therapy for premenopausal women with axillary lymphnode-positive, steroid hormone receptor- positive breast cancer: results from INT 0101 (E5188). Clin Oncol, 2005, 23: 5973-5982.

[22] Iddon J, Bundred N J. T o swit chor not to switch: should the updated intergroup exemestane study alter our decision Expert Rev Anticancer Ther, 2008, 8: 9-13.

[23] Perez- Fidalgo JA, Miranda MJ, Bermejo B, et al. Switching to atomatase inhibitor (AI) after tamoxifen in premenopausal patients with chemotherapy-induced ameno-Rrhea (CIA) afterearly breast cancer treatment. J Clin Oncol, 29: 2011(suppl): Abstre11099.

[24] HowellA, Cuzick J, B aum M, et al. Results of the ATAC (arimidex, tamoxifen, alone or and combination) trial after completion of 5 years adjuvant treatment for breast cancer. Lancet, 2005, 365: 60-62.

[25] Crivellari D, Sun Z, Coates AS, et al. Let rozolecom pared with tamoxifen for elderly patients with endocrine- responsive early breast cancer: the BIG1-98 trial. Clin Oncol, 2008, 26: 1972- 1979.

[26] Goss PE, Ingle JN, Martino S, et al. A randomized trial of letrozole in post-menopausal women after five years of tamoxifen therapy for early stage breast cancer. N Enql J Med, 2008, 349: 1793-1802.

[27] Jahanzeb M. Adjuvant trastuzumab therapy for HER2-positive breast cancer. Clin Breast Cancer, 2008, 8(4): 324-333.

[28] von Minckwitz G, du Bois A, Schmidt M, et al. Trastuzumab beyond progression in human epidermal growth factor receptor 2-positive advanced breast cancer: a german breast group 26/breast international group 03-05 study. J Clin Oncol, 2009, 27(12): 1999-2006.

[29] Franklin MC, Carey KD, Vajdos FF, et al. Insights into ErbB signaling from the structure of the ErbB2-pertuzumab complex. Cancer Cell, 2004, 5(4): 317-328.

[30] Scheuer W, Friess T, Burtscher H, et al. Strongly enhanced antitumor activity of trastuzumab and pertuzumab combination treatment on HER2-positive human xenograft tumor models. Cancer Res, 2009, 69 (24): 9330-9336.

[31] Baselga J, Gelmon K A, Verma S, et al. Phase Ⅱ trial of pertuzumab and trastuzumab in patients with

HER2-positive metastatic breast cancer that had progressed during prior trastuzumab therapy. J Clin Oncol,2010,28(7):1138-1144.

[32] Cortes J,Fumoleau P,Bianchi G V,et al. Pettuzumab monotherapy after trastuzumab-based treatment and subsequent reintroduction of trastuzumab:activity and tolerability in patients with advanced human epidermal growth factor receptor 2-positive breast cancer. J Clin Oncol,2012 10,30(14):1594-600.

[33] Gholam D,Chebib A,Hauteville D,et al. Combined paclitaxel and cetuximab achieved a major response on the skin metastases of a patient with epidermal growth factor receptor positive,estrogen receptor-negative,progesterone receptor-negative and human epidermal growth factor receptor 2-positive (triple-negative) breast cancer. Anticancer Drugs,2007,18(7):835-837.

[34] Tevaarwerk AJ,Kolesar JM. Lapatinib:a small-molecule inhibitor of epidermal growth factor receptor and human epidermal growth factor receptor-2 tyrosine kinases used in the treatment of breast cancer. Clin Ther,2009,31(Pt 2):2332-2348.

[35] Geyer C E,Forster J,Lindquist D,et al. Lapatinib plus capecitabine for HER2-positive advanced breast cancer New Engl J Med,2006,355(26):2733-2743.

[36] Jonse KL,Buzdar AU. Evolving novel anti-HER2 strategies. Lancet Oncol,2009,10(12):1179-1187.

[37] Lin N U,Carey L A,Liu M C,et al. Phase Ⅱ trial of lapatinib for brain metastases in patients with human epidermal growth factor receptor 2-positive breast cancer. J Clin Oncol,2008,26(12):1993-1999.

[38] Kaufman B,Trudeau M,Awada A,et al. Lapatinib monotherapy in patients with HER2-overexpressing relapsed or refractory inflammatory breast cancer:final results and survival of the expanded $HER2^{+}$ cohort in EGF103009,a phaseⅡ study. Lancet Oncol,2009,10(6):581-588.

[39] Bedard P L,de Azambuja E,Cardoso F. Beyond trastuzumab:overcoming resistance to targeted HER-2 therapy in breast cancer. Curr Cancer Drug Targets,2009,9(2):148-162.

[40] Burstein H J,Sun Y,Dirix L Y,et al. Neratinib,an irreversible ErbB receptor tyrosine kinase inhibitor, in patients with advanced ErbB2-positive breast cancer. J Clin Oncol,28(8):1301-1307.

[41] Bhinder A. CS,Ramaswamy B. Antiangiogenesis therapy in breast cancer. Current Breast Cancer Reports,2010,2(1):7.

[42] Valachis A,Polyzos NP,Patsopoulos NA,et al. Bevacizumab in metastatic breast cancer:a meta-analysis of randomized controlled trials. Breast Cancer Res Treat,2010,122(1):1-7.

[43] Baselga J,Segalla JG,Roche H,et al. Sorafenib in combination with capecitabine:an oral regimen for patients with HER2-negative locally advanced or metastatic breast cancer. J Clin Oncol,2012,30(13):1484-1491.

[44] Burstein HJ,Eias AD,Rugo HS,et al. PhaseⅡ study of sunitinib malate,an oral multitargeted tyrosine kinase inhibitor,in patients with metastatic breast cancer previously treated with an anthracycline and a taxane. J Clin Oncol,2008,26(11):1810-1816.

[45] Ghayad SE,Vendrell JA,Larbi SB,et al. Endocrine resistance associated with activated ErbB system in breast cancer cells is reversed by inhibiting MAPK or PI3K/Akt signaling pathways. Int J Cancer, 2010,126(2):545-562.

[46] Lopiccolo J,Blumenthal G M,Bernstein W B,et al. Targeting the PI3K/Akt/mTOR pathway:effective combinations and clinical considerations. Drug Resist Updat,2008,11(1-2):32-50.

[47] Farmer H,McCabe N,Lord C J,et al. Targeting the DNA repair defect in BRCA mutant cells as a therapeutic strategy. Nature,2005,434(7035):917-921.

[48] Tutt A,Robson M,Garber JE,et al. Oral poly(ADP-ribose) polymerase inhibitor olaparib in patients with BRCA1 or BRCA2 mutations and advanced breast cancer:a proof-of-concept trial. Lancet,2010,

376(9737):235-244.

[49] O'Shaughnessy J,Osborne C,Pippen JE,et al. Iniparib plus chemotherapy in metastatic triple-negative breast cancer. N Engl J Med,2011,364(3):205-214.

[50] Beliakoff J,Whitesell L. Hsp90:an emerging target for breast cancer therapy. Anticancer Drugs,2004,15(7):651-662.

[51] Jones KL,Buzdar AU. Evolving novel anti-HER2 strategies. Lancet Oncol,2009,10(12):1179-1187.

[52] Trepel J,Mollapour M,Giaccone G,et al. Targeting the dynamic HSP90 complex in cancer. Nat Rev Cancer,2010,10(8):537-549.

第三篇

肿瘤临床诊断与治疗篇

第一章

头颈部鳞癌治疗进展

头颈癌主要指头颈部鳞状细胞癌(squamous cell carcinoma of head neck,SCCHN),主要起源于上呼吸道、上消化道黏膜,美国癌症研究联合会(AJCC)癌症分期手册第6版将头颈部分成6个主要部位包括:口腔、咽(鼻咽、口咽和下咽)、喉、鼻窦、唾液腺和甲状腺。通常意义上头颈部鳞癌是指发生于口腔、咽部(鼻咽、口咽、下咽)及喉部的由鳞状上皮覆盖的恶性肿瘤。在全球范围内,头颈部鳞癌是第6位常见的恶性肿瘤类型,每年约有60多万的新发病例。在这些发病因素中,吸烟和饮酒通常被认为是最基本的致病因素,但是对于成长中没有暴露在上面两种因素的人群中,人乳头状瘤病毒(human papillomavirus,HPV)尤其是高危型HPV的感染在头颈部鳞癌中发挥重要的病因作用[10]。

头颈部鳞癌在治疗前的正确评估及多种治疗手段包括手术、放疗、化疗等的综合应用,对提高疗效至关重要。肿瘤发生的特定部位、侵犯范围、病理分型、决定了相应的手术方案,放疗分割模式、放疗范围、放疗剂量,以及化疗的指征综合考虑直接关系到治疗的成败[2]。对于早期的头颈部鳞癌患者(Ⅰ期,Ⅱ期)可仅行手术或放疗这样单一的治疗,两种治疗方式生存率相当,对于局部晚期(Ⅲ期,Ⅳ期)的患者需行多种治疗方式的综合应用。头颈部重要器官密集,安全切缘有限,放疗和术后及化疗的有效结合能大大提高治疗效果。

一、术后放疗

随着放射治疗技术普及应用,放射治疗如同手术在SCCHN治疗中占有重要的地位,尤其在早期SCCHN患者中,手术和放射治疗效果基本相当,对于晚期的SCCHN患者中,放疗与手术的综合治疗模式可以有效提高患者生存率,可以明显降低单一手术的局部区域复发率[3]。

1. 放疗技术的进步

(1)非常规分割放疗:在常规照射技术的前提下,通过改变分割次数可望进一步改善预后[4]。常规放疗(每次1.8~2.0Gy,1次/天,5天/周),非常规分割放疗如超分割和加速分割等可在不增加对正常组织损伤的基础上提高生物效应剂量[5],从而带来更好的治疗效果和预后。

Bourhis J等[6]对15个随机性研究,共6515例晚期SCCHN患者进行meta分析,其中76%患者为Ⅲ期、Ⅳ期。通过改变分割方式,5年绝对获益3.4%(HR= 0.92 ,95% CI:0.86~0.97,P=0.003),超分割放疗5年获益8%高于加速放疗获益2%,P=0.025,与常规放疗相比加速超分割放疗的 5 年获益 6.4%，$P<0.0001$，但是在淋巴结控制方面没有显示出明显优势，获益人群中以年龄小于 50 岁者为甚(HR=0.78)，认为与常规放疗相比，改变分割照射可明显改善局部晚期头颈肿瘤的生存率。

(2)调强放疗技术的应用：常规放射治疗技术临床应用过程中，由于头颈部结构复杂，如常规放射治疗最易出现急性皮肤和黏膜反应、吞咽困难、疼痛等，放疗后的晚期并发症如口干，咽下困难，龋齿，皮肤纤维化，听力下降，骨、软骨结构的坏死等[7]。这些并发症严重影响患者的生存质量。如何减少肿瘤周围正常组织的放疗受量，就成为减轻放疗并发症、改善生存质量的关键。调强放射治疗(intensity modulated radiation therapy，IMRT)，因其定位精确，能够有效提高靶体积特别是 GTV 的照射总剂量和分次剂量，一经问世便应用于 SCCHN 放疗中，由于调强放疗采用多野照射技术，每个野中的子野强度可调，因此明显降低了肿瘤周围正常组织如腮腺、视神经、垂体、脑干、脊髓等的受量，放疗反应明显减轻，同时靶区内的剂量均匀度显著好于常规放疗。Daly 等[8]报道的数据显示，69 例头颈部鳞癌患者接受根治性或术后 IMRT，处方剂量分别为 66.0Gy 和 60.2Gy，两年后口腔干燥症问卷调查评分明显优于接受常规放疗者($P=0.006$)。

2. 术后放疗时间的确定 术后放疗时间的共识，目前普遍认为术后 2～4 周为宜，最好在 13 周内完成。Ang KK 等[1]对 213 例进展期头颈部癌，按病理风险等级分为三组，31 例低风险组未给予放疗，31 例中等风险组接受 57.6GY×6.5 周，对 76 例高风险组行 63GY×5 周，研究结果认为，总治疗时间<11 周、11～13 周、超过 13 周的患者，5 年局控率分别为 76%、62%和 38%($P=0.002$)，相应的生存率分别为 48%、27%和 25%($P=0.03$)。

3. 术后照射野的界定 近年来，学者们发现头颈部恶性肿瘤伴颈淋巴结转移时，如有淋巴结包膜外侵犯是影响肿瘤复发、患者生存率等预后情况的重要因素之一。一般按临床分期和手术情况结合淋巴结是否阳性及包膜外侵犯情况确定照射范围。一般对淋巴结阳性的患者，包膜外侵犯范围在 5mm 之内，未发现范围有超过 10mm 的情况，建议淋巴结的 CTV 在原基础上外扩 1cm；而对于较大的或数个粘连在一起的淋巴结或有肌肉侵犯的淋巴结，建议 CTV 外扩更多；对于颈部淋巴结阴性的患者，一般认为病灶未过中线对侧颈部几乎不需预防性照射[10]。

4. 靶区勾画的确定

(1)CT 和 MRI 影像引导确定肿瘤靶区：Coen 等[15]报道，CT 扫描图像指导勾画头颈肿瘤靶区体积是 MRI 扫描组的 1.3 倍，明显差于 MRI 组，与 CT 引导的 GTV 靶区勾画相比，MRI 靶区更小，MRI 的冠状位及矢状位扫描弥补了 CT 轴位扫描的不足，而 MRI 的冠状面和矢状面组与轴位组差异无统计学意义。Emami 等[9]报道，在鼻咽癌临床靶区勾画中 MRI 组较 CT 组大 74%，且不能完全包括 CT 所显示的病灶范围。可见，对于头颈肿瘤放疗靶区确定和勾画，MRI 影像较 CT 具有更高参考意义和临床应用价值。目前在临床上多采用 CT 与 MRI 的融合图像来勾画靶区，MRI 和 CT 影像结合可以有效提高 PTV 靶区确定。

(2)PET/CT 指导靶区勾画：PET/CT 有机结合了功能代谢与解剖定位特点，有望在靶区的勾画提供更精确的信息。Schinagl D 等[16]对 78 例Ⅲ、Ⅳ期 SCCHN 患者进行靶区勾画研究，使用五种不同的方法在 PET 影像资料上勾画靶区，得到的靶区体积差别较大：用以 SUV>2.5 的等势线勾画靶区的方法失败率很高；用阈值方法勾画出的靶区体积小于相应的 GTV-CT；用人工 PET 勾画的方法得出的靶区体积与 CT 勾画的 GTV 最相似，但是人为因素影响大。研究结果表明，PET 指导的靶区勾画较 CT 指导的靶区勾画，显示出去伪存真的独特优点，多数 GTV-PET 小于 GTV-CT，却可以勾画出 CT 上未显示的肿瘤侵犯区域。另外，在 CT 上看起来可疑的病灶，若在 PET 上为阴性，排除了假阳性 CT 资料的干扰，真正做到个体化治疗。目前在临床上因其检查费用高，人为主观判断影响大等缺点，不能普遍单独成为指导靶区勾画的工具，但可以为 CT、MRI 在勾画靶区时提供补充参考信息。

二、化　　疗

化疗在局部区域晚期 SCCHN 中得到广泛的应用，目前化疗主要分为新辅助化疗、同步化疗和辅助化疗。

1. 化疗方案的选择　头颈部癌的化疗主要选择局部晚期的病例，药物选择均首推以顺铂（DDP）为主的联合化疗，以 DDP＋5-FU（氟尿嘧啶）联合方案应用最为广泛，近年来的临床研究显示多西紫杉醇（TXT）或紫杉醇（PTX）联合 DDP＋5-FU 的诱导方案较 DDP＋5-FU方案能明显改善总生存率和无病生存率成为新的标准治疗方案。

2. 诱导化疗　以往研究表明头颈部鳞癌的单用诱导化疗受益有限，近年来的临床研究结果显示 DDP＋5-FU 方案中加入多西紫杉醇（TXT）或紫杉醇（PTX）联合的诱导方案较 DDP＋5-FU 方案能明显改善总生存和无病生存率。Keil F 等[12]对 49 例诊断为Ⅲ、Ⅳ期的头颈部鳞癌给予 3 周期诱导化疗，方案为：多西他赛 75mg/m^2 d1，顺铂 75mg/mg/m^2 d 1＋5-FU 750mg/m^2 d 1～5，化疗结束后给予放疗和西妥昔单抗治疗［首次负荷量 400mg/(mg・m^2)，后每周给予 250mg/(mg・m^2)］，两年无进展生存率 59％，总生存率为 63％。2012 年头颈部肿瘤 NCCN 中指出对于上颌窦、筛窦、唇、口腔、口咽、下咽、声门、声门下、原发不明的头颈部鳞癌推荐的诱导化疗方案为 TPF（Ⅰ类证据）。

3. 术后同步放化疗　同步放化疗是指对于可手术、不可手术切除的局部晚期患者和手术后的患者，在放疗过程中加入化疗药物进行的治疗方案，目的是提高治疗的疗效。多项研究均显示同步化放疗的有效率、无病生存率和总生存率方面均优于单纯放疗。术后放疗的指征包括切缘阳性、手术安全界不够（＜5mm）、局部晚期肿瘤（T3 或 T4）、多个或多站淋巴结转移、淋巴结包膜外受侵、大血管及神经受累、骨或软骨或颈部软组织受侵及肿瘤细胞分化程度差者。

RTOG91-11 的研究明确了诱导化疗＋根治性放疗、同步放化疗、单纯放疗在晚期喉癌治疗中的作用，结果显示无论是局部区域控制率，还是喉保留率，都以同步放化疗组最好，同步放化疗两年喉保留成功率 88％，诱导化疗＋放疗为 75％，单纯放疗喉保留率最低为 70％。诱导化疗＋放疗与单纯放疗组间则无明显差异。因此，临床上推荐同步放化疗的综合治疗方案。Bernier J 等[2]EORTC22931 研究，将 334 例可手术的Ⅲ、Ⅳ期口腔、口咽、下咽、喉癌患者随机分为术后放疗和术后同步放化疗组，两组的照射技术、剂量相同（66Gy），同步化疗组为单药 DDP，100mg/m^2，在放疗的第 1、22、43 天用药，结果显示，术后同步放化疗组改善了单纯术后放疗的 3/5 年无瘤生存率（41.36％～59.47％）、总生存率（49.40％～65.53％）、5 年局部区域控制率（69％～82％），但 3～4 级毒副作用明显增加（21％～41％）。RTOG 9501 研究，459 例可手术的口腔、口咽、下咽、喉癌患者，具备术后放疗指征如≥2 个淋巴结转移、淋巴结包膜受侵或切缘阳性者随机分为术后放疗和术后同步放化疗组，结果显示，术后同步放化疗组显著改善了单纯术后放疗的两年无瘤生存率(43% ~ 54%)、局部区域控制率(72% ~ 82%),对总的生存也有改善的趋势(57% ~ 63%),同时3级~4级毒副作用明显增加(34% ~ 77%),对于切缘阳性和淋巴结包膜外受侵的局部晚期SCCHN患者,术后同步放化疗获益作用明显,推荐为目前的标准治疗方案。

两项Ⅲ期随机对照临床研究(EORTC22931,RTOG9501)比较术后单纯放疗与术后同步放化疗,结果表明术后同步放化疗可使患者PFS和OS延长。这两项随机对照研究,即术后同步放化疗是具有高危因素的头颈部鳞癌患者标准治疗方案的基础。

4. 辅助化疗 辅助化疗在头颈部癌中其确实作用尚有待于进一步证实。对Ⅲ和Ⅳ期晚期及高危头颈部癌的患者术后行辅助化疗理论上可能会带来收益,但目前且缺少充分的循证医学证据。有学者采用的辅助化疗的适应证为:切缘阳性或肿瘤周围切除不足;两个或两个以上区域淋巴结转移;包膜外侵犯。化疗方案可采用DDP+5-Fu、MTX+5-Fu或BLM+MTX。虽然部分研究的亚组分析中显示部分患者可能受益,但这些结果还需要在前瞻性的随机对照研究中进行验证。

三、靶向治疗

尽管放化疗联合应用在治疗SCCHN取得了一定的疗效,但因其毒副反应限制了疗效的进一步提升,近年来靶向治疗联合放化疗有望提高疗效。

1. 靶向治疗联合放射治疗 研究表明头颈部鳞癌的EGFR表达率为36%~100%[5]。EGFR的过度表达与细胞增殖、血管生成、转移和抗凋亡有关,并与肿瘤的侵袭性生长、肿瘤早期复发亦有关,是预后不良的重要因素之一,研究表明EGFR高表达,预示肿瘤对放疗和化疗的抗性增加,并且是不良预后因素,因此,针对EGFR靶向治疗可以阻断信号转导通路的活化,从而达到治疗的目的。西妥昔单抗(C225)是人-鼠嵌合型抗EGFR单克隆抗体IgG_1,可与自然配体竞争受体结合位点,阻断表皮生长因子与生长因子受体结合,从而抑制配体诱导的酪氨酸激酶活化,抑制细胞增生。西妥昔单抗(C225),作为EGFR受体的阻断剂,在头颈部鳞癌的治疗上获得了较为理想的疗效。

Bonner等[3]多中心随机对照Ⅲ期临床试验,用单纯放疗与西妥昔单抗联合放疗治疗局部晚期包括头颈部鳞癌,研究入组病例424例,均为局部区域Ⅲ~Ⅳ期无转移、病灶可测量的患者,研究目的是比较单纯放疗和放疗联合C225在局部晚期SCCHN中的疗效。中位随访54个月。结果显示,联合放疗联合西妥昔单抗治疗组211例与单纯放疗组213例的总体反应率分别为74%和64%,中位局部控制期分别为24.4个月和14.9个月,中位无进展生存期分别为17.1个月和12.4个月,中位生存期分别为49.0个月和29.3个月,3年总生存期由单纯放疗的29.3个月延长至49.0个月($P=0.03$),差异有统计学意义。2010年发表报告[4],C225治疗组5年总生存率45.6%,而单纯放疗组仅36.4%,表明在根治性放疗的基础上加用C225,5年获益9%,同时未增加不良反应。因此,局部区域晚期SCCHN的根治性放疗+C225治疗已经成为除同步放化疗外一种有效的治疗手段。

一项EGFR单抗——尼妥珠单抗联合放疗同步治疗晚期鼻咽癌的多中心前瞻性Ⅱ期临床研究结果表明:对于EGFR高表达的患者,放疗+尼妥珠单抗较单独放疗可提高3年生存率(84.29% vs 77.61%,$P<0.05$),并且不良反应少,2007年国家食品药品管理局通过将尼妥珠单抗作为晚期鼻咽癌与放疗同时使用的靶向药物,推荐在晚期鼻咽癌治疗中放疗加尼

妥珠单抗治疗成为标准治疗模式。2010 年 NCCN 指南(包括中国版)均建议对复发或转移的头颈部鳞癌在一线、二线治疗方案中可以考虑加用 EGFR 单抗。

2. 靶向治疗联合化疗 Vermorken 等[18]报道了 EXTREME 临床试验,对复发或转移性头颈部鳞癌(R/M SCCHN),在一线化疗方案的基础上加用和不加 C225 治疗方案的多中心的、随机、对照Ⅲ期临床试验,共入组 420 例患者,随机分为二组:西妥昔单抗联合铂类试验组(214 例),西妥昔单抗首次静脉给予 400mg / m^2 后每周静脉给予一次 250mg / m^2 + 卡铂(400mg /m^2,d1)或顺铂(100mg /m^2,d1)+ 氟尿嘧啶(1000mg /m^2,d1~4);单用铂类化疗为基础设为对照组(215 例),卡铂(400mg /m^2,d1)或顺铂(100mg /m^2,d1)+氟尿嘧啶(1000mg /m^2,d1~4),3 周×6 周期。结果显示,3 级/4 级不良反应在对照组主要是粒细胞减少、血小板减少、贫血和呼吸困难;而在试验组主要是皮疹、恶心、呕吐和腹泻。西妥昔单抗联合铂类为基础的化疗用于 R/M SCCHN 一线治疗可显著延长患者的生存期(HR=0.797,P=0.036);与单用化疗组相比,西妥昔单抗联合化疗组的中位生存期延长了 2.7 个月(7.4 个月与 10.1 个月);中期安全性分析显示,西妥昔单抗并未改变铂类基础化疗的特征性不良反应。

吉非替尼是酪氨酸激酶抑制剂,因相对分子小,易进入细胞内,阻止 EGFR 的下游信号转导通路,从而对肿瘤细胞的增殖、生长、存活的信号转导通道起阻断作用。理论上酪氨酸激酶抑制剂对肿瘤的治疗有效,但是 Stewart 等[17]报道的一项Ⅲ期临床试验认为:吉非替尼组并没有给患者带来生存获益。具体临床试验如下:486 例复发或转移性 SCCHN 的患者,随机分为 3 组,分别给予标准剂量的甲氨蝶呤、吉非替尼 250mg /d、吉非替尼 500mg /d 口服,结果提示:与传统的静脉滴注甲氨蝶呤相比,无论给予口服 250mg /d 还是 500mg /d,吉非替尼在中位生存期、肿瘤反应率以及生活质量并没有显示明显的差异。中位生存期分别是 5.6 个月、6.0 个月和 6.7 个月;肿瘤反应率分别是 2.7% 、7.6%和 3.9%;生活质量改善情况分别是 6.0%、13.4% 和 18.0%。药物相关毒性反应主要是皮疹和腹泻,除肿瘤出血事件外各组之间没有显著差异。以上结果提示,吉非替尼在提高头颈部癌的治疗有效率使患者收益方面,存在着很大的争议。

3. 两种靶向药物的联合应用 因靶向药物在 SCCHN 治疗中有很好的应用前景,但是细胞中信号转导机构是一个复合的、多因素信号网络系统,因此,单一靶向药物的使用可能无法取得非常显著的疗效,多个靶向药物联合治疗,阻断不同的通路,或在不同水平阻断同一通路可能更为有效。随着研究的不断深入,对肿瘤细胞的生长、分化、凋亡等在分子生物学层面的逐步认识,针对肿瘤发生发展过程中不同靶点进行干预的靶向治疗,不仅为头颈部肿瘤的治疗提供了一种全新思路,而且也从多角度、多层次显示出了广阔的治疗前景。

Cohen 等[7]将贝伐单抗(15mg /kg,1 次/3 周)联合埃罗替尼(150mg /d)治疗 SCCHN 的Ⅰ期、Ⅱ期研究,在完成两个周期用药后,9 例患者可以评价疗效,其中部分缓解 1 例(11%),病情稳定 7 例(78%),6 例患者病情稳定超过 12 周以上,主要的毒副反应为皮疹(48 例中有 41 例),腹泻(48 例中有 16 例),有 3 例出现了Ⅲ级以上的血液学毒性,结果初步显示贝伐单抗和埃罗替尼联合治疗 SCCHN 具有较好的疗效,客观缓解率 14%,54%患者肿瘤稳定,中位疾病无进展生存期和总体生存期分别为 3.8 个月和 6.8 个月。

4. 靶向治疗联合放化疗 Merlano M 等[14]报道以顺铂为基础的同步放化疗联合西妥昔单抗的Ⅱ期临床试验,入组 45 名,Ⅲ~Ⅳ期头颈部鳞癌患者,治疗方案为:顺铂 20mg/

$m^2 \times 5$天$+$5-FU 200mg/$m^2 \times 5$ 天，后转换为放疗＋西妥昔单抗治疗，完全缓解率达 71%，平均疾病无进展生存期超过 21 个月。加用西妥昔单抗在不降低生活质量的情况下给复发或转移性头颈部癌患者带来确定的临床收益，提示铂类联合西妥昔单抗可能成为复发或转移性头颈部癌的一线治疗方案。美国 FDA 批准西妥昔单抗用于治疗头颈部癌指征为：联合放疗治疗局部晚期头颈部癌；单药治疗对铂为基础的治疗失败的复发或转移的头颈部鳞癌。

四、分子标记物特征检测指导个体化治疗

1. 人乳头瘤病毒　人乳头瘤病毒(HPV)与头颈部鳞癌，尤其是口咽癌的关系已被越来越多的研究所证实。HPV16 是头颈部鳞癌中检测出的最常见的亚型，在 HPV 阳性的口咽癌中约占 86.7%[13]，高于其他部位来源的肿瘤。近年来国外调查发现，HPV 感染的增加导致舌根癌和扁桃体癌的发病率不断上升，HPV 成为口咽癌的一项独立危险因素。HPV 阳性的头颈部鳞癌患者一般具有如下特征：肿瘤大多病理分化差、淋巴结阳性、分期晚；患者发病年龄较轻，烟草、酒精的摄入量少，口腔卫生不良；患者的发病常与性伴侣多，以及从事性工作有关。HPV 阳性的头颈部鳞癌比较特殊，疗效和预后较好，目前 NCCN 指南中口咽癌的常规检查中加入 HPV 检测，对判断预后起到指导作用。

2. 表皮生长因子受体的检测　Hong 等[11]回顾性分析表明，HPV 阳性合并 EGFR 阴性的患者疗效和预后最好，而 HPV 阴性合并 EGFR 阳性的患者预后最差。后者的局部复发率是前者的 13 倍，死亡率是前者的 4 倍。当患者为 HPV 阴性时，EGFR 才显示其不良的预后作用，而 HPV 阳性合并 EGFR 阳性的患者的危险度接近 1.0。因此，联合检测 HPV 和 EGFR 对指导治疗、判断预后起到重要作用。

（刘　平）

参 考 文 献

[1] Ang KK, Trotti A, Brown BW, et al. Randomized trial addressing risk features and time factors of surgery plus radiotherapy in advanced head-and-neck cancer. International Journal of Radiation Oncology, Biology, Physics, 2001, 51(3): 571-578.

[2] Bernier J, Cooper JS, Pajak TF, et al. Defining risk levels in locally advanced head and neck cancers: a comparative analysis of concurrent postoperative radiation plus chemotherapy trials of the EORTC (#22931) and RTOG (# 9501). Head Neck, 2005, 27(10): 843-850.

[3] Bonner JA, Harari PM, Giralt J, et al. Radiotherapy plus cetuximab for squamous-cell carcinoma of the head and neck. New England Journal of Medicine, 2006, 354(6): 567-378.

[4] Bonner JA, Harari PM, Giralt J, et al. Radiotherapy plus cetuximab for locoregionally advanced head and neck cancer: 5-year survival data from a phase 3 randomised trial, and relation between cetuximab-induced rash and survival. Lancet Oncology, 2010, 11(1): 21-28.

[5] Bouali S, Chretien AS, Ramacci C, et al. PTEN expression controls cellular response to cetuximab by mediating PI3K/AKT and RAS/RAF/MAPK downstream signaling in KRAS wild-type, hormone refractory prostate cancer cells. Oncology Reports, 2009, 21(3): 731-735.

[6] Bourhis J, Overgaard J, Audry H, et al. Hyperfractionated or accelerated radiotherapy in head and neck cancer: a meta-analysis. Lancet, 2006, 368(9538): 843-854.

[7] Cohen EE, Davis DW, Karrison TG, et al. Erlotinib and bevacizumab in patients with recurrent or metastatic squamous-cell carcinoma of the head and neck: a phase Ⅰ/Ⅱ study. Lancet Oncology, 2009, 10

(3):247-257.

[8] Daly ME, Lieskovsky Y, Pawlicki T, et al. Evaluation of patterns of failure and subjective salivary function in patients treated with intensity modulated radiotherapy for head and neck squamous cell carcinoma. Head Neck, 2007, 29(3):211-220.

[9] Emami B, Sethi A, Petruzzelli GJ. Influence of MRI on target volume delineation and IMRT planning in nasopharyngeal carcinoma. International Journal of Radiation Oncology, Biology, Physics, 2003, 57(2): 481-488.

[10] Hafkamp HC, Manni JJ, Haesevoets A, et al. Marked differences in survival rate between smokers and nonsmokers with HPV 16-associated tonsillar carcinomas. International Journal of Cancer, 2008, 122 (2):2656-2664.

[11] Hong A, Dobbins T, Lee CS, et al. Relationships between epidermal growth factor receptor expression and human papillomavirus status as markers of prognosis in oropharyngeal cancer. European Journal of Cancer, 2010, 46(11):2088-2096.

[12] Keil F, Selzer E, Berghold A, et al. Induction chemotherapy with docetaxel, cisplatin and 5-fluorouracil followed by radiotherapy with cetuximab for locally advanced squamous cell carcinoma of the head and neck. European Journal of Cancer, 2013, 49(2):352-359.

[13] Kreimer AR, Clifford GM, Boyle P, et al. Human papillomavirus types in head and neck squamous cell carcinomas worldwide: a systematic review. Cancer Epidemiology, Biomarkers & Prevention, 2005, 14 (2):467-475.

[14] Merlano M, Russi E, Benasso M, et al. Cisplatin-based chemoradiation plus cetuximab in locally advanced head and neck cancer: a phase Ⅱ clinical study. Annals of Oncology, 2011, 22(3):712-717.

[15] Rasch C, Keus R, Pameijer FA, et al. The potential impact of CT-MRI matching on tumor volume delineation in advanced head and neck cancer. International Journal of Radiation Oncology, Biology, Physics, 1997, 39(4):841-848.

[16] Schinagl DA, Vogel WV, Hoffmann AL, et al. Comparison of five segmentation tools for 18F-fluoro-deoxy-glucose-positron emission tomography-based target volume definition in head and neck cancer. International Journal of Radiation Oncology, Biology, Physics, 2007, 69(4):1282-1289.

[17] Stewart JS, Cohen EE, Licitra L, et al. Phase Ⅲ study of gefitinib compared with intravenous methotrexate for recurrent squamous cell carcinoma of the head and neck[corrected]. Journal of Clinical Oncology, 2009, 27(11):1864-1871.

[18] Vermorken JB, Mesia R, Rivera F, et al. Platinum-based chemotherapy plus cetuximab in head and neck cancer. New England Hournal of , Medicine, 2008, 359(11):1116-1127.

第二章

大肠癌肝转移诊治新进展

大肠癌发病率在欧洲国家跃居第 1～2 位，在中国居第 4～6 位[1]。大肠癌是国内常见的肿瘤之一，近年来发病率逐年上升。肝脏是大肠癌转移最常见的器官，约 25％的大肠癌患者同时存在肝转移，另有 30％～40％大肠癌患者出现晚期肝转移。在晚期大肠癌病例中，近 45％的患者死于原发病，83％的大肠癌复发患者出现肝转移，肝转移是原发灶切除后及晚期大肠癌患者最主要的死因。因此，对大肠癌肝转移发生机制的探索及如何早期诊治原发肿瘤和肝转移灶以延长患者生存期是目前的研究热点。

一、转 移 机 制

大肠癌肝转移受多种基因调控，其发生机制至今仍不甚明确。目前，对大肠癌肝转移机制的研究主要集中在原癌/抑癌基因测定、肿瘤转移相关分子的确定、肿瘤转移所涉及的信号转导过程等。

1. 分子生物学过程 癌细胞恶性增殖是浸润转移的基础。肿瘤浸润包括黏附、基质降解与迁移三个步骤。由胶原、糖蛋白和蛋白多糖组成的基底膜是机体重要屏障。癌细胞的表面受体识别并黏附基底膜糖蛋白，2～8 小时后癌细胞分泌多种蛋白酶，以降解基底膜和细胞外基质(ECM)。通过基底膜被降解部位，癌细胞伸出伪足，向周围组织间质迁移。癌细胞识别与黏附血管内皮细胞需 1 小时，4 小时可穿透血管内皮，24 小时完全移至血管外。

2. 基因组测定 大肠癌的发生和发展包括了许多基因多种形式的先天及后天改变，如 K-ras、p53、APC 等常见的基因突变。Ki 等[2]也利用 cDNA 基因芯片分别测定了正常大肠黏膜、癌变大肠黏膜及相应肝转移灶、无肝转移的大肠癌病灶及正常肝组织的基因序列，并最终通过 RT-PCR 半定量分析确定了伴和不伴肝转移的大肠癌中 21 个差异表达基因。这一研究可能为我们研究大肠癌肝转移相关基因提供线索，对于将来肿瘤治疗的靶位确定以启示。目前报道的参与大肠癌转移过程的癌基因还包括 myc、SIOOA 4、C-erbB-2、C-met、MTA 1、DPC4 等。

myc 基因编码细胞核内蛋白质，c-myc 的扩增与大肠癌淋巴结转移相关。有研究发现血清中 C-erbB-2 的水平与大肠癌演进晚期及肝转移相关。另外，越来越多的学者认为，大肠癌抑癌基因的失活也是其发生侵袭生长的主要原因，抑癌基因 DCC、p27、p21、Smad4，金属蛋白组织抑制剂 TIMP-2 与 E-钙黏素基因等在大肠癌侵袭转移中起重要作用。

3. 转移相关分子

(1)c-met 蛋白：c-met 蛋白是一种由 c-met 原癌基因编码的蛋白质产物，为肝细胞生长因子受体，具有酪氨酸激酶活性，与多种癌基因产物及调节蛋白相关，参与细胞信号转导、细胞骨架重排的调控，是细胞增殖、分化和运动的重要因素。与原发肿瘤相比，70%大肠癌肝转移灶中存在 c-met 基因的过度表达，c-met 基因的过度表达能够预测肿瘤的侵袭性及可能存在的淋巴结转移。通过对高转移性大肠癌细胞系 KM_{20} 母细胞的研究，Gallick 等[3]发现，c-met 基因表达下调的肿瘤细胞种植于裸鼠盲肠后，新生的肿瘤血管密度显著减少，这与 VEGF 生成减少有关。而 Src 的选择性抑制因子 PP2 能显著降低 KM20 母细胞 VEGF 生成的基线值，这种效应能够被 HGF 逆转。

(2)E-钙黏素：E-钙黏附蛋白/连接蛋白复合体是维持上皮细胞的极性、形态和组织结构完整的主要黏附分子，有研究表明大肠癌进展过程中常有复合体功能的丧失，使癌细胞间黏附性降低，易于脱离，E-钙黏附蛋白/连接蛋白复合体的缺失与大肠癌的肝转移相关。可利用抗黏附素、E-钙黏蛋白及基质溶素（MMP-7）三者在大肠癌中的表达程度，对大肠癌潜在的肝转移可能进行预测[4]：3×抗黏附素积分[0＝低表达（阳性表达肿瘤细胞≤50%）或 1＝高表达（>50%）]＋4×E-钙黏蛋白积分[0＝高表达（阳性表达肿瘤细胞>80%）或 1＝低表达（≤80%）]＋2×基质溶素（MMP-7）积分[0＝低表达（阳性表达肿瘤细胞≤30%）或 1＝高表达（>30%）]，从而有望在大肠癌肝转移发生之前，对肿瘤发展过程进行有效干预，防止或延缓肿瘤转移的发生。

(3)整合素：整合素是一类位于细胞膜表面的糖蛋白受体家族分子，主要介导细胞与细胞外基质、细胞与细胞间的黏附，有实验显示整合素在大肠癌肝转移组织中较原发组织表达明显增高，提示其可能在大肠癌肝转移中起重要作用。整合素在肿瘤转移的三个阶段都起着重要的作用[5]：器官靶点、细胞黏附及肿瘤外侵，整合素的这一作用另见于除大肠癌以外的其他肿瘤的转移过程，使得整合素能够成为未来大肠癌肝转移的一个重要的治疗靶点。

(4)选择素：选择素是一类调节钙依赖的白细胞、血小板及内皮细胞间黏附的分子，其中 E-选择素与细胞中 Lewis 唾液酸糖类的结合所诱导的信号通路能够影响大肠癌的转移能力。Lewis 唾液酸糖类作为肝血管内皮细胞表面 E-选择素受体的配体，介导癌细胞与靶器官血管内皮细胞的黏附：促进癌细胞的趋化运动，从而导致转移高表达 Lewis 唾液酸糖类的癌细胞更易浸润基底膜，黏附于肝血管内皮上生长并形成肝转移癌。

(5)基质金属蛋白酶(MMPs)：大肠癌细胞能分泌或诱导分泌多种蛋白水解酶，用以降解基底膜与细胞外基质。已有充分证据表明，肿瘤的转移与其产生或诱导产生降解细胞外基质或基底膜的蛋白酶的能力密切相关，这些蛋白酶包括丝氨酸蛋白酶、金属蛋白酶、弹力蛋白酶等。其中金属蛋白酶家族被认为是一组最重要的蛋白酶，在肿瘤浸润和转移中发挥重要作用，是抗肿瘤转移治疗的一个重要靶点。MMP-2（基质金属蛋白酶-2）的表达与肿瘤浸润的深度、血管受侵程度及肝脏转移有关，它能够用来预测大肠癌肝转移的发生；而 MMP-9 和 RECK 基因的表达与肿瘤血管浸润有关[6]。被转染 RECK 基因的大肠癌细胞，其浸润能力明显下降。金属蛋白组织抑制剂（TIMP）能抑制所有 MMP 活性形式，其中 TIMP-2 有显著转移抑制作用。

(6)运动因子：许多运动因子通过调节细胞的迁移参与大肠癌转移过程，它能多方面刺激细胞的运动如迁移、趋化、吞噬等，致癌细胞发生转移。其中最重要的是分裂素，据其功能，将其分为三种：①刺激癌细胞的运动和浸润的因子：如运动刺激因子、自分泌运动因子等。②刺激生长和运动的因子：其中以肝细胞生长因子（HGF）与转移的关系比较密切，HGF 通过活化其受体 c-met，参与运动信号的产生，可以作为结肠癌转移的标志物。此外，还有表皮生长因子 EGF、IL-6 和 IL-8 等。③促进运动而抑制生长的因子：如转化生长因子（TGF）等。

(7)血管生成因子：肿瘤转移与其诱导血管增生的能力关系密切。与血管增生相关的因子包括血小板衍生内皮细胞生长因子（PDGF）、血管内皮生长因子（VEGF）、a-TGF 和 J3-TGF、EGF、成纤维细胞生长因子及肿瘤血管生成因子等。其中 VEGF-C 的表达水平与大肠癌淋巴结转移及淋巴侵袭相关。目前市场上出现的贝伐单抗（阿瓦斯汀）就是一种针对 VEGF 的靶向治疗药物。

(8)细胞因子：细胞因子（cytokines）是一类主要由免疫细胞和相关细胞产生的高活性、多功能小分子蛋白质。肿瘤坏死因子是一类能直接造成癌细胞死亡的细胞因子，在高转移大肠癌细胞株中高表达，可能通过“免疫逃逸”使大肠癌细胞在血液循环过程中逃脱免疫系统的监测，从而引起肿瘤转移。

(9)转录因子：近年来的研究表明一些核转录因子在癌转移中起重要作用。转录因子 NFAT 的拮抗剂具有显著的抗肿瘤演进的作用，提示 NFAT 可能在肿瘤转移中发挥作用。核转录因子 NF-tcB 在很多癌中表达活跃，并调节几种抗凋亡基因的表达。NF-tcB 可溶性抑制物能显著地诱导黏附的大肠癌细胞发生凋亡，因此是预防大肠癌转移的候选因子。

(10)信号转导因子：有研究表明，采用特异的信号转导抑制剂对癌症进行试验性治疗是可行的。TGF-J3 在肿瘤发展早期是一种重要的抑制因子，因为它能抑制细胞周期演进和肿瘤生长，此外，细胞自分泌的 TGF-J3 信号通路也是大肠癌进展晚期诱导和维持体外侵袭和转移所必需的。细胞死亡信号通路的失调与肿瘤的发展及临床进程相关，在伴有肝转移的大肠癌患者中，p53/BAX 凋亡通路是一个明确的预后因素。

4. 静脉侵袭 大肠癌极少侵袭动脉，而静脉侵袭却很常见。受累静脉包括肠壁内静脉（黏膜下或肌层内）、肠壁外薄壁静脉和厚壁静脉（肠周脂肪结缔组织内）三种。静脉侵袭方式有：①直接侵入静脉。②沿淋巴-静脉通路：淋巴结并非可靠过滤器，部分癌细胞不被淋巴结阻留，而沿淋巴-静脉通路侵入静脉。部分癌细胞能在淋巴管与静脉间自由出入。③渗入静脉：当肿瘤糜烂破溃、血管损伤或承受挤压时，癌细胞即可渗入静脉。

5. 血道转移 肝脏是大肠癌最常见的远处转移部位，其主要有两个原因：首先，肝脏接受大部分腹内脏器的门静脉引流，包括远端食管、胃、脾、小肠、结肠、直肠、肾上腺、胰腺、胆囊和胆管及分支的静脉引流，占肝血供的 70%～80%。此外，肝脏约接受心输出量血液的 30%动脉血供。由此，经肝脏滤过的血量仅次于经肺脏滤过的血量。其次，生理特征上，肝脏具有多种能够为肿瘤细胞生长提供优良环境的细胞。经宿主防御系统攻击后仍存留的肿瘤细胞最终到达肝脏，穿过肝窦壁，在肝窦周围间隙内落户，形成小的细胞集落，即所谓的微转移灶。后经恶性增殖与微血管化，成为临床意义上的肝转移癌。肝脏因其丰富的血流、高糖而低氧含量状态，以及狄氏间隙内富含营养的滤过液，使其拥有转移癌的最佳生长环境。加之肝脏与多个脏器毗邻，接纳丰富的淋巴引流，这些特点决定了肝脏是全身许多恶性肿瘤最易侵犯和转移的器官，其中尤以大肠癌多见。

大量观察表明：①肿瘤转移遵循解剖特点，转移灶常发生在癌细胞迁徙转移过程中最先到达的器官部位；②循环中的癌细胞可以在各种器官内停留，但转移灶却只能发生在某一特定的器官。因此，大肠癌肝转移是癌细胞沿门静脉系统回流，经血道转移至肝脏的结果。

大肠癌肝转移是个复杂而又多样的过程，其机制尚未完全阐明，随着技术的发展和研究的深入，人们将会对大肠癌转移的机制不断有新的认识，从而为大肠癌转移的预防和治疗提供新的方向和思路。

二、诊断进展

由于肝脏是大肠癌最常见也是最易发生转移的器官，发生肝转移的患者其预后往往欠佳。因此，提高大肠癌肝转移的早期诊断率，对提高大肠癌患者的生存率及改善预后有极其重要的意义，也是目前大肠癌研究的热点。

1. 影像学诊断方法

(1)B超检查：术前B超检查是目前应用最广泛的诊断之一，最常见的表现为肝内低回声灶或“牛眼征”。大于2.0cm的转移灶B超检查敏感性可达100%。术中超声检查是诊断大肠癌肝转移的比较有价值的诊断方法之一，对于肝转移癌，不但可以精确地显示病灶，发现大于0.3cm的占位，而且能显示肝内解剖结构，确定肿瘤与肝内血管、胆管的关系，有利于进一步手术治疗。但不同患者之间，其转移灶超声表现也不尽相同，转移灶可表现为低回声(52%)、等回声(35.7%)和高回声(12.3%)，少数呈“靶征”(20%)或伴有钙化(19%)[7]。因此，超声检查的准确性还有赖于对临床病史的了解及医师的操作经验和诊断水平。

(2)CT检查：CT是大肠癌肝转移最常用的检查手段，但其检查目的除能够发现病灶外，还要判断病灶的性质及肝脏累及程度，对手术可切除性作出判断。另外，行CT动态增强三期扫描，可初步了解病灶的血供情况，有助于介入治疗方案的制定及评价介入治疗期扫描更加有利于富血供病灶的检出。“牛眼征”是转移性肝癌的特征性表现，增强表现为病灶中心低密度，周围环状强化带，最外层呈强化不明显的低密度带，低于肝实质密度。但也可见转移性肝癌的囊性变，增强后CT表现为囊壁厚薄不一，壁内缘常不规则，增强后轻微强化，囊内容物密度不均。

(3)MRI检查：转移性肝癌在SET1 WI和TWI上的信号变化多样，TWI多为中低信号，TWI上为中高信号。转移性肝癌的典型表现为“靶征”或“牛眼征”，即在TWI上病灶中心可见到更高信号，为坏死或伴有出血。MRSE序列结合Gd-DTPA动态增强扫描可进一步提高肝转移癌的检出敏感性和定性准确性。而肝脏特异性造影剂Mn-DPDP和SPIOMRI增强扫描更加有利于肝脏小转移灶的检出。

(4)PET检查：PET检查利用F-FDG作为示踪剂来评价活体细胞的代谢及功能状态。经证实，通常情况下肿瘤细胞的葡萄糖代谢率明显高于周围正常肝组织，通过PET成像肿瘤放射性浓聚的特性来检出肿瘤病灶。F-FDG探测的敏感性和特异性分别为94%和100%，能检出其他影像学方法未能发现的肝转移灶。

2. 大肠癌肝转移生物标志物检测　癌症之所以成为致死率最高的疾病，一定程度上与缺少某种可进行早期诊断的肿瘤标志物有关，临床上确诊肿瘤时往往病情已发展至晚期阶段而不能行根治治疗。而对能够早期预测肿瘤发生的敏感性和特异性都较高的肿瘤标志物的检测是临床所期待的。近年来，快速发展的蛋白质技术能够在患者体液标本中检出微量蛋白质，为肿瘤标志物的检测带来便利。在大肠癌，肿瘤的浸润和转移同样与一些蛋白质和调节因子的共同参与有关，这些分子相互协同或相互联系促进了大肠癌肝转移的发生，因此可作为肿瘤转移的生物标志物用于大肠癌肝转移的诊断和预后的判断。

(1)癌胚抗原(CEA)：CEA 作为免疫球蛋白超家族成员之一的癌细胞黏附分子，是大肠癌去分化过程中表达的重要标志和最有价值的肿瘤标志物之一，在大肠癌的复发转移中起重要作用，广泛应用在大肠癌肝转移的早期检测中。原发性大肠癌分泌 CEA，导致细胞间连接松弛、排列紊乱和极性消失，从而促进癌细胞迁移、脱落和侵入循环管道；同时被 CEA 识别并黏附成集落的癌细胞到达肝脏定居，之后降解的 CEA 成为内源性免疫抑制剂，抑制机体特异性和非特异性免疫反应，协助癌细胞逃避免疫监视，为大肠癌肝转移灶的形成创造有利条件。最近发现 CEA mRNA 的检测对早期发现肿瘤转移具有较高的敏感性(100%)，高于 CEA 蛋白的敏感性(71.4%)。

(2)细胞间黏附分子-1(ICAM-1)：在免疫球蛋白超家族中，ICAM-1 在宿主免疫监督体系下可能起抑制肿瘤演进的作用，ICAM-1 的表达与大肠癌的转移密切相关，可以作为估计患者预后的因子。

(3)IL-8：IL-8 在正常大肠黏膜组织、大肠癌组织和大肠癌肝转移组织中的表达依次升高，且具有显著性差异，大肠癌组织中 IL-8 高表达是肝转移的高危因素，检测大肠癌组织中 IL-8 的表达可以帮助确定肿瘤的分期及预测其肝转移的发生。

现今临床使用的肿瘤标志物都具有一定的假阴性和假阳性率，其预测价值还有待于进一步评估。相信随蛋白质检测技术的发展及对肿瘤研究的深入，人们能够找到理想的大肠癌肝转移相关标志物。

三、治疗进展

肝转移是晚期大肠癌患者的主要死因，又由于大肠癌肝转移患者往往处于原发肿瘤的晚期阶段，故临床治疗的效果还与原发肿瘤的临床分期，肝转移灶的数量、部位、与肝内管道的关系，肝门淋巴结是否转移，是否存在肝静脉/静脉癌栓，是否存在肝外转移等多种因素有关。针对不同的病情采取不同的个体化治疗方案及多学科综合治疗可望延长大肠癌肝转移患者的生存期。

1. 外科手术治疗　大肠癌肝转移占转移性肝癌 40%～65%，同时性肝转移达 16%～25%，异时性肝转移达 35%[9]。转移性肝癌预后差，若不治疗患者中位自然生存期为 6.6 个月，而手术治疗者生存期可达 27 个月[10]，且在转移性肝癌中，大肠癌肝转移癌手术效果最好，有报道大肠癌肝转移切除后有可能提高生存期。大肠癌肝转移发生门静脉侵犯、静脉内癌栓的情况较肝细胞癌及胃癌肝转移时的现象少，这是手术切除大肠癌肝转移癌的基础[11]。因此，对大肠癌肝转移应采取积极的治疗措施，有手术切除指征者应手术治疗，手术切除原发病灶的同时尽量切除肝转移灶是唯一有可能和提高生存期的治疗方法。以往多认为肿瘤肝转移即属晚期，而放弃肝转移灶及原发灶的手术治疗，结果 1 年存活者极少；实际上笔者发现有 8 例患者腹腔内淋巴结仅有第 1 站淋巴结转移的情况，多例亦仅有第 2 站淋巴结转移，仅少数有腹腔内多处转移，大多数有手术切除及机会。对肝脏转移癌能切除的尽量切除，可采取局部不规则切除，肝段、肝叶切除，或半肝切除等切除方法，多个肿瘤灶若包膜完整亦可采用肿瘤剜出；不能切除的可采用肝动脉结扎、无水酒精注射或门静脉置化疗泵，缩小肿瘤并争取二期切除。无论肝转移灶能否切除，有手术切除条件的原发大肠癌病灶要尽量切除，以减少肠梗阻、出血的机会，提高生存质量。

2. 全身化疗

(1)新辅助化疗：新辅助化疗是指以提高手术切除率和根治性，并改善整体治疗效果为目的而于手术前给予的化疗。对于肝转移病灶可切除的患者，新辅助化疗可提高 R0 切除的机会，增加术后残肝体积，改善术后肝功能状况；对于肝转移病灶不可切除的患者，规范的新辅助化疗可使 30%左右患者转为可手术切除，而并不影响术后 5 年生存率；另外，新辅助化疗可评价肿瘤对化疗药物的敏感性，指导术后化疗，改善患者预后。化疗方案须包含奥沙利铂和(或)伊立替康和 5-FU 或卡培他滨。

(2)辅助化疗：辅助化疗的目的是降低术后肿瘤复发率。同新辅助化疗一样，辅助化疗的有效性也缺少强有力的前瞻性随机对照的试验资料支持。

(3)姑息化疗：姑息化疗是针对初始和经过规范治疗后都无法手术切除的大肠癌肝转移患者，目的是改善患者的生存质量和延长生存期。

肝脏是大肠癌的主要转移部位，确诊时，25%的大肠癌患者已经存在肝转移，50%以上的大肠癌患者最终会发生肝转移。手术切除是治疗大肠癌肝转移的有效手段，然而，仅有 10%～25%的肝转移患者适合手术切除。有报道 115 例不能手术切除的肝转移，应用 L-OHP/CF/5-FU 方案，RR 59%，TTP12 个月，平均生存时间(MST)24 个月，5 年生存率 28%，7 年 17%，其中 77 例以前不能切除的肝转移有可能获根治性切除，其中 58 例转移病变肉眼完全切除；48 例切缘净，中位 TTP 17 个月。77 例患者分期降低和手术切除的患者中位存活 48 个月，5 年生存率 50%，7 年生存率 30%[12]。法国也有作者报道不能切除的肝转移 872 例，其中 710 例接受 L-OHP/CF/5-FU 的 3 周 5 天疗法，95 例肝转移获手术切除，与既往 425 例可切除的肝转移患者比较，化疗后获 2 次切除的肝转移患者 3、5、7、10 年存活均与之相似。由于 L-OHP 可使不能切除的肝转移瘤变为可切除，作为新辅助化疗，有 35%的肝转移获切除，而且存活超过 5 年，认为 L-OHP 应成为大肠癌转移病变的一线化疗[13]。近年来，CPT-11 或 L-OHP 联合 CF/5-FU 治疗晚期大肠癌，使不能手术切除的肝转移患者增加了治疗机会。由于 CPT-11 和 L-OHP 可使不能切除的肝转移瘤变为可切除，作为新辅助化疗，有 35%的肝转移获切除，而且存活超过 5 年，认为 CPT-11 和 L-OHP 应成为大肠癌转移病变的一线化疗晚期大肠癌的化疗应该个体化。对于胸苷合成酶高表达者，应给予胸苷合成酶抑制剂如 raltitrexed(雷替曲塞)，肝动脉化疗也可改善胸苷合成酶阳性患者的预后。EGFR 和 p53 过度表达者预后不佳，晚期大肠癌患者可试用单克隆抗体。已有报道 edrecolomab(171A)可改善Ⅲ期大肠癌根治术后的存活，优于 CF/5-FU。另一个单抗 cetuximab(IMC-C225)可选择性地与 EGFR 相结合，与 CPT-11 联合用于耐药的晚期大肠癌，RR 17%，SD 37%，有可能改善高度耐药的 EGFR 阳性表达患者的疗效和存活，可作为此类患者的一线化疗。TS-1(暂无中文译名)是 5-FU 的前药加 CDHP 和 OXO 两种调节剂的口服药，CDHP 可抑制 5-FU 的水解酶，使肿瘤细胞内 5-FU 的浓度更高，维持时间更长。

3. 介入治疗 大肠癌肝转移是影响疗效及预后的重要因素，约 50%的大肠癌患者最终死于肝转移。自从 1976 年 Goidstein 首创用肝动脉栓塞治疗肝癌获得成功后，肝动脉栓塞术被公认为是不能手术切除的中、晚期肝癌的重要治疗方法。有研究表明[14]经动脉途径应用的聚 N-异丙基丙烯酰胺磁性阿霉素纳米微球(DM-PNIPAM-ADM-PNIPAM -Fe_3O)是一种有效的介入化疗栓塞剂，但其临床应用还有待进一步探讨。有研究称介入治疗 61 例消化道肿瘤肝转移患者的有效率(CR+PR)为85.7%，平均生存期为19.2个月，1年、3年、5年生存率分别为91.8%、32.8%、13.1%。目前国内、外对大肠癌肝转移的介入治疗有不少报道，也取得一定成绩。临床上根据肿瘤的血供情况，肿块的大小、数量，有无动静脉瘘，有无门静脉、下腔静脉癌栓等制定治疗方案，主要有经皮肝动脉栓塞化疗(TACE)、门静脉栓塞术(PVE)、经皮无水酒精瘤内注射(PEI)、经皮射频消融术(PRFA)、冷冻消融术(cryosurgery ablation)、激光消融术(1aser ablation)、植入放疗(implantationradiotherapy)等。

4. 靶向药物治疗(targeted therapy)

(1)靶向治疗的预测指标仍不明确：2010年美国临床肿瘤学会(ASCO)年会公布了CRYSTAL和OPUS研究中针对K-ras和BRAF基因的研究结果：西妥昔单抗能给K-ras野生型转移性结直肠癌(mCRC)患者带来明确的生存期获益，BRAF基因是K-ras基因的一个直接下游效应因子，在8%的CRC患者中检测到BRAF基因突变。进一步对K-ras野生型患者不同BRAF基因状态的分析显示，BRAF基因突变的患者预后更差，但其中接受西妥昔单抗联合FOLFIRI/FOLFOX化疗的患者仍可从西妥昔单抗的治疗中获益(14.1个月 vs 9.9个月)，虽然可能由于样本量较少，与单独FOLFIRI/FOLFOX化疗相比，尚未显示出显著差异。但这也提示BRAF基因的状态只是预后因素，而非西妥昔单抗疗效的临床预测因素。因此，在个体化治疗方面，K-ras基因的状态仍然是西妥昔单抗治疗的唯一临床预测因素。而且即使K-ras基因野生型的患者接受了西妥昔单抗联合化疗治疗，仍有40%左右的患者不能从治疗中获益，所以针对西妥昔单抗治疗的预测指标仍需进一步研究。

B. Vincenzi等研究发现接受西妥昔单抗联合伊立替康三线治疗的转移性结直肠癌患者中，治疗前后血清镁离子浓度下降超过50%的患者有效率(55.8% vs 16.7%，P< 0.0001)和生存期(11.0个月 vs 8.1个月，$P=0.002$)均有明显的延长，提示血清镁离子下降可能是西妥昔单抗的预测指标。研究提示PETN的缺失突变是抗EGFR单抗治疗疗效差的预测指标。T. Winder等研究发现IGF通路中的单核苷酸多态性是抗EGFR单抗治疗的预测指标。

同样，目前尚无公认的贝伐单抗治疗的预测指标。K. H. Bramswig等首次报道血清CEA水平与贝伐单抗为基础的疗效呈负相关：血清CEA<5ng/ml：ORR 92.7%；6～30ng/ml：ORR 80.4%；31～100ng/ml：ORR 60.9%；>100ng/ml：ORR 59.0%。A. De Stefano等研究提示贝伐单抗治疗后血压升高的患者，疗效明显增高，而且无进展生存期得到延长(18.7个月 vs 8.5个月；$P=0.02$)。S. Matsusaka等研究发现，贝伐单抗联合化疗治疗后第4天外周血循环肿瘤细胞的比例小于0.04%的患者与大于0.04%患者有更多的生存获益($P=0.02$)，进一步研究发现治疗前患者外周血中$CXCR4^+$肿瘤细胞的比例也与患者的生存相关。还有报道提示贝伐单抗为基础的疗效与GRP78基因多态性和VEGF的基因型等相关。

随着肿瘤治疗的进步，寻找与靶向治疗相关的可靠的预测指标势在必行。虽然目前多项指标证实与靶向药物的疗效相关，但这需要基因芯片等新的分子生物学技术和大量的高级别循证医学的证据来支持，相关靶向药物预测指标的寻找正在进行中，任重而道远。

(2)靶向药物的应用时间和方式仍存在争议：虽然西妥昔单抗、贝伐单抗和帕尼单抗等对晚期结直肠癌治疗的疗效已经获得公认，但是这些靶向药物应用时间及应用方式仍存在很大的争议。MACRO是一个多中心、随机、对照的Ⅲ期临床研究，480名晚期结直肠癌患者入组进行贝伐单抗联合 XELOX 治疗 6 周期后，随机进行卡培他滨联合贝伐单抗或单药贝伐单抗的维持治疗，直至肿瘤进展或不能耐受。结果显示两组在有效率和生存期方面没有显著差异，但单药贝伐单抗维持治疗组的毒副反应明显低于卡培他滨联合贝伐单抗治疗组。提示单药贝伐单抗维持治疗是一种很好的选择。ARIEs 的研究结果显示不论一线治疗中是否应用贝伐单抗，接受贝伐单抗为基础二线治疗的患者中，既往接受贝伐单抗治疗患者的无进展生存时间及生存期均优于既往未接受贝伐单抗治疗的患者，进一步显示了贝伐单抗在早期应用和维持治疗中的作用。

A. Muñoz 等进行了一线治疗转移性结直肠癌的Ⅱ期临床研究，90 名患者入组进行 XELOX 联合贝伐单抗治疗，如果 6 周期后患者病情无进展，则进行贝伐单抗联合厄洛替尼的维持治疗，结果显示有效率为 57%，中位生存期可达 30.9 个月，而毒副反应轻。

以上结果提示贝伐单抗在晚期结直肠癌治疗中应尽早应用，并且可长期维持治疗，但是在维持治疗中联合用药的种类和方式仍需进一步探讨。

(3)靶向药物的联合治疗：1+1<2？BOND-2 研究、少数临床前研究以及小规模Ⅱ期临床试验曾提示，EGFR 抑制剂和贝伐单抗的联合应用，有可能进一步提高疗效。

但是，荷兰 Tol 等开展的研究(CAIRO2)和美国 Hecht 等开展的 PACCE 研究均表明，靶向 EGFR 的西妥昔单抗或帕尼单抗+靶向 VEGF 的贝伐单抗+化疗(三药联合)治疗的主要研究终点 PFS 显著短于贝伐单抗+化疗(两药联合)，并且副作用更大。其实，多靶点药物的临床研究已经表明，药物的靶点越多，副作用越大。

I. Altomare 等开展了针对难治性转移性结直肠癌的Ⅱ期临床研究，50 名入组患者对多种标准治疗的药物耐药，其中 47 名患者既往进行过贝伐单抗治疗(42 名患者对贝伐单抗耐药)。所有患者接受贝伐单抗和依维莫司治疗，直至肿瘤进展，结果显示疾病控制率达 46%，而且毒副反应可耐受。

C. H. Lieu 等针对难治性转移性结直肠癌的 Ib 期临床研究，30 名入组患者为获得性耐药患者，所有患者接受达沙替尼联合 mFOLFOX6 和 cetuximab 治疗，结果显示 PR 率可达 17%，疾病控制率为 56%，中位无进展生存时间为 4.6 个月，毒副反应轻，显示出了良好的疗效和耐受性。

N054C 研究初步结果显示：索拉芬尼联合贝伐单抗治疗难治性结直肠癌肿中有一定的疗效，且毒副反应耐受性可。另外有报道显示 E7802 联合西妥昔单抗治疗难治性结直肠癌也有一定的疗效。

肿瘤的信号传导机制错综复杂，虽然早期研究结果令人鼓舞，但选择真正有协同作用的靶向药物联合治疗，最大限度地阻断相关信号传导通路的传导是异常困难的，但这势必是将来肿瘤靶向治疗研究的热点和趋势。

(4)靶向治疗在辅助治疗中遭遇“滑铁卢”：NSABP C-08 研究共纳入 2710 例Ⅱ/Ⅲ期结肠腺癌术后患者，随机给予改良 5-氟尿嘧啶(5-FU)+亚叶酸钙+奥沙利铂(mFOLFOX6)方案单纯化疗或该方案联合贝伐单抗治疗。结果显示，贝伐单抗组与单纯化疗组相比 1 年无疾病生存(DFS)获益可达 67%，风险比(HR)为 0.60(P=0.0004)。但随着时间延长，HR 逐渐升高。至随访第 3 年，DFS 获益降至 15%(HR=0.87，P=0.08)。

2010 年 ASCO 报道了 N0147 研究结果，共入组 3768 例术后Ⅲ期结肠癌患者。随机分组前检测患者的 K-ras 表达状态，后将 K-ras 野生型患者随机分为 A 组和 D 组予以治疗性研究。其中A组患者接受mFOLFOX6治疗，D组患者接受mFOLFOX6联合西妥昔单抗治疗。1847例K-ras野生型患者可评估。mFOLFOX6组和mFOLFOX6＋西妥昔单抗组患者的3年无病生存率分别为75.8%和72.3%(HR＝1.2，P＝0.22)，各亚组分析显示，mFOLFOX6方案联合使用西妥昔单抗并未使患者额外获益。D组患者≥3级不良反应、腹泻和不能完成12个周期治疗的病例数均显著多于A组。而且对≥70岁的患者而言，mFOLFOX6方案联合西妥昔单抗治疗所致的毒性反应更大，生存期降低更明显。研究者认为这可能与EGFR信号通路在结直肠癌的转移过程中的作用甚微相关，而且转移的癌细胞的细胞表型更倾向于上皮-间质转化状态，EGFR表达缺失等相关。

所以对于结直肠癌的辅助治疗，靶向药物应选择更有针对性的靶点，比如上皮间质转化的表型，多靶点联合治疗等。另外，如何选择出真正需要进行辅助化疗的人群和靶向药物治疗的预测指标同等重要。

(5)新的靶向药物带来新的希望：2010年ASCO年会报道了一些新的应用于晚期结直肠癌患者中的靶向药物。它们包括：

GDC-0449：Hedgehog信号通路与结直肠癌的发生、发展有密切关系，GDC-0449是Hedgehog信号通路的抑制剂，J. C. Bendell等进行的Ⅱ期随机、双盲、对照临床研究入组199名患者，随机进行FOLFOX/FOLFIRI联合贝伐单抗，及GDC-0449或安慰剂治疗，目前研究正在进行中，初步结果显示毒副反应耐受性可。

perifosine：哌立福新是一杂环的烷基磷酸胆碱，其结构与其他脂类相似，可与肿瘤细胞膜作用，从而影响肿瘤细胞间生长信号的传导。D. A. Richards等研究发现，perifosine联合卡培他滨二线，或三线治疗转移性结直肠癌患者与安慰剂联合卡培他滨治疗比，有效率及生存期(18.0个月 vs 11.0个月，P＝0.012)上均明显获益，而且毒副反应轻微。

PL4032：PLX4032(RG7204)是一种口服的针对突变BRAF激酶抑制剂，在BRAF突变的黑色素瘤患者的治疗中显示了显著的作用。在一项Ⅰ期临床研究中，21名转移性结直肠癌患者入组，20名既往已接受过治疗，19名患者可评效，1名患者部分缓解，4名患者为缩小的SD，5名患者的可测量病灶中，部分增大，部分缩小。PLX4032的疗效并没有在黑色素瘤中显著，可能与肿瘤的异质性相关，进一步的研究将与化疗联合治疗BRAF突变的转移性结直肠癌患者。

另外mTOR抑制剂(依维莫司)、达沙替尼、索拉芬尼、厄洛替尼、metesanib等在晚期结肠癌的治疗中也显示出了一定的疗效和安全性。如何能找到真正阻断肿瘤细胞信号通路的靶向药物可能需要这些新的药物来实现。

(6)如何更好地应用K-ras指导治疗？西妥昔单抗和帕尼单抗联合化疗可以明显提高晚期结直肠癌治疗的疗效，延长患者的生存期，K-ras基因野生型是公认疗效好的预测指标。但是K-ras基因的指导作用一直未能充分地利用。

J. Selves研究指出组织标本中如果肿瘤细胞的比例小于50%，K-ras基因突变假阴性的概率会有所增加，而且转移灶中K-ras基因突变的概率要高于原发灶。C. Giessen等收集了117名结直肠癌患者肿瘤组织标本进行K-ras基因检测，所有患者同时有原发灶和转移灶肿瘤组织标本。对所有野生型的患者，同时进行EGFR信号通路的相关基因检测，包括：BRAF，PI3KCA，EGFR，pAKT和PTEN等。在61%的K-ras野生型患者中，82%患者的EGFR状态在原发灶和转移灶发生了改变。这些结果提示我们在进行抗EGFR治疗前，最好进行转移灶的穿刺活检等，了解 EGFR 的状态，以便更好地指导临床。

(7)如何选择联合化疗方案：人们在研究新的靶向药物的同时，也在寻找新的化疗联合方案，以提高其与靶向药物联合治疗转移性结直肠癌的疗效。

C. Garufi 等进行了一项Ⅱ期针对转移性结直肠癌的临床研究，共入组 32 人，进行奥沙利铂联合伊立替康和氟尿嘧啶及西妥昔单抗治疗。其中 13 名患者为初治患者，有效率达 66.7%，19 名为复治患者，有效率达 33.3%，25%的复治患者可从治疗中获益进行肝转移灶切除术。全组中位生存期为 24.3 个月。女性患者的毒副反应重于男性，主要表现在腹泻等方面。

TRIBE 研究是一个Ⅲ期随机、对照、多中心临床研究，计划入组 450 名初治转移性结直肠癌患者，所有患者随机进行 FOLFOXIRI 联合贝伐单抗或 FOLFIRI 联合贝伐单抗治疗，初步分析入组的 100 名患者显示，两组毒副反应无明显差异，耐受性可。目前这项研究正在进行中。

(8)靶向药物的耐药问题：随着靶向药物的广泛应用，耐药问题也日益突出，2010 年 ASCO 多项研究初步显示出 mTOR 抑制剂，达沙替尼、索拉芬尼等在逆转耐药方面的突出作用，也是进一步研究的热点。

总之，目前肿瘤的药物治疗正处于从单纯细胞毒性治疗逐渐过渡到分子靶向治疗的时代。虽然这其中有太多的困难和疑惑，未来是充满机遇与希望的。相信随着人们对肿瘤生物学行为的进一步深入了解和不懈努力，靶向药物治疗的研究将为抗肿瘤治疗开辟崭新领域。

四、前景展望

近年来，人们对大肠癌肝转移的研究热点主要集中在基础实验研究领域，包括分子及蛋白质水平和信号转导通路变化的研究、大肠原发癌及肝转移灶内基因测定及致癌基因的检测、肿瘤生物标志物的测定、肿瘤转移相关蛋白的确定等。但基础研究最终必将服务临床，为临床提供新的诊断和治疗方法，分子影像诊断及微创靶向治疗技术将成为未来肿瘤的主要诊治手段，同时也为临床更加客观地判断疾病预后提供可靠的评估标准。

(乔鲜丽)

参考文献

[1] 汤钊猷. 现代肿瘤学. 第 2 版. 上海：上海医科大学出版社，2000：775-818.

[2] Ki DH，Jeung HC，Park CH，et al. Whole genome analysis for liver metastasis gene signatures in coloreetal cancer. Int J Cancer，2007，121(9)：2005-2012.

[3] Gallick GE. Activation of Src by c-Met over expression mediates metastatic properties of colorectal carcinoma cells. J Exper Thera Oncol，2007，6(3)：205-217.

[4] Ochiai H，Nakanishi Y，Fukasawa Y， et al. A new formula for predicting liver metastasis in patients with colorectal cancer：immunohisto chemical analysis of a large series of 439 surgically resected cases. Oncology，2008，75(1-2)：32-41.

[5] Robertson JH，Iga AM，Sales KM， et al. Integrins：a method of early intervention in the treatment of colorectal liver metastases. Current Pharmaceutical Design，2008，14(3)：296-305.

[6] Oshima T，Kunisaki C，Yoshihara K，et al. Clinicopathological significance of the gene expression of ma-

trix metalloproteinases and reversion-inducing cysteine-rich protein with Kazal motifs in patients with colorectal cancer:MMP-2 gene expression is a useful predictor of liver metastasis from colorectal cancer. Oncology Reports,2008,19(5):1285-1291.

[7] Choti M A,Kaloma F,de Oliveira M L,et al. Patient variability in intraoperative ultrasonographic charac teristics of colorectal liver metas tases. Arch Surg,2008,28(1):29-34.

[8] NomuraK,KadoyaM,UedaK,et al. Detection of hepaticmetastases from colorectal carcinom a. J Clin Gas troenterol,2007,41(8):789-795.

[9] 黄洁夫. 肝脏胆道肿瘤外科学. 北京:人民卫生出版社,1999: 407-408.

[10] 甄作均,陈焕伟. 结直肠癌肝转移的外科治疗. 中国胃肠外科杂志,1999,2(2):104-105.

[11] 黄志强. 腹部外科手术学. 长沙:湖南科学技术出版社,2001: 576-582.

[12] Giacchetti S,Itzhaki M,Gruia G,et al. Long-time survival of patients with unresectable colorectal cancer liver metastases following infusional chemotherapy with5-fuorouracil,leucoverin,oxaliplatin and surgery. Ann Oncol,1999,10(6):663-669.

[13] Schmoll HJ. The role of oxaliplatin in the treatment of advanced metastatic colorectal cancer: prospects and future directions. Seminar in Oncol,2002,29(5 Suppl 15): 34-39.

[14] 李国平,王小林,龚高全,等. 聚 N-异丙基丙烯酰胺磁性阿霉素纳米微球抗兔 VX2 肝肿瘤效果初步研究. 介入放射学杂志,2007,16(3):180-183.

第三章

肺癌诊疗新进展

肺癌在世界许多国家和地区发病率和死亡率在逐年增加，WHO统计每年新发肺癌患者超过120万例，死亡110万例，尤其在我国，肺癌是首位恶性肿瘤死因，约占总数的22.7%，其中，非小细胞肺癌(non-small cell lung cancer，NSCLC)约占肺癌的80%，包括鳞状细胞癌和非鳞状细胞癌(包括腺癌、大细胞癌、其他细胞类型)，小细胞肺癌(small cell lung cancer，SCLC)约占肺癌的20%。尽管肺癌治疗已经取得了很大进步，但在多数患者就诊时已是晚期，总体5年生存率只有15%，因此，肺癌的治疗目前是医学界致力解决和探索的重要课题与挑战。很多国家中它仍然是一个重要的死亡原因。可喜的是，进入21世纪后，随着分子生物学在肿瘤研究的多层次全方位渗透，肺癌的分子靶向治疗、免疫治疗等新的治疗方法已取得很大进展，这些治疗手段有着良好的抗肿瘤作用，而且不良反应小。因此，临床上也越来越多地将其与传统的化学治疗相结合且用于肿瘤治疗，从而达到最佳的治疗效果，这种肿瘤治疗新思维和新模式，将成为现代肿瘤综合治疗新模式的里程碑，为广大肺癌患者带来福音，为肺癌患者的长期生存带来了希望。

一、肺癌驱动基因

1. 肺腺癌驱动基因 2011年的ASCO年会上，MarkCKris等[1]代表由美国14个癌症中心组成的肺癌突变联盟(LCMC)报道的前瞻性研究结果显示，54%的晚期NSCLC(ⅢB/Ⅳ期)患者的肿瘤被发现存在至少1种被检肿瘤驱动基因异常(被检癌基因包括：K-ras、EGFR、HER-2、BRAF、PI3K、AKT1、MEK1、NRAS突变以及ALK重组和MET扩增)。由于这些致瘤基因突变中的大部分已经有针对的靶向药物被批准用于肺癌或其他种类肿瘤的治疗，因而，受检患者也就有机会通过参与临床研究等方式，根据其肿瘤驱动基因的异常，个体化地选择靶向治疗药物。

ALK在肿瘤发生和发展过程中起关键作用，ALK基因通过与EMIA4基因融合来编码产生异常ALK，从而促进肺癌细胞生长。EML4-ALK融合最初于2007年报道，由2号染色体短臂插入引起，迄今已发现多种变异类型。ALK部分均包括开始于第20外显子的编码细胞内酪氨酸激酶结构域的基因片段，EM L4部分则包括长短不一的编码蛋白N端肽链的基因片段。所有这些融合基因均有生物学功能，其表达产物为一种嵌合酪氨酸激酶。已有一些研究检测了NSCLC患者EML4-ALK的表达频率。早期多数研究集中于亚裔患者，显示EML4-ALK表达率为2.3%～6.7%，Martelli等[1]报道意大利和西班牙患者的表达率为7.5%,高加索患者最低,为0.5%~1.4%,这些数据提示在未选择的NSCLC人群中,EML4-ALK重排属于低概率事件。2009年美国麻省总院Shaw等[2]的研究结果发表,使人们逐渐认识到EML4-ALK易位代表了一类独特的NSCLC分子亚型,在经过筛选的人群中其发生率较高。EML4-ALK融合基因多见于年轻、男性、不吸烟或少量吸烟和腺癌(多为印戒细胞亚型)患者,目前还没有报道与EGFR和K-ras突变同时发生。在中国进行的一项研究也验证了上述结论,EML4-ALK的表达率在腺癌、非吸烟和缺乏EGFR及K-ras突变的腺癌患者中,分别为16.13%、19.23%和42.8%,临床研究表明EM L4-ALK对ALK抑制剂敏感。新研发药物crizotinib (PF-02341066)是一种口服的小分子ALK和MET/HGF受体酪氨酸激酶抑制剂,Ⅰ期剂量爬坡试验显示其最大耐受剂量为250mg,bid。Kawk等用此剂量治疗82例经荧光原位杂交技术(FISH)检测ALK呈阳性的晚期NSCLC患者,其中多为既往接受过多种治疗、不吸烟或少量吸烟的腺癌,结果显示在平均6.4个月的治疗期内,客观缓解率57%,疾病控制率达90%。至数据截止时,有77%患者仍在服用crizotinib,6个月无进展生存率为72%。

2012年ASCO报道EML4-ALK基因融合类似的研究有KIF5B-RET基因和ROS1基因融合型肺癌。Shaw等报道了关于肺癌新分子靶点ROSI融合基因患者的Ⅰ期临床试验,该研究采用分离信号的荧光原位杂交(FISH)方法,筛选15例ROSI基因融合变异患者,接受克唑替尼(crizotinib)口服治疗。14例患者可以评价疗效,患者中位年龄54岁,仅1例为吸烟者,80%接受过一线到二线的治疗,结果显示,客观有效率达57.1%(8/14),8周疾病控制率达79%。Shaw总结认为,ROSl融合是一类新的肺癌分子亚型,且药物crizotinib对此类肺癌非常有效。这项Ⅰ期临床研究正在扩大肺癌患者入组,研究药物剂量范围,并在向ROSl融合型的多形性胶质母细胞瘤、胆管癌等癌种的患者扩大入组。

另外一项来自Capelletti[3,4]的报道,采用针对145个癌症相关基因的2574个外显子和14个常见融合基因进行的二代测序技术分析,从24例肺癌患者发现1例非吸烟者存在KIF5B-RET融合变异。该研究值得分析的是,通过对常规石蜡包埋组织采用靶向捕获再深度测序技术进行分子分型,发现在21个肿瘤相关基因中存在50种变异,高达83%(20/24)的肺癌存在1至7个驱动分子变异。研究同时发现至少72%(36/50)的样本中存在EGFR、K-ras、BRAF、JAK2、CDK4、PI3K等具有潜在靶向药物的、临床密切相关的分子变异。Capelletti继续对另外634例样本的分析发现了4种RET融合变体。异位表达RET融合蛋白的Ba/F3细胞对舒尼替尼、索拉非尼、凡德他尼、ponatinib等药物较敏感。据此,研究者认为RET基因融合可能会成为新的、潜在的分子亚型。

K-ras基因参与多种实体瘤发病,包括大肠癌和非小细胞肺癌等。一般认为,K-ras基因突变是大肠癌采用西妥昔单抗治疗的禁忌证,但在非小细胞肺癌治疗中的地位尚不明确。考虑到西方人种NSCLC的K-ras基因突变率较高,因此有学者一直针对K-ras基因突变的靶向治疗进行研究,实现K-ras突变NSCLC患者的个体化治疗。

2. 肺鳞癌驱动基因 目前多个研究小组对肺鳞癌进行了全面的分子分型分析,并且发现了多个新的潜在药物靶向作用位点,其中有两个研究项目尤为显著。①SQ-MAP项目:Paik等[5]在前瞻性收集的肺鳞癌样本中开展突变谱分析,采用荧光原位杂交(FISH)、免疫组化(IHC)、Sequenom Mass Array技术分别检测FGFR1、PTEN、PIK3CA等分子变异,同时结合二代测序技术分析了80个癌基因或抑癌基因的突变谱。在成功检测的28个鳞癌样本中，研究者发现60%的标本中存在可被靶向作用的分子变异。该项研究还在进行之中，并根据检测结果已经将患者分配至FGFR1、PIK3CA抑制剂的临床试验中。②TCGA项目Govindan等[6]报道了肺鳞癌基因组解剖的最新进展。在计划分析500例的肺鳞癌项目中已经入组300例，并综合采用基因组测序、转录组测序、RNA测序、miRNA测序、基因表达谱分析、启动子甲基化谱分析等方法检测了178例手术鳞癌标本（Ⅰ、Ⅱ、Ⅲ期标本分别占55%、21%、21%）。结果发现，超过30个基因组区域出现拷贝数改变，外显子测序发现13个基因显著突变并存在表达水平升高，包括TP53、CDKN2A、PTEN、KEAP1及NFE2L2等。TP53和CDKN2A几乎在所有肿瘤发生失活变异，NFE2L2/KEAP1和PI3K/AKT途径分别在35%和43%的肿瘤中突变。基因表达谱分析可将肺鳞癌分成典型(37%)、基底型(24%)、分泌型(24%)和初始型(15%)等4个类型，每个类型均对应有特定的突变和拷贝数变异，包括NFE2L2/KEAP1突变、FGFR1变异、PDGFRa变异和Rb突变等。抑癌基因CDKN2A通过缺失、突变、重排、甲基化等多种变异而在72%的样本中失活。包括CD-KN2A、PIK3CA、PTEN、FGFR1、EGFR、PGDFRa、CCND1、DDR2、BRAF、ERBB2、FGFR2等可靶向作用的分子变异在75%(127/178)的鳞癌样本中检测到，可见75%的肺鳞癌存在可靶向治疗的分子靶点。该研究也提示，基于基因组学的变异谱分析方法可进一步用于鳞癌的靶向药物临床试验入组。

二、肺癌治疗

1. 肺腺癌靶向治疗　进入新的世纪，肿瘤分子靶向治疗改变了肿瘤治疗的策略，堪称靶向治疗杰出代表表皮生长因子-酪氨酸激酶抑制剂(EGFR-TKIs)在肺癌的个体化治疗中发挥出独特的作用。多项临床研究表明：在接受EGFR-TKI靶向治疗前，进行EGFR突变检测对疗效预测是十分有意义的，这已逐渐成为共识。2010年新英格兰医学杂志发表了一项西班牙学者完成的非随机临床研究(SLCG)，从2507例欧洲患者中筛选出217例EGFR突变患者，并以厄洛替尼进行一线治疗。在197例可评价疗效的患者中，客观缓解率(ORR)为70.6%，PFS为14个月，OS为27个月。完全缓解和部分缓解的患者经厄洛替尼一线治疗后3年生存率可分别达58.7%和32.5%。2011年Rafael Rosell等人[7]在ASCO年会报道了一项随机Ⅲ期临床研究，该研究对1227例患者进行筛选，其中17.5%的患者有EGFR突变，其中174例患者随机接受厄洛替尼单药与一线化疗（吉西他滨或多西他赛联合铂类）。2011年1月中期分析的结果表明厄洛替尼组PFS明显优于化疗组(9.7个月 vs 5.2个月；HR=0.37；P<0.0001)。虽然中期的生存分析显示两组患者未有生存差异，但是考虑到随访时间较短，我们需要进一步等待更加成熟的结果。

2010年新英格兰医学杂志上发表了一项在日本进行的对比吉非替尼与一线化疗紫杉醇+卡铂用于EGFR突变的转移性NSCLC的随机Ⅲ期临床研究[8]。研究入组203名转移性NSCLC患者，均携带EGFR敏感突变，随机接受吉非替尼治疗或一线紫杉醇+卡铂化疗。结果显示：一线使用吉非替尼组的患者较化疗组能显著延长PFS（中位PFS 10.8个月 vs 5.4个月，HR=0.3；P<0.0001)，同时患者的后续治疗由经治医师决定。在这个研究中，一线化疗的患者有96%在后续治疗过程中接受了吉非替尼治疗，而吉非替尼治疗组仅有60%的患者后续治疗中接受了化疗。尽管如此，一线使用吉非替尼的患者在总生存上仍然显示出了延长的趋势（中位OS 30.5个月 vs 23.6个月，$P=0.31$）。故对于晚期NSCLC，一

线使用最有效及毒副作用小的药物应是合理的，我们完全有理由在明确了解到 EGFR 突变状态阳性后首先选择小分子 TKI 吉非替尼作为一线方案。

OPTIMAL 研究[9]是一项随机Ⅲ期临床试验，旨在比较厄洛替尼单药与吉西他滨＋卡铂(Gc)对携带 EGFR 敏感突变的中国晚期 NSCLC 患者的疗效及安全性。研究纳入 154 例 EGFR 突变晚期 NSCLC 患者，有可测量病灶，PS 评分 0～2 分，未经化疗。主要研究终点为 PFS，次要研究终点包括 ORR、OS、生活质量评分(FACT-L，LCSS，T0I)和安全性，并根据组织学、吸烟状态和突变类型进行分层。在 2011 年的 ASCO 会议上最新的数据分析显示，厄洛替尼组 PFS 明显优于化疗组(13.7 个月 vs 4.6 个月；HR＝0.164，P＜0.0001)。与化疗组相比，厄洛替尼组获得临床相关的生活质量改善，各项评分比较如下：FACT-L 评分：73％ vs 29.6％(OR：6.9，P＜0.0001)；LCSS 评分：75.7％ vs 31.5％ (OR＝6.77，P＜0.0001)；TOI 评分：71.6％ vs 24.1％ (OR＝7.79，P＜0.0001)。鉴于 EGFR-TKI 低毒、高效，靶向治疗在肺癌维持治疗中的地位越来越受到重视。2010 年 Cappuzzo 等报道了一项多中心、双盲、随机、前瞻性Ⅲ期临床研究(sATURN 研究)，用于评价或安慰剂治疗铂类一线化疗后未进展的晚期、复发性或转移性(ⅢB/Ⅳ期)非小细胞肺癌(NSCLC)患者的疗效。全球共有 889 例患者随机接受厄洛替尼(n＝438)或安慰剂(n＝451)治疗。结果显示研究达到了首要研究终点，维持治疗显著延长无疾病进展时间，并且厄洛替尼组患者耐受性良好。

NFORM 研究[10]是一项多中心安慰剂对照Ⅲ期随机临床研究，旨在探讨局部晚期/转移性 NSCLC 在标准的铂类为主一线化疗后，吉非替尼维持治疗的疗效和安全性。研究纳入于 2008 年 9 月—2009 年 8 月入组中国 27 个肿瘤中心的 296 例局部晚期/转移性 NSCLC 患者，年龄≥18 岁，病理分期ⅢB/Ⅳ期，PS 评分 0～2，均完成 4 周期一线含铂两药化疗，无疾病进展和无不可耐受毒性反应。按 1∶1 随机分组，分别给予吉非替尼 250mg/d 或安慰剂。主要研究终点为 PFS。2011 年 ASCO 年会数据显示：91％的患者出现疾病进展，59％的患者死亡。研究结果显示，吉非替尼组中位 PFS 显著延长(4.8 个月 vs 2.6 个月，HR＝0.42，P＜0.0001)。吉非替尼组最常见的不良反应包括皮疹(49.7％)、腹泻(25.2％)和丙氨酸转氨酶升高(21.1％)，多为轻到中度。两组严重不良反应发生率分别为 6.8％和 3.4％。研究显示，局部晚期/转移性非小细胞肺癌(NSCLC)患者，一线铂类为主化疗后，吉非替尼维持治疗可显著改善无进展生存(PFS)，吉非替尼维持治疗耐受性良好。

新研发药物 crizotinib(PF-02341066)是一种口服的小分子 ALK 和 MET/HGF 受体酪氨酸激酶抑制剂，Ⅰ期剂量爬坡试验显示其最大耐受剂量为 250mg，bid。Kawk 等用此剂量治疗 82 例经荧光原位杂交技术(FISH)检测 ALK 呈阳性的晚期 NSCLC 患者，其中多为既往接受过多种治疗、不吸烟或少量吸烟的腺癌，结果显示在平均 6.4 个月的治疗期内，客观缓解率 57％，疾病控制率达 90％。至数据截止时，有 77％患者仍在服用 crizotinib，6 个月无进展生存率为 72％。[11]

随着第一代 EGFR-TKIs 在肺癌治疗中广泛应用，像细胞毒药物一样出现耐药问题。许多学者研究一种 TKIs 失败后，更换另一种 TKIs。第二代不可逆 EGFR-TKIs 在肺癌中的治疗中问世，其相关临床研究越来越多。afatinib 作为第二代不可逆 EGFR-TKI 可以抑制 EGFR 和 HER-2，同时对继发耐药 T790M 突变也有一定的疗效。LUX-Lung3 研究[12]是第一项头对头比较 afatinib 与培美曲塞/顺铂一线治疗 EGFR 突变晚期 NSCLC 的多中心Ⅲ期随机对照研究(RCT)，其研究设计和主要研究终点与 NEJGS002、WJTOG3405、EUR-

TAC 和 OPTIMAL 研究相似。共 345 例患者按 2∶1 的比例接受了随机分组。按独立疗效委员会的评价，对于所有患者，afatinib 组与化疗组的 PFS 期分别为 11.1 个月和 6.9 个月(HR＝0.58，*P*＝0.0004)。而对于 EGFR 常见突变(Del19/L858R)患者，两组的中位 PFS 期分别为 13.6 个月和 6.9 个月(HR＝0.47，P＜0.0001)。按研究者的评价，两组客观缓解率(0RR)分别为 69.1％和 44.3％(P＜0.001)；按独立疗效委员会的评价，两组 ORR 分别为 56.1％和 22.6％(P＜0.001)。对于 EGFR 常见突变患者，按两种方法评价的 ORR 分别为 75.0％和 43.3(P＜0.0001)，60.8％和 22.1％(P＜0.0001)。此外，afatinib 组至肺癌相关症状(咳嗽、气促和疼痛)恶化的时间显著优于化疗组。安全性数据与以往 afatinib 研究相吻合。当然我们也期待未来关于 OS 的最终结果。同时头对头比较 afatinib 与其他 TKI 的随机临床研究目前已经启动，其结果拭目以待。

2. 肺鳞癌治疗　近年来，虽然肺鳞癌发病比例呈逐年下降趋势，但仍是肺癌的主要病理类型之一，占肺癌的 30％左右。直到前几年，鳞癌和腺癌的生存率还很相似。但近几年，由于腺癌的新的治疗不断取得突破，如 EGFR-TKI、培美曲塞的应用，腺癌的生存率较鳞癌有所提高。对于早期和局部晚期的肺癌，鳞癌和其他类型的非小细胞肺癌的治疗选择没有太大的差别。没有纵隔淋巴结转移的患者应该接受手术治疗，同时考虑术后辅助化疗。对于局部晚期的ⅢA 或ⅢB 的患者，应考虑包括手术、放疗、化疗和生物治疗多学科综合治疗。过去十年来，非小细胞肺癌的治疗取得了许多进展，不幸的是，所有这些进展主要针对于肺腺癌。EGFR 突变和 ALK 易位罕见于肺鳞癌患者，同时，贝伐珠单抗在鳞癌中可发生难以接受的肺出血危险。培美曲塞治疗鳞癌疗效差，不应用于肺鳞癌的治疗。因此，到目前为止，肺鳞癌患者唯一可以选择特罗凯这个靶向药物的治疗，但疗效也不甚理想。对于晚期肺鳞癌患者，标准的治疗仍然是细胞毒性药物化疗。标准的一线化疗是含铂两药方案，二线治疗是多西他赛或特罗凯。最近的研究表明，和腺癌一样，在临床、组织学和分子水平上，鳞癌也是一种异质性肿瘤。近年来，人们一直致力于寻找鳞癌的驱动性突变基因以及靶向治疗药物。这里我们就来了解一下关于鳞癌的最近的治疗新进展。[13-15]

(1)细胞毒性药物：虽然肺鳞癌的发病率在下降，但肺鳞癌的发病率仍居第二位。肺腺癌可以从新的治疗方法，如 EGFR-TKI 中获益。对肺鳞癌而言，化疗仍然是晚期肺鳞癌标准的一线治疗，到目前为止，还没有一个Ⅲ期临床试验显示靶向治疗对肺鳞癌有益；相反，一些试验显示毒性的增加，虽然很多临床研究都关注在靶向药物上，但化疗药在非小细胞肺癌的治疗中仍然起着很重要的作用。针对非小细肺癌的传统化疗策略在各病理类型间并无区别，但近年受到不断挑战，有必要根据不同病理类型来选择治疗方案。2008 年 Scagliotti 等[16]报道了一项Ⅲ期临床研究(JMDB)，共有 1725 例晚期非小细胞肺癌患者入组，随机后分别接受顺铂＋吉西他滨或顺铂＋培美曲塞治疗。研究结果表明，顺铂＋培美曲塞 OS 不劣于顺铂＋吉西他滨组(10.3 个月 vs 10.3 个月)。但病理亚组分析表明，在腺癌患者中，顺铂＋培美曲塞组 OS 优于顺铂＋吉西他滨组(12.6 个月 vs 10.9 个月)。紫杉醇是非小细胞肺癌的治疗中常用的药物，但其难溶解，经常对其助溶剂发生过敏反应。白蛋白结合型紫杉醇(nab-P)避免了这些问题。同时，白蛋白结合型紫杉醇可通过 gp60 穿胞途径以及结合于肿瘤细胞外间质的富含半胱氨酸的酸性分泌蛋白(SPARC)途径来提高肿瘤内药物浓度。美国的一项Ⅲ期随机临床研究显示，与传统紫杉醇联合卡铂一线治疗晚期 NSCLC 相比[17]，nab-P 联合卡铂治疗的客观缓解率(ORR)更高，不良反应相当。替吉奥 S-1 是一种氟尿嘧啶衍生物口服抗癌剂，一项Ⅲ期随机临床试验 LETS(WJTOG3605)对比了 S-1 联合卡铂与卡铂联合紫杉醇一线治疗晚期 NSCLC 的疗效，研究显示其主要终点(OS)达到非劣效性，整体人群疗效相当，毒性反应相似。组织学亚组分析表明显示，替吉奥联合卡铂在鳞癌亚组获得更长生存，中位生存时间为 14.0 个月 vs 10.55 个月，HR 0 .713(95%CI:0.476～1.068)，其结果为鳞癌患者治疗带来新的曙光。

(2)靶向治疗

a. EGFR:吉非替尼和厄洛替尼在 EGFR 突变腺癌患者中的疗效已经得到了肯定，其在治疗 EGFR 突变非腺癌 NSCLC 患者中的疗效尚不清楚，通常临床试验入组的患者中仅有一小部分为非腺癌，在肺鳞癌患者检测 EGFR 的活性突变被考虑为标本中有腺癌成分，而非单纯的鳞癌。在 2012 版 NCCN 非小细胞肺癌治疗指南中，对于腺癌患者推荐进行 EGFR 基因基因突变检测，而鳞癌患者 EGFR 突变实际发生率不到 3.6%，观察到的发生率 2.7%。故鳞癌患者不推荐常规 EGFR 突变检测。阿法替尼(afatinib)，是靶向 ErbB 家族成员包括 ECFR(ErbB1)、HER-2(ErbB2)和 HER-4 的一不可逆的酪氨酸激酶抑制剂(TKI)。2012 年 ASCO 上发表一项关于阿法替尼单药治疗 erlotinib/gefitinib 和化疗后复发的非小胞肺癌的 IGF-1R Ⅲ期试验的中期亚组分析显示在鳞癌中取得较好的疗效。入组 1154 个患者，鳞癌 91(8%)，鳞癌亚组中位 PFS 是 3.7 个月，13 个患者中位 PFS≥6 个月，42 个患者中位 PFS ≥3 个月，77 个可评价患者，1 个 CR，3 个 PR，51 个 SD，其结论是难治性肺鳞癌阿法替尼单药治疗取得令人鼓舞的疗效，值得进一步的研究。EGFRvⅢ是一种突变的 EGFR 剪切变异体，发生于胞外区 2～7 外显子。ECFRvⅢ的剪切变异，使 EGFR 获得自身磷酸化的能力，在无配体情况下激活其下游经典的 MAPK、ERK 等通路，导致肿瘤的发生发展。目前有关 EGFRvⅢ的报道多见于神经胶质瘤、卵巢癌、头颈部肿瘤以及乳腺癌，在肺癌的研究较少。一项研究显示，肺鳞癌 EGFRvⅢ突变发生率为 5%，而在腺癌没有发现其突变。组织特异性 EGFRvⅢ的表达可导致小鼠肺肿瘤的形成，且肿瘤的生长和维持依赖 EGFRyⅢ的表达;不可逆的 EGFR 抑制剂 HKI-272(neratinib)可以在一周内使小鼠肺肿瘤缩小[18]。将来的研究重点应探索不可逆 ECFR 抑制剂 neratinib、afatinib 在肺鳞癌的作用以及 EGFRvⅢ突变能否作为此类药物疗效预测的分子标志。

b. Ⅰ型胰岛素样生长因子受体:Ⅰ型胰岛素样生长因子受体(insulin-like growth factor-1 receptor，IGF-1R)是一种跨膜的酪氨酸蛋白受体，对细胞的分裂、分化和增殖具有重要的调控作用，IGF-1R 与其配体结合，通过启动两条信号转导途径——Ras/Raf/MEK/ERK 和 PI3K/AKT，促进有丝分裂及细胞生长，异常的 IGF-1R 信号可以在多种肿瘤中发现并在肺鳞癌高表达。figitumumab 是 ICF-1R 单抗，在一项卡铂和紫杉醇联合或不联合 figitummnab 治疗肺癌的随机Ⅱ期临床试验中发现了可喜的疗效，且不良反应没有增加;鳞癌患者中联合组缓解率达到 78%[19]。小分子 IGF-1R 抑制剂的研究也在进行中，OSI-906 是 1CF-IR 和胰岛素受体的抑制剂正在进行Ⅱ期临床试验，用 erlotinib 单药或联合 0SI-906 进行非小细胞肺癌的维持治疗，主要研究终点是 PFS，并进行生物标志物包括钙黏蛋白 E 的分析，期待这些药物具有好的疗效[20,21]。

c. Ⅰ型成纤维细胞生长因子受体:成纤维细胞生长因子受体(fibroblast growth factor receptor，FGFR)属于免疫球蛋白基因超家族成员，它的细胞外段有三个或两个免疫球蛋白功能区的结构。FGFR 也是一个蛋白质家族，具有 4 个成员，包括 FGFR1、FGFR2、FGFR3、

FCFR4，它们对细胞的增殖和生长的调节起着重要的作用，通过扩增、突变或易位而导致肿瘤的发生。大约20%肺鳞癌发现有FGFR扩增，而在腺癌中罕见。2012年ASCO报道(Abstract NO7545)，对177例中国内地肺鳞癌患者标本用FISH和变性高效液相色谱(DHPLC)方法进行分析，发现FGFR1扩增的发生率为24.9%，且在吸烟者中多见，FGFR1扩增和EGFR突变是相互排斥的。研究发现，FGFR小分子抑制剂可以诱导细胞凋亡，抑制肿瘤细胞生长，特别在FCFR1扩增的细胞系中。BIBF1120是FGFR、PDGFR和VEGFR的TKI，正在进行的两项临床研究是NCT00805194和NCT01346540。NCT00805194是多西他赛联合BIBF1211或单药多西他赛治疗一线治疗失败的非小细胞肺癌Ⅲ期临床试验。NCT01346540是在鳞癌患者接受顺铂和吉西他滨或联合BIBF 1120的Ⅰ/Ⅱ期临床试验。其他的FGFR抑制剂，如BGJ398(诺华公司)、AZD4547(阿斯利康公司)和Dovitinib(诺华公司)的试验也在进行中，期待有好的结果[22-24]。

d. 盘状结构域受体2激酶：盘状结构域受体2(discoldin domain receptor 2，DDR2)是受体酪氨酸蛋白激酶，其配体为纤维型胶原，二者结合诱导的DDR2磷酸化可上调细胞基质金属蛋白酶1过表达。DDR2在人体内广泛分布并与肿瘤的转移相关。Hammerman等通过分析290例组织和细胞标本，发现11个新的DDR2突变且近4%肺鳞癌有DDR2突变；且有DDR2突变的细胞的生长均可被DDR2抑制剂达沙替尼(dasatinib)抑制。在一项dasatinib联合厄洛替尼治疗既往化疗失败患者的临床研究中，鳞癌患者共7例，其中1例达部分缓解(PR)，在后续的基因分析中，发现其携带DDR2而非EGFR突变，故认为其疗效与DDR2突变有关[25]。一项正在进行的Ⅱ期临床试验(NCT01491633)，应用达沙替尼单药治疗复治晚期肺鳞癌患者，主要研究终点是缓解率(RR)，要求对所有入组患者进行DDR2突变检测。另一项将要进行的Ⅱ期临床试验(NCT01514864)，要求筛选一组肺鳞癌并有DDR2突变的患者给予达沙替尼治疗。因此，鳞癌DDR2突变率虽然不高，接近于肺癌EML4-ALK融合基因的发生率，但若经进一步临床研究证实肺鳞癌DDR2突变者确实对达沙替尼有效，该亚型患者的治疗将发生突破性进展。

e. 磷脂酰肌醇3激酶：磷脂酰肌醇3激酶(phosphatidylinositol 3-kinase，PI3K)在调节细胞的凋亡、增殖、分化和代谢等一系列活动起着关键的作用，其在多种肿瘤(包括乳腺癌和胃癌)中被激活，说明其在肿瘤发生、发展中发挥了重要的作用。PI3KCA突变在肺鳞癌中的发生率约为3%；同时，约1/3肺鳞癌存在拷贝数的增加。这些改变在腺癌中较少发生[26]。PI3K抑制剂在小鼠肺癌中显示有较好的作用，针对PI3K的许多药物也在研究中。针对复治的鳞癌患者，一项多西他赛对比PI3K抑制剂BKMl20(诺华公司)随机Ⅱ期临床试验(NCTl297491)正在进行中。对初治患者，单纯紫杉醇和卡铂对比紫杉醇和卡铂联合PI3K抑制剂GDC-0941(基因泰克公司)的随机Ⅱ期临床试验(NCT01493843)也在进行中。

f. 血小板衍生生长因子受体：血小板衍生生长因子(platelet-derived growth factor，PDGF)在其受体PDGFR(platelet-derived growth factor receptors)介导下发挥强有丝分裂原作用，PDGFR与其配体结合后，激活其胞内区酪氨酸蛋白激酶，从而调节下游基因表达，促进细胞增殖、趋化和分化，并保护细胞免于凋亡和退化。同时可以调节细胞外基质的合成与分解，与多种肿瘤的发生、发展密切相关。目前临床上使用的治疗其他肿瘤的药物，如：索拉非尼(sorafenib)、舒尼替尼(sunitinib)和伊马替尼(imatinib)，在肺鳞癌的临床试验中，因增加了肺出血及死亡的危险而制止其进一步的临床试验。目前有两个抗PDGFR的抗体

(MEDI-575 和 IMC-3G3)和一个 VEGFR/PDGFR 的抗体(X-82)在临床验证中。

g. AKT1/蛋白激酶 B：AKT1 基因编码蛋白激酶 B(AKT1/protein kinase B)，蛋白激酶 B 参与 PI3K 的信号转导通路。AKT1 基因的 E17K 错义突变可以增强 PI3K 通路的活性，导致肿瘤的生成。这些突变在鳞癌中的突变率为 1%～7%，而腺癌中未发现此突变。AKT 的抑制剂，MK-2206 和 GDC0068 在临床Ⅰ期或Ⅱ期试验中[27]。

h. SOX2：SRY 基因(性别决定区域 Y)2 盒，也称为 SOX2，在胚胎的形成和保持未分化的胚胎干细胞的自我更新所必不可少的一种转录因子，在食管和肺的鳞状分化中起重要作用。20%的鳞癌患者中可以见到 SOX2 基因的扩增，并伴随有 SOX2 的高表达，在 SOX2 扩增的细胞中抑制 SOX2 可以抑制细胞的增殖，而在腺癌中较少见到 SOX2 的扩增和过表达[28]。

3. 肺癌的免疫治疗　免疫治疗在肿瘤的治疗中长久以来一直处于一个从属地位，随着肿瘤免靶向疫反应的分子机制研究的深入，继已有的 MAGEA3、MUC-1、CTLA-4 等靶点发现，越来越多的免疫治疗手段进入肺癌临床研究，为晚期肺癌治疗的治疗提供新的手段，可能成为真正意义上的肿瘤第四大治疗手段。程序性细胞死亡-1(PD-1)程序性细胞死亡配体-1(programmed death-ligand 1，PD-L1)作为 B7-CD28 家族的重要负性共刺激信号途径，已证实其通过抑制 T 细胞的活化增殖及细胞因子的产生来负调控免疫应答，参与免疫耐受，与自身免疫性疾病、慢性感染、肿瘤等慢性疾病有关。2012 年 ASCO 重大进展中，Brahmer 等首次报道了 PD1 分子靶向抗体(BMS-936558)治疗肺癌的Ⅰ期临床研究，评价了 0.1～10mg/kg 剂量范围的 BMS-936558。BMS-936558 是一种单克隆抗体，可阻断活化 T 细胞表面的程序性死亡-1(PD-1)受体。通过抑制 PD-1 和 PD-1 配体(PD-L1)通路可挽救耗竭的 T 细胞，增强抗肿瘤免疫力。入组患者中 122 例非小细胞肺癌(NSCLC)可进行安全性评价，76 例可进行疗效评价。结果发现，药物安全性好，所有剂量组仅 8%患者具有 3～4 度的不良反应。所有剂量水平均可见药物临床活性，NSCLC 的客观有效率(0RR)达 18%。4 个月无进展生存(PFS)率为 24%。研究还发现，尽管没有显著差异，鳞癌的疗效似乎稍稍优于腺癌。来自美国国立癌症研究所(NCI)的 Giaconne 教授评价认为，BMS-936558 抗体药物的安全性好，毒副作用低，可能会优于 CTLA4 的抗体药物 ipilimumab，为尚无多种有效治疗手段的鳞癌创造了新的、潜在的治疗方法。这项早期试验同时发表在新英格兰医学杂志上，同期发表的另一项有关 PD-L1 阻断的研究得出了略低的应答率和不良事件发生率。同期在新英格兰医学杂志随刊述评中 AntoniRibas 指出，这两项初步研究共同表明，阻断 PD-1 或 PD-L1 有可能成为免疫疗法抗肿瘤活性的新基准。

4. 肺癌的维持治疗　近两年肿瘤的维持治疗，尤其实体瘤的维持治疗是个热点话题。维持治疗包括同药维持和换药维持两种模式。同药维持是指一线治疗 4～6 周期后如未进展，采用其中一种药物继续治疗。换药维持是指一线治疗 4～6 周期后如未进展，采用另外一种药物继续治疗。目前，美国 FDA 依据 ECOG4599 研究批准了贝伐珠单抗用于非鳞癌的同药维持治疗。美国 FDA 依据 JMEN 研究和 SATURN 研究分别批准了培美曲塞和厄洛替尼用于非鳞癌 NSCLC 一线化疗有效或 SD 后的维持治疗。

2012 ASCO 年会公布了随机双盲对照Ⅲ期研究 PARAMOUT 的最终结果。PARAMOUT 研究纳入晚期非鳞癌 NSCLC 患者，接受 4 周期培美曲塞＋顺铂化疗后，如未进展且 PS0 或 1，则随机入组培美曲塞或安慰剂＋最佳支持治疗(BSC)维持治疗，直至疾病进展。

前期结果提示，与安慰剂相比，培美曲塞维持治疗可显著降低患者疾病进展风险（HR＝0.62，P＜0.0001）。本次大会公布的最终结果提示，培美曲塞维持治疗显著降低了22％的死亡风险（HR＝0.78）。诱导化疗后完全缓解（CR）或部分缓解（PR）的患者（45％）与疾病稳定（SD）的患者相比，生存率的提高相同。因此，对于晚期非鳞癌NSCLC，培美曲塞维持治疗较安慰剂具有生存优势。该研究明确指出，与仅予以诱导化疗相比，培美曲塞联合顺铂诱导化疗后继续培美曲塞维持治疗可进一步使患者获益。这足以改变非鳞癌NSCLC的治疗模式。PARAMOUT研究的优势在于：安慰剂对照试验，人群选择合适，选择PS0-1的患者，非鳞癌；分层因素合适，两组均衡良好；数据成熟；从随机开始及从诱导化疗开始分析终点指标；选择了可耐受性药物培美曲塞。不足之处在于：维持治疗费用昂贵；中位年龄偏小（61岁）；培美曲塞组和安慰剂组接受培美曲塞化疗平均4个周期，提示大多数患者没有获益；安慰剂组使用培美曲塞至疾病进展的人数过少（4％）。另外第三代化疗药如诺维本口服片、吉西他滨、多西紫杉醇维持化疗，可以显著改善TTP，且不影响患者的生活质量。化疗药物联合靶向药物进行维持治疗模式正在进行临床研究。

综上所述，在临床实践中，肺癌的多学科综合诊断与治疗是永恒的主旋律。总的来说，人们对肺癌的理解已经进入分子水平，临床诊治实践也已走入分子时代。基于分子靶点的肺癌分型由单基因检测向多基因或全基因组分析转变，针对特定靶点的个体化治疗是未来的治疗方向。肺癌的治疗与诊断虽然取得突破，但仍有许多问题有待解决，任重道远，需要我们继续努力。

（田向阳）

参考文献

［1］Kris MG，Johnson BE，Kwiatkowski DJ，et al. Identification Of driver mutations in tumor specimens from 1000 patients with lung adenocarcinoma：The NCI′s Lung Cancer MutationConsortium(LCMC). J Clin Oncol，2012，29(suppl)：477s，abstrCRA7506.

［2］Alice Tsang Shaw，DRossCamidge，Jeffrey A. Engelman，et al. Clinical activity of crizotinib in advanced non-small cell lung cancer(NSCLC) harboring ROSl gene rearrangement. J Clin Oncol 30，2012(suppl; abstr7508).

［3］Marzia Capelletti，Doron Lipson，Ceoff Otto，etal. Discovery Of recurrent KIF5B-RET fusions and other targetable alterations from clinical NSCLC specimens. J C1in Oncol，2012(suppl;abstr7510).

［4］Pasi A. Janne，A1ice Tsang Shaw，Jose Rodrigues Pereira，et al. Phase Ⅱ double-blind，randomized study Of selumetinib(SEL) p1US docetaxel(DOC) versus DOC plUS placebo as second-line treatment for advanced K-ras mutant non-small cell lung cancer(NSCLC). J Clin Oncol 30，2012(suppl;abstr7503).

［5］Paik PK，Adnan Hasanovic，Lu Wang，et al. Multiplex testing for driver mutations in squamous cell carcinomas of the lung. J Clin Onco1，2012(suppl;abstr7505).

［6］Ramaswamy Govindan，Hammerman PS，Hayes DN，et al. Comprehensive genomic characterizatiOn Of squamous cell carcinoma of the lung. J Clin Oncol，2012(suppl;abstr7006).

［7］Rafael Rosell，Teresa Moran，Cristina Querah，et al. Screening for Epidermal Growth Factor Receptor Mutations in Lung Cancer. N Engl J Med，2009，361(10)：958-996.

［8］Maemondo M，Inoue A，Kobayashi K，et al. Gefitinib or chemotherapy for non-small-cell lung cancer with mutated ECFR. N Engl J Med，2010，362(25)：2380-2388.

［9］C. Zhou，Y. L . Wu，C. Chen，et al. Updated efficacy and quality of life (QOL) analyses in 0PTIMAL，a

Phase Ⅲ, randomized, open-label study of first-line erlotinib vs gemcitabine/carboplatin in patients with ECFR activating-mutation positive(ECFR ACt Mut+) advanced non-small-cell lung cancer (NSCIC). J Clin Oncol 29: 2011(suppl; abstr7520).

[10] L. Zhang, M. Shenglin, X. Song, et al. Efficacy, tolerability, and biomarker analyses from a phase Ⅲ, randomized, placebo-controlled, parallel group study of gefinib as maintenance therapy in patients with locally advanced or metastatic non-small lung cancer(NSClC; INFORM; C-TONG 0804). J CLIn Oncol 29: 2011(suppl; abstr LBA7511).

[11] Kwak EL, Bang YJ, Camidge DR, et al. Anaplastic lymphoma kinase inhibition non-small-cell lung cancer. N Engl J Med, 2010, 363(18): 1693-1703.

[12] James Chih-Hsin Yang, Martin H, Schuler, Nobuyuki Yamamoto, et al. LUX-Lung 3: A randomized, open-label, phase Ⅲ study Of afatinib versus pemetrexed and cisplatin as frst-line treatment for patients with advanced adenocarcinoma Ofthelung harboring ECFR-activating mutations. J Clin Oncol, 2012(suppl; abstr LBA7500).

[13] Morgensztern D, Waqar S, Subramanian J, et al. Improving survival for stage Ⅳ non-small cell lung cancer: a surveillance, epidemiology, and end results survey from 1990 to 2005, J Thorac Oncol, 2009, 4(12): 1524-1529.

[14] Mok TS, Wu Y-L, Thongprasert S, et al. Gefitinib or carboplatin-paclitaxel in pulmonary adenocarcinoma. N Engl J Med, 2009, 361(10): 947-957.

[15] Kwak EL, Bang YJ, Camidge DR, et al. Anaplastic lymphoma kinase inhibition in non-small-cell lung cancer. N Engl J Med, 2010, 363(18): 1693-1703.

[16] Scagliotti GV, Parikh P, Von Pawel J, et al. Phase Ⅲ study comparing cisplatin plus gemcitabine with cisplatin plus pemetrexed in chemotherapy-naive patients with advanced-stage non small-cell lung cancer. J Clin Oncol, 2008, 26(21): 3543-3551.

[17] Safety and efficacy analysis by histology Of weekly nab-paclitaxel in comhination with carboplatin as first—line therapy in patients with advanced non—small cell lung cancer(NSCLC), J Clin Oncol 30, 2012(suppl, abstr7592).

[18] Ji H, Zhao X, Yuza Y, et al. Epidermal growth factor receptor Variant Ⅲ mutations in lung tumorigenesis and sensitivity to tyrosine kinase inhibitor. Proe Natl Acad Sci USA, 2006, 103(20): 7817-7822.

[19] Jassem J, Langer CJ, Kgrp DD, et al. Randomized, open label, phase Ⅲ trial of figitumumab in combination with paclitaxel and caiboplatin versus paclitaxel and caiboplatin in patients with non-cell lung cancer. J Clin Oncol ASCO Annual Meeting Proceedings, 2010, 28: 7500s.

[20] Pollak MN, Schernhammer ES, Hankinson SE. Insulin-like growth factors and neoplasia. Nat Rev Cancer, 2004, 4(7): 505-518.

[21] Baserga R, Peruzzi F, Reiss K. The ICF-1 receptor in cancer biology. Int J Cancer, 2003, 107(6): 873-877.

[22] Turner N, Crose R. Fibroblast growth factor signalling: form development to cancer. Nat Rev Cancer, 2010, 10(2): 116-129.

[23] Weiss J, Sos ML, Seidel D, et al. Frequent and focal FGER1 amplification associates with therapeutically tractable FGER1 dependency in squamous cell lung cancer. Sci Transl Med, 2010, 2(62): 62-93.

[24] Dutt A, Ramos AH, Hammerman PS, et al, Inhibitor-sensitive FCFR1 amplification in human non-small cell lung cancer. PLoS One, 2011, 6(6): e20351.

[25] Hammerman PS, Sos ML, Ramos AH, et al. Mutations in the DDR2 kinase gene identify a novel ther-

apeutic target in squamous cell lung cancer. Cancer Discovery，2011，1(1)：78-89.

[26] Engelman JA，Luo J，Cantley LC. The evolution of phosphatidylinositol 3-kinases as regulators of growth and metabolism. Nat Rev Genet，2006，7(8)：606-619.

[27] Malanga D，Scrima M，De Marco C，et al. Activating E17K mutatiOn in the gene encoding the protein kinase AKT1 in a subset of squamous cell carcinoma of the lung. Cell Cycle，2008，7(5)：665-669.

[28] Yuan P，Kadara H，Behrens C，et al. Sex determining region Y-BOX 2(SOX2)is a potential cell-lineage gene highly expressed in the pathogenesis Of squamous cell carcinomas Of the lung. PLoS One，2010，5(2)：e9112.

[29] Luis Paz-Ares，Filippo De Marinis，Mircea Dediu，et al. PARAMOUNT：Final overall survival(OS) results of the phase Ⅲ study of maintenance pemetrexed (pem) plus best supportive care(BSC)versus placebo(plb) plus BSC immediately following induction treatment with pem plus Cisplatin(CiS) for advanced nonsquamous(NS) non-small cell lung cancer(NSCLC). J Clin Oncol，2012(suppl;abstr7507).

第四章

5-氮-2'-脱氧胞苷对胃癌治疗的研究进展

5-氮-2'-脱氧胞苷(5-aza-2'-deoxycytidine,5-aza-CdR)是胞嘧啶核苷类似物,在人体内形成三磷酸的形式后和胞嘧啶三核苷酸竞争性地掺入到 DNA 中,导致 DNA 和蛋白质的合成障碍,从而发挥抗肿瘤的作用。几十年来,5-aza-CdR 抗肿瘤机制的研究主要集中在几个方面,包括引起 DNA 损伤、抑癌基因 DNA 去甲基化作用以及染色质重塑等,本文主要就 5-aza-CdR 对胃癌治疗的机制及其进展加以综述。

一、5-aza-CdR 的分子结构

5-aza-CdR 是胞嘧啶类似物,由胞嘧啶环上第 5 位碳原子被氮原子取代而形成。这一结构特点导致了 5-aza-CdR 极其不稳定,在中性和碱性的环境下容易降解,其半衰期只有 4 小时左右。但是,5-aza-CdR 在酸性环境比如林格缓冲液中比较稳定,半衰期较长,在 25℃和 20℃的条件下分别为 65 小时和 94 小时。

二、5-aza-CdR 药物动力学

静脉注射后 5-aza-CdR 在人体内分布较好,血浆蛋白与其结合较少(<1%)。由于核苷转运体系的作用,5-aza-CdR 在细胞内外很快达到平衡。5-aza-CdR 在体内胞嘧啶脱氨酶的作用下很快脱氨生成尿嘧啶,所以血浆中 5-aza-CdR 的半衰期大概在 35 分钟。5-aza-CdR 可以通过血脑屏障,持续静脉注射后脑血浆中的浓度可达到血浆浓度的 27%~58%。胞嘧啶类似物首过消除很高,口服的效果不容乐观。据报道,口服时有生物活性的药物只能达到 9%~41%。5-aza-CdR 主要在肝脏脱氨代谢,除此之外也可在粒细胞、小肠上皮细胞以及血浆进行脱氨代谢[1]。

三、5-aza-CdR 的分子作用机制

1. **DNA 去甲基化作用**　5-aza-CdR 掺入到 DNA 后并不改变 DNA 的整体结构,但是嘧啶环上第 5 位氮原子不能被甲基化,所以 5-aza-CdR 掺入的 DNA 进行第 1 次复制时会出现半甲基化的 DNA 子链,在第 2 个循环就会出现完全去甲基化的子链。研究发现少量的 5-aza-CdR(5%)几乎可以使基因组完全去甲基化(85%~90%),但是这不能完全解释 5-aza-CdR 引起的 DNA 去甲基化作用,由此猜想 5-aza-CdR 可能还通过其他机制发生此作用。DNA 甲基转移酶(DNA methyltransferases,DNMTs)的发现解决了这一问题。DNMTs 的

作用是将甲基转移至胞嘧啶环而使胞嘧啶甲基化。目前已经确认 DNMTs 家族中起主要作用的有 DNMT1、DNMT3a 和 DNMT3b 三种，其中 DNMT1 主要是维持甲基化状态，DNMT3a 和 DNMT3b 则具有使未甲基化的 DNA 重新甲基化的作用。在哺乳类动物中，DNA 的甲基化主要发生在 CpG 双核苷酸序列的胞嘧啶上。在 DNA 复制的过程中，甲基化的 DNA 产生两个半甲基化的子链，DNMT1 倾向于识别半甲基化位点，所以甲基化的 CpG 位点在 DNA 复制后其互补链仍然被甲基化，而非甲基化的 CpG 则不能，因此 DNA 甲基化的信息复制后在其子代仍然可以保持。大量的研究已表明，5-aza-CdR 掺入 DNA 后可以和 DNMT1 形成不可逆的共价键结合，使 DNMT 的活性受到抑制，从而 DNA 甲基化无法维持。此外，5-aza-CdR 可以引起 DNMT1 的特异性降低，然而，最近发现在子宫内膜癌细胞株[2]、结肠癌细胞株，5-aza-CdR 分别通过下调 DNMT3b、DNMT3a 和 DNMT3b 引起 DNA 去甲基化。因此，5-aza-CdR 的去甲基化机制有待进一步深入了解。

2. 染色质重塑对组蛋白修饰的影响　组蛋白包括核心组蛋白 H2A、H2B、H3、H4 和连接组蛋白 H1，组蛋白可以发生多种修饰，包括乙酰化、甲基化、磷酸化、泛素化、糖基化等，其中研究较多的是甲基化、乙酰化和磷酸化。组蛋白甲基化主要发生在其 N 端的赖氨酸和精氨酸上，在组蛋白甲基化酶的作用下，某一氨基酸可以发生单甲基化、双甲基化以及三甲基化。组蛋白的甲基化可以调节基因转录。一般来讲，H3K9、H3K27、H4K20 甲基化会使染色质紧密而形成移染色质导致基因沉默，而 H3K4、H3K36、H3K79 的甲基化可以激活基因转录[3]。近年来研究表明组蛋白甲基化和 DNA 甲基化的关系非常密切：甲基结合蛋白(methyl-CpG-binding protein，MeCP2)、DNMT3a、DNMT1 都可以和 H3K9 甲基化有关的酶包括 SUV39H1、G9a、HP1 结合，促进 H3K9 的甲基化，抑制基因转录[4]；低剂量的组蛋白去乙酰化酶抑制剂 depsipeptide 长期使用可以引起 p16 DNA 去甲基化，而且这种去甲基化是由于 depsipeptide 抑制组蛋白 H3K9 二甲基化酶 G9A 和三甲基化酶 SUV39H1，从而抑制 H3K9 的甲基化，使招募至 p16 启动子区的 DNMT1 减少而致[5]。在拟南芥(arabicopsis)，中性粒细胞周围重复序列和转位因子 CpG 甲基化可以引起 H3K9 的二甲基化，而 CpG 甲基化丢失引起这些位点 H3K4 二甲基化[6]。

这些资料表明组蛋白甲基化和 DNA 甲基化相互作用、相互影响，共同调节基因转录。一方面，5-aza-CdR 可通过其 DNA 去甲基化作用影响甲基化基因的组蛋白甲基化状态；另一方面，5-aza-CdR 也可以引起非甲基化的 p14 启动子区 H3K4 的甲基化增加。因此，5-aza-CdR 可以通过染色体重塑而改变基因的表达，这种作用与其 DNA 甲基化状况无关。

除了甲基化外，组蛋白的乙酰化状态也影响染色质的结构。表达芯片技术检测结肠癌细胞系 HCT116 基因表达的变化，发现 5-aza-CdR 处理结肠癌细胞系基因表达的变化和 TSA 处理的细胞系基因表达变化相近，表明这两个药物的作用机制有共同之处[7]。原因可能是因为 5-aza-CdR 可以使 HDAC1 从甲基化的启动子区域释放，从而引起组蛋白乙酰化，染色质松弛，转录因子易于作用从而使基因表达增加。同样，在急性白血病细胞，5-aza-CdR 处理可以引起非甲基化的 p21 表达，此时 HDAC1 从启动子区域释放出来，H3 的乙酰化水平增加[8]。这些研究表明，除了甲基化，5-aza-CdR 还可改变组蛋白的乙酰化状态影响染色质结构，从而调控基因表达。

3. DNA 损伤作用　早先的研究认为，小剂量的 5-aza-CdR 主要通过其 DNA 去甲基化发挥抗肿瘤作用。然而后来的研究发现 5-aza-CdR 引起的细胞毒性也可能与其 DNA 去甲基化作用无关。现已表明，除了去甲基化作用外，5-aza-CdR 还可以通过其他机制发挥抗肿瘤作用，其中引起 DNA 损伤在抗肿瘤过程中发挥重要作用[9]。

这些作用包括：5-aza-CdR 代替胞嘧啶参与 DNA 后可阻滞 DNA 复制及 DNA 链延长[10]；5-aza-CdR 还可以引起 DNA 片段异常反复，结果导致局部 DNA 片段多拷贝，增加 DNA 重组、断裂及缺口出现的机会；5-aza-CdR 掺入到 DNA 后由于不稳定而降解或者 DNA 修复系统对异常碱基识别切除造成 DNA 损伤[10]。但是，5-aza-CdR 如何引起 DNA 损伤，到底引起何种 DNA 损伤尚有争议，早在 20 世纪 80 年代，就有报道认为 5-aza-CdR 引起单链 DNA 损伤[11]。然而，也有报道认为 5-aza-CdR 主要引起双链 DNA 损伤，这可能与 5-aza-CdR 使用的剂量以及细胞系不同有关。而且，在复制叉被打断的情况下，SSB 可以转变为 DSB。因此，深入研究 5-aza-CdR 如何引起细胞产生 DNA 损伤，即什么因素参与了 5-aza-CdR 引起的 DNA 损伤作用并引起何种 DNA 损伤，可为 5-aza-CdR 更好地适用于临床提供有益的理论依据。

四、5-aza-CdR 主要的抗肿瘤机制

甲基化异常与肿瘤的发生有密切的关系。肿瘤的异常甲基化主要表现在两个方面：一方面表现为全基因组的低甲基化致使异常的基因激活；另一方面就是启动子区域的局部高甲基化所致的基因失活。这些失活的基因包括抑癌基因、与 DNA 修复有关的基因以及调控细胞生长及分化的基因。在 5-aza-CdR 的作用下，这些由于 DNA 甲基化而失活的基因被重新激活而发挥抗肿瘤作用。此外，5-aza-CdR 还可直接引起 DNA 损伤而调节肿瘤细胞的生长。概括起来 5-aza-CdR 主要通过以下几个方面来影响肿瘤的生长，即引起细胞周期阻滞、促进肿瘤细胞凋亡、促进细胞分化等。

1. 调节细胞周期，抑制细胞增殖 细胞周期阻滞主要表现为细胞增殖受到抑制。细胞周期主要受 INK4 及 CIP/KIP 这两大家族的调节，其中研究较多的是 p16 和 p21。大量研究表明，5-aza-CdR 通过其 DNA 去甲基化作用激活 p16 的表达，阻滞细胞周期，并抑制细胞增殖。p21 是肿瘤抑制基因 p53 的重要下游因子，可通过 CDK4/cyclinD 引起 G1 阻滞以及 14-3-3-σ、GADD45、B99 引起 G2 阻滞。5-aza-CdR 通过去甲基化作用引起 p21 表达已有大量的报道。然而，后来的研究发现 5-aza-CdR 引起的 p21 表达并不是通过甲基化起作用。例如，在正常人成纤维细胞系，5-aza-CdR 处理可以引起非甲基化的 p21 表达增加[12]。研究表明，5-aza-CdR 处理肺癌细胞系可以引起非甲基化的 p21 表达增加，流式检测发现细胞 G2 期阻滞，细胞增殖受到抑制，表明 5-aza-CdR 可通过 DNA 甲基化外的机制抑制细胞增殖。综合上述研究，5-aza-CdR 可以通过去甲基化作用或者其他途径激活与细胞增殖有关的因子抑制细胞增殖，从而达到治疗肿瘤的目的。

2. 促进细胞凋亡 研究表明，5-aza-CdR 可影响与细胞凋亡有关的因子。apaf-1 缺陷黑色素瘤细胞对化学药物的刺激表现出明显的抵抗性，p53 激活不能诱导典型的细胞凋亡反应，但是给细胞转染 apaf-1 或者给予 5-aza-CdR 处理可以使细胞对凋亡刺激的反应增加[13]，表明 5-aza-CdR 可以影响细胞凋亡过程。深入研究发现，较低浓度（2. 5μmol/L）的 5-aza-CdR 处理可以使 apaf-1 和 caspase-9 表达，此时细胞并没有明显的凋亡出现。若同时转染了野生型 p53 腺病毒，apaf-1 和 caspase-9 显著增加，细胞内 PARP 活性剪切物出现，细胞出现明显的凋亡。究其原因，5-aza-CdR 单独处理时细胞内细胞色素 C 的水平无明显

变化，而 p53 可以明显增加胞质内细胞色素 C 的水平从而启动细胞内凋亡信号引起细胞凋亡[14]，表明 p53 在 5-aza-CdR 诱导的细胞凋亡过程中起关键作用。

除了 p53，5-aza-CdR 还可以和许多其他的化学治疗药物联合使用引起肿瘤细胞生长抑制，其中主要表现在细胞凋亡。早在 1995 年就有研究发现在离体的情况下 5-aza-CdR 和顺铂有协同作用，但其协同作用的机制并不清楚；5-aza-CdR 可以上调 caspase-9 和 apaf-1 的表达，但此时并不出现细胞凋亡，若 5-aza-CdR 与顺铂和紫杉醇共同作用则细胞出现明显凋亡[12]。由此推测 5-aza-CdR 可以通过上调 caspase-9 和 apaf-1 增加细胞对其他刺激的敏感性。5-aza-CdR 和组蛋白去乙酰化酶抑制剂联合使用在表观治疗方面具有非常重要的意义。研究发现，单独使用 TSA 不能激活高甲基化的 MLH1、TIMP3、CDKN2B 和 CDKN2A，5-aza-CdR 可以使其少量表达，但是两者联合使用可以使其表达大量增加[15]。在肺癌细胞系，低剂量的 5-aza-CdR 和组蛋白去乙酰化酶抑制剂 depsipeptide 都不能引起细胞发生明显的凋亡，但是预先给予细胞 5-aza-CdR 处理，后期和 depsipeptide 联合使用细胞凋亡明显增加。除此之外，其他细胞系包括乳腺癌[16]、白血病细胞[17]也发现类似的现象，由此表明 DNA 甲基化酶抑制剂和组蛋白去乙酰化酶抑制剂联合应用具有很好的使用前景。

3. 诱导肿瘤细胞分化 肿瘤细胞的分化程度直接决定肿瘤的预后，一般而言，分化低的肿瘤其恶性程度较高。分化治疗不是杀死肿瘤细胞，而是通过诱导肿瘤细胞向成熟阶段的细胞分化。大量研究已表明，5-aza-CdR 对细胞分化有明显的影响。5-aza-CdR 对培养的鼠胚胎细胞分化有明显的影响[18]；3T3 暴露于 5-aza-CdR 数天或者数周后能够发育成具有收缩功能的肌细胞以及生物化学上分化了的储脂细胞和软骨细胞[19]。究其原因，可能与去甲基化作用有关。10T1/2 细胞给予不同剂量的胞嘧啶类似物处理 24 小时后发现，5-aza-CdR、5-氟脱氧胞苷使 DNA 甲基化程度降低同时诱导肌细胞的生成，相反阿糖胞苷、6-氮杂胞苷无去甲基化作用也不能诱导肌细胞的形成，而 5-6-双氢胞苷(dH-aza-CR)诱导肌细胞的作用较弱，其去甲基化作用也弱，提示 DNA 甲基化在细胞分化过程中具有重要的作用[20]；在鼠成神经细胞瘤细胞系，0.1～1.0μmol/L 的 5-aza-CdR 可以引起细胞分化，神经功能标志物如乙酰胆碱酯酶活性、神经纤维生长水平明显增加，伴随着新合成的 DNA 明显低甲基化，在人类成神经细胞瘤细胞系、白血病细胞系 HL60 也存在类似的现象。DNA 去甲基化为什么会引起细胞分化，一种解释是一些与细胞分化有关的基因由于 DNA 去甲基而激活。然而，5-aza-CdR 处理导致 DNA 去甲基化在给药的早期(24～48 小时)就可以检测到，而单核细胞分化的标志 c-fos 和 c-fms 稳定增加出现较晚，表明 DNA 去甲基化可能是通过激活使单核细胞成熟的调节因素而不是直接诱导分化特异性基因表达而起作用。

五、5-氮-2′-脱氧胞苷对胃癌治疗的研究进展

1. 5-氮杂-2′-脱氧胞苷对胃癌 AGS 细胞 CHFR 基因去甲基化作用 DNA 甲基化是在 DNA 甲基转移酶作用下，基因组 5′CpG 二核苷酸胞嘧啶共价结合一个甲基基团，该甲基化 mCpG 与 DNA 甲基结合蛋白(MBP)结合或直接阻碍转录因子与 DNA 启动子序列结合，间接抑制基因表达[21]。抑癌基因启动子区 CpG 岛高度甲基化异常能够引起基因表达沉默，细胞增殖异常而导致恶性肿瘤的发生。DNA 甲基化不涉及 DNA 序列自身改变，这种改变是可逆的，通过消除肿瘤相关基因启动子区域甲基化状态，使被封闭的肿瘤基因重新获得表达，可抑制肿瘤生长，达到治疗肿瘤的目的。5-aza-CdR 与 DNA 结合后抑制 DNA 甲基转移

酶活性，从而逆转因启动子甲基化沉默的基因表达，在治疗肿瘤中起到重要作用。

CHFR 作为非特异性肿瘤抑制基因，在肿瘤组织中的表达因表观遗传学改变而沉默，用 5-aza-CdR 去除其启动子甲基化异常，逆转基因表达，使基因表达得以恢复。研究发现，在 AGS 细胞中，CHFR 基因启动子区呈现高甲基化状态，某些 CG 位点甲基化率高达 80%，mRNA 表达完全受到抑制；用 5-aza-CdR 处理 AGS 细胞后，其 CHFR 基因启动子区 CG 位点高甲基化状态得到逆转，表现为低甲基化状态，其 mRNA 表达恢复正常。研究表明，CHFR 基因启动子区 CpG 岛高甲基化与胃癌发病机制密切相关，AGS 细胞 CHFR 基因启动子甲基化异常可通过去甲基化制剂逆转，5-aza-CdR 针对肿瘤相关基因启动子区具有高效去甲基化作用，为胃癌的治疗提供了新思路。

2. 5-氮杂-2'-脱氧胞苷对胃癌 AGS 细胞增殖、凋亡的影响　抑癌基因启动子区 CpG 岛高度甲基化导致基因表达沉默，正常细胞失去调控呈恶性增殖而导致肿瘤发生[22]。由于 DNA 甲基化修饰不涉及 DNA 序列自身改变，这种改变是可逆的。通过逆转肿瘤相关基因启动子区域甲基化状态，使被沉默的肿瘤基因重获表达，从而抑制肿瘤生长，达到治疗肿瘤的目的[23]。5-aza-CdR 能抑制 DNA 甲基转移酶，从而逆转启动子甲基化沉默产生的基因表达，具有治疗肿瘤的前景[24,25]。研究显示，5-aza-CdR 可抑制 AGS 细胞增殖，随浓度升高其抑制作用增强。进一步研究发现，5-aza-CdR 使细胞生长停滞在 G0、G1 期，增加 AGS 细胞凋亡率。

死亡相关蛋白激酶(DAPK)基因编码产物为钙离子/钙调蛋白调节的丝氨酸/苏氨酸蛋白激酶[26]，属于细胞凋亡的正调控因子，可被多种因子如 γ 干扰素、TNF-α、转化生长因子 β 和 ERK 等激活[27]。目前研究表明，在 AGS 中 DAPK 基因启动子呈甲基化灭活状态，mRNA 及蛋白表达均完全缺失。5-aza-CdR 能逆转众多肿瘤细胞的抑癌基因，包括 p16 和 RASSF1A 等，这种去甲基化作用可稳定遗传[28]，说明其去甲基化作用不具有特异性，DAPK 可能是其作用的对象之一。因此 5-aza-CdR 抑制胃癌增殖并促进细胞凋亡作用并非自身细胞毒作用，可能与其对某些抑癌基因去甲基化作用并恢复表达有关，这种改变具有遗传性，在脱离 5-aza-CdR 后仍具有效应。

3. 5-氮杂-2'-脱氧胞苷联合曲古菌素 A 对人胃癌细胞株化疗敏感性的协同增强作用　对于无法施行根治性切除的进展期胃癌，其治疗原则是以化疗为主的综合治疗。化疗敏感性依赖于相关基因的正常表达，可经细胞凋亡、细胞周期、抑癌基因失活等多种途径调控，并直接决定着胃癌疗效和预后。表观遗传学改变(如启动子甲基化和组蛋白去乙酰化)是调控基因表达的重要手段，并可以由此干预细胞的重要生命活动，包括调节肿瘤细胞对化疗的敏感性。表遗传修饰剂如 DNMTI 或 HDACI 已成为重要的分子靶向药物，代表性药物为 5-aza-CdR 和曲古菌素 A(TSA)，已进行多项Ⅱ期、Ⅲ期临床试验，初步显示不良反应轻微，但对胃癌生长抑制并不明显。由于 5-aza-CdR 和 TSA 不良反应比传统化疗药物小得多，同时与化疗药物联合在临床中应用有可行性，而且二者在调控基因表达方面存在协同性。

研究发现 5-aza-CdR、TSA 联合对于增强胃癌 MKN-74 细胞的化疗敏感性具有协同作用。5-FU、PTX、OXA、SN38 与 GEM 作用机制完全不同，单独使用 TSA 或 5-aza-CdR 都只能与其中部分药物产生协同作用[29]，而当二者联合应用后，与全部 5 种药物均能产生协同作用，说明二者联合应用后化疗增敏谱更广，增敏作用更强，因此在胃癌治疗中，二者可与不同机制的多种抗癌药物联合应用，提高疗效。另外，对多种作用机制不同的化疗药物均耐药称为多药耐药(MDR),无论原发MDR还是继发MDR,均是胃癌化疗失败的主要原因,所以5-aza-CdR联合TSA将有望成为逆转MDR的新途径,在一线化疗失败后仍可尝试。

4. 5-氮杂-2′-脱氧胞苷联合紫杉醇对中分化胃腺癌细胞株SGC-7901的作用　胃癌的形成过程中包含两大机制,一是肿瘤细胞基因的变异,即遗传学的机制,肿瘤作为一种遗传学疾病在分子生物学领域已经得到证实;另一个是表观遗传学的机制,即DNA序列不变,但通过对碱基的修饰,导致基因表达水平的改变[31,32]。基因表达的主要修饰方式是表观遗传修饰,而CpG岛的甲基化是最常见的表观遗传修饰方式[33,34]。在胃癌的发生中,很多基因由于启动子区CpG岛的甲基化而表达沉默,导致肿瘤的发生。CpG是一段长约1kb的富含CpG和CpC序列的DNA结构,在正常细胞中,除了在失活的X染色体上的基因外,抑癌基因的CpG很少发生甲基化。现已发现在胃癌中原本未发生甲基化的一些抑癌基因部分或全部发生了甲基化,从而导致抑癌基因在mRNA水平及蛋白水平的表达缺失或减少。而5-aza-CdR作为DNA甲基转移酶抑制剂,通过与DNA甲基转移酶共价结合,降低酶的生物活性,能逆转甲基化效应,可防止甲基化CpG的突变,重新激活因甲基化抑制的基因。

紫杉醇是临床应用后证实的最有潜力的细胞毒药物之一[35],在单用或联合治疗晚期胃癌的早期临床试验中都显示出较好的疗效。正常情况下,微管蛋白和组成微管的微管蛋白二聚体存在动态平衡,紫杉醇可以使两者之间失去动态平衡,导致细胞在有丝分裂时不能形成纺锤体和纺锤丝,抑制细胞分裂和增殖,使癌细胞停止于G2期和M期,直至死亡,进而起到抗癌作用。此外,紫杉醇抑制有丝分裂所必需的微管网的正常动态再生,会防止正常的有丝分裂纺锤体的形成,导致染色体断裂并抑制细胞复制和移行。

选择5-氮杂-2′-脱氧胞苷联合紫杉醇二者联合作用于中分化胃腺癌细胞株SGC-7901的原因如下:一是二者的作用机制不同;第二是二者对癌细胞的阻滞周期不同,紫杉醇可使细胞阻滞于G2/M期,而5-aza-CdR可使细胞阻滞于S期;第三,从使用药物联合可抵抗药物耐受性的角度考虑,对于联合5-aza-CdR进行补充的抗肿瘤制剂是很有意义的,因具遗传毒性的药物有使基因突变的可能,因此选用不干预基因再活化的药物——紫杉醇是很有意义的。除此之外,选择紫杉醇与5-aza-CdR联合,是因为紫杉醇是目前治疗胃癌的化疗药物中对癌细胞抑制作用最强的药物之一。5-aza-CdR和紫杉醇或多西紫杉醇药物的联合在人类肺癌、肾癌的细胞株显示有巨大的抗肿瘤效应[36,37],强于单一用药对癌细胞的抑制效应,并且研究也显示5-aza-CdR与氟尿嘧啶、长春新碱以及多柔比星之间并无协同作用。

PTEN作为第一个具有磷酸酶活性的抑癌基因,位于染色体10q23,具有双特异性磷酸酶和脂质磷酸酶活性,通过其磷酸酶活性,去磷酸化癌基因蛋白和(或)其下游蛋白,抑制肿瘤的发生、发展。胃癌组织中也存在PTEN基因的突变缺失[38]和启动子的异常甲基化[39],沿正常胃组织、肠化生、不典型增生和胃癌的癌变过程,PTEN表达逐渐降低[40]。而E-cad,CDH-1是一个钙黏素超家族的典型基因,位于染色体16q22.1,编码的蛋白称为E-cad。它属于钙黏素家族中典型钙黏素亚族的一员。E-cad是一个跨膜糖蛋白,它广泛存在于各类上皮细胞中,是一种钙依赖性黏附分子,介导细胞间的黏附作用,在上皮的极性和完整性维持等方面起着重要作用。在肺癌、胃癌中[41],E-cad的CpG岛的超甲基化作用可以导致肿瘤细胞的浸润、转移明显增加。在胃癌组织中,E-cad正常表达率为41.3%,其与肿瘤分化程度、浸润深度、淋巴结转移、肿瘤分期以及胃癌细胞的分化程度相关。随着胃癌进展,E-cad表达异常增加,将导致肿瘤细胞间黏附性下降,肿瘤细胞脱离原发部位,出现浸润和转移,影响肿瘤预后。因此研究两种药物对胃癌细胞中这两种与肿瘤浸润和转移有关的基因的作用是很有意义的。

研究表明 5-aza-CdR 和紫杉醇联合后对人类中低分化胃癌有强大的抗肿瘤效应，并且强于药物单一作用。5-aza-CdR 可以抑制抑癌基因 PTEN 和 E-cad 的再活化，而紫杉醇不能，但是能促进 5-aza-CdR 这种核苷类似物对基因的活化作用。这两种药物的联合，可以为临床胃癌患者的化疗提供一定的依据。

5. 5-氮杂-2′-脱氧胞苷诱导 E-cadherin 基因去甲基化对胃癌细胞增殖、侵袭能力的影响　E-cadherin 基因位于人染色体 16q22.1 区，全长 100Kb，由 16 个外显子及 15 个内含子组成。该基因编码一类依赖钙的跨膜糖蛋白(E-cadherin 蛋白)，由 723～748 个氨基酸组成，分子量为 80～124kD，其分子结构分为跨膜区、胞膜内及胞膜外三个区：氨基末端位于细胞膜外，是 Ca^{2+} 的结合位点；羟基末端位于细胞质内，由 α、β、γ 三个亚单位(catenins，连环蛋白)及其他一些连接蛋白组成。胞内区包含一个高度保守的结构域，通过羧基末端与连环蛋白分子形成一种黏着复合体，再与细胞骨架的肌动蛋白结合，形成 E-cadherin 介导的黏附系统，在上皮细胞间发挥重要的黏附作用和信号转导功能[42]。

E-cadherin 广泛分布于非神经上皮细胞中。近年来国外学者研究了 E-cadherin 在人类正常上皮组织和肿瘤组织中的表达，发现在正常上皮中 E-cadherin 总是均匀稳定地在细胞边缘区呈强阳性表达，而在大多数肿瘤组织中相对于正常组织显示低表达，不均匀性表达，甚至显示表达缺如，并且表达强度往往随着肿瘤分化程度下降而下降。E-cadherin 的功能主要是维持细胞间正常连接和上皮细胞极性，同时参与细胞内信号传导。E-cadherin 的异常表达可导致位于胞质的 E-cadherin/catenin 复合物分解，释放的 β-catenin 由胞质中转移至细胞核，结合 Tcf/Lef 因子，从而激活与细胞增殖和肿瘤生长有关的基因(如 c-myc 基因、cyclinD1 基因)的表达[43]。同时，E-cadherin 表达减少或功能障碍时，导致细胞间黏附功能下降，致使肿瘤细胞从原发灶脱落以及侵袭、转移能力增强。

近年来，E-cadherin 在很多方面得到研究。E-cadherin 在大多数人类肿瘤中表达下调，并且与肿瘤的分化程度和转移明显相关，分化差或者发生远处转移的肿瘤表达低甚至缺失，而 E-cadherin 表达位置的改变(即从细胞膜转移到细胞质)也可以提高肿瘤的侵袭性[44]。Shino 等[45]用免疫组化技术分析 121 例胃癌患者的 E-cadherin 表达，发现胃癌组织有 32.2%(39/121)为不正常表达(28 例表达下调和 11 例表达缺失)，且表达与分化程度密切相关，分化型表达率为 76.8%，未分化型为 58.5%($P<0.05$)。有腹腔播散者表达异常率明显高于无腹腔播散者($P<0.01$)，并认为 E-cadherin 异常表达可能是癌细胞脱落转移的重要条件。另有研究表明，正常胃黏膜、轻度不典型增生、重度不典型增生，肠型化生、早期胃癌组织中 E-cadherin 表达逐渐减弱，细胞增殖活性逐渐增强。Jawharin 等[46]研究发现异型增生胃黏膜 E-cadherin 异常表达高达 21%，认为细胞间黏附降低是胃癌发展过程中的早期变化，可能是发生在 E-cadherin 基因水平上的异常，是发展成恶性程度较高、浸润生长的分子学基础。

5-氮杂-2′-脱氧胞苷可通过抑制 DNMT 使甲基化基因去甲基化而重新表达，是一种特异性的 DNA 甲基转移酶抑制剂。国内研究证实，5-氮杂-2′-脱氧胞苷能使已经发生甲基化的肿瘤抑制基因 E-cadherin 去甲基化而重新转录和表达，并且与 5-氮杂-2′-脱氧胞苷的浓度呈正相关。另外，国内外在利用 5-氮杂-2′-脱氧胞苷逆转肺癌、乳腺癌等相关抑癌基因启动子甲基化状态的研究中，也表明了5-氮杂-2′-脱氧胞苷可有效地抑制肿瘤的生长，特别是在白血病的治疗中取得了一定的成效。

实验表明E-cadherin基因甲基化以后，基因表达明显下调，予以5-aza-CdR后，E-cadherin基因甲基化状态被逆转，E-cadherin基因mRNA表达出现上调，说明5-aza-CdR可逆转E-cadherin基因甲基化状态。通过MSP检测，胃癌MKN-45细胞中E-cadherin基因既有甲基化条带，也有非甲基化条带，出现这种情况可能是由于胃癌MKN-45细胞一部分癌细胞发生甲基化，而另一部分癌细胞无甲基化发生，即甲基化和非甲基化共存。经5-aza-CdR作用后，E-cadherin基因甲基化条带明显变浅，同时非甲基化条带加深，表明E-cadherin基因在5-aza-CdR的作用下甲基化向非甲基化状态逆转。研究结果提示了E-cadherin基因与胃癌侵袭性密切相关，而去甲基化作用使胃癌细胞侵袭力下降，也提示启动子甲基化是胃癌的侵袭发展中一重要机制。在针对E-cadherin基因对胃癌细胞增殖和凋亡能力改变的研究中，发现给予5-aza-CdR去甲基化处理后的细胞生长率明显减缓，封闭72小时后细胞生长抑制率达到33.56%（30μmol/L处理组），且在一定浓度范围内随处理浓度升高其生长抑制率也升高，反映出细胞增殖能力下降；通过TUNEL法检测发现5-aza-CdR去甲基化处理后，胃癌细胞株MKN-45明显发生凋亡，可以认为5-aza-CdR介导的去甲基化作用逆转了E-cadherin基因启动子甲基化状态，从而使该基因恢复表达，发挥了诱导细胞凋亡的作用，从而影响肿瘤的生长。

综上所述，E-cadherin基因是通过维持细胞极性和介导细胞间黏附作用来抑制恶性肿瘤的发生发展，当基因启动子区域异常甲基化，导致E-cadherin基因失活，也直接导致了包括胃癌在内的恶性肿瘤细胞的恶性增殖与侵袭转移。5-氮杂-2′-脱氧胞苷是近几年出现的并未广泛应用于临床肿瘤各领域的一种甲基转移酶抑制剂，它可以逆转基因启动子甲基化状态，从而使转录受抑基因重新获得表达或者表达上调。目前关于E-cadherin基因启动子甲基化在恶性肿瘤的实验研究取得了较大进展，为今后的广泛临床应用奠定了一定的实验基础。

6. 5-氮杂-2′-脱氧胞苷与5-氟尿嘧啶的协同抗胃癌作用　细胞凋亡（apoptosis），即细胞程序化死亡（programmed cell death, PCD），是一种参与了生物体许多过程的细胞去除机制，是由基因编程调控的细胞主动自杀过程。目前对凋亡机制的研究发现，细胞凋亡分为caspase依赖和非caspase依赖两部分。而caspase依赖性凋亡包括由caspases-8介导的外源性（死亡受体）信号通路以及由caspases-9启动的内源性（线粒体）标准凋亡路径[47,48]。5-aza-CdR时间依赖性地促进了AGS及BGC-823细胞凋亡，但两者的凋亡通路存在差异。AGS细胞凋亡是由caspases-9所启动，从而激活了下游caspase-3的活性。而在BGC-823细胞中，5-aza-CdR可能是通过激活凋亡诱导因子[49,50]而启动caspase非依赖性的凋亡信号通路。

研究表明，5-aza-CdR可以有效地抑制胃癌细胞的生长，但在不同的肿瘤细胞株中，其抗癌活性有所差异。鉴于5-aza-CdR的抑制AGS细胞生长活力及诱导凋亡作用方面明显强于BGC-823细胞，我们有理由相信在胃癌细胞中，不同细胞株的p53基因表型可决定5-aza-CdR对肿瘤细胞的敏感性，即野生型p53细胞株AGS优于p53突变细胞株BGC-823细胞。Valdez等[51]的实验结论表明，p53基因的抑制可显著影响野生型p53白血病细胞对5-aza-CdR的敏感性。因此，我们认为在AGS细胞中，5-aza-CdR有效地募集了p53蛋白的乙酰化及磷酸化，进一步启动下游信号通路如细胞周期蛋白 p21、p16 及 p73 等，从而破坏细胞 DNA 修复机制而诱导细胞发生凋亡。随着 5-aza-CdR 抗癌机制研究的日益深入，国内外研究者们发现，除了其促凋亡机制外，其还可掺入细胞 DNA 中与 DNA 甲基转移酶之间形成共价内收。这种内收最终导致 DNA 甲基转移酶的耗尽，使高甲基化沉默的基因恢复表达[52]。因此，在突变型 BGC-823 细胞中，5-aza-CdR 的抑癌活性可能涉及细胞 DNA 的损伤及对甲基转移酶(DNMTs)的抑制。

7. 5-氮杂-2'-脱氧胞苷对胃癌细胞中 HLA-C 表达的影响 人白细胞抗原(human leukocyte antigen，HLA-C) iv 类分子在人类多种肿瘤中广泛存在失表达或低表达现象，体现了肿瘤细胞针对 HLA 分子具有向 T 细胞呈递免疫原性多肽这一作用而选择的一种逃避机制。肿瘤细胞中 HLA-iv 类分子低表达的机制有多种：HLA-iv 类分子完全失表达、等位基因选择性失表达、多位点低表达和等位基因选择性低表达。除了遗传基因的改变，为数不多的研究[53,54]发现一些肿瘤中 HLA 基因也存在表遗传的改变。

HLA-iv 类分子在内源性抗原被呈递给 CTL 细胞供其杀伤途径中发挥至关重要的作用，因此肿瘤抗原呈递也依赖于其的正常表达。但是在肾癌、前列腺癌、胃癌、结肠癌和睾丸癌等癌中人们发现其存在低表达或失表达[55]，这种异常表达可发生在基因水平、转录水平或转录后水平，并与肿瘤的浸润和转移相关联。

遗传学和表遗传学改变均可引起原癌基因活化和抑癌基因失活。基因启动子区域 CpG 岛的甲基化将导致该基因沉默，这在肿瘤基因表达的调控中非常普遍，但这是否与 HLA-iv 类分子的表达受抑有关尚不清楚。有实验观察到 HLA 位点表现出高甲基化，这种高甲基化不仅与其表达下调相一致，且具有位点特异性。有研究利用 MSP 技术对 BGC 823 细胞中 HLA-C 位点启动子区域甲基化状态进行了分析，结果显示该位点存在 CpG 岛甲基化，并且这种甲基化可被去甲基化药物 5-aza-CdR 处理所逆转。目前已知参与 DNA 甲基化的酶有 DNMT1、DNMT3a、DNMT3b。DNMT1 主要是维持基因组中 DNA 的甲基化状态，DNMT3a 和 DNMT3b 主要参与未甲基化 DNA 重新甲基化[56]。RT-PCR 的结果显示，5-aza-CdR 处理 BGC 823 细胞后，对甲基化起主要作用的 DNMT1 表达显著被抑制，表明上述过程可能是借助 5-aza-CdR 抑制 DNMTs 活性而实现。

5-aza-CdR 作为一种去甲基化试剂，可以改变 DNA 中胞嘧啶的甲基化状态[57]。用它处理一个食管癌细胞系可以使其 HLA-B 基因去甲基化并重新表达，表明 DNA 甲基化导致了该细胞系中 mRNA 的失活。在人类黑色素瘤中 DNA 去甲基化试剂可以显著增强 HLA-iv 类抗原的表达[58]。

并不是所有实验都支持甲基化导致 HLA 基因失活的假设。使黑色素瘤 DNA 低甲基化从而其激活 HLA Ⅰ类抗原表达上调的分子机制并不具有 HLA-iv 位点特异性[59]。iv 类分子基因的一个基础水平的甲基化可能是维持基因转录活性所必需的。对神经母细胞瘤的研究[59]发现，一个可修正 HLA 基因甲基化的 MEMO-1 位点的丢失会导致 HLA-iv 部分位点的低甲基化，并使这些基因的表达水平降低，暗示过低或过高的甲基化水平都会导致 HLA-iv 基因表达的抑制，这似乎可解释用 5-aza-CdR 处理 MSR3-mel 细胞后，HLA-iv 类分子所恢复到的表达水平并非希望的那么高。从另一角度看，HLA 位点的高甲基化和基因表达受抑也可能体现肿瘤细胞在其发展过程中为对抗 CTL 的抗肿瘤反应而采取的一种便利途径。

细胞表面 HLA-iv 类抗原复合物的表达受许多因素的控制，包括相关基因的正常转录、翻译，复合体各组分正常组装、运送，加工分子正常行使其功能等，任何一个环节异常都可造成该复合物表达的异常。加之肿瘤细胞具有异质性[60]，虽已证实 DNA 甲基化是调控基因转录的重要机制之一，但对 HLA-iv 类基因异常表达的调控途径可能是多样化的。

8. 5-氮杂-2′-脱氧胞苷对顺铂耐药胃癌 SGC-7901 细胞 14-3-3σ 基因甲基化的影响　启动子区域 CpG 岛高甲基化导致抑癌基因失活，不仅直接参与恶性肿瘤的发生、发展，也与其对多种抗肿瘤药物的耐药性高度相关[61]；而 DNA 异常的甲基化抑制相关基因的表达是可逆的，即可以应用甲基化抑制物诱导因甲基化失活的基因重新表达[62]。作为 14-3-3 家族蛋白的一员，14-3-3σ 通过与多种配体蛋白结合参与多种细胞活动。其失活时，导致其下游信号通路失调，引起肿瘤的发生，被认为具有肿瘤抑制活性[63]。最近有研究[64-66]表明 CpG 岛甲基化引起的 14-3-3σ 基因沉默，在多种恶性肿瘤中都有发生。

肿瘤细胞对抗癌药物的耐药，是导致肿瘤化疗失败最常见的原因。深入研究肿瘤细胞对其产生耐药的分子生物学机制，有着重要的理论与实际应用意义。

14-3-3σ 被认为是一种抑癌基因，直接参与人类肿瘤的形成与发展[67]。最近研究[64-66]表明 CpG 岛甲基化引起的 14-3-3σ 基因沉默，在许多实体肿瘤，甚至在血液恶性肿瘤中都有发生；分别用免疫组织化学和 MSP 法检测 14-3-3σ 蛋白表达与 CpG 岛甲基化水平，发现该蛋白的异常表达与 CpG 岛甲基化有密切的关联。研究发现：对终浓度为 1000μg/L 顺铂耐药的 SGC-7901/CDDP 细胞，14-3-3σ 基因启动子区域发生了 CpG 岛高度甲基化，且使其基因沉默，无法表达相应蛋白，发挥正常的抑癌功能。

通常 DNA 甲基化是一种发生在位于基因启动子和第一外显子区域的 CpG 二核苷酸上对胞嘧啶的共价修饰，基因启动子区的 CpG 岛发生异常甲基化可导致基因转录沉默，使重要基因如抑癌基因、细胞周期调节基因、凋亡基因等表达极度降低或不表达，从而也促进了肿瘤细胞的形成。研究中经过终浓度为 5、10μmol/L 特异性甲基化抑制物 5-aza-CdR 处理后，发现 14-3-3σ 蛋白重新表达，强烈地提示 14-3-3σ 表达沉默是超甲基化引起的。

大量的研究表明，14-3-3σ 蛋白在控制细胞周期、修复 DNA 损伤及促细胞分化等方面具有广泛的生理功能，在肿瘤的发生、发展以及预后等方面发挥重要作用[68]。研究发现对终浓度为 1000μg/L 顺铂耐药的 SGC-7901/CDDP 细胞存在 14-3-3σ 基因的超甲基化以及表达沉默；而经过终浓度为 5、10μmol/L 特异性甲基化抑制物 5-aza-CdR 处理后，伴随着 14-3-3σ 蛋白重新表达，细胞不同程度地发生顺铂耐药的逆转，表现在出现不同程度的细胞活性抑制、在 G0/G1 期出现阻滞以及凋亡率明显增加等，提示顺铂的抗肿瘤作用机制至少部分依赖于 14-3-3σ 蛋白正常存在。研究结果为进一步阐明顺铂的抗肿瘤作用机制以及耐药分子机制提供了新的思路。

9. 5-氮杂-2′-脱氧胞苷及曲古抑菌素 A（TSA）对人胃癌 SGC-7901 细胞生长及 CHFR 基因表达水平的影响　胃癌的发生发展是一个多因素、多阶段、多基因异常表达的累积过程。近年来，随着表观遗传学的发展，人们逐渐认识到肿瘤的发生是遗传学和表观遗传学两大机制共同作用的结果[69]。表观遗传学是指在细胞分裂增殖过程中，不改变 DNA 序列而影响相关基因的表达，并且这种改变还能通过有丝分裂和减数分裂进行遗传。表观遗传改变主要包括 DNA 甲基化、组蛋白乙酰、基因组印迹、染色体重塑等。DNA 甲基化是表观遗传学的重要内容，并且已经证实在某些情况下 DNA 甲基化是抑癌基因失活的唯一机制[70,71]。启动子区 CpG 岛高甲基化导致肿瘤相关基因表达沉默，两者呈负相关，其机制尚未完全明确。组蛋白修饰主要包括乙酰化和去乙酰化、甲基化和去甲基化、磷酸化和去磷酸化等。一般认为组蛋白氨基末端赖氨酸残基的高乙酰化与基因转录激活有关，低乙酰化与基因沉默或抑制相关。

在进行胃癌细胞株的实验中发现，经去乙酰化抑制剂曲古抑菌素干预后，胃癌细胞组蛋白乙酰化水平升高，基因表达上调。CHFR 是 Scolnick 和 Halazonetis 于 2000 年发现的一种在人类癌症中灭活的新的细胞周期检查点基因，同时也是十分重要的抑癌基因，定位在染色体 12q24.3，其编码产物为 664 个氨基酸的蛋白质[72]。CHFR 能抑制 G2 期细胞进入 M 期，从而延迟细胞分裂。细胞在应激状态时，CHFR 能激活 PIK1D 的泛素化并使其分解，进而下调 Cdc25 磷酸化的活性，延迟染色体凝集和中心体分离，阻止细胞于有丝分裂前期，进而抑制肿瘤的生长[73,74]。胃癌早期即已发现 CHFR 基因启动子异常甲基化，这也是导致其在胃癌中失活的主要机制[75,76]。研究发现 CHFR 在食管癌、肺癌、乳腺癌、喉癌等肿瘤中呈低表达或缺失[77,78]。Hu 等[79]的研究显示，CHFR 基因还与胃癌的分级和淋巴结转移有密切联系，提示 CHFR 基因异常甲基化可作为胃癌肿瘤大小和分化程度的有效分子标志物。

甲基化改变具有可逆性，其可逆性的特征为临床抗肿瘤治疗提供新的治疗途径，应用去甲基化药物、组蛋白去乙酰化酶抑制剂 TSA 和 DNA 甲基转移酶抑制剂可使一些重要基因发生去甲基化，恢复正常功能[80]。DNA 甲基转移酶抑制剂 5-aza-CdR 是胞苷类似物，通过与 DNA 甲基转移酶共价结合，降低 DNA 甲基转移酶的生物活性，从而降低甲基化水平[81]。研究显示经 5-aza-CdR 处理后，能恢复 CHFR 基因的 G2-M 检查点的功能。5-aza-CdR 已被美国 FDA 批准应用于骨髓增生异常综合征和慢性骨髓单核细胞性白血病的治疗[82,83]。

研究表明 5-aza-CdC 和（或）TSA 均能抑制人胃癌 SGC-7901 细胞生长，提高 CHFR 基因 mRNA 和蛋白表达水平，两药联合比单药作用明显增加，这一结果为胃癌的去甲基化治疗提供了新思路，也为临床胃癌患者的化疗方案提供了理论依据。

（魏子白　周雨峡）

参考文献

[1] Stewart DJ, Issa JP, Kurzrock R, et al. Decitabine effect on tumor global DNA methylation and other parameters in a phase I trial in refractory solid tumors and lymphomas. Clin Cancer Res, 2009,15(11):3881-3888.

[2] Cui M, Wen Z, Chen J, et al. 5-Aza-2′-deoxycytidine is a potent inhibitor of DNA methyltransferase 3B and induces apoptosis in human endometrial cancer cell lines with the up-regulation of hMLH1. Med Oncol, 2010,27(2):278-285.

[3] Martin C, Zhang Y. The diverse functions of histone lysine methylation. Nat Rev Mol Cell Biol, 2005,6(11):838-849.

[4] Smallwood A, Esteve PO, Pradhan S, et al. Functional cooperation between HP1 and DNMT1 mediates gene silencing. Genes Dev, 2007,21(10):1169-1178.

[5] Wu LP, Wang X, Li L, et al. Histone deacetylase inhibitor depsipeptide activates silenced genes through decreasing both CpG and H3K9 methylation on the promoter. Mol Cell Biol, 2008,28(10):3219-3235.

[6] Tariq M, Saze H, Probst AV, et al. Erasure of CpG methylation in Arabidopsis alters patterns of histone H3 methylation in heterochromatin. Proc Natl Acad Sci U S A, 2003,100(15):8823-8827.

[7] Fang JY, Chen YX, Lu J, et al. Epigenetic modification regulates both expression of tumor-associated genes and cell cycle progressing in human colon cancer cell lines: Colo-320 and SW1116. Cell Res, 2004, 14(3):217-226.

[8] Scott SA, Dong WF, Ichinohasama R, et al. 5-Aza-2′-deoxycytidine (decitabine) can relieve p21WAF1 repression in human acute myeloid leukemia by a mechanism involving release of histone deacetylase 1 (HDAC1) without requiring p21WAF1 promoter demethylation. Leuk Res, 2006,30(1):69-76.

[9] Chai G, Li L, Zhou W, et al. HDAC inhibitors act with 5-aza-2′-deoxycytidine to inhibit cell proliferation by suppressing removal of incorporated abases in lung cancer cells. PLoS One, 2008,3(6):e2445.

[10] Stresemann C, Lyko F. Modes of action of the DNA methyltransferase inhibitors azacytidine and decitabine. Int J Cancer, 2008,123(1):8-13.

[11] Pinto A, Zagonel V. 5-Aza-2′-deoxycytidine (Decitabine) and 5-azacytidine in the treatment of acute myeloid leukemias and myelodysplastic syndromes: past, present and future trends. Leukemia, 1993,7 (Suppl 1):51-60.

[12] Gomyo Y, Sasaki J, Branch C, et al. 5-aza-2′-deoxycytidine upregulates caspase-9 expression cooperating with p53-induced apoptosis in human lung cancer cells. Oncogene, 2004,23(40):6779-6787.

[13] Soengas MS, Capodieci P, Polsky D, et al. Inactivation of the apoptosis effector Apaf-1 in malignant melanoma. Nature, 2001,409(6817):207-211.

[14] Young JI, Smith JR. DNA methyltransferase inhibition in normal human fibroblasts induces a p21-dependent cell cycle withdrawal. J Biol Chem, 2001,276(22):19610-19616.

[15] Meng CF, Zhu XJ, Peng G, et al. Promoter histone H3 lysine 9 di-methylation is associated with DNA methylation and aberrant expression of p16 in gastric cancer cells. Oncol Rep, 2009,22(5):1221-1227.

[16] Osanai M, Murata M, Chiba H, et al. Epigenetic silencing of claudin-6 promotes anchorage-independent growth of breast carcinoma cells. Cancer Sci, 2007,98(10):1557-1562.

[17] Liu S, Klisovic RB, Vukosavljevic T, et al. Targeting AML1/ETO-histone deacetylase repressor complex: a novel mechanism for valproic acid-mediated gene expression and cellular differentiation in AML1/ETO-positive acute myeloid leukemia cells. J Pharmacol Exp Ther, 2007,321(3):953-960.

[18] Placzek MR, Chung IM, Macedo HM, et al. Stem cell bioprocessing: fundamentals and principles. J R Soc Interface, 2009,6(32):209-232.

[19] Yauk CL, Polyzos A, Rowan-Carroll A, et al. Tandem repeat mutation, global DNA methylation, and regulation of DNA methyltransferases in cultured mouse embryonic fibroblast cells chronically exposed to chemicals with different modes of action. Environ Mol Mutagen, 2008,49(1):26-35.

[20] Nakatsuka R, Nozaki T, Uemura Y, et al. 5-Aza-2′-deoxycytidine treatment induces skeletal myogenic differentiation of mouse dental pulp stem cells. Arch Oral Biol, 2010,55(5):350-357.

[21] Rebollo R, Horard B, Hubert B, et al. Jumping genes and epigenetics: Towards new species. Gene, 2010,454(1-2):1-7.

[22] Jovanovic J, Ronneberg JA, Tost J, et al. The epigenetics of breast cancer. Mol Oncol, 2010,4(3): 242-254.

[23] Gehring M, Reik W, Henikoff S. DNA demethylation by DNA repair. Trends Genet, 2009,25(2): 82-90.

[24] Mossman D, Kim KT, Scott RJ. Demethylation by 5-aza-2′-deoxycytidine in colorectal cancer cells targets genomic DNA whilst promoter CpG island methylation persists. BMC Cancer, 2010,10:366.

[25] Mirza S, Sharma G, Pandya P, et al. Demethylating agent 5-aza-2-deoxycytidine enhances susceptibility of breast cancer cells to anticancer agents. Mol Cell Biochem, 2010,342(1-2):101-109.

[26] Michie AM, McCaig AM, Nakagawa R, et al. Death-associated protein kinase (DAPK) and signal transduction: regulation in cancer. FEBS J, 2010,277(1):74-80.

[27] Lin Y, Hupp TR, Stevens C. Death-associated protein kinase (DAPK) and signal transduction: additional roles beyond cell death. FEBS J, 2010,277(1):48-57.

[28] Kagey JD, Kapoor-Vazirani P, McCabe MT, et al. Long-term stability of demethylation after transient exposure to 5-aza-2′-deoxycytidine correlates with sustained RNA polymerase Ⅱ occupancy. Mol Cancer Res, 2010,8(7):1048-1059.

[29] Kanda T, Tada M, Imazeki F, et al. 5-aza-2′-deoxycytidine sensitizes hepatoma and pancreatic cancer cell lines. Oncol Rep, 2005,14(4):975-979.

[30] Feinberg AP, Tycko B. The history of cancer epigenetics. Nat Rev Cancer, 2004,4(2):143-153.

[31] Esteller M. Cancer epigenetics: DNA methylation and chromatin alterations in human cancer. Adv Exp Med Biol, 2003,532:39-49.

[32] Jones PA. Epigenetics in carcinogenesis and cancer prevention. Ann N Y Acad Sci, 2003,983:213-219.

[33] Esteller M. CpG island hypermethylation and tumor suppressor genes: a booming present, a brighter future. Oncogene, 2002,21(35):5427-5440.

[34] Baylin S, Bestor TH. Altered methylation patterns in cancer cell genomes: cause or consequence. Cancer Cell, 2002,1(4):299-305.

[35] Hill BT, Whelan RD, Shellard SA, et al. Differential cytotoxic effects of docetaxel in a range of mammalian tumor cell lines and certain drug resistant sublines in vitro. Invest New Drugs, 1994,12(3):169-182.

[36] Hurtubise A, Momparler RL. Evaluation of antineoplastic action of 5-aza-2′-deoxycytidine (Dacogen) and docetaxel (Taxotere) on human breast, lung and prostate carcinoma cell lines. Anticancer Drugs, 2004,15(2):161-167.

[37] Shang D, Ito N, Kamoto T, et al. Demethylating agent 5-aza-2′-deoxycytidine enhances susceptibility of renal cell carcinoma to paclitaxel. Urology, 2007,69(5):1007-1012.

[38] Byun DS, Cho K, Ryu BK, et al. Frequent monoallelic deletion of PTEN and its reciprocal association with PIK3CA amplification in gastric carcinoma. Int J Cancer, 2003,104(3):318-327.

[39] Kang YH, Lee HS, Kim WH. Promoter methylation and silencing of PTEN in gastric carcinoma. Lab Invest, 2002,82(3):285-291.

[40] Yang L, Kuang LG, Zheng HC, et al. PTEN encoding product: a marker for tumorigenesis and progression of gastric carcinoma. World J Gastroenterol, 2003,9(1):35-39.

[41] Zhang KL, Sun Y, Li Y, et al. Increased frequency of CpG island methylator phenotype and CDH1 methylation in a gastric cancer high-risk region of china. Transl Oncol, 2008,1(1):28-35.

[42] Mareel M, Leroy A. Clinical, cellular, and molecular aspects of cancer invasion. Physiol Rev, 2003,83(2):337-376.

[43] Saydam O, Shen Y, Wurdinger T, et al. Down-regulated microRNA-200a in meningiomas promotes tumor growth by reducing E-cadherin and activating the Wnt/beta-catenin signaling pathway. Mol Cell Biol, 2009,29(21):5923-5940.

[44] Hori H, Fujimori T, Fujii S, et al. Evaluation of tumor cell dissociation as a predictive marker of lymph node metastasis in submucosal invasive colorectal carcinoma. Dis Colon Rectum, 2005,48(5):938-945.

[45] Christofori G, Semb H. The role of the cell-adhesion molecule E-cadherin as a tumour-suppressor gene. Trends Biochem Sci, 1999,24(2):73-76.

[46] Jawhari A, Jordan S, Poole S, et al. Abnormal immunoreactivity of the E-cadherin-catenin complex in gastric carcinoma: relationship with patient survival. Gastroenterology, 1997,112(1):46-54.

[47] Wurstle ML, Laussmann MA, Rehm M. The central role of initiator caspase-9 in apoptosis signal transduction and the regulation of its activation and activity on the apoptosome. Exp Cell Res, 2012, 318(11):1213-1220.

[48] Estaquier J, Vallette F, Vayssiere JL, et al. The mitochondrial pathways of apoptosis. Adv Exp Med Biol, 2012,942:157-183.

[49] Khan M, Zheng B, Yi F, et al. Pseudolaric Acid B induces caspase-dependent and caspase-independent apoptosis in u87 glioblastoma cells. Evid Based Complement Alternat Med, 2012,2012:957568.

[50] Nieto M, Samper E, Fraga MF, et al. The absence of p53 is critical for the induction of apoptosis by 5-aza-2′-deoxycytidine. Oncogene, 2004,23(3):735-743.

[51] Valdez BC, Li Y, Murray D, et al. 5-Aza-2′-deoxycytidine sensitizes busulfan-resistant myeloid leukemia cells by regulating expression of genes involved in cell cycle checkpoint and apoptosis. Leuk Res, 2010,34(3):364-372.

[52] Daskalakis M, Blagitko-Dorfs N, Hackanson B. Decitabine. Recent Results Cancer Res, 2010,184:131-157.

[53] Serrano A, Tanzarella S, Lionello I, et al. Rexpression of HLA class I antigens and restoration of antigen-specific CTL response in melanoma cells following 5-aza-2′-deoxycytidine treatment. Int J Cancer, 2001,94(2):243-251.

[54] Sers C, Kuner R, Falk CS, et al. Down-regulation of HLA Class I and NKG2D ligands through a concerted action of MAPK and DNA methyltransferases in colorectal cancer cells. Int J Cancer, 2009,125(7):1626-1639.

[55] Seliger B, Cabrera T, Garrido F, et al. HLA class I antigen abnormalities and immune escape by malignant cells. Semin Cancer Biol, 2002,12(1):3-13.

[56] 樊红，许军，吴守伟，等. DNMT1 siRNA稳定表达载体的构建及其沉默效率的评价. 中华医学遗传学杂志，2005,22(2):142-145.

[57] 缪珑昇，相加庆，张亚伟，等. 食管鳞癌中hMLH1、E-cadherin、p16INK4a基因启动子甲基化及其意义. 中国癌症杂志，2009,19(5):340-346.

[58] Mora-Garcia ML, Duenas-Gonzalez A, Hernandez-Montes J, et al. Up-regulation of HLA class-I antigen expression and antigen-specific CTL response in cervical cancer cells by the demethylating agent hydralazine and the histone deacetylase inhibitor valproic acid. J Transl Med, 2006,4:55.

[59] Gasparollo A, Coral S, Ciullo M, et al. Unbalanced expression of HLA-A and -B antigens: a specific feature of cutaneous melanoma and other non-hemopoietic malignancies reverted by IFN-gamma. Int J Cancer, 2001,91(4):500-507.

[60] Shiina T, Hosomichi K, Inoko H, et al. The HLA genomic loci map: expression, interaction, diversity and disease. J Hum Genet, 2009,54(1):15-39.

[61] Pfeifer GP, Rauch TA. DNA methylation patterns in lung carcinomas. Semin Cancer Biol, 2009,19(3):181-187.

[62] Kristensen LS, Nielsen HM, Hansen LL. Epigenetics and cancer treatment. Eur J Pharmacol, 2009, 625(1-3):131-142.

[63] Horie-Inoue K, Inoue S. Epigenetic and proteolytic inactivation of 14-3-3sigma in breast and prostate cancers. Semin Cancer Biol, 2006,16(3):235-239.

[64] Liu S, Howell P, Ren S, et al. The 14-3-3sigma gene promoter is methylated in both human melano-

cytes and melanoma. BMC Cancer, 2009,9:162.

[65] Lal G, Padmanabha L, Provenzano M, et al. Regulation of 14-3-3sigma expression in human thyroid carcinoma is epigenetically regulated by aberrant cytosine methylation. Cancer Lett, 2008,267(1):165-174.

[66] Zhu F, Xia X, Liu B, et al. IKKalpha shields 14-3-3sigma, a G(2)/M cell cycle checkpoint gene, from hypermethylation, preventing its silencing. Mol Cell, 2007,27(2):214-227.

[67] Morrison DK. The 14-3-3 proteins: integrators of diverse signaling cues that impact cell fate and cancer development. Trends Cell Biol, 2009,19(1):16-23.

[68] Hermeking H. The 14-3-3 cancer connection. Nat Rev Cancer, 2003,3(12):931-943.

[69] Herman JG. Epigenetic changes in cancer and preneoplasia. Cold Spring Harb Symp Quant Biol, 2005, 70:329-333.

[70] Palii SS, Robertson KD. Epigenetic control of tumor suppression. Crit Rev Eukaryot Gene Expr, 2007, 17(4):295-316.

[71] Chan SL, Cui Y, van HA, et al. The tumor suppressor Wnt inhibitory factor 1 is frequently methylated in nasopharyngeal and esophageal carcinomas. Lab Invest, 2007,87(7):644-650.

[72] Scolnick DM, Halazonetis TD. Chfr defines a mitotic stress checkpoint that delays entry into metaphase. Nature, 2000,406(6794):430-435.

[73] Kulis M, Esteller M. DNA methylation and cancer. Adv Genet, 2010,70:27-56.

[74] Stavridi ES, Huyen Y, Loreto IR, et al. Crystal structure of the FHA domain of the Chfr mitotic checkpoint protein and its complex with tungstate. Structure, 2002,10(7):891-899.

[75] Kantarjian H, Oki Y, Garcia-Manero G, et al. Results of a randomized study of 3 schedules of low-dose decitabine in higher-risk myelodysplastic syndrome and chronic myelomonocytic leukemia. Blood, 2007,109(1):52-57.

[76] Hiraki M, Kitajima Y, Sato S, et al. Aberrant gene methylation in the peritoneal fluid is a risk factor predicting peritoneal recurrence in gastric cancer. World J Gastroenterol, 2010,16(3):330-338.

[77] Shibata Y, Haruki N, Kuwabara Y, et al. Chfr expression is downregulated by CpG island hypermethylation in esophageal cancer. Carcinogenesis, 2002,23(10):1695-1699.

[78] Privette LM, Gonzalez ME, Ding L, et al. Altered expression of the early mitotic checkpoint protein, CHFR, in breast cancers: implications for tumor suppression. Cancer Res, 2007,67(13):6064-6074.

[79] Hu SL, Huang DB, Sun YB, et al. Pathobiologic implications of methylation and expression status of Runx3 and CHFR genes in gastric cancer. Med Oncol, 2011,28(2):447-454.

[80] Koga Y, Kitajima Y, Miyoshi A, et al. The significance of aberrant CHFR methylation for clinical response to microtubule inhibitors in gastric cancer. J Gastroenterol, 2006,41(2):133-139.

[81] Hu SL, Kong XY, Cheng ZD, et al. Promoter methylation of p16, Runx3, DAPK and CHFR genes is frequent in gastric carcinoma. Tumori, 2010,96(5):726-733.

[82] Mossman D, Kim KT, Scott RJ. Demethylation by 5-aza-2′-deoxycytidine in colorectal cancer cells targets genomic DNA whilst promoter CpG island methylation persists. BMC Cancer, 2010,10:366.

[83] Yang AS, Doshi KD, Choi SW, et al. DNA methylation changes after 5-aza-2′-deoxycytidine therapy in patients with leukemia. Cancer Res, 2006,66(10):5495-5503.

第五章

共聚焦激光显微内镜在胃肿瘤检漏中的应用

消化道肿瘤的早发现、早治疗能为患者的预后及生活质量带来极大的改善。对于肿瘤及其癌前改变的筛检是有效防治的关键一步。染色内镜、高分辨率内镜和放大内镜、NBI、自发荧光成像等技术为观察黏膜病变提供了更多方法。然而，对于病灶的有效活检是获得组织学依据的必要环节，也始终是明确诊断的金标准。

最近的一项技术使得共聚焦显微镜与传统内镜相结合。这就是共聚焦激光显微内镜(confocal laser endomicroscopy，CLE)。CLE的出现和临床应用使我们在内镜检查过程中能够对消化道黏膜层进行实时“光学活检”，从而对胃肠道进行在体组织病理学成像。这一技术使得同时进行病灶大体形态观察及显微结构观察成为可能。

一、CLE设备及对比剂

目前应用于临床的CLE由两种不同的结构组成：一种是成像设备整合在普通内镜的前端，从而成为专用的CLE(integrated CLE，iCLE)。以宾得开发的系统为例，该内镜采集的共聚焦显微图像是不连续的单张图像，采集速率随图像分辨率改变。当采用1024×512像素时，采样速度为每秒1.6帧；当采用1024×1024像素时，采样速度为每秒0.8帧。CLE扫描深度0～250μm，因此仅能观察上皮层及黏膜固有层。这种构成的CLE分辨率较高，但由于内镜头端整合了复杂的共聚焦装置，导致内镜综合物理性能受到制约，操作轻便性不如普通内镜。另一种是探头式CLE(probe-based CLE，pCLE)，代表产品为MKT Cellvizio。这种小探头共聚焦内镜包括激光共聚焦主机、探头及相关控制显像设备，其探头具有不同的长度及直径，以便通过各种类型内镜的钳道。目前已有适合胃镜、肠镜、十二指肠镜、小肠镜、支气管镜及超声内镜穿刺针等多种探头问世。其每秒采集约12帧图像，经处理后可生成连续动态的视频，虽图像分辨率不如上述iCLE，但操作更为简便，更易于获得黏膜表面的共聚焦显微图像。

CLE最常使用的对比剂是10%荧光素钠(fluorescein sodium)和0.05%吖啶黄(acriflavine)。两者的给药方式和作用特点等各不相同。荧光素钠于检查前3分钟静脉推注，随血流迅速分布到身体各个部位，包括黏膜全层，但不能进入细胞核。采用荧光素钠作为对比剂时更注重观察腺体结构与血管形态，而难以辨认细胞核形态。吖啶黄直接喷洒于黏膜表面，可清楚显示细胞核形态，这有助于低级别上皮内瘤变与高级别上皮内瘤变及癌的鉴别。由于吖啶黄采用的是表面喷洒，其分布深度为100μm，不能覆盖CLE可扫描的全部深度。此外亦有研究使用异硫氰酸荧光素(FITC)标记葡聚糖以及吲哚菁绿等。

二、CLE 的应用与发展

CLE 问世 10 年来,在消化道疾病的诊断与鉴别中的应用价值已得到大量临床资料的证实。近年来 pCLE 的出现使其应用领域拓展至包括胆胰管、小肠在内的全消化道以及呼吸道、泌尿道等器官。这项技术一方面使得内镜操作者可以实时采集组织学图像,在内镜检查的同时对胃肠道黏膜进行"虚拟活检",实时提供原本只有病理检查方可提供的组织图像;另一方面,CLE 可以为靶向活检提供定位,从而提高病理学诊断的准确性。

三、CLE 在胃部疾病诊断及胃肿瘤检漏中的应用

临床上内镜检查诊断是基于宏观形态学判断,而大体形态与病变性质经常存在差异。一个并不起眼的糜烂灶可能实际已是浸润性癌,看似是低级别上皮内瘤变的病灶可能已发展为高级别上皮内瘤变,疑诊高级别上皮内瘤变的病灶手术病理却已是浸润性癌,表面皱襞稍肥厚水肿的胃可能已是广泛浸润的皮革胃。WHO 指出在活检病理中应用上皮内瘤变这一名称并不排除同时存在浸润癌的可能。因此,对胃部病灶进行多方面综合判断及临床随访是非常必要的。CLE 是一项将内镜与组织病理学检查相结合的现代高科技诊断方法,可以在一定程度上弥补普通胃镜仅能做大体观察的局限。它相当于无创的虚拟活检,可使操作医师根据显微图像评估黏膜的异型性,预判病灶的实际性质,而其无创性使其可以在体对病灶进行全面细致的评估。另外,CLE 可指导更准确的活检,为明确诊断提供新思路和新方法。尤其是对于疑似肿瘤病灶的性质明确中,可以做到更多位点的观察和更加有的放矢的活检。

将 CLE 所得的"虚拟活检"图像与传统病理学关联起来,是 CLE 诊断的先决条件。已有多篇报道探讨不同病灶性质的 CLE 图像特征。较为广泛应用的 CLE 诊断标准是将胃黏膜分为正常胃黏膜、炎性化生性病变、上皮内瘤变和癌。Liu H 等进行了 CLE 下胃黏膜微血管形态的研究,并将其分为 3 类:Ⅰ型:微血管数目增多,粗细不等,排列不规则;Ⅱ型:微血管数目减少,排列不规则;Ⅲ型:规则排列的微血管网,呈蜂窝状或线圈状,沿胃小凹排列,其中Ⅲ型为正常胃黏膜,Ⅰ型为分化型腺癌,Ⅱ型为未分化型腺癌。进一步细化的诊断标准则可通过对腺体结构、细胞形态和血管结构三方面进行评价,将 CLE 观察的胃黏膜上皮内瘤变进一步分为低级别和高级别。在胃部疾病的诊断与鉴别中,尤其是胃部肿瘤的检漏中,CLE 可以通过显微图像的观察,对病灶的性质作出判断,甚至对胃癌的组织学分化程度作出准确的判断,从而指导临床决策(图 3-5-1)。CLE 引导的靶向活检可有效提高早期胃癌的诊断水平,减少因活检组织不足或部位选择欠理想而造成的肿瘤漏诊(图 3-5-2)。

由于 CLE 的观察常常局限于很小的区域内,且其扫描深度仅能涵盖黏膜表层,因此需要综合常规内镜宏观形态学,作出综合评估。必要时可考虑结合其他检查方法,如使用超声内镜或增强 CT 等手段评价病灶浸润的深度及是否伴有转移,提示病灶是否存在黏膜下等浸润表现,从而更好地鉴别浸润性癌。另外,对于 CLE 的操作者,需要较好的病理学基础,接受系统的培训,积累足够的 CLE 读片经验及辨认模糊不清和扭曲图像的能力。由于 CLE 的图像为横切面观察,与传统的纵切面病理切片不同,且均为灰阶图像,这些都在一定程度上增加了 CLE 的应用和推广的难度。

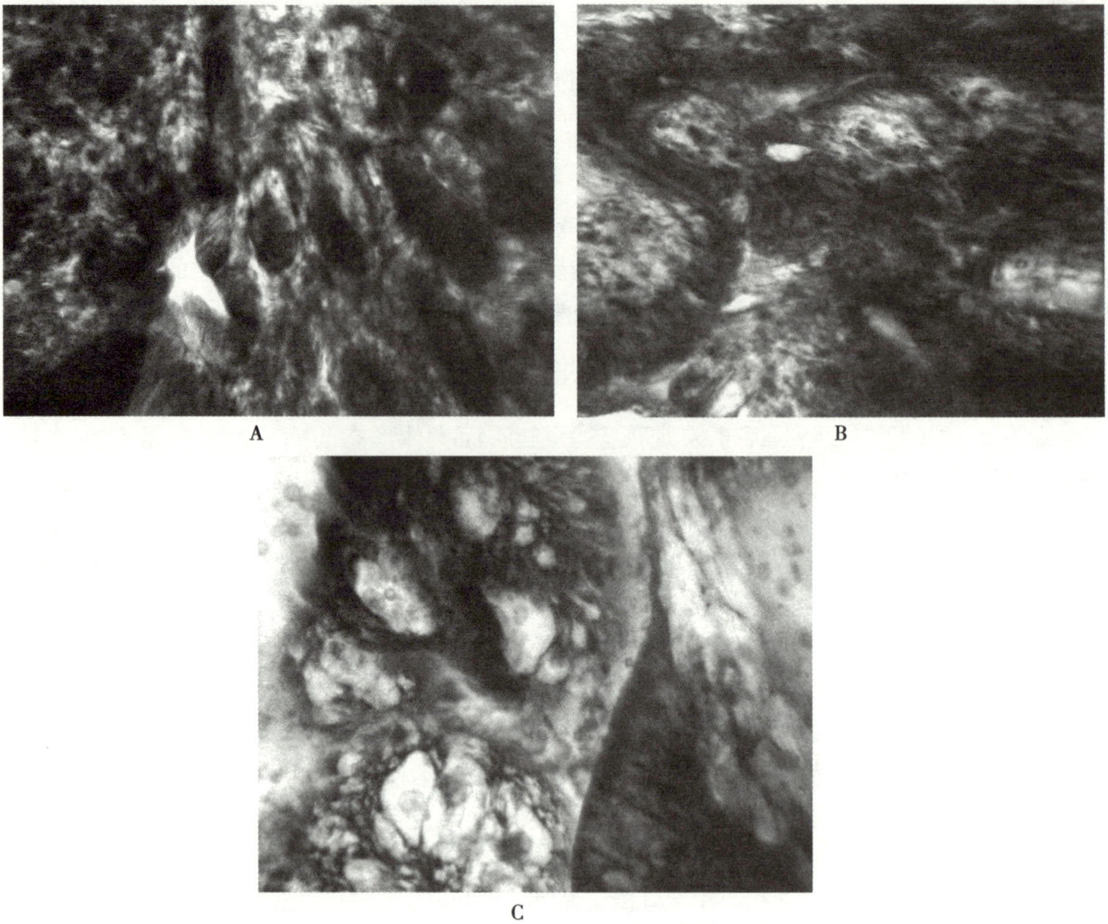

A　　　　B

C

图 3-5-1　CLE 鉴别不同分化类型的胃癌

A. 异型腺体排列紧密，腺腔高度不规则，腺上皮厚薄不整，符合中高分化腺癌　B. 异型腺体腺腔扭曲、大小不等，腺上皮增厚，部分异型上皮呈小腺管及条索样增殖，符合低分化腺癌表现　C. 正常胃腺体完全被高度异型的肿瘤腺体取代，肿瘤腺体部分共壁，排列紊乱，腺上皮细胞大而不规则，部分伴有黏液形成，符合低分化腺癌伴印戒细胞癌

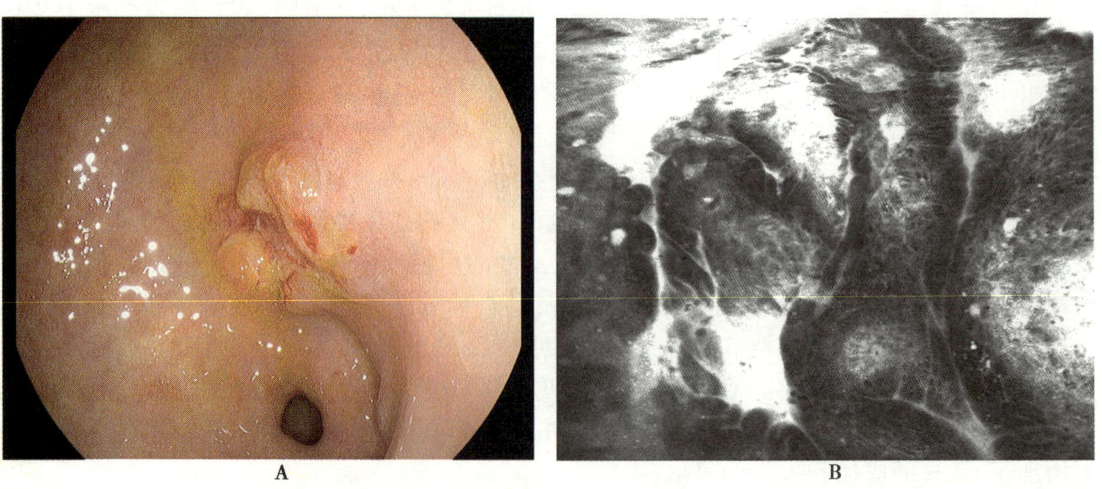

A　　　　B

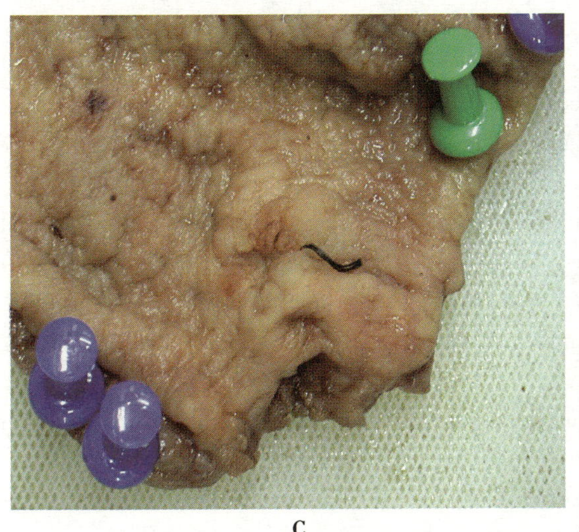

C

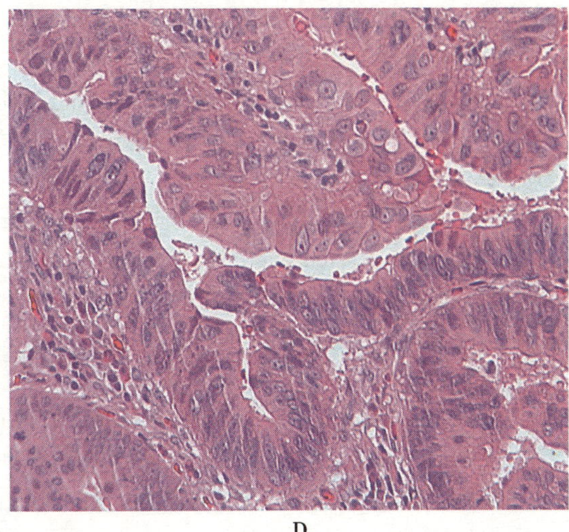

D

图 3-5-2 CLE 诊断早期胃癌

患者，男性，52 岁。多次胃镜检查均示胃窦溃疡、增生、糜烂，病理始终为中度异型增生。服用抗溃疡药物后，并未见溃疡、糜烂病灶明显好转，临床怀疑恶性病灶可能。A. 胃窦小弯侧可见一处浅表隆起凹陷性病灶；B. CLE 图像中见病变处腺体粗大异型、排列紊乱，考虑为分化型胃癌；C. 手术标本；D. 最终病理诊断为高分化腺癌，局限于黏膜肌层

综上所述，CLE 凭借其高分辨率实时虚拟病理显像的特点在胃黏膜病灶鉴别中可以发挥重要的作用。在对于疑似胃肿瘤病灶的检漏工作中，CLE 等先进检查技术的应用将更有利于临床医师获得全面综合的病情评估，提高早期胃癌的诊断水平。

（吴　巍　綦盛健　吴云林）

参 考 文 献

[1] Sakashita M，Inoue H，Kashida H，et al. Virtual histology of colorectal lesions using lasers-canning confocal microscopy. Endoscopy，2003，35(12)：1033-1038.

[2] Goetz M，Hoffman A，Galle PR，et al. Confocal laser endoscopy：new approach to the early diagnosis of tumors of the esophagus and stomach. Future Oncol，2006，2(4)：469-476.

[3] Becker V，Vercauteren T，von Weyhern CH，et al. High-resolution miniprobe-based confocal microscopy in combination with video mosaicing (with video). Gastrointest Endosc，2007，66(5)：1001-1007.

[4] Zhang JN，Li YQ，Zhao YA，et al. Classification of gastric pit patterns by confocal endomicroscopy. Gastrointest Endosc，2008，67(6)：843-853.

[5] Kiesslich R，Goetz M，Vieth M，et al. Confocal laser endomicroscopy. Gastrointest Endosc Clin N Am，2005，15(4)：715-731.

[6] Hoffman A，Goetz M，Vieth M，et al. Confocal laser endomicroscopy：technical status and current indications. Endoscopy，2006，38(12)：1275-1283.

[7] Nguyen NQ，Leong RW. Current application of confocal endomicroscopy in gastrointestinal disorders. J Gastroenterol Hepatol，2008，23(10)：1483-1491.

[8] Li WB，Zuo XL，Zuo F，et al. Characterization and identification of gastric hyperplastic polyps and adenomas by confocal laser endomicroscopy. Surg Endosc，2010，24(3)：517-524.

[9] Hurlstone DP, Brown S. Techniques for targeting screening in ulcerative colitis. Postgrad Med J, 2007, 83(981):451-460.

[10] Gheorghe C, Iacob R, Becheanu G, et al. Confocal endomicroscopy for in vivo microscopicanalysis of upper gastrointestinal tract premalignant and malignant lesions. J Gastrointestin Liver Dis, 2008, 17(1):95-100.

[11] Li Z, Yu T, Zuo XL, et al. Confocal laser endomicroscopy for in vivo diagnosis of gastric intraepithelial neoplasia: a feasibility study. Gastrointest Endosc, 2010, 72(6):1146-1153.

[12] Liu H, Li YQ, Yu T, et al. Confocal endomicroscopy for in vivo detection of microvascular architecture in normal and malignant lesions of upper gastrointestinal tract. J Gastroenterol Hepatol, 2008, 23(1):56-61.

[13] Inamoto K, Kouzai K, Ueeda T, et al. CT virtual endoscopy of the stomach: comparison study with gastric fiberscopy. Abdom Imaging, 2005, 30(4):473-479.

[14] Liu C, Li CQ, Zuo XL, et al. Confocal laser endomicroscopy for the diagnosis of colorectal cancer in vivo. J Dig Dis, 2013, 14(5):259-265.

[15] 于中麟. 上消化道疾病诊断标准//于中麟. 消化内镜诊断. 北京:人民军医出版社,2009:27-39.

[16] 吴云林,吴巍. 这就是早期胃癌——提高内镜下胃癌识别能力的有效方法//刘建,刘新光. 消化癌症新视野. 北京:化学工业出版社,2011:79-85.

第六章 前列腺癌内分泌治疗新进展

前列腺癌(prostate cancer,PC)是男性泌尿系统常见的恶性肿瘤,其发病率有明显的地理和种族差异。以大洋洲地区最高,亚洲及北非地区较低。世界范围内,前列腺癌发病率在男性所有恶性肿瘤中位居第二。在美国前列腺癌的发病率已经超过肺癌,成为第一位危害男性健康的肿瘤。亚洲前列腺癌的发病率远远低于欧美国家,但近年来呈现上升趋势。据我国卫生部门预测,10 年后上海市前列腺癌发病率在男性恶性肿瘤中的排行将晋升至前三位。

前列腺癌患者主要是老年男性,新诊断患者中位年龄为 72 岁,高峰年龄为 75～79 岁。就其致病因素而言,引起前列腺癌的危险因素尚未完全明确,但是其中一些已经被公认。主要包括遗传因素及外源性因素。目前,许多有关基因多态性和前列腺癌遗传易感性的研究正在进行中,这将为解释前列腺癌的发生提供遗传学证据。外源性因素会影响从潜伏型前列腺癌到临床型前列腺癌的进程。但目前这些因素的确认仍然在讨论中,高动物脂肪饮食是其中一个重要的危险因素。其他可能的危险因素包括缺乏运动、木脂素类和异黄酮的低摄入、过多摄入腌肉制品等。阳光暴露与前列腺癌发病率呈负相关,阳光可增加维生素 D 的水平,可能因此成为前列腺癌的保护因子。在前列腺癌低发的亚洲地区,绿茶的饮用量相对较高,绿茶可能为前列腺癌的预防因子。

前列腺癌一般发展较慢,多在晚期才出现症状。治疗上对早期患者可采用根治性前列腺切除术或放射治疗,同时前列腺癌是一种激素依赖的肿瘤,因此,内分泌治疗(hormonal therapy,HT)是目前 PC 尤其是中晚期前列腺癌治疗的主要手段。

1941 年 Huggins 等首先报道了去势和注射雌激素在转移性前列腺癌患者中的益处。随后的研究证实前列腺癌细胞广泛表达雄激素受体,且依赖于雄激素而生长。前列腺癌的内分泌治疗已由早期的姑息治疗手段,发展成为临床治疗的主要手段,适应范围扩大。但一线内分泌治疗后无效的前列腺癌却是临床目前面临的难题。下面就前列腺癌内分泌治疗的进展做一综述。

一、内分泌治疗的机制和基本途径

雄激素包括睾酮(testosterone,T)、雄烯二酮(androstenedione,A2)及脱氢表雄酮 (dehydroepiandrosterone,DHEA),其中以睾酮活性最强。雄激素的产生及作用主要有 4 个环节:①下丘脑弓状核细胞分泌黄体生成素释放激素(luteinizing hormone releasing hormone,LHRH),LHRH 进入垂体血液循环作用于腺垂体性腺受体。②腺垂体在 LHRH 的刺激下脉冲式产生和释放黄体生成素（luteinizing hormone，LH）及卵泡刺激素（follicle stimulating hormone，FSH），FSH 和 LH 作用于睾丸间质细胞。③睾丸及肾上腺细胞以胆固醇为前体分别合成睾酮、雄烯二酮和脱氢表雄酮。前列腺皮质产生的雄烯二酮和脱氢表雄酮活性较弱，需在前列腺组织内转化成睾酮。血浆睾酮中 90%～95%来源于睾丸 Leydig 细胞，其余来源于肾上腺皮质的束状带和网状带。④在前列腺组织内，睾酮由 5α-还原酶转变成双氢睾酮（dihydrotestosterone，DHT），睾酮或双氢睾酮与前列腺细胞的雄激素受体（androgen receptor，AR）结合，促进前列腺细胞的生长，维持前列腺的结构和功能。其中，DHT 在前列腺组织中的浓度高于睾酮，且与雄激素受体结合的能力高出 4～5 倍。

雄激素的反馈调节：下丘脑和垂体对激素反馈非常敏感，主要接受负反馈调节。当雌激素或睾酮水平上升时，可抑制下丘脑及腺垂体释放 LHRH 及 LH，从而使雄激素产生减少。

基于上述理论，通过阻断雄激素的产生及作用途径，增强负反馈调节，均可降低雄激素对正常前列腺细胞及前列腺癌细胞的作用，从而达到内分泌治疗的目的。目前常用的方法包括睾丸切除术，黄体生成素释放激素类似物（luteinizing hormone releasing hormone agonists，LHRH-a）及 LHRH 拮抗剂，雌激素及其类似物，抗雄激素药物，5α-还原酶抑制剂等。其中，前三者可以将血清雄激素水平降低至去势水平，统称去势治疗（castration）。后两者不作为单一治疗，常与其他方法联用。

1. **去势治疗**　去势治疗的目的是减少或消除人体内雄激素的分泌，从而抑制前列腺癌细胞的增长。一般认为，血清睾酮降低到治疗前基线值的 5%～15%即可达到去势水平。去势疗法包括手术去势和药物去势。

（1）手术去势：手术去势是去势治疗的标准之一，手术操作简单。由于手术去势的主要缺点在于对患者造成负面的心理影响，因此随着等效的药物去势的出现，其应用范围越来越小。但是，由于睾丸切除可以在最短的时间内使睾酮达到去势水平，因此对骨转移病灶导致急性脊髓压迫的患者，可以作为应急治疗，从而尽快缓解症状。

（2）药物去势：药物去势是指在不切除睾丸的前提下，通过使用药物使睾酮浓度达到去势水平，从而抑制前列腺癌细胞的增长，包括 LHRH-a 以及 LHRH 拮抗剂。LHRH-a 已成为内分泌治疗的标准方法之一。

LHRH-a 的作用机制：①持续刺激腺垂体，下调 LHRH 受体，抑制 LHRH 对垂体产生 LH 的激动；②刺激垂体分泌 LH 和 FSH，升高睾酮水平，通过负反馈调节下调 LH。LHRH-a 由人工合成，目前临床常用的有：戈舍瑞林（goserelin），曲普瑞林（triptorelin）和亮丙瑞林（leuprorelin）。各种 LHRH-a 疗效相同，在注射 LHRH-a 后几周时可达到去势水平。需注意的是 LHRH-a 具有“闪耀”现象（the flare-up phenomenon），即在初次注射后血清睾酮会出现两倍升高，23 天时最明显，持续约 20 天[1]，使得患者病情加剧。因此开始治疗当日应同时应用抗雄激素药物 2～4 周，以对抗“闪耀”现象[2]。而对于不能耐受“闪耀”现象的患者，如已有骨转移脊髓压迫者，应慎用 LHRH-a，需选择手术去势以迅速降低睾酮水平。

雌激素及其类似药物：雌激素是经典的内分泌治疗方法之一，具有多方面的作用，通过负反馈调节下调 LHRH 及 LH 的分泌，减少睾酮的产生，可以与睾酮竞争雄激素受体，抑制睾酮对前列腺细胞的作用，对前列腺癌细胞具有直接毒性，促进前列腺癌细胞凋亡。己烯雌酚（diethylstilbestrol，DES）是临床最常用的雌激素。中国泌尿外科疾病诊断治疗指南[3]指出：己烯雌酚 1mg、3mg 或 5mg/d 可以达到与去势相同的效果，但心血管方面的不良反应明显增加，因此建议同时应用低剂量华法林及阿司匹林以进行预防。

多项随机研究对各种单一激素治疗方法进行比较后认为，睾丸切除术、LHRH-a 及 DES 的疗效基本相同。

2. 抗雄激素药物治疗 抗雄激素治疗是运用抗雄激素药物阻断或减少雄激素的作用。抗雄激素药物可与 DHT 及睾酮竞争性结合前列腺细胞雄激素受体，从而阻断雄激素对前列腺细胞的作用[4]。

目前常用的抗雄激素药物主要有两类：一类是类固醇类药物，其代表为醋酸环丙孕酮(cyproterone acetate，CPA)及醋酸甲地孕酮(megestrol acetate)，另一类是非类固醇药物临床常用的有比卡鲁胺(bicalutamide)、尼鲁米特(nilutamide)和氟他胺(flutamide)。其中类固醇类药物还具有孕激素及糖皮质激素活性。类固醇类药物由于不能完全抑制雄激素水平，在临床上极少单用，而非类固醇类药物在临床上可以用于联合雄激素阻断及去势治疗失败后的挽救治疗。

3. 其他内分泌治疗药物 其他前列腺癌的内分泌药物包括：①5α-还原酶抑制：如非那雄胺；②细胞色素 P450 依赖抑制剂：如酮康唑、螺内酯等；③糖皮质激素。上述药物缺乏大样本随机临床试验的证据，故尚无法评估其临床疗效。同时因其大多有某些严重并发症，往往限制其临床使用。在二线治疗时，才选择性使用上述药物。

目前，前列腺癌内分泌治疗的方案包括：①单纯去势(手术或药物去势)；②雄激素剥夺治疗(ADT)；③间歇性雄激素剥夺治疗(IAD)；④根治性治疗前新辅助内分泌治疗(NHT)；⑤辅助内分泌治疗等。

二、临床治疗策略新进展

1. 新的激素治疗 去势抵抗性前列腺癌(CRPC)既往被称为“激素难治性前列腺癌”或“激素非依赖性前列腺癌”，最新的研究显示去势后前列腺的进展仍然依靠雄激素受体(AR)信号通路。CRPC 对二线激素治疗仍然有效，目前很多研究都加强了对性腺外雄激素的抑制和 AR 抑制剂的研究。

(1)阿比特龙(abiraterone，AA)：阿比特龙是一种口服的针对细胞色素 P45017A1 高选择性且不可逆的抑制剂，能抑制 17-a 羟化酶和 C17，20-裂解酶，进而阻滞雄激素，延缓前列腺癌进展[5-8]。

Ⅰ/Ⅱ期临床试验研究显示 AA 单用或联合泼尼松对于既往接受过化疗或者未化疗的 CRPC 患者都有明显的抗肿瘤活性[9-14]。Johann S. de Bono 等[15]在 2011 年 5 月新英格兰杂志发表了一项大型Ⅲ期临床试验的研究结果，该研究入组 1195 例接受过多西紫杉醇治疗的转移性去势抵抗性前列腺癌(mCRPC)患者，按照 2∶1 的比例随机给予阿比特龙联合泼尼松(AA 组，797 例)或安慰剂联合泼尼松(安慰剂组，398 例)治疗。结果显示对于多西紫杉醇治疗后的 mCRPC 患者，AA 联合泼尼松可以显著改善至 PSA 进展时间(TTPP)、放射学 PFS(rPFS)以及 PSA 缓解率(图 3-6-1)。

盐皮质激素相关的不良反应以 AA 组较为明显，如水肿(30.5% vs 22.3%)和低血钾(17.1% vs 8.4%)，但 3～4 级低血钾(3.8% vs 0.8%)和高血压(1.3% vs 0.3%)的发生率均较低。两组肝功能异常的发生率分别是 10.4%和 8.1%，心功能异常的发生率分别是 12.5%和 9.4%。该研究结果表明，阿比特龙是一种真正新的治疗前列腺癌的药物，尤其是

Table 3. Secondary End Points.*

Variable	Abiraterone Acetate (N=797)	Placebo (N=398)	Hazard Ratio (95% CI)	P Value
Time to PSA progression (mo)	10.2	6.6	0.58 (0.46–0.73)	<0.001
Progression-free survival according to radiographic evidence (mo)	5.6	3.6	0.67 (0.59–0.78)	<0.001
PSA response rate (%)				
Total	38.0	10.1		<0.001
Confirmed response on the basis of the PSA concentration	29.1	5.5		<0.001
Objective response on the basis of imaging studies	14.0	2.8		<0.001

* PSA denotes prostate-specific antigen.

图 3-6-1 AA 联合泼尼松治疗 PC 结果[15]

对于晚期转移性前列腺癌患者在经过化疗后的一种新的治疗方法。FDA 已经批准阿比特龙用于多西紫杉醇治疗失败伴转移 CRPC 患者的治疗。

(2)enzalutamide(MDV3100):enzalutamide 过去称为 MDV3100,是一种小分子 AR 拮抗剂,用于雄激素受体过度表达的 PC 治疗,基础研究证实可阻止细胞内的 DNA 转位和 DNA 聚合,并且无激动剂的活性[16,17]。I/Ⅱ期临床试验证明 enzalutamide 可降低 CRPC 患者的 PSA 水平,未经化疗者 PSA 有效率为 62%,多西紫杉醇化疗后的患者 PSA 有效率为 51%[18-20]。Howard I 等[21]于 2012 年 8 月新英格兰杂志发表一项Ⅲ期临床试验,1199 例多西紫杉醇治疗后的 CRPC 患者随机接受 enzalutamide(800 例)或安慰剂(399 例)治疗,接受 enzalutamide 治疗的患者的中位生存期为 18.4 个月,相比之下安慰剂组为 13.6 个月。此项Ⅲ期临床研究显示 enzalutamide 可以显著延长经过化疗患者的总生存期。

Subgroup	No.of Patients	Enzalutamide	Placebo	Hazard Ratio(95%Cl)
		median overall survival(mo)		
All patients	1199	18.4	13.6	0.63(0.53-0.75)

图 3-6-2 enzalutamide 治疗 CRPC 结果[21]

2. 长效剂型的 LHRH-a——醋酸戈舍瑞林(诺雷德 10.8mg) 诺雷德是天然黄体生成素释放激素类似物,通过抑制垂体黄体生成激素(LH)分泌而降低男性血清睾酮浓度。在前列腺癌治疗领域中,诺雷德是唯一拥有十年随访数据的 LHRH-a 类药物。多项晚期前列腺癌的临床研究证实,诺雷德与手术去势比具有同等生存优势,耐受性良好,并且显著改善生活质量。多项早期前列腺癌的临床研究证实,诺雷德作为辅助治疗能改善无病生存/无进展生存、总生存等。诺雷德 3.6mg 1986 年上市,在全球 LHRH-a 市场销售中取得领先地位。2012 年 9 月 22 日,诺雷德 10.8mg 在中国上市。和诺雷德 3.6mg 相比,诺雷德 10.8mg 与其等效,耐受性良好,使用更方便,价格更经济。该药适用于可用激素治疗的前列腺癌,同时更方便、更经济。

3. cabozantinib cabozantinib 是一种口服的多受体酪氨酸激酶抑制剂,作用对象包括 RET、MET 和 VEGFR-2[22],Schoffski P 等[23]在 2012 年 11 月发表于《临床肿瘤学杂志》上的一篇研究指出:该研究纳入了 171 例去势抵抗性前列腺癌患者,大部分患者(87%)有骨转移,46%患者接受过化疗(其中 94%为多西紫杉醇化疗)。另外,39%的患者曾经或正在接受双磷酸盐治疗。所有患者初期每日服用 100mg 的 cabozantinib。在 12 周时,根据实体瘤疗效评价标准(RECIST),显示病情稳定的31例患者被随机分配,14例接受cabozantinib,17例接受安慰剂。但是,根据观察到的cabozantinib活性,在较早的阶段即停止了随机分配[24]。研究显示,72%随机接受cabozantinib的患者的软组织病灶部位出现消退,68%的可评估患者在骨扫描中出现改善,其中12%的患者出现完全消退。(图3-6-3)

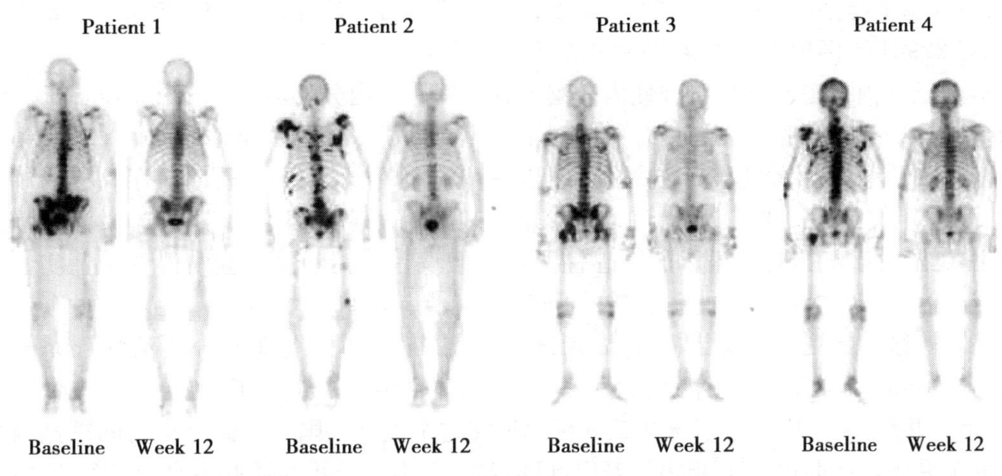

图3-6-3　服用cabozantinib(100mg)**患者的骨骼扫描图**[23]

此研究的主要终点是12周时病情稳定的患者的PFS(无进展生存期)。结果显示,cabozantinib组患者的平均PFS(95% CI:10.7~62.4周)同安慰剂组的平均PFS(95% CI:5.4~6.6周)相比,有显著改善(23.9周 vs 5.9周,RR=0.12;P<0.001)。研究人员之后对可评价患者进行相关因素考察发现,67%的可评价患者骨疼痛得到改善,56%的麻醉剂使用有所下降。该研究中最常见的3级不良反应为疲劳(16%)、高血压(12%)及手足综合征(8%),最常见的严重不良反应为肺栓塞(6%)、脱水(5%)和呕吐(5%)。

Richard J. Lee等[25]在2013年4月发表于Clin Cancer Res的一项研究选用了cabozantinib的小剂量20mg、40mg及60mg。第一研究的终点为入组患者的骨扫描结果,使得骨密度下降>30%(图3-6-4)。第二研究终点为循环肿瘤细胞(CTC)的数量。其结果显示:入组的11例患者应用40mg的cabozantinib,其中9例PR,1例CR,1例SD,另外一组入组的10例患者应用20mg,结果1例PR,5例SD,4例PD。使用40mg剂量后入组患者的中位治疗时间达到27周,同时57%的患者CTC细胞数量从最初的≥5 CTCs/7.5ml下降到<5的基线水平以下。因此,该研究组认为:每天使用40mg的cabozantinib可使患者有更好的耐受性及更低的不良反应发生率。该研究正在进行Ⅲ期的临床试验。

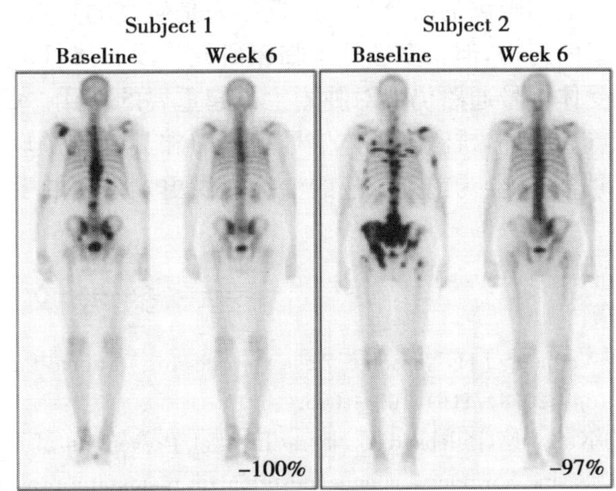

图3-6-4　服用Cabozantinib(40mg)**患者的骨骼扫描图**[25]

4. 雄激素剥夺治疗（ADT）　从 1941 年 Huggins 等发现雌激素可以抑制睾酮的产生，建立了手术去势作为晚期前列腺癌治疗的"金标准"以来，雄激素剥夺治疗及去势治疗是转移性前列腺癌治疗的基础，有时需要联合抗雄激素治疗以取得更好的疗效，近两年的研究认为 ADT 联合放射治疗（ADT＋RT）治疗局部晚期前列腺癌有持续的生存获益[26,27]。对于高危患者，越来越多的证据表明长期 ADT 优于相应的短程治疗，包括 RTOG92-2 试验[28]和 EORTC 22961[29]两项大型临床试验的结果。

5. 间歇性内分泌治疗与持续性内分泌治疗　间歇性内分泌治疗（intermittent hormonal therapy，IHT）指前列腺癌患者进行内分泌治疗直至睾酮下降至去势水平，PSA 下降到正常水平以下，维持数月后停止治疗，根据肿瘤进一步发展情况，做下一周期治疗。这一概念于 20 世纪 90 年代首次提出，认为允许雄激素定期刺激前列腺干细胞，使之向雄激素依赖性细胞分化，延长肿瘤细胞对雄激素的敏感性。这一假设首先在动物实验中得到了证实。有研究表明放射治疗后生化复发的患者接受 IHT 仍可保持较高的反应率。近期的一个针对局部晚期或转移性前列腺癌患者Ⅲ期临床试验证实 IHT 和持续性内分泌治疗（continuous hormonal therapy ，CHT）生存无显著差异，但耐受性和生活质量 IHT 组更好。一个对 IHT 近 10 年的Ⅱ/Ⅲ期临床试验系统文献分析也证实这个观点。国内有研究认为间歇性内分泌治疗可能更适合Ⅲ期以内的患者。IHT 目前被广泛使用，可以降低不良反应而且相对于 CHT 并没改变生存，但是其长期有效性还没得到证实，目前还在进行二者对比的临床试验（如：SWOG9346、NCI Canada PR7）。这一方案的提出为前列腺癌内分泌治疗指明了较好的方向，但仍存在以下争议：第一，IHT 与 CHT 相比是否可延长患者的生存期；第二，高危的前列腺癌患者在治疗的间歇期病灶是否会进展；第三，间歇治疗后重新开始治疗的标准不统一，是否仅仅用 PSA 就能评价肿瘤状态和进展。

三、小　　结

前列腺癌的内分泌治疗近年来是研究的热点，同时也取得了很好的研究成果，产生了一批新的药物，但很多还处于临床研究阶段。尽管前列腺癌患者晚期发展为 CRPC，但是雄激素受体信号通路仍然对肿瘤生长起重要的作用。CRPC 患者雄激素受体依然是重要的治疗靶点。另外，雄激素受体信号阻断剂和其他相关联的通路如 mTOR、EGFR 或 MAPK 等制剂联合，将会为前列腺癌的治疗提供更多可用的手段。

（张　蓉）

参 考 文 献

[1] Vanpoppel H，Nilsson S. Testosterone surg：rational for gonadotropinreleasing hormone blockers. J Urology，2008，71(6)：1001-1006.

[2] Kuhn JM，Billebaud T，Navratilh，et al. Prevention of the transient adverse effects of a gonadotropin-releasing hormone analogue(buserelin)in metastatic prostatic carcinoma by administration of an antiandrogen(nilutamide). N Engl J Med，1989，321(7)：413-418.

[3] 那彦群，孙光. 中国泌尿外科疾病诊断治疗指南(2009 版)[M]. 北京：人民卫生出版社，2009：39-59.

[4] 黄珊，张晓智. 前列腺癌内分泌治疗的临床应用. 现代泌尿外科杂志，2012，17(5)：527-530.

[5] Potter GA，Barrie SE，Jarman M，et al. Novel steroidal inhibitors of human cytochrome P45017 alpha(17 alpha-hydroxylase-C17，20-lyase)：potential agents for the treatment of prostatic cancer. J Med Chem，

1995,38(13):2463-2471.

[6] Attard G,Belldegrun AS,de Bono JS. Selective blockade of androgenic steroid synthesis by novel lyase inhibitors as a therapeutic strategy for treating metastatic prostate cancer. BJU Int, 2005, 96(9): 1241-1246.

[7] Barrie SE,Haynes BP,Potter GA,et al. Biochemistry and pharmacokinetics of potent non-sterdal cytochrome P450(17alpha)inhibitors. J Steroid Biochem Mol Biol,1997,60(5-6):347-51.

[8] Jarman M,Barrie SE,Llera JM. The 16,17-double bond is needed for irreversible inhibition of human cytochrome p45017alpha by abiraterone(17-(3-pyridyl)androstasta-5,16-dien-3beta-ol)and related steroidal inhibitors. J Med Chem,1998,41(27):5375-5381.

[9] Attard G,Reid AH,A'Hern R,et al. Selective inhibition of CYP17 with abiraterone acetate is highly active in the treatment of castration-resistant prostate cancer. J Clin Oncol,2009,27(23):3742-3748.

[10] Attard G,Reid AH,de Bono JS. Abiraterone acetate is well tolerated without concomitant use of corticosteroids. J Clin Oncol,2010,28(29):e560-e561.

[11] Attard G,Reid AH,Yap TA,et al. Phase I clinical trial of a selective inhibitor of CYP17,abiraterone acetate,confirms that castration-resistant prostate cancer commonly remains hormone drven. J Clin Oncol,2008,26(28):4563-4571.

[12] Danila DC,Morris MJ,de Bono JS,et al. Phase Ⅱ multicenter study of abiraterone acetate plus prednisone therapy in patients with docetaxel-treated castration-resistant prostate cancer. J Clin Oncol,2010,28(9):1496-1501.

[13] Reid AH,Attard G,Danila DC,et al. Significant and sustained antitumor activity in postdocetaxel,castration-resistant prostate cancer with the CYP17 inhibitor abiraterone acetate. J Clin Oncol,2010,28(9):1489-1495.

[14] Ryan CJ,Smith MR,Fong L,et al. Phase I clinical trial of the CYP17 inhibitor abiraterone acetate demonstrating clinical activity in patients with castration-resistant prostate cancer who received prior ketoconazole therapy. J Clin Oncol,2010,28(9):1481-1488.

[15] deBono JS,Logothetis CJ,Fizazi K,et al. Abiraterone and increased iurvival in metastatic prostate cancer. N Engl J Med,2011,364(21):1995-2005.

[16] Jung ME,Ouk S,Yoo D,et al. Structure-activity relationship for thiohydantoin androgen receptor antagonists for castration-resistant prostate cancer(CRPC). J Med Chem,2010,53(7):2779-2796.

[17] Tran C,Ouk S,Clegg NJ,et al. Development of a second-generation antiandrogen for treatment of advanced prostate cancer. Science,2009,324(5928):787-790.

[18] Morris MJ,Basch EM,Wilding G,et al. Department of Defense prostate cancer clinical trials consortium:a new instrument for prostate cancer clinical research. Clin Genitourin Cancer,2007,7(1):51-57.

[19] Scher HI,Beer TM,Higano CS,et al. Antitumour activity of MDV3100 in castration resistant prostate cancer:a phase 1-2 study. Lancet,2010,375(9724):1437-1446.

[20] Scher HI,Fizazi K,Saad F,et al. Effect of MDV3100,an androgen receptor signaling inhibitor(ARSI),on overall survival in patients with prostate cancer post docetaxel :Results from the phase Ⅲ AFFIRM study. J Clin Oncol,2012,30.

[21] Howard I. Scher,Karim Fizazi,Increased Survival with Enzalutamide in Prostate Cancer aft Er Chemotherapy. N Engl J Med,2012,367(13):1187-1197.

[22] Yakes FM,Chen J,Tan J,et al. Cabozantinib(XL184),a novel MET and VEGFR-2 Inhibitor,simultaneously suppresses metastasis, angiogenesis, and tumor growth. Mol Cancer Ther, 2011; 10(12): 2298-2308.

[23] Schoffski P, Elisei R, Muller S, et al. An international, double-blind, randomized, placebo-controlled phase Ⅲ trial(EXAM)of cabozantinib(XL184)inmedullary thyroid carcinoma(MTC)patients(pts)with documented RECIST progression at baseline. J Clin Oncol 2012:suppl;abstr 5508.

[24] Smith DC, Smith MR, Sweeney C, et al. Cabozantinib in patients with advanced prostate cancer: results of a phase Ⅱ randomized discontinuation trial. J Clin Oncol, 2013, 31(4):412-419.

[25] Lee RJ, Saylor PJ, Michaelson MD, et al. A dose-ranging study of cabozantinib in men with castration-resistant prostate cancer and bone metastases. Clin Cancer Res, 2013, 19(11):3088-3094.

[26] Warde PR, Mason MD, Sydes MR, et al. Intergroup randomized phase Ⅲ study of androgen deprivation therapy plus radiation therapy in locally advanced prostate cancer. J Clin Oncol, 2010, 28:CRA4504a.

[27] Mason MD, Parulekar W, Sydes MR, et al . Final analysis of intergroup randomized phase Ⅲ study of androgen deprivation therapy plus radiation therapy in locally advanced prostate cancer. J Clin Oncol, 2012, 30.

[28] Horwitz EM, Bae K, Hanks GE, et al. Ten-year follow-up of radiation therapy oncology group protocol 92-2: a phase Ⅲ trial of the duration of elective androgen deprivation in locally advanced prostate cancer. J Clin Oncol, 2008, 26(15):2497-2504.

[29] Bolla M, de Rijke TM, van Tienhoven G, et al. Duration of androgen deprivation in the treatment of prostate cancer. N Engl J Med, 2009, 360(24):2516-2527.

第四篇

肿瘤生物治疗与循环肿瘤细胞篇

第一章

循环肿瘤细胞检测的临床应用进展

早在 1869 年，澳大利亚学者 Ashworth 就发现死于转移癌的患者血液中存在有一种与原发肿瘤细胞相似的细胞，由此首次提出了循环肿瘤细胞(circulating tumor cells，CTCs)的概念。具体定义为：由实体瘤或转移灶释放入外周循环血中的肿瘤细胞，进入循环未被清除的肿瘤细胞通过迁移、黏附、相互聚集形成微小癌栓，并在一定条件下发展为转移灶。直到 20 世纪 90 年代，CTCs 的临床价值才得到重视，目前认为，CTCs 的存在是恶性肿瘤在远处形成转移性病灶的中间过程，与患者的临床预后有着密切关系。近年来，随着检测技术的不断改进，通过外周循环血检测，为研究肿瘤转移机制、指导肿瘤的个体化治疗、评判肿瘤的治疗效果、预测预后提供可靠依据，通常被看作是液体活检，具有重要的临床意义[1,2]。

一、CTCs 的检测方法

1. CTCs 富集技术　由实体瘤或转移灶释放入外周循环血中的 CTCs 在外周血中的数量极少，通常，每 10^5～10^7 个单核细胞中才有一个 CTCs[3]，因此为了提高 CTCs 的检出率，通常需在检测前行 CTCs 富集。富集技术主要是通过一些物理或化学原理将这些细胞特异性地收集起来，提高 CTCs 检测的敏感性，目前 CTCs 的富集方法按其原理主要分为基于形态学富集技术和基于免疫学富集法。

(1)形态学富集技术　密度梯度离心(density fradient centrifugation，DGC)，运用物理方法富集和筛选有核细胞，其主要原理是采用特定介质在离心管内形成连续或不连续的密度梯度，将细胞混悬液或匀浆置于介质的顶部，通过重力或离心力的作用使细胞分层、分离。离心后，从上往下依次是：血浆成分、单个核细胞(淋巴细胞、单核细胞、肿瘤细胞等)、分离液、中性粒细胞和最下层的红细胞。缺点：如果全血与分离液混合后不立即进行离心，血细胞内有可能掺入分离液而不利于分离，且肿瘤细胞有时可迁至血浆层，造成分离过程中丢失肿瘤细胞[4]。

Ficoll 离心法是根据细胞密度的不同，依靠淋巴细胞分离液对抗凝血液进行梯度离心，从而达到提高 CTCs 浓度的目的，但由于各层的细胞相互迁移和聚集，导致相应密度的肿瘤细胞丢失，具有一定的局限性。

在密度梯度离心基础上建立起来的 Oncoquick 离心法通过一个内置多孔屏障的 50ml 试管进行梯度离心，从而避免全血各个层面的交叉污染[5]，检出率明显高于 Ficoll 法。Oncoquick 分离法，虽然对肿瘤细胞的平均回收率更高，富集效果更好，但在分离过程中仍可能丢失少量肿瘤细胞。

基于 CTCs 和血细胞大小的不同特殊滤器过滤（isolation by size of epithelial tumor cells，ISET）系统，是通过过滤工具将不同大小的 CTCs 和血液中其他细胞分离开来。其中，Vona 等[6]建立的膜滤过法是利用上皮肿瘤细胞比外周血细胞大，而将上皮肿瘤细胞分离。该方法敏感度高，1ml 血中只掺入 1 个肿瘤细胞也可检出，分离得到的肿瘤细胞形态完整，表面各种抗原或分子标记保存完好，为后续相关检测提供了良好的条件。此外，该方法对设备、技术要求不高，过程易于掌握。但是膜滤过法只能用于分离直径大于 8μm 的肿瘤细胞。由于目前还没有报道证实所有的肿瘤细胞直径都大于 8μm，使其分离灵敏性受到质疑[7]。而且所富集的细胞中不仅包括肿瘤细胞，也可能有不同种类的其他细胞（特别是单核细胞），使后续细胞鉴定结果出现假阳性，因而限制了本方法的应用。

微流控（microfluidics）技术[8]可在微米级结构中操控纳升至皮升体积流体，是近十年来迅速崛起的前沿技术。Xu 等[9]即用聚对二甲苯-C 槽微流控装置捕获了有活性 CTCs 中的端粒酶。使用一个衡量低压传输系统的新微流控技术平台能在 5 分钟内从 1ml 全血实现 90%CTCs 捕获和 90%细胞活力。更重要的是，捕获的 CTCs 经扫描电子显微镜观察，其形态保持正常。此方法能捕获和鉴定有活性 CTCs，具有快速、简便且准确定量的优势，而且适用于任何实体瘤，有望成为一种新的 CTCs 定量检测和表征方法。Lin 等[10]将健康志愿者血标本中掺入肿瘤细胞，来评估微流控技术捕获 CTCs 的敏感性，发现微流控装置能从掺入 5 个 CTCs 的 7.5ml 血中，至少检测到 1 个 CTCs，并有大于 90%的复苏率。较多研究者在微流控技术，特别在联合运用适体或磁珠微流控技术检测肿瘤细胞做了很多工作，有力地推进了微流控技术的发展和应用[11]。目前基于微流控技术用于检测肿瘤细胞最有运用前景的是微流控芯片，它把生物和化学等领域所涉及的样品制备、生物与化学反应、分离与检测等基本操作单元集成到一块几平方厘米的芯片上，具有快速、高效、高灵敏度等诸多优点，是实验室分析的优良工具。微流控芯片技术进行 CTCs 检测尚处起步阶段，在芯片设计、材料选用、检测技术联用等方面仍存在许多不足，但它的出现已为 CTCs 检测技术的发展提供了新的方法和思路。

此外还有三维微孔滤膜技术[12]，基于 CTCs 比血细胞稍大和两者之间可变形性的无标记生物芯片技术[13]等，但各有其优缺点。

（2）免疫学富集技术：免疫学富集技术是通过抗原抗体反应标记 CTCs，以达到富集作用，其中代表的技术为免疫磁珠技术，其在细胞表面抗原与免疫磁珠特异性单抗结合的基础上，于外加磁场的作用下吸附复合物，达到富集 CTCs 的作用。Tewes 等[14]对比了免疫磁珠技术与 Oncoquick 技术和 RosetteSep™ 技术，发现免疫磁珠技术回收 CTCs 的重复性和敏感性均高于其他两种，此技术的优点是可以保持 CTCs 完整性，具有较高的重复性和敏感性，缺点为由于目前所选的靶点缺少特异性和敏感性容易产生假性结果。

2. CTCs 鉴定技术

（1）细胞计数法：免疫细胞化学法（immunocytochemistry，ICC）是指以显色剂标记的特异性抗体在组织细胞原位通过抗原抗体反应和细胞化学的呈色反应，对相应抗原进行定位、定性和定量测定的技术。ICC 检测的主要优点是可进行细胞大小和形态学的分析，缺点是敏感性低，只能从 1×10^5～10×10^5 个正常细胞中发现 1 个肿瘤细胞，且应用免疫细胞化学法检测循环血中肿瘤细胞时，每个载玻片上所能检测的细胞样本量仅为 5×10^5 个细胞，难以从外周血中大量的单核细胞中检测出极少量的肿瘤细胞，因此单纯应用免疫细胞化学法敏感性低，难以满足临床诊断需要。

流式细胞术（flow cytometry，FCM）是一项集激光技术、电子物理技术、光电测量技术、计算机技术及细胞荧光化学技术、单克隆抗体技术为一体的新型技术。由于FCM检测靶细胞的敏感度仅为1/10万～1/1万，而外周血中肿瘤细胞的数量常少于1/100万，因此应用FCM检测肿瘤细胞的价值在很大程度上依赖于可分析的细胞数量。此外，FCM价格昂贵、耗时较长等都限制了该技术的广泛应用。

（2）核酸检测法：聚合酶链反应（polymerase chain reaction，PCR）技术检测肿瘤患者外周血中CTCs，主要是通过检测癌基因、抑癌基因的突变或染色体异位产生的异常DNA。虽然敏感性高，能从1×10^6～10×10^6个正常细胞中检测出1个肿瘤细胞，但是由于其易出现假阳性，适用范围有限，而且外周血中CTCs和核酸的半衰期不稳定，检测到的游离DNA可能并非真正肿瘤细胞，因此应用PCR技术通过DNA标记检测CTCs的特异性不高，在临床实践中还不能达到理想的效果。

反转录聚合酶链反应（reverse transcription polymerase chain reaction，RT-PCR）检测CTCs，是在PCR基础上扩增由肿瘤特异性mRNA序列反转录的DNA片段，从而识别组织或肿瘤特异性mRNA的表达或某些基因改变后RNA水平的异常。这些mRNA几乎不表达于正常外周血细胞，所以在外周血中检测到特异mRNA可以间接提示CTCs的存在。与PCR技术相比，尽管RT-PCR可确认某些基因的表达，提高对肿瘤细胞mRNA表达的鉴别能力，但其取样时上皮细胞污染、肿瘤标志物在外周血的非正常表达或者假基因干扰等原因可导致假阳性结果，另外，RT-PCR无法进行形态学观察及对肿瘤细胞定量是影响它应用于CTCs检测的最大障碍。

3. CellSearch系统结合技术的临床应用　CellSearch系统是目前唯一被美国食品与药品监督管理局（FDA）批准用于临床肿瘤CTCs检测的新技术，是目前自动化程度最高的CTCs检测技术，受人为因素影响较小。该系统集免疫磁珠富集技术和免疫荧光技术于一体，具有较高的特异性、敏感性及可重复性。

CellSearch系统由Cellsave储存管、Autoprep系统、Analyzer系统以及配套的试剂盒等几部分组成。Cellsave储存管内装有特定的细胞保护剂，能够帮助提高分析的可再现性和可靠性，同时确保CTCs能够在室温条件下稳定保存长达96小时，为集约及批量检测提供可能。Autoprep系统具有全程质量控制系统，结合CTCs专用的检测试剂盒，能够实现复杂样本处理流程的自动化和标准化，最大限度地减少了人工操作时间和脱机处理程序。Analyzer系统是一种半自动荧光光学系统，可自动对分选的CTCs进行拍照、分析和计数，以图库形式呈现备选的荧光检测图像，便于检测者进行最终分类判读。

CellSearch系统试剂盒的主要组分包括上皮黏附蛋白（EpCAM）免疫磁珠、细胞固定试剂、荧光标记试剂以及缓冲液等。在Autoprep系统中，相应的试剂将会自动按步骤加入，首先是通过EpCAM捕获并富集CTCs，将富集的细胞固定之后，仪器会自动加入荧光抗体进行标记。所使用的荧光标记抗体包括PE标记的细胞角蛋白（CK），含CK8、CK18和CK19，以及APC标记的CD45。此外，试剂盒中还含有DAPI，专门用于细胞核的染色。固定并染色的细胞在Analyzer系统中进行四通道的扫描分析，系统将会自动筛选CK阳性的事件供检测者判读，符合肿瘤细胞形态且“CK^+、$DAPI^+$、$CD45^-$、空白$^-$”的事件被定义为CTCs。

从 Cellsave 管中吸取 7.5ml 外周血加入离心管中，加入 6.5ml 缓冲液，混匀后离心，血液中的细胞将会沉淀在离心管的底部。将样品放入 Autoprep 系统，设置相应参数，仪器会对血样进行固定、染色、清洗等全自动操作。处理后的样品自动转入 MagNest 装置中，避光孵育 20 分钟以上，将 MagNest 放入 Analyzer 系统中进行荧光扫描，系统会对扫描结果做初步分析，检测者最后将根据规定的判读标准对结果进行判读，最多可同时对 8 份血样进行批量检测。

二、CTCs 检测的临床意义

1. **CTCs 检测在诊断中的价值**　CTCs 所检测的外周血标本较易采集，故对部分病理类型及肿瘤基因型和表型特征不明的患者可利用 CTCs 检测来协助诊断。

Reinholz 等[15]研究用 CTCs 的分子生物学特征来早期诊断乳腺癌。无肿瘤病史，乳腺钼钯片发现乳腺异常而准备行活检术的患者，用密度梯度离心法和免疫磁性分离法联合实时定量 RT-PCR 用于定量四种乳腺特异性基因：乳腺珠蛋白、GABAA(pi)、B305D-C 和 B726P 的表达水平，发现乳腺珠蛋白或 B305D-C 大于诊断标准的敏感度和特异性分别达到 70.5% 和 81.0%。认为用 CTCs 的分子生物学特征对乳腺浸润性癌的早期诊断有潜在价值。

结直肠癌 CTCs 早期检测，可以有效地提高患者无进展生存时间(PFS)及总的生存时间(OS)。近几年，定量 CTCs 以其可靠、微创为临床所应用[16]。Sastre 等[17]使用 CellSearch 系统检测 94 例大肠癌患者的外周血(34/94)，CTCs 阳性率与结肠癌的临床分期相关(Ⅱ期 20.7%，Ⅲ期 24.1%，Ⅳ期 60.7%，P=0.005)。

Hofman 等[18]应用该系统在可切除的非小细胞肺癌患者术前研究中，试验组纳入 208 例肿瘤可切除的非小细胞肺癌患者，对照组为 39 例健康受试者，分别在术前取得血液样本并应用 ISET 法进行检测。试验组中 49%的患者检测到 CTCs，其中的 36% 的患者显示出肿瘤恶化的细胞学特征，而对照组却未检测出 CTCs。

膀胱癌缺乏可靠的血清标志物，CTCs 的检测有助于指导临床诊断和治疗。Rink 等[19]选取了 50 例非转移性膀胱癌和 5 例转移性膀胱癌患者，在膀胱全切术前取外周循环血 7.5ml 行 CTCs 检测，结果发现 50 例非转移性膀胱癌患者中有 15 例检出了 CTCs，而 5 例转移性膀胱癌患者全部检出了 CTCs，非转移性患者 CTCs 的均数为 3.1 个，且发现 CTCs 数目仅仅与 T 分期相关(P=0.047)，而与其他的临床病理参数无关。

Vona 等[20]对 44 例早期原发性肝癌患者进行 CTC 检测，其中有 23 例患者检出了 CTCs，且 CTCs 的检出与肿瘤播散、门静脉癌栓和短的生存期明显相关。对从 10 名患者中获得的 60 个 CTC 分别进行巢式 PCR 检测 β-连环蛋白(β-catenin)的突变，其中有 3 例患者发生突变，而 β-catenin 突变也被报道与肿瘤进展有关。

对于脑转移患者，临床医师比较棘手，常见的脑转移患者原发灶来源于肺癌、乳腺癌、肾癌、结直肠癌、黑色素瘤等，脑转移的发生率为 9%，目前对其发生机制认识较少，研究表明 CTCs 也许和血脑屏障交互作用在脑转移中起重要作用[21]，通过早期检测 CTCs 为临床脑转移提供依据。

2. **CTCs 检测在个体化治疗中的价值**　目前，肿瘤的治疗已经进入个体化治疗时代，大多数肿瘤在疾病进展过程中或化疗、靶向治疗过程中，肿瘤的基因状态发生了变化，导致了耐药的发生或出现新的治疗机遇，提示只有动态检测才能及时反映肿瘤的现实生物学状态。但绝大多数患者都不可能随时提供组织学标本供医师参考，给肿瘤治疗带来困难，但是，发现这种基因状态的变化可以通过 CTCs 检测来发现。内科医师们要依靠肿瘤分子或基因表型决定肿瘤的治疗，随着 CTCs 检测技术的发展成熟，它作为无创的“液态活组织”检查能实时提供转移癌的分子学特性。

乳腺癌的内分泌及靶向治疗在临床治疗中占有重要的地位，Xenidis 等[22]对 119 例Ⅰ、Ⅱ期激素受体阳性的乳腺癌患者进行研究，结果显示 5 年他莫昔芬治疗期间，在任意时间点检测到 CTCs 阳性的患者 PFS 和 OS 均远短于任何时间均未检测到 CTCs 的患者，提示 CTCs 的变化与内分泌治疗的敏感性及患者预后密切相关，辅助化疗后体内残存有 CTCs 的患者，在 5 年他莫昔芬治疗后，循环血中仍检测到 CTCs 的患者比例高达 68.2%，提示对化疗耐药的 CTCs 绝大部分对他莫昔芬也不敏感。Pinzani 等[23]用 ISET 获取 CTCs 后，提取其 DNA 研究其 HER-2 的扩增水平，结果 7 例患者的 CTC 和病理组织切片中 HER-2 的扩增水平有良好的一致性。这提示用 ISET 分离肿瘤细胞的方法对指导个体化药物治疗有良好的发展前景。通过检测乳腺癌患者 CTC 的 HER-2 扩增水平有望用于指导分子靶向药物曲妥珠单抗的临床使用。

肺癌患者实时检测基因突变，为个体化治疗提供数据。Maheswaran 等[24]采用 CTC-Chip 法检测 27 个进展期非小细胞肺癌患者外周血 CTCs，其中 20 例患者已知表皮生长因子受体(EGFR)突变阳性，27 位患者均检测到了 CTCs，同时采用 Scorpion 扩增阻滞突变系统检测 EGFR 的突变，有 19/20(95%)例患者检测突变阳性，抗 EGFR-TKI 治疗中，T790M 基因的突变将产生耐药性，用同样的方法检测 T790M 基因突变，在治疗有效的 6 例患者中有两位(33%)T790M 基因突变，说明在治疗的压力下产生了耐药克隆，而进展的 14 例患者中 9 例(64%)T790M 基因突变，这为我们提供了一种可靠的、能重复进行的监测肿瘤靶向治疗效果的方法。

前列腺癌内分泌治疗是主要的治疗方法，内分泌治疗起初对大多数患者都有效，但经过为期不长的一段时间后，几乎所有的患者都将发展为激素非依赖性前列腺癌或激素难治性前列腺癌，预后较差。PSA 监测和影像学检查能够诊断前列腺癌复发和进展，而复发的早期诊断对于及时开展治疗有着重要的意义。一项研究检测了 80 例接受内分泌治疗的转移性前列腺癌患者的 CTCs(7.5ml 外周血)，其中 44 例(55%)检出 5 个或以上的 CTCs，其内分泌治疗中位有效期为 17 个月，而 CTCs 数目小于 5 个的患者的内分泌治疗中位有效期为 32 个月以上，二者差异显著($P=0.007$)，表明 CTCs 是内分泌治疗敏感的预测因子[25]。

3. CTCs 检测在疗效评价及预后中的价值 CTCs 检测的意义一般包括对新辅助化疗、辅助化疗的疗效评估及长期的随访监测。

乳腺癌患者在治疗前，每 7.5ml 的血中检测出超过 5 个 CTC 提示预后不良[26]。最新的研究结果也显示，手术切除的乳腺癌患者接受新辅助化疗后检出 CTC 是早期复发的独立的预测指标[27]。Tewes 等[14]根据对 32 例转移性乳腺癌患者进行疗效分析，结果发现在 16 例治疗后 CTCs 阳性患者中，13 例(81%)为疾病进展，仅有 3 例(19%)达到部分缓解；在 16 例治疗后 CTCs 阴性患者中，12 例(75%)治疗有效，4 例(25%)疾病进展，总计 32 例患者中 25 例的 CTCs 存在情况与治疗效果相关，提示 CTCs 可预测转移性乳腺癌患者的化疗疗效且预测率高达 78%。

对结直肠癌患者实时动态监测 CTCs，对评价治疗效果判断预后具有重要价值，Cohen 等[28]研究认为 CTC 检测的临界值>3 个细胞最有价值，成为治疗前和治疗中 mCRC 无进展生存时间（PFS）和总的生存时间（OS）观测指标。对于早期患者而言，CTCs 值>3 个细胞，在指导治疗方面更有价值，而不只是单纯用影像资料分析。Sorbye 等[29]认为以奥沙利铂为基础的化疗中，CTCs 检测能为个体化治疗提供有效数据。Matsusaka 等[30]认为 CTCs 检测 mCRC 患者，观察以奥沙利铂为基础的化疗，对 64 名日本患者回顾性分析表明，从化疗开始、2 周、8～12 周检测 CTCs，用免疫磁珠分选，CTC>3 细胞，观察其无疾病进展生存时间（PFS）分别为 8.5 个月、7.3 个月、1.9 个月，明显短于 CTC<3 细胞（PFS 分别为 9.7 个月、10.4 个月、9.1 个月）。对于 2 周、8～12 周检测 CTCs，CTC>3 细胞（总的生存时间 OS 分别为 10.2 个月、4.1 个月），明显短于 CTC<3 细胞（OS 分别为 29.1 个月、29.1 个月），结论支持临床应用 CTCs 检测，预测治疗效果。Iinuma 等[31]对 735 例 CEA/CK/CD133 mRNA 检测阳性患者进行分析，总生存时间（OS）及无进展生存时间（DFS）明显短于检测阴性的患者（P<0.003）。同时，研究表明 Dukes'C 期接受化疗，循环 CEA/CK/CD133 检测阳性的患者，普遍出现化疗抗拒。

肺癌，Hiltermann 等[32]应用 CellSearch 系统检测局限期小细胞肺癌患者外周血中的 CTCs 的数量，能够对化疗的反应及预后作出评价，局限期 CTCs 数量为 0 个至 220 个，广泛期患者 7.5ml 血中为 0 个至 14 040 个，未检测到的患者有更长的总生存期，化疗 1 个周期后 CTCs 数量的降低是最强的独立预后因素。

前列腺癌中 CTCs 检测在判断预后中起重要作用。Okegawa 等[33]检测了 76 例激素难治性前列腺癌患者的 CTCs（7.5ml 外周血），这些患者的中位总体生存期为 19.3 个月，其中 47 例有 5 个或以上 CTCs 的患者的中位总体生存期为 12 个月，而 CTCs 数目小于 5 个的患者的中位总体生存期为 26 个月，二者存在显著差异（$P<0.001$），表明 CTCs 是总体生存期的独立预测因子。

肾癌，Blumke 等[34]的一项研究选取 214 例肾癌患者，在手术前后或在辅助治疗过程中抽取血标本，密度梯度离心及磁性细胞分选后进行 CK 染色检测 CTCs，结果 80 例患者检测到 CTCs（中位数：5 个；2～3ml 外周血检测到 1 个 CTCs），在随访后发现，62%的 CTCs 阳性患者在两年内出现转移或死于肾癌，指出肾癌患者检出 CTCs 可能代表了肿瘤较强的侵袭性。

三、CTCs 检测面临的挑战

癌症治疗有望在个体化治疗中得到提高[1]，但所有的这些研究都是在可获取肿瘤组织中进行的，在实际工作中，晚期或非手术患者通过活检获得的肿瘤组织量较少，有时取材困难，从而导致检测基因表达、突变非常困难。更重要的是随着各种治疗手段的干预，基因的表达、突变可发生改变，表现出基因的异质性。所以在个体化治疗过程中应该对肿瘤的基因表达、突变进行实时监测。如何简单无创地获得肿瘤细胞特性，为个体化治疗提供临床数据，一直是困扰临床医师的难题。在技术方面，目前尚缺乏具有高度敏感性和特异性的检测方法和分子标记物。主要问题有以下几点：①如何提高检测方法和分子标记物的敏感性和特异性；②阳性结果中的几个细胞可能无法完全代表构成转移复发的整体细胞群；③阴性结果中尚不能完全排除发生播散的阴性表达细胞，部分检测阴性的患者也近期出现肿瘤复发转移；④检测的合适时间该如何选择，或者对 CTCs 阳性患者如何综合治疗；⑤取样部位不同对 CTCs 检测结果的影响；⑥手术、创伤等对 CTCs 检测的影响等等。

此外，近年逐渐形成的上皮间充质转化(epithelial mesenchymal transition，EMT)理论，发现随着肿瘤细胞不断增殖，部分细胞会出现 EMT，致使肿瘤细胞黏附能力下降，运动能力增强，造成肿瘤细胞穿过基底膜进入血液循环系统，而成为 CTCs，极少数逃过免疫反应和凋亡的 CTCs 再通过间充质上皮转化(MET)重新获得上皮表型，从而形成转移灶。研究发现 CTCs 检测困难可能是由于 EMT 过程中上皮表型的缺失所致，Iwatsuki 等[35]利用乳腺癌外周血中 CTCs 找出 5 个与 EMT 相关基因(TWIST、SNAILI、SLUG、ZEB 和 FOX2)，这可能作为一种新型检测 CTCs 的基因靶点。也有学者[36]认为基于 EpCAM 的 CTCs 检测，在肿瘤进展期 EpCAM 表达是下调的，对 CTCs 检测不利。

四、展　望

随着细胞和分子生物学现代技术的发展，现已能在单个细胞水平上采用比较基因组杂交技术对靶细胞基因组进行广泛分析，以及采用合适的 cDNA 微矩阵技术分析靶细胞的 mRNA 表达谱。毫无疑问，这些技术很快就会被用来分析的基因组异常、mRNA 和蛋白表达谱等。这些方法将逐步完善，将具有更高的敏感性和特异性，对外周循环血中 CTCs 的检测及评估可以更好地为发现早期患者的隐性微转移、临床分期的重新确定、术后肿瘤复发与转移的监测及治疗策略的选择提供更好的帮助。

目前普遍认为，CTCs 在肿瘤微转移中起重要的作用[37]，抗 CTCs 的靶向治疗或将成为可能，由此阻断转移瘤的发生。为了使抗 CTCs 的靶向治疗成为可能，首先必须鉴定出 CTCs 中能够导致转移瘤发生的成分。识别这些成分并对其表型及遗传学特征的认识将最终为我们提示潜在的治疗靶点，让肿瘤的微转移阻断在疾病转移的早期阶段。

(刘　平)

参考文献

[1] Gorges，T. M.，Pantel，K.，Circulating tumor cells as therapy-related biomarkers in cancer patients. Cancer Immunol Immunother，2013，62(5)：931-939.

[2] Williams SC. Circulating tumor cells. Proc Natl Acad Sci U S A，2013，110(13)：4861.

[3] Paterlini-Brechot P，Benali NL. Circulating tumor cells(CTC) detection：clinical impact and future directions. Cancer Lett，2007，253(2)：180-204.

[4] Gertler R. Rosenberg R. Fuehrer K，et al. Detection of circulating tumor cells in blood using an optimized density gradient centrifugation. Recent Results Cancer Res，2003，162：149-155.

[5] Rosenberg R，Gertler R. Friederichs J，et al. Comparison of two density gradient centrifugation systems for the enrichment of disseminated tumor cells in blood. Cytometry，2002，49(4)：150-158.

[6] Vona G，Sabile A，Louha M，et al. Isolation by size of epithelial tumor cells ：a new method for the immunomorphological and molecular characterization of circulating tumor cells. Am J Pathol，2000，156(1)：57-63.

[7] Zigeuner RE，Riesenberg R，Pohla H，et al. Immunomagnetic cell enrichment detects more disseminated cancer cells than immunocytochemistry in vitro. J Urol，2000，164(5)：1834-1837.

[8] Moon HS，Kwon K，Kim SI，et al. Continuous separation of breast cancer cells from blood samples using

multi-orifice flow fractionation(MOFF)and dielectrophoresis(DEP). Lab Chip,2011,11(6):1118-1125.

[9] Xu T,Lu B,Tai YC,et al. A cancer detection platform which measures telomerase activity from live circulating tumor cells captured on a microfilter. Cancer Res,2010,70(16):6420-6426.

[10] Lin HK,Zheng S,Williams AJ,et al. Portable filter-based microdevice for detection and characterization of circulating tumor cells. Clin Cancer Res,2010,16(20):5011-5018.

[11] Sheng W,Chen T,Kamath,R,et al. Aptamer-enabled efficient isolation of cancer cells from whole blood using a microfluidic device. Anal Chem,2012,84(9):4199-4206.

[12] Zheng S,Lin HK,Lu B,et al. 3D microfilter device for viable circulating tumor cell(CTC)enrichment from blood. Biomed Microdevices,2011,13(1):203-213.

[13] Tan SJ,Lakshmi RL,Chen P,et al. Versatile label free biochip for the detection of circulating tumor cells from peripheral blood in cancer patients. Biosens Bioelectron,2010,26(4):1701-1705.

[14] Tewes M,Aktas B,Welt A,et al. Molecular profiling and predictive value of circulating tumor cells in patients with metastatic breast cancer:an option for monitoring response to breast cancer related therapies. Breast Cancer Res Treat,2009,115(3):581-590.

[15] Reinholz MM,Nibbe A,Jonart LM,et al. Evaluation of a panel of tumor markers for molecular detection of circulating cancer cells in women with suspected breast cancer. Clin Cancer Res,2005,11(10):3722-3732.

[16] Negin BP,Cohen SJ. Circulating tumor cells in colorectal cancer:past,present,and future challenges. Curr Treat Options Oncol,2010,11(1-2):1-13.

[17] Sastre J,Maestro ML,Puente J,et al. Circulating tumor cells in colorectal cancer:correlation with clinical and pathological variables. Ann Oncol,2008,19(5):935-938.

[18] Hofman V,Ilie MI,Long E,et al. Detection of circulating tumor cells as a prognostic factor in patients undergoing radical surgery for non-small-cell lung carcinoma:comparison of the efficacy of the CellSearch Assay and the isolation by size of epithelial tumor cell method. Int J Cancer,2011,129(7):1651-1660.

[19] Rink M,Chun FK,Minner S,et al. Detection of circulating tumour cells in peripheral blood of patients with advanced non-metastatic bladder cancer. BJU Int,2011,107(10):1668-1675.

[20] Vona G,Estepa L,Beroud C,et al. Impact of cytomorphological detection of circulating tumor cells in patients with liver cancer. Hepatology,2004,39(3):792-797.

[21] Tabouret E,Bauchet L,Carpentier AF. Brain metastases epidemiology and biology. Bull Cancer,2013,100(1):57-62.

[22] Xenidis N,Markos V,Apostolaki S,et al. Clinical relevance of circulating CK-19 mRNA-positive cells detected during the adjuvant tamoxifen treatment in patients with early breast cancer. Ann Oncol,2007,18(10):1623-1631.

[23] Pinzani P,Salvadori B,Simi L,et al. Isolation by size of epithelial tumor cells in peripheral blood of patients with breast cancer:correlation with real-time reverse transcriptase-polymerase chain reaction results and feasibility of molecular analysis by laser microdissection. Hum Pathol,2006,37(6):711-718.

[24] Maheswaran S,Sequist LV,Nagrath S,et al. Detection of mutations in EGFR in circulating lung-cancer cells. N Engl J Med,2008,359(4):366-377.

[25] Okegawa T,Nutahara K,Higashihara E. Immunomagnetic quantification of circulating tumor cells as a prognostic factor of androgen deprivation responsiveness in patients with hormone naive metastatic prostate cancer. J Urol,2008,180(4):1342-1347.

[26] Cristofanilli M,Hayes DF,Budd GT,et al. Circulating tumor cells:a novel prognostic factor for newly

diagnosed metastatic breast cancer. J Clin Oncol,2005,23(7):1420-1430.

[27] Pierga JY,Bidard FC,Mathiot C,et al. Circulating tumor cell detection predicts early metastatic relapse after neoadjuvant chemotherapy in large operable and locally advanced breast cancer in a phase Ⅱ randomized trial. Clin Cancer Res,2008,14(21):7004-7010.

[28] Cohen SJ,Punt CJ,Iannotti N,et al. Relationship of circulating tumor cells to tumor response,progression-free survival,and overall survival in patients with metastatic colorectal cancer. J Clin Oncol,2008,26(19):3213-3221.

[29] Sorbye H,Dahl O. Carcinoembryonic antigen surge in metastatic colorectal cancer patients responding to oxaliplatin combination chemotherapy: implications for tumor marker monitoring and guidelines. J Clin Oncol,2003,21(23):4466-4467.

[30] Matsusaka S,Suenaga M,Mishima Y,et al. Circulating tumor cells as a surrogate marker for determining response to chemotherapy in Japanese patients with metastatic colorectal cancer. Cancer Sci,2011,102(6):1188-1192.

[31] Iinuma H,Watanabe T,Mimori K,et al. Clinical significance of circulating tumor cells,including cancer stem-like cells,in peripheral blood for recurrence and prognosis in patients with Dukes' stage B and C colorectal cancer. J Clin Oncol,2011,29(12):1547-1555.

[32] Hiltermann TJ,Pore MM,Van Den Berg A,et al. Circulating tumor cells in small-cell lung cancer: a predictive and prognostic factor. Ann Oncol,2012,23(11):2937-2942.

[33] Okegawa T, Nutahara K, Higashihara E. Association of circulating tumor cells with tumor-related methylated DNA in patients with hormone-refractory prostate cancer. Int J Urol,2010,17(5):466-475.

[34] Blumke K,Bilkenroth U,Schmidt U,et al. Detection of circulating tumor cells from renal carcinoma patients: experiences of a two-center study. Oncol Rep,2005,14(4):895-899.

[35] Iwatsuki M,Mimori K,Yokobori T,et al. Epithelial-mesenchymal transition in cancer development and its clinical significance. Cancer Sci,2010,101(2):293-299.

[36] Joosse SA,Pantel K. Biologic challenges in the detection of circulating tumor cells. Cancer Res,2013,73(1):8-11.

[37] Coumans FA,Siesling S,Terstappen LW. Detection of cancer before distant metastasis. BMC Cancer,2013,13(1):283.

第二章

癌症的生物治疗

基础免疫学和肿瘤生物学令人振奋的发展极大地增加了我们对免疫系统和肿瘤细胞之间相互作用机制的理解。癌症的免疫治疗进入一个在临床前和临床水平活跃研究的新阶段。本章简要总结了基本的肿瘤免疫学的最新进展,然后再讨论新的概念以及在临床上的应用。对现有的临床结果的分析表明,主动免疫(接种疫苗)和过继免疫治疗可能很快就会成为癌症治疗的一个重要手段。

在 20 世纪末对导致传染病的媒介和接种疫苗而诱导的具有保护作用的(体液)免疫系统的发现对医学研究产生了深远的影响。正是在这样的背景下,出现了新的理论认为存在针对恶性肿瘤的保护性免疫反应和诱发或增强这种反应的可能。在 19 世纪 90 年代科莱弥就曾试图用细菌提取物广泛地增强免疫系统来治疗癌症患者。早在 1908 年,保罗·埃尔利希提出针对恶性肿瘤的细胞免疫的概念,并成功地进行了接种肿瘤抗原疫苗的动物实验。然而,今天的肿瘤免疫学的发展是通过巨大的努力并由众多失望而不是成功写成的一个历史。一代又一代的基础科学家和医师在这一领域的研究结果显示免疫系统是一个复杂的防御系统,它进化的目的是防止微生物的入侵但不一定针对肿瘤。与对人体有益的免疫反应相伴的不可避免的副作用就是保护机体免受自身免疫性疾病的自我毁灭而存在的多项保障措施也屏蔽肿瘤躲避免疫系统的反应。

在这里,我们将首先分析肿瘤抗原呈递和现有关于免疫系统在控制肿瘤性疾病中发挥作用的证据。随后,我们将讨论肿瘤逃逸免疫系统的机制。此信息构成了被认为是可能克服免疫系统导致赘生物发展成为临床肿瘤的缺点的战略的基础。最后,对目前的生物治疗的临床成果进行总结。

一、免疫系统对肿瘤细胞的识别

免疫系统由若干组成部分构成。传统的区分是体液(抗体介导的)和细胞免疫反应,也可以区分为先天免疫和适应性免疫。先天免疫系统可以分为属于生物的正常组织(自我)和新遇到的“非我”蛋白质或活细胞。因此,任何“非自身”,无论是源自病毒感染、细胞恶性转化,或因为它来源于另一个个体(如移植中),都被非特定的方式确认和遭到非特异的效应细胞如巨噬细胞和自然杀伤(NK)细胞的攻击。

适应性免疫是更复杂的系统,旨在消除细胞内的病原体。要做到这一点,往往是宿主新遇到病原体所产生的抗原需要被带受体的专门的免疫细胞响应复杂系统的刺激和共刺激信号后辨认。先天免疫和适应性免疫都能对恶性肿瘤作出反应。

1. 肿瘤抗原　对于针对肿瘤的适应性免疫，抗原需要触发一个特定的免疫反应。理想的抗原应该是能够引起特定的B或T细胞的反应或两者兼具，T细胞反应包括识别HLAⅡ类限制的抗原表位。能被T淋巴细胞辨认的肿瘤细胞上的肿瘤相关抗原（TAA）可形成了一个非复杂的群体。他们一般分为三类。第一类包括具体为每个肿瘤的独特抗原，通常来源于突变的蛋白质，根据它们的长度和氨基酸序列可以被HLAⅠ类或HLAⅡ类限制性T淋巴细胞识别。与其他肿瘤共享但主要由恶性肿瘤表达的TAA形成第二类，这些通常是重新转录激活但一般不表达的基因（例如，MAGE家族的基因在各种肿瘤和睾丸组织中），以前叫做胚胎抗原但最近被称为癌睾丸（CT）抗原。第三类是来自肿瘤的组织起源的分化抗原（如黑色素瘤的GP100、Melan-A、酪氨酸酶）。令人惊讶的是，这些正常抗原被发现包括一些最常见的免疫系统辨认的TAA。然而，其他抗原也被考虑用于癌症的免疫治疗。它们中的例子是在正常组织中也存在但在肿瘤中过表达的抗原（例如CEA）。此外，在恶性肿瘤的发展起着至关重要作用的原癌基因和抑癌基因产物，可以产生抗原表位并能诱导免疫反应（例如突变的RAS、p53）。由于某些肿瘤的组织学类型，例如胰腺癌和肺癌，含有这些高频率的突变基因，这些抗原可能成为有意思的治疗目标。最后，病毒相关肿瘤的病毒产物可以引发对免疫系统强有力和有效的刺激（B型肝炎病毒，人类乳头状瘤病毒16型）。

值得注意的是，最近才明确定义的HLA-Ⅱ类限制性表位中的大部分属于一个由已知蛋白质的点突变而形成的抗原组成的独特群体。

2. T淋巴细胞　大多数肿瘤免疫学的发展，投入的努力都集中在细胞毒性T淋巴细胞（CTL）介导的免疫，因为这些细胞被视为对肿瘤最重要的效应细胞。由CTL对肿瘤抗原的识别是一个复杂过程的结果（图4-2-1）。在这个系统中，抗原在靶标细胞或抗原呈递细胞（APC）内被加工成小的肽片段，然后，被呈现在细胞表面的主要组织相容性复合体（MHC，人类HLA）Ⅰ类分子的凹槽内的。然后这个复合体被CTL上的T细胞受体（TCR）辨认。这个TCR必须能嵌合存在于该细胞的HLA等位基因和所呈现的肽。虽然在过去被低估，MHC-Ⅱ类限制的识别对通过（CD4介导的）辅助性T细胞响应也对诱导激活抗肿瘤CTL非常重要。

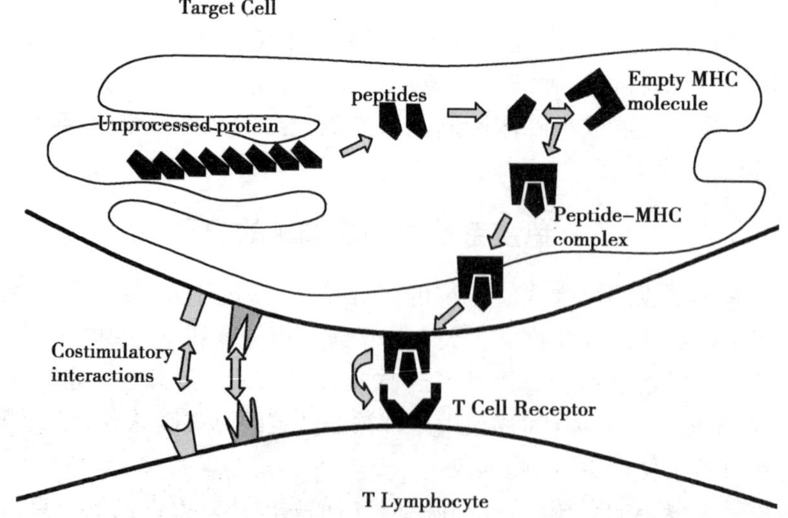

图4-2-1　抗原的内源性处理和细胞毒性T淋巴细胞和靶细胞之间的相互作用

抗原识别的结果并不一定都是杀伤肿瘤细胞。在感染过程中发生的炎症或破坏以及细胞因子介导的信号(如 TNF-α 和 GM-CSF)导致 T 淋巴细胞的激活。在公差范围内,如同在正常生理情况所呈现的绝大多数抗原,由于缺乏这些信号可能会导致免疫耐受。

3. **树突状细胞** 共刺激信号可以由细胞因子或通过特定的共刺激分子如(B7.1、B7.2)传达。后者通常是,但不仅限于由抗原呈递细胞(APC)如巨噬细胞、单核细胞、B 细胞和树突状细胞(DC)所表达。在没有共同刺激的情况下呈递抗原给幼稚 T 淋巴细胞可能会导致 T 细胞免疫耐受。事实上,在足够的抗原呈递到一个幼稚免疫系统必须通过这些 APC 发生。可能的例外是 B 细胞淋巴瘤,它的肿瘤细胞很少表达共刺激分子。

树突状细胞是诱导抗肿瘤 CTL 能力最强的一类 APC。DC 表达的抗原来自于内吞和处理抗原性物质,包括可溶性抗原和凋亡的细胞等。抗原随后被 DC 在细胞内处理并根据自体的 HLA 等位基因和共刺激分子把抗原决定簇呈递到 DC 细胞的表面上(图 4-2-1)。DC 具有大量识别 CTL 必不可少的 MHC 分子。大量黏合和共刺激分子的表达以及与 T 细胞特异的趋化因子的产生对于启动有效免疫反应的微环境至关重要,本身诱导免疫耐受的肿瘤细胞一旦与 DC 融合就能激起有效的免疫应答。所造成的问题,通过 DC 呈递抗原而引起的这种本质上的区别在体内实验中也得到了证实。要启动这个由 DC 呈递抗原的过程,必须要有抗原与被称为"危险信号"的组织损伤的信号。伴护细胞的重要抗原表位的热休克蛋白(HSP)就可以被视为这样的信号。从现有的证据可以得出 HSP 构成在自然条件下由 DC 加工和呈递的抗原的一个重要来源的结论。

除了呈递抗原给 CTL 外,DC 在诱导 CD4(T 辅助细胞)和自然杀伤细胞的反应中也很重要。这使得 DC 成为抗肿瘤反应的一个中心枢纽,具有临床应用的巨大潜力。

4. **自然杀伤细胞** 自然杀伤细胞(NK 细胞)的细胞溶解能力早已被认识到。近来的研究已揭示了这些细胞行使其功能的各种机制并得出 NK 细胞同时属于先天免疫和适应性免疫的结论。作为先天免疫系统的一部分,这些细胞拥有杀死恶性肿瘤组织或感染病毒的细胞或被确定为"非我"的 HLA 不相容嫁接的细胞。为了获得这种选择性的效果,自然杀伤细胞的活性通常被"自我"组织表达的自体 MHC Ⅰ类等位基因通过专门的受体所抑制,但是激活形式的受体(主要是与 HLA-C 等位基因相关)也已经被发现。然而,MHC Ⅰ类分子在许多恶性肿瘤以及病毒感染的细胞中被下调,从而容许触发 NK 细胞亚群杀死这些目标。

NK 细胞对适应性免疫系统的调节功能越来越受到重视。NK 细胞产生各种各样的细胞因子,包括 IFN-γ、TNF-α、GM-CSF、M-CSF、IL-2、IL-3、IL-5 和 IL-8。活化后的 NK 细胞所产生的细胞因子扭曲辅助性 T 淋巴细胞反应和激活巨噬细胞,从而影响适应性免疫反应的发展。NK 细胞同时被证明能诱导产生抗体的 B 细胞,甚至有以 MHC Ⅱ类限制的方式向特异的 T 细胞克隆作为抗原呈递细胞的功能。此外,NK 细胞的缺乏会阻止对 CTL 的诱导。因此,NK 细胞在调节 B 淋巴细胞以及 T 淋巴细胞介导的免疫中发挥重要的作用。

5. **抗体** 抗体依赖性细胞毒性(ADCC)是消灭细胞内的病原体和肿瘤细胞的一个重要工具。在这样的情况下,在细胞表面上表达的抗原通常是跨膜蛋白,并由抗体上的抗原特异部位辨认。然后抗体的尾巴与 NK 细胞和巨噬细胞等细胞上的 Fc 受体结合,从而产生一个激活信号可以导致靶细胞的裂解。已经检测到自然产生但具有临床意义的抗体针对抗肿瘤抑制基因和癌基因的产品如 P53、K-ras 和 HER-2/neu,以及其他肿瘤抗原(CEA 和 Ep-CAM)。某些天然存在的抗体的出现预示着更好的临床结果如 SK-1 抗体和抗 TA90 的抗体，而那些抗 EpCAM 和 p53 的抗体则与不良的临床结果相关联。

二、体内肿瘤保护的证据

人体免疫系统采取针对肿瘤性疾病的行动。人们很早就发现切除术治愈原发肿瘤的动物，似乎在随后的肿瘤攻击实验中得到保护。此外，器官移植后药物引起的长期免疫抑制或严重的免疫缺陷综合征患者往往以更高的频率发生多种肿瘤。从免疫学上研究得最好的人类恶性肿瘤可能是黑色素瘤和肾细胞癌。MHCⅠ类分子的表达而引发的免疫系统对肿瘤的识别导致了黑色素瘤较好的临床预后，MHCⅠ类分子缺乏或功能缺陷则导致了预后更差。此外，淋巴细胞对原发性黑色素瘤的活跃浸润是一个独立的预后因素，而黑色素瘤分化抗原的免疫反应引发的白癜风据报道与临床反应相关联。其他免疫原性是远未被公认的肿瘤似乎也能够引发这样的保护反应。CTL 对结直肠癌肿瘤的浸润常常伴随有更好的预后，并且 T 细胞的总况（受损的 $CD4^+$ 细胞计数）和疾病的进程具有相关性。此外，肿瘤细胞表达的 HLAⅡ类分子是诱导辅助性 T 细胞反应必不可少的，至少在大肠癌中似乎与改善预后相关联。

三、肿瘤逃逸机制

肿瘤免疫监视被认为是一个重要的宿主保护机制：抑制细胞癌变并维持细胞稳态。在宿主和肿瘤细胞之间的相互作用过程中有三个基本阶段（图 4-2-2）：消除、平衡和逃逸，被命

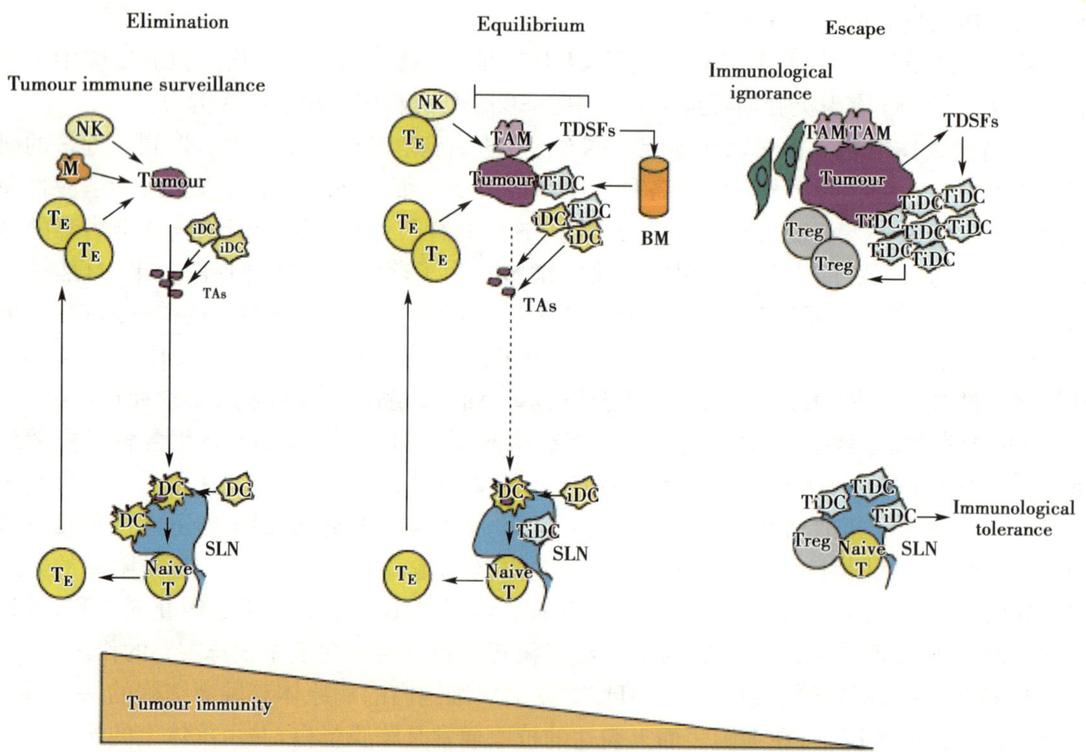

图 4-2-2　癌症的免疫从免疫监视到逃避的过程示意图

iDC：未成熟树突状细胞；Mφ：巨噬细胞；NK ：自然杀伤细胞；TE：效应 T 细胞；TAs：肿瘤抗原；SLN：哨兵淋巴结；TiDC：肿瘤关联的 IDC；TAM：肿瘤相关巨噬细胞；TDSFs：肿瘤衍生的可溶性因子；Tregs：调性 T 细胞；BM：骨髓

名为“三 E”。一些免疫效应细胞和分泌细胞因子在每一个阶段发挥着关键作用。新生的转化细胞最初可以被先天免疫反应，如自然杀伤细胞消除。肿瘤的进展期间，即使抗原特异性的 T 细胞能挑起适应性免疫应答，免疫选择产生失去主要组织相容性复合体Ⅰ类和Ⅱ类抗原的肿瘤细胞变种而减小在平衡阶段的肿瘤抗原的数量。此外，肿瘤衍生的可溶性因子促进对免疫系统的逃避从而导致发展和转移。

根据免疫监控假说，细胞恶性转化过程中的肿瘤抗原的表达将诱导可以控制肿瘤生长的免疫应答。但是，从免疫损伤的患者获得证据支持的只有一小部分的肿瘤。在获得器官移植并长期接受免疫抑制治疗的患者中有很高的频率发生非霍奇金淋巴瘤、肾细胞癌、卡波济肉瘤，罕见的如唇癌、外阴鳞状皮肤癌等，所有这些肿瘤都被怀疑起源于病毒感染。黑色素瘤和某些肺癌也发现一个少量但显著的增加。但是对于几种主要的人类肿瘤如结肠癌或乳腺癌没有迹象表明免疫监视的存在。现在已经认识到有几种机制允许肿瘤逃避完整有效的免疫系统。

1. 识别和选择　自然发生的肿瘤都不是单一克隆。有效的肿瘤识别和细胞毒性构成对逃避免疫反应的细胞的选择性压力。因此已经发现有的肿瘤生长而不再表达先前被免疫辨认的抗原，即所谓的抗原缺失变体。另外，选择性存活可能会由于抗原呈递和肽转运到 ER 至关重要的蛋白（例如与抗原呈递相关的转运蛋白 TAP）编码基因突变而导致肿瘤的抗原处理缺陷。抗原仍然存在，但已确认的抗原表位将不再出现在细胞表面的 MHC 分子中（图 4-2-3B），从而导致病情恶化。另一个逃逸路线是下调 MHC 的表达（图 4-2-3A），从而完全抑制 T 淋巴细胞的识别。

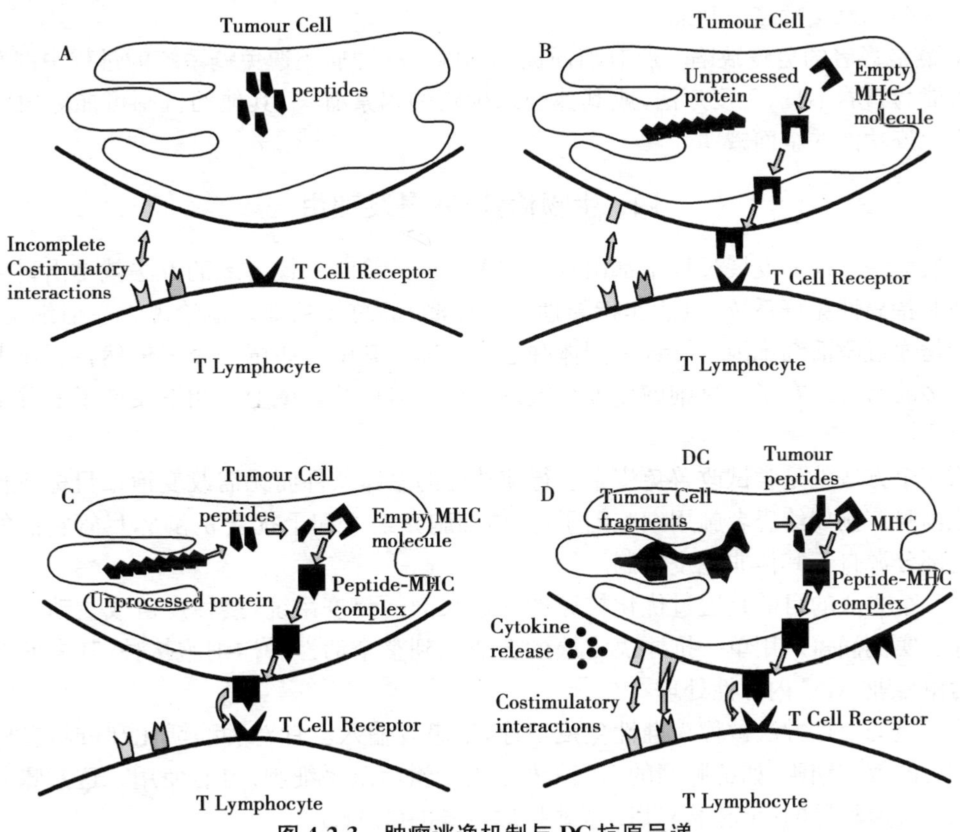

图 4-2-3　肿瘤逃逸机制与 DC 抗原呈递

（A）肿瘤细胞缺乏 MHC 分子；（B）肿瘤细胞缺乏抗原处理；（C）肿瘤细胞缺乏共刺激分子；（D）DC 具有处理后的肿瘤细胞片段，表达表位呈现的表面 MHC 以及所有的共刺激分子

2. 下调免疫应答　在正常的生理条件下，某些组织如肝脏、眼睛和睾丸可下调针对这些重要的器官的免疫反应。这种效果是通过局部释放抑制分子，如转化生长因子 β(TGF-β)，和在细胞表面上表达 Fas 配体(FasL)而得到的。这些分子和各自的受体或 T 淋巴细胞上的 Fas 分子之间的相互作用导致效应细胞的细胞凋亡。FasL 在恶性肿瘤如黑色素瘤、星形细胞瘤和胶质母细胞瘤、结肠癌、肺癌、卵巢癌和食管癌中的表达也得到了证实，从而可能保护这些肿瘤逃避活化的淋巴细胞。

另外，大概一半的肿瘤如肺癌和结肠癌产生一种可溶性的诱饵受体结合效应细胞的 FasL，以保护自己免受细胞凋亡。然而，这个机制的效力在体内肿瘤的生长过程中如何还不是那么清楚。事实上，黑色素瘤特异性的 T 细胞克隆被发现能够抵抗 FasL/Fas 相互作用。

3. 诱导免疫耐受性　正如上文所述，肿瘤不仅能够减少细胞毒性反应的影响，但也可以激活免疫识别导致免疫耐受的机制。正如在前面的章节中描述的，如果免疫识别的目的是导致细胞毒性而不是无反应性，适当的共刺激分子的存在则是必需的。肿瘤缺乏共刺激分子甚至可以防止激活以前存在的 CTL 细胞毒活性。此外，无反应性可能出现在之前能够有效识别的 CTL 之中。最后，由于病变的主要过程是肿瘤而非炎症，肿瘤可能无法提供优化免疫效应细胞功能的最佳“危险”信号传递的微环境和相关的细胞因子。另外一个重要的因素可能是 APC 的本地化。基本上，这些 APC 应该能够处理来自不同部位的肿瘤抗原，但幼稚淋巴细胞的致敏只会发生在淋巴结内，临床上观察到的发生淋巴结转移后才出现保护性免疫反应的现象支持这一观点。

4. 癌症患者的免疫缺陷　所有前面提到的因素在肿瘤逃逸免疫系统的过程中都发挥作用。可能与营养不良、免疫疗法，或其他尚未确定的因素有关，其他的机制可能导致癌症患者出现免疫功能的全面减弱。

四、生物治疗:背景及理由

肿瘤免疫治疗的发展过程中都出现了许多不同的策略。最古老的方法就是由科莱首创的提高非特异性免疫系统(激活非特异性免疫刺激)的总体功能。他给患者注射细菌毒素，并可能是通过激活细胞因子导致了固体肿瘤的收缩。其中一些试剂今天依然在临床上使用的。最多的努力放在了通过细胞免疫系统进行免疫治疗的尝试上。相继发展了三种不同的策略。

第一个方法就是尝试改善免疫系统行使功能的总体条件而无需改变治疗目标或特定效应细胞本身。例如给患者施用细胞因子，如白细胞介素-2 和干扰素 α 和 γ，尽管它们的有效性可能部分源自于其他非免疫机制。

第二个方法的目的是通过优化抗原的呈递来激活免疫系统:接种疫苗或主动特异性免疫治疗。实例涵盖从用单一抗原决定簇的合成肽到整个活性肿瘤细胞接种，其中的抗原可以然后由专业 APC 内源性处理。

第三组的治疗方法被称为继性免疫治疗，给患者输入已针对肿瘤活化和(或)在体外培养扩增后的效应细胞，如抗肿瘤的 CTL(淋巴因子激活杀手细胞)也有使用。这意味着继转移可以是抗原特异的(抗肿瘤 CTL)或非抗原特异的(LAK)。

1. 非特异性免疫增强剂　这一类的药物已经被评估了一个多世纪了，并且在某些情况下，已被证明可作为有效的单独治疗或有价值的佐剂。大多数的试剂都源自科莱通过引入细菌剂刺激整个免疫系统的概念，像卡介苗、短小棒状杆菌和其他类似的药剂。源自病毒的材料和各种化学物质也有应用。除了卡介苗也被用来作为一个独立的药剂治疗浅表性膀胱癌，其他的这类试剂已被证明本身是无效的，现在它们作为其他形式的免疫治疗或化疗的佐剂。

2. 细胞因子 针对癌症的有效的免疫应答所必需的所有细胞成分基本上都存在于一个拥有健康免疫系统的个体。细胞因子是以质化或量化的形式影响诱导免疫应答必不可少的步骤的传导剂。这意味着新的反应可能会发生，或现在微弱的反应被放大而具有显著的重要性。得益于基因重组技术，许多已知的人类细胞因子现在能很容易地以合理的成本得到。相对于大多数其他免疫治疗剂，由于其任何药物制剂在应用和评价的程序上基本相同，临床使用相对方便容易，细胞因子在临床研究和应用上富有吸引力。用细胞因子在癌症患者中试验的次数多于任何其他形式的免疫治疗，尽管所研究的恶性肿瘤种类比较少，例如肾脏癌和黑色素瘤。细胞因子也在综合治疗策略中与其他治疗方法合用。适当的细胞因子的浓度不足是引起免疫系统识别和消除肿瘤故障的原因之一。因此，单独的效应细胞继转移或肿瘤疫苗接种会有同样的瓶颈。这正是细胞因子治疗（即使是通过在肿瘤细胞中插入适当的基因）和疫苗接种或过继转移一起进行组合治疗的背后基本原理。

全身毒性反应对于许多主要是局部作用的细胞因子是一个问题。这意味着局部应用能使被处理的组织中的浓度要高得多从而产生更好的临床结果。通过减少对在增殖中的肿瘤血管内皮细胞内选择性表达的 $\alpha V\beta 3$ 整合素的激活，细胞因子如 TNF-α 和 IFN-γ 的隔离肢体灌注可能会导致肿瘤限制的肿瘤血管中断。它形成四肢和肝脏隔离灌注这种细胞因子的重要应用之一的理论依据，尽管获得局部分泌细胞因子的生物系统已经开发过。

细胞因子的功能以及起源通常是复杂的。通常情况下，效果也涉及其他一些细胞因子。在临床环境中最频繁测试的有 IL-2、IFN-α、IFN-γ、TNF-α 和 GM-CSF 等。虽然多余的 IL-2 主要提高非特异性效应细胞（LAK）的活性，IL-2 对 T 淋巴细胞和 NK 细胞也有强烈的刺激作用。干扰素，如 IFN-α 和 IFN-γ 在向上和向下调节原癌基因和抑制细胞复制，以及抗血管生成的效应中发挥重要的作用。许多因子包括 IFN-γ 已知能上调 MHC 的表达，并可能会增加血管通透性。TNF-α 对 CTL 和 NK 细胞具有抑制效应但能增加单核细胞和 T 辅助细胞的功能。它也能增加血管床的渗透性和肿瘤浸润。GM-CSF 已知参与各种造血干细胞的成熟以及成熟效应细胞的活性，但最重要的是其在 DC 成熟过程中至关重要的作用。

3. 疫苗接种经过分子定义的抗原 疫苗接种的基本任务是激活宿主的免疫系统。这能通过提供能被 T 淋巴细胞有效地识别的最佳抗原而实现，即在有适当共刺激信号的环境下充分呈递的抗原。

（1）定义抗原和抗原的选择：在发展肿瘤疫苗时有两种不同的原则可以遵循。一个是选择存在于将被治疗的肿瘤上的抗原。为了这个目标，许多努力已经放在鉴定抗原和它们的表位上。以黑色素瘤为例，在某些情况下大量但依然不够完整的肿瘤相关抗原（TAA）可以被鉴别认定。一些 TAA 是在恶性肿瘤中（过）表达的有重要生理功能的蛋白质。因此，这些将是可以用于大规模疫苗生产和应用的理想目标。这种方法在成本、安全生产和使用方面有很多优势。如果抗原（蛋白质）的一个重要决定因素在肿瘤发生，例如 RAS 和 p53，它可能会导致持续的有效性，尽管有不断的选择性压力。然而，用正常的蛋白质接种疫苗的一个风险是与正常组织产生交叉反应性，因此导致自体免疫疾病。

正如上面所讨论的，肿瘤在抗原表达上也倾向于个体化。这导致了建立用个人（自体）的肿瘤细胞制备疫苗的疫苗接种策略。然而，这是一个非常艰苦和严格的程序，需要专门的实验室设施。

野生型 p53 是适用于第一类疫苗的 TAA 的一个很好的例子。它在很多种肿瘤中广泛存在，也在正常组织中表达。可以通过在恶性肿瘤中针对这种蛋白质的方式达到选择性消除肿瘤。相反，突变型 p53 和突变的 RAS 的疫苗则要求能够匹配个别肿瘤中存在的抗原。

可以通过使用只在某个或某些特定组织表达的蛋白质的抗原得到更有界定的特异性。这方面的例子有 CEA 之对于大肠癌和其他上皮性肿瘤，以及 HER-2/neu 之对于乳腺癌和卵巢癌。在这些实例中，肿瘤特异性取决于过度表达而不是突变蛋白的表达。

一些只在一定的恶性肿瘤中表达的 TAA 已经被确定。如果病毒有关的成分参与细胞癌变的一个关键步骤，则可能构成源于“非我”的靶抗原。因此，肝癌和子宫颈癌一类的肿瘤可经由 B 型肝炎病毒和人乳头状瘤病毒（HPV）的疫苗接种来控制。

（2）肽为基础的疫苗：理想的疫苗应不存在比引起适当的免疫反应所需更多的抗原。最纯含有抗原的疫苗应该是仅含有 TAA 的寡肽表位并能被患者的免疫系统以 HLA 限制性的方式识别的多发合成肽。为了涵盖广泛的 HLA 型别，疫苗应该要么是与 HLA 类型匹配的，要么是包含针对不同的 HLA 等位基因的抗原表位的混合，目的是在体内加载这些肽到 APC 的 MHC 分子上。更严格地讲，在其他正常组织中与 MHC 结合会导致耐受性并可能导致肿瘤更快地生长。但如同在 DC 存在的情况下如有合适的共刺激信号，这种情况是可以避免的。肽疫苗对病毒抗原和在动物的肿瘤挑战实验中被证明是有效的。临床研究已得到了有趣的结果。然而，也存在一些问题，如肿瘤在短时间内通过选择而出现免疫逃逸、肽特异性 CTL 的发生和临床结果之间的差异。

（3）重组病毒和细菌的疫苗：重组技术提供了把抗原或抗原表位（最终与共刺激分子和细胞因子一起）放入病毒载体的机会。根据危险理论，病毒感染和其导致的组织损伤应吸引足够的抗原呈递所必需的专职 APC。直接感染 APC 则能导致抗原的内源性处理。改善Ⅰ类或Ⅱ类 HLA 呈递和有效地引进共刺激分子都被证明能提高抗原呈递。尽管目前识别病毒载体的循环交叉反应中和抗体构成重大问题，特别对于腺病毒载体，但这种做法似乎是非常有前途的。

一些合适重组工程的细菌菌株如沙门菌、卡介苗（BCG）和李斯特菌，有两个对疫苗接种非常有吸引力的特点：肠溶应用途径和通过感染 APC 而导致内源性处理。动物模型中的结果显示非常有希望。

（4）DNA 疫苗：裸 DNA 疫苗编码肿瘤抗原在动物实验中已被证明能在一定程度上全身抑制肿瘤，但它们不能扩增和缺乏病毒疫苗诱发产生的危险信号。然而，DNA 疫苗诱发的一定程度的炎症和对 APC 的吸引以及这些细胞呈递抗原都已有所报道。但是这种类型的免疫机制仍不清楚。

（5）独特型抗体疫苗接种：独特型是抗体的可变结合部分，并像模具一样适合于抗原。用 TAA 特异性抗体接种疫苗时，这将引起对疫苗的自体抗体的形成。这些被诱导的抗体的可变部分与疫苗抗体的模具适合，因此与 TAA 极端相似。TAA（模仿）故而可在一个完全不同的环境中由免疫系统识别。该系统有两个优点。它允许疫苗接种而不需要显著数量的纯化的抗原。其次，它也具有重大的现实意义，可以诱导对非蛋白抗原的反应。

4. 不明抗原的疫苗　被免疫系统识别的抗原性物质越是不明确，有关疫苗中获得足够的抗原所需的肿瘤细胞的部分就越大。事实上，许多疫苗用到了整个肿瘤细胞。可以预期用恶性组织为粗加工原料生产的疫苗会增加副作用。合成制备这类疫苗是不可能的，而且在未来这种技术还是极有可能不可能。接种疫苗的成本可以预期会随着疫苗的复杂程度而增长。使用自体疫苗例如整个肿瘤细胞、细胞裂解物、凋亡细胞，或热休克蛋白提取物等有一个主要的优点：疫苗包含由个别肿瘤表达的所有独特和共享抗原的整个范围。因此，多种抗原的使用增加了诱导免疫应答的可能性，并且从理论上降低肿瘤逃逸的风险。

(1)树突状细胞介导的免疫接种：基于上述的理由，DC现在认为是在肿瘤免疫中发挥核心作用的APC。已设计出几种成功的方法，利用APC的内源性抗原加工途径来加载适当的抗原决定簇到DC的MHC分子上。这些方法的范围涵盖用肽，蛋白质，细胞裂解物脉冲，通过凋亡细胞交叉激发，与整个肿瘤细胞融合，RNA或病毒载体的转染。上面已经讨论了使用肽的独特优势就是有限的抗原数量。使用肿瘤的整个抗原群可能会导致对不同的前体T淋巴细胞的刺激，形成一个更大的同时包括CD8和CD4的效应淋巴细胞群体。此外，使用更多不同的抗原在理论上会减少选择和肿瘤逃逸的机会。

为了优化这种治疗策略需要回答一些悬而未决的问题。被称为DC的是一群共享一些形态、功能和表面抗原特性的异质性细胞，但不同细胞亚群在其他特性和功能上可能有相当大的差异。抗原经内吞作用进入骨髓来源的APC后通过内源性加工后由MHC Ⅱ类和Ⅰ类呈递。例如通过基因转导而引入或增强肿瘤细胞的抗原生产，可增加DC对肿瘤细胞(片段)的加工和抗原呈递。

另外，可以选择外源性地用抗原(肽，可溶性抗原)加载APC上的MHC。还不清楚哪个抗原负载策略在体内或体外更好。获取DC方法的巨大差异(骨髓或外周血来源的白细胞分离，使用白细胞分离术，在体内或体外用G-CSF或GM-CSF + IL-4刺激)要求对这些方法的效果和功效进行比较。到目前为止的结果支持进一步探索DC为基础的策略，因为临床试验显示了抗原特异性和临床效果，例如B细胞淋巴瘤和黑色素瘤。

(2)肿瘤细胞为基础的疫苗：全细胞，无论是经过辐射或不同基因转导处理的活细胞，死细胞，或裂解后的细胞都已经被用做疫苗。当然，这些可能会阻碍它们的效果，正如同肿瘤本身并没有引起足够强的免疫反应。通过添加佐剂(如BCG)到肿瘤细胞为基础的疫苗中来克服这个障碍，至少对免疫原性的肿瘤被证明是有效的。其中一个原因可能是所使用的肿瘤细胞经射线照射后进入凋亡并随后通过交叉启动由自体DC呈递。BCG另有刺激DC成熟的额外作用。遗传修饰技术推动了更复杂的方法，即在肿瘤细胞中甚至在活体内引入异体MHC基因，以试图增强免疫原性。细胞因子基因或共刺激分子(如：B7)基因被插入到作为疫苗的肿瘤细胞的基因组中。这样应该能改变肿瘤细胞所在区域的微环境条件从而克服无反应性并引起肿瘤溶解。GM-CSF是一个有希望的例子。它能促进DC的成熟并因此可以提高肿瘤细胞的抗原呈递。

(3)热休克蛋白疫苗：热休克蛋白如HSP70和HSP96自然存在于细胞内，伴护大量甚至可能所有细胞内的抗原性蛋白，更在APC内将这些蛋白导向MHC Ⅰ类和Ⅱ处理途径。HSP也与组织损伤的信号有关，传递“危险”信号从而引发DC介导的抗原呈递。从肿瘤分离的这些免疫佐剂在不需要活细胞组成的疫苗抗原的情况下避免了鉴定特定患者的抗原或用肿瘤可能携带的TAA配制混合抗原决定基的需要。热休克蛋白能通过受体介导的内吞作用进入巨噬细胞和DC。在动物模型中免疫接种这些热休克蛋白可以诱导CTL介导的全身性的抗肿瘤免疫。

HSP在实用中的重要性得到肿瘤细胞的免疫原性与热休克蛋白70的释放相关联的支持。综合现有的证据甚至可以得出热休克蛋白在自然的状态下是抗原的主要来源的结论。

(4)佐剂的作用：对于免疫诱导，不仅肽的选择重要，佐剂的选择也至关重要。其中所使用的佐剂似乎可以改变被诱导的免疫应答的方向。少数肿瘤细胞为基础的疫苗已经达到了Ⅲ期临床试验阶段。一般来说，这些研究会使用细菌性质的佐剂(免疫刺激剂)以提高特异性免疫应答。但是这里可能也涉及其他机制，如改进DC的成熟。佐剂组合物中的另一个有前途的策略是争取短暂阻断对T细胞应答的抑制。研究得最成功的例子是CTLA-4。已知CTLA-4能导致对T细胞功能的抑制以帮助终止免疫反应，从而干扰了T细胞和淋巴因子的激活。通过阻止这类分子的功能就能强化癌症疫苗。

(5)继转移：在过继转移中选定的效应细胞被输注到患者体内。这可以通过全身或局部进入肿瘤。效应细胞已在体外培养扩增，以避免体内抑制扩增的机制。效应细胞可以是抗原特异的(CTL)的或者非特异性的LAK细胞。效应细胞的来源可以是肿瘤，如浸润肿瘤的淋巴细胞(TIL)或外周血单核细胞(PBMC)。外周血单核细胞更容易获得，但是可以预料血液中的肿瘤特异性前体淋巴细胞的得率要比在肿瘤部位低得多。

一般来说，必须使用自体淋巴细胞，因为异体细胞可能迅速地被宿主拒绝。此外，同种异体因细胞会攻击正常组织从而诱导移植物与宿主的对抗反应。然而在另外的情况下也被证实，移植的同种异体免疫细胞可以识别恶性细胞为“非自身”并展开被称为移植物抗疾病的治疗反应。通过去除一些亚群的细胞可以减弱或排除移植物抗宿主效应但保持移植物抗疾病的效果不受影响。现在正在实体瘤中进一步评价这一异体骨髓细胞的某些亚群优先杀死恶性细胞的原则。

(6)抗体和双特异性抗体：针对肿瘤细胞上大量表达的抗原的单克隆抗体能够诱导淋巴细胞对肿瘤的浸润和Fc受体介导的细胞毒性。这种效应已经在一些临床试验中证明了在体内的疗效。

给HER-2/neu转基因小鼠腹膜内注射抗HER-2的抗体，在50%的动物中达到对肿瘤生长的抑制。双特异性抗体同时有对靶抗原和效应细胞上的抗原具有特异性，可以作为一个引领效应细胞到目标的向导。

五、临床研究的结果

数以百计的免疫治疗试验已被报道了，大多数发生在最近10年。这其中许多都是第一期、第二期的临床试验。乍看之下，大多数的报道都令人失望，有限的临床反应(10%～20%)往往以相当大的毒性为代价。然而，大多数研究都是在疾病晚期有时甚至已经扩散的、已没有合理的替代治疗的患者身上进行的。这为大多数的研究蒙上了一层阴影，因为现有正如上文所述，扩散性的疾病引起免疫抑制，而晚期的疾病意味着长期在肿瘤逃逸机制方向的选择压力。

1. 免疫刺激剂作为单药　这些构成了一组异质性药物被发现能够以由未知的机制和非特异性的方式调节免疫反应。然而，这并不影响它们在癌症的治疗中有实用价值的事实。

(1)卡介苗(BCG)：BCG无疑是该类试剂中最有名的。卡介苗注射液导致细胞因子的分泌和DC的活化，这也许可以解释其可能的抗肿瘤作用。BCG作为单药治疗最好的例子就是它在治疗浅表性膀胱癌中的广泛使用。第三期临床试验已显示，应用卡介苗的患者手术后的复发风险降低了45%，类似或优于对丝裂霉素C的效果。在治疗复发方面，BCG把5年无病生存率在浸润性肿瘤患者中从17%提高到了37%，在原位癌患者中从18%提高到了45%。但是对于其他许多恶性肿瘤，包括黑色素瘤，前瞻性随机对照Ⅲ期临床试验证明了它有没有效果。

在黑色素瘤，手术后的BCG辅助治疗对阶段Ⅰ和Ⅲ(AJCC)肿瘤没有帮助，而对于第二阶段肿瘤的效果在一些研究中仍然存在争议。口服BCG单药治疗和病灶内BCG主要针对皮肤转移是有效的，但对整体生存没有影响。

(2)左旋咪唑：属于该组的另一种被广泛使用的药物是左旋咪唑。虽然它的应用在Dukes C期大肠癌辅助治疗是无效的，但与氟尿嘧啶(5-FU)结合使用降低了复发风险(41%)和总死亡率(33%)。这样的效果完全能与5-FU和亚叶酸(FA)的联合使用相媲美。其毒性与5-FU单独使用相同。基于这些结果，美国国立卫生研究院推荐这一治疗方案为结肠癌辅助治疗的标准治疗选择，但随后的研究并不能完全证实这些结果，并在5-FU和FA的基础上对该方案已经提出了一些修改，尤其对于Dukes C期患者。

(3)其他免疫刺激剂：如前文所述，其他各种来源的免疫刺激剂也已被描述和使用。其中研究最多的是OK-432。OK-432(picibanil)是一种冻干灭活制备的化脓性链球菌制剂。它可以增加非特异性T细胞的细胞毒性、LAK活性和激活巨噬细胞杀瘤。在黑色素瘤患者中OK-432影响的细胞因子包括IL-1、TNF和IFN-γ。高风险的非转移性乳腺癌在乳腺癌改良根治术后，二硫代碳酸钠作为辅助治疗结合FAC方案导致整体存活率和无病生存率的提高。大肠癌患者术前施用丙酸杆菌avidum(OK42)能使Ⅰ期和Ⅱ期患者增加存活时间，减少复发和转移，提高术后的生活质量。可能的解释就是非特异性免疫刺激抵消了重大手术创伤的免疫抑制效果，并有助于应对手术期前后的微生物危害。

总之，除了BCG在治疗膀胱癌中的例外，免疫增强剂不能作为单剂使用。然而，若干该类的免疫佐剂可以与其他形式的免疫治疗或化疗结合使用。

2. 细胞因子　由于DNA重组技术的应用，目前能从市场上以合理的价格无限量地获得质量稳定并且安全而纯净的细胞因子制剂。这些药物已在几种形式的免疫治疗中被广泛地测试。研究重点一直是白细胞介素2和干扰素，目前这两种细胞因子取得了FDA的批准作为单药用于癌症治疗：大剂量IL-2治疗转移性黑色素瘤和肾细胞癌以及IFN-α用于Ⅲ期黑色素瘤的辅助治疗。其他一些细胞因子，包括GM-CSF、IL-7、IL-12、IL-15、IL-18和IL-21，也进入治疗晚期癌症患者的临床试验。正在进行的临床前工作支持通过中和抑制性细胞因子如IL-10和TGF-β来促进抗肿瘤免疫。

(1)白细胞介素2(IL-2)：无论是作为一个单一药剂或与其他治疗方法组合使用，IL-2已被广泛研究。其最重要的作用显示在治疗黑色素瘤和肾细胞癌上。完全治愈率在这两种肿瘤上达到10%左右，而且这些反应在超过10年的随访期间持续存在，显示了IL-2明确的治疗效果。这是美国FDA和欧洲的一些监管机构批准使用IL-2治疗转移性肾细胞癌患者的理由。proleukin(阿地白介素)，是重组人IL-2产品，是第一个获得FDA批准用于治疗转移性黑色素瘤的免疫治疗药物。高剂量IL-2方案的主要缺点是严重的全身器官组织的毒性。为了改善IL-2的治疗效果，IL-2被用于与其他细胞因子或其他治疗方法，包括免疫治疗和化疗相结合使用。

(2)干扰素(IFN):以商标名 Intron-A®(干扰素 α-2b),和 Roferon-A®(干扰素 α-2a)出售的干扰素 α 被批准用于治疗多毛细胞白血病、黑色素瘤、与艾滋病有关的卡波济肉瘤、滤泡性非霍奇金淋巴瘤。同时它也被使用在慢性粒细胞性白血病(CML)、肾细胞癌、子宫颈癌、类癌综合征、甲状腺髓样癌、多发性骨髓瘤、基底和鳞状细胞皮肤癌、低度恶性非霍奇金淋巴瘤、皮肤 T 细胞淋巴瘤(蕈样肉芽肿)等症状上。IFN-α 辅助治疗黑色素瘤导致了无复发生存期或远处无复发生存期和总生存期的延长。

(3)其他细胞因子:已在临床上评估过的其他细胞因子包括 TNF-α、IL-6、IL-12 和 GM-CSF 等。在不同类型肿瘤的 I 期临床研究中 TNF-α 被证明有可检测的免疫效果,但临床反应几乎不存在。这可能是由于毒性对剂量的限制所造成的。局部灌注结合细胞毒性抑制药物证实了 TNF-α 的利用价值。IL-6 在转移性肾细胞癌表现出微弱的抗肿瘤活性并伴随中度毒性。IL-12 在晚期肾细胞癌拥有 2%的完全反应和低毒性反应。IL-12 在晚期黑色素瘤偶尔有不一样的反应出现。在大多数的临床试验中 IL-12 没有显示出抗肿瘤的功能。GM-CSF 对于肾细胞癌似乎无论是在临床反应或毒性方面都没有什么效果。sargramostim(商标名 Leukine)被用于急性髓系白血病(AML)化疗后的恢复性治疗。GM-CSF 和 IL-11(oprelvekin,商标名 Neumega®)本身都不是治疗癌症的药物。

(4)包括细胞因子的组合使用:根据在动物模型的研究,不同的细胞因子之间或细胞因子和化疗相结合被认为能提供优于单药的疗效。IL-2 和 IFN-α 配合使用在转移性黑色素瘤的临床反应率在Ⅱ期和Ⅲ期临床试验中达到从 18%到超过 30%。这显示了超越 IL-2 的优势。在达卡巴嗪、顺铂和 IFN-α 的用药方案中添加 IL-2 显示了有益的效果。相同的组合对在肾细胞癌进行了测试,总体反应率是 17%,略微高于同单独使用 IL-2。局部反应一般持续数月,完整的反应通常超过 1 年。毒性反应与单药相似而无累积效应。小范围的Ⅱ期临床试验在转移性结直肠癌获得类似的反应率,但反应持续时间短且毒性严重。白细胞介素-2、干扰素-α-2a 和 13-视黄酸为基础的化学免疫治疗对晚期肾细胞癌显示了良好的效果。

在 IL-2 和 IFN-α 的组合中加入顺铂使第二阶段的黑色素瘤的响应率从 18%提高至 30%,但未发现任何生存益处。IFN-α+ 达卡巴嗪(DTIC)在对 IFN-α 和 IL-2 组合没有回应的转移性黑色素瘤患者中仍然引起了 22%的反应率。左旋咪唑与 IL-2 在肾细胞癌和黑色素瘤以及 IFN-α 与视黄酸的组合在肾细胞癌都没有表现出协同或附加效果。重组白细胞介素 2(rhIL-2)与重组 α-干扰素(IFN-α)合用在自体造血干细胞移植后的淋巴瘤患者中获得不一样的反应:免疫治疗增强了非霍奇金淋巴瘤患者的生存和无病生存但对霍奇金淋巴瘤患者没有明显影响。

(5)细胞因子的隔离灌注:如同化疗,细胞因子的治疗效果通常与剂量相关并受剂量限制性毒性的限制。这引发了使用隔离灌注的方法使用细胞因子。隔离肢体灌注肿瘤坏死因子-α 和马法兰在几乎所有的情况下都引发了过境转移的黑色素瘤的临床反应,完全反应率在 70%左右。同样的治疗方法在软组织肉瘤的反应率超过 80%,完全反应率在 30%左右。在离体肝脏灌注治疗大肠癌肝转移的实验研究表明在每 6 名患者中至少有 5 个人发生了持续几个月时间的局部反应。对于原发性和转移性病变,离体肝脏灌注肿瘤坏死因子和马法兰治疗获得 75%的回应率和平均 9 个月的反应时间,但是毒性严重。应当指出的是,与隔离肢体灌注不同，隔离肝脏灌注是一个重大的手术并常常有严重的并发症。总之，不同的细胞因子或细胞因子和化疗的组合并没有导致显著优于单剂的效果。单药治疗的效果似乎是有限的。同时有效的治疗方案中遇到的明显的副作用也是一个必须解决的问题。更多精心设计的试验以确定最佳的组合和估计最大可获得的结果将是必要的。大多数现有的结果主要是描述反应率。需要获取更多关于复发和生存方面结论明确的数据。隔离灌注细胞因子在某些欠缺替代疗法的领域提供了现实的治疗可能。伴随有限的成本和风险，尤其是在四肢，隔离灌注细胞因子值得今天的专业癌症中心的适当应用。

3. 疫苗接种

(1)疫苗接种与定义抗原：如前所述，几个不同来源的抗原可用于制备疫苗。这些包括合成或纯化的定义的抗原和基于肿瘤细胞或其片段的制剂。目前大量的临床试验正在对肽疫苗对各种癌症的疗效进行测试。不同肽疫苗能在Ⅳ期黑色素瘤患者中引起肽特异性和(或)临床反应。缺失肿瘤抗原的表达或Ⅰ类 MHC 的下调(选择)往往导致肽疫苗的失败。

NeuVax 是一种肽为基础的疫苗，旨在防止或延缓乳腺癌在标准护理治疗(如手术、放疗、化疗)后得到缓解的癌症幸存者中的复发。它由初步从 HER-2/neu 基因分离的 E75 合成肽结合免疫佐剂和 GM-CSF(来自酵母)。作为辅助治疗，NeuVax 在防止乳腺癌高危患者的复发上已被证明是安全和有效的。其他处于临床开发的衍生于 HER-2/neu 的肽疫苗有 GP2 和 AE37。

NY-ESO-1 是一种在各种癌症中表达的肿瘤-睾丸抗原，它可以诱导细胞免疫和体液免疫。目前许多早期临床试验检测 NY-ESO 肽疫苗作为单药或辅助治疗在上皮性卵巢癌、输卵管癌、腹膜癌、转移性前列腺癌、膀胱移行细胞癌、多发性骨髓瘤、软组织肉瘤、转移性黑色素瘤等癌症中的效果。NY-ESO-1 蛋白/CpG 疫苗能在 NY-ESO-1 抗原阴性的前列腺癌患者中诱导完整的抗原特异性免疫应答和有效地启动 $CD8^+$ T 细胞的反应。多个临床试验显示 NY-ESO 肽疫苗能引起不同癌症患者的抗肿瘤免疫反应。

MUC-1 是一种在肿瘤细胞上表达的有异常构型的黏蛋白。免疫接种从 MUC-1 衍生的肽并由 T 淋巴细胞以一个非 MHC 限制性方式识别，从而诱发抗肿瘤反应并导致肿瘤浸润。

抗独特型抗体大多尚处于早期临床开发阶段，它们的治疗效果在很多情况下还未被明确证实。氢氧化铝沉淀的 1E10 抗体在Ⅰ期和Ⅱ期临床试验中针对黑色素瘤、肺癌和乳腺癌都显示了相当明显的治疗效果和较低的毒性反应。这一配方在多数患者中引起了体液免疫反应并在部分患者中诱发了特异的 T 细胞应答。

各种病毒疫苗现在已经处于临床开发试验阶段。含 CEA 的牛痘病毒疫苗已经得到了广泛的测试并被显示能诱导人体的免疫反应。含 HPV16 和 HPV18 E6 和 E7 抗原表位的牛痘病毒疫苗在子宫颈癌中的应用已经到了Ⅱ/Ⅲ期临床试验。在高级别 HPV 阳性的外阴或阴道上皮内瘤样病变的患者中，这一疫苗导致了病灶直径的减小和特异的 T 细胞反应。含 NY-ESO-1 的痘病毒(鸡痘，牛痘病毒)疫苗在一个Ⅱ期临床试验中表现对晚期卵巢癌和黑色素瘤患者的一定的治疗效果并诱发了 T 细胞反应和 NY-ESO-1 特异性抗体。几个由巴斯德-梅里厄开发的包括单一抗原(如野生型 p53)的金丝雀水痘病毒疫苗正在临床试验中。前列腺特异抗原痘病毒疫苗的临床效果也有待进一步证实。有明确抗原的疫苗接种是一个非常有吸引力的选择，尤其是当考虑到成本和产品的安全性时。为解决肿瘤选择性逃逸方面的技术问题，可能需要进一步增强关于 TAA 的知识。缺乏良好的免疫监测与临床效果的相关性影响了查明导致失败的确切原因。总之，这一领域的发展是必需的但也是困难的。

可以归入这一类的两个著名的疫苗就是被批准用于人乳头状瘤病毒（HPV）的预防疫苗：Gardasil 和 Cervarix。至少有 50% 性活跃的人在他们的一生中的某个时候会感染 HPV。该病毒通常可以自动清除。但感染如果持续下去，它可以导致子宫颈癌、肛门癌、咽喉癌和生殖器疣。

第一个 HPV 疫苗 Gardasil 于 2006 年被 FDA 批准使用。建议作为常规疫苗接种年龄在 9～26 岁之间的女性和年龄在 11～21 岁的男性。另一个 HPV 疫苗 Cervarix 在 2009 年被批准上市，在 10～25 岁的女性中使用。

（2）细胞为基础的疫苗：通常与非特异性免疫刺激剂作为辅助，从肿瘤组织中获得的各种制剂已经在接种疫苗的患者进行了评估。测试的疫苗包括辐射后存活的肿瘤细胞和肿瘤细胞裂解物。

很少存在支持裂解疫苗接种的临床疗效的数据。大型随机应用牛痘苗的黑色素瘤裂解物（与牛痘单独使用相比）的研究显示加入肿瘤细胞裂解物并无明显影响。新城疫病毒修饰的自体黑色素瘤细胞裂解液和白介素-2 作为辅助治疗在手术切除的黑色素瘤Ⅲ期患者中没有获得任何临床疗效。肿瘤组织的裂解液处理Ⅰ期和Ⅱ期乳腺癌患者也没有出现临床效果。但是在一个三期临床研究中，辅助自体肿瘤细胞裂解物疫苗接种后显著提高了根治性肾切除术非转移肾细胞癌（RCC）患者的总生存率和无病生存率。

接种肿瘤细胞是肿瘤免疫学最古老的主意之一，事实上其成功的实验应用已经有一百多年的历史了！最近的二十年里出现了许多关于这种方法的临床应用的出版物。然而，此疫苗表达的免疫原性分子没有充分的记录，除了一些抗体反应，其免疫反应也难以被充分地评估。

黑色素瘤和肾细胞癌在低剂量的环磷酰胺治疗后再施以自体肿瘤细胞以及细菌辅助剂均引起一定的临床反应。低反应率可能与研究对象都是高肿瘤负荷（没有切除）的转移性疾病的患者有关。使用同种异体细胞和使用自体肿瘤细胞在黑色素瘤产生相似的反应率。

经二硝基苯修改的自体肿瘤细胞疫苗作为手术治疗的辅助治疗使转移性黑色素瘤的生存率显著高于单纯的手术治疗。同样的治疗手段用在罗布森 1～4 级肾细胞癌患者上，与历史对照组相比第二和第三阶级的生存率得到了提高。

随机对照试验评估肿瘤细胞加 BCG 在大肠癌或者单独的结肠癌的效果显示了整体存活率的改善。值得注意的是，除了卡介苗效果外没有发现毒性。这一治疗方案对第二阶段的疾病的影响研究是明确的。在Ⅲ期患者占了很大一部分患者的胡佛研究，在结肠癌患者中表现出显著的效果。助剂自体肿瘤细胞疫苗对转移性大肠癌（Ⅳ期）也似乎是有效的。相对的细胞疫苗，结肠癌的辅助化疗是有毒的而且它对第二期疾病是无效的，对第三期疾病的疗效也有限。有较好的抗原表达定性的自体疫苗作为辅助治疗手段是更好的选择。

使用自体和异源肿瘤细胞转导 IL-2、IL-4、IL-7 和 IL-12 编码基因的细胞疫苗已经过测试。这些试验需要考查的最重要的结果是对 CTL 和（或）特异性抗体的抗肿瘤反应的诱导或增加，当然毒性和临床活性也是考查的重要方面。通过反转录病毒载体将 IFN-γ 基因导入培养的从黑色素瘤患者获得的自体肿瘤细胞，然后作为疫苗使用。大多数患者显示了针对自体及异体黑色素瘤细胞的体液 IgG 抗体反应。血清 IgG 显著增加的患者的肿瘤也发生临床萎缩，特别是在浅表淋巴结水平。

临床试验采用了用IL-12基因改造过的自体成纤维细胞直接注射黑色素瘤病变的方法。获得转导的成纤维细胞进行选择之后获得了高表达的IL-12异源二聚体。复发性黑色素瘤患者经每周注射治疗后，注入病变区和远端病变区显示超过50%的收缩并没有显现相关的副作用。

GM-CSF编码基因转染后的自体肿瘤细胞经辐射处理后作为疫苗接种转移性黑色素瘤患者。间隔1、2或4个星期在皮内和皮下注射。在大部分患者中接种疫苗后切除的转移灶显示了密集的免疫渗透和广泛的肿瘤破坏。抗黑色素瘤的CTL和抗体反应引起了肿瘤的破坏。

在一项随机、双盲、剂量递增研究中，患者接受同等剂量的辐射过的带有或不带GM-CSF基因转染的自体细胞疫苗治疗。患者中没有发现剂量限制性毒性。接受转基因疫苗的患者在迟发型超敏反应(DTH)的部位被嗜酸性粒细胞强烈地浸润，这一现象没有在接受非转导细胞的患者中检测到。客观的部分缓解也只在接受GM-CSF基因转导的细胞治疗的患者中观察到。IL-2、IFN-γ基因转导的自体肿瘤细胞被作为疫苗用于转移性黑色素瘤患者。接受IL-2基因转导疫苗的患者大多数出现抗自体肿瘤细胞的CTL的增加但没有临床反应。没有客观的临床反应在接受IFN-γ转导的细胞疫苗的患者中观察到。自体疫苗的方法中已遇到的一些限制如足够的细胞生长前的渐进性疾病的发展，肿瘤病灶分离的细胞不能在体外培养中生长等造成只有10%～50%合格的患者最后能够接种疫苗。

使用修饰过的自体肿瘤细胞进行肿瘤基因治疗的一个严重的限制就是需要在体外培养肿瘤细胞并进行基因转移。省却这一烦琐步骤的方法之一是建立衍生自与治疗目标同一肿瘤类型的异体细胞系。这些细胞系可以容易生长和转导，并且能作为一个单一的、标准化的试剂使用。临床试验用IL-2或IL-4的基因转导后的Melan-A/MART-1-酪氨酸酶、gp100和MAGE-3阳性的异体黑色素瘤细胞作为疫苗接种HLA-A2^{+}黑色素瘤晚期患者。以5×10^7或15×10^7个细胞的剂量每2周在患者皮下注射用IL-2基因转导和辐射处理过的黑色素瘤细胞。淋巴细胞与肿瘤的混合培养(MLTCs)和有限稀释分析对特异性CTL应答的评估表明，用带有适当抗原的细胞疫苗接种与局部释放IL-2在少数患者中可以扩大针对自体未转染的肿瘤MAA的T细胞应答，只表现出轻微的局部和系统性副作用。

肿瘤细胞释放的细胞因子的总量是衡量被转导的细胞的免疫原性的一个重要参数。一个可用的策略就是分离患者自体的成纤维细胞，然后用含有治疗基因(IL-4)的反转录病毒载体转染修饰。当有足够数量的产生IL-4的成纤维细胞被扩增，它们与从活检中得到的自体肿瘤细胞的样本混合后被重新试用回患者体内。使用IL-4基因的理由是，该细胞因子被认为是诱导尚未决定的辅助性T细胞演化为参与抗体介导的免疫反应的2型辅助细胞。

在最近的一个Ⅱ期临床试验中，用设计师细胞因子Super-IL-6转染的异体全细胞疫苗接种切除治疗后的ⅢB-Ⅳ期黑色素瘤患者，显示无论疾病的进展情况如何，连续接种疫苗，重新诱导，免疫接种患者，直到死亡，能够显著延长患者的无病生存和总生存期。

(3)热休克蛋白(HSP)疫苗：自体肿瘤来源的热休克蛋白gp96肽复合物疫苗(HSPPC-96，Vitespen)被用于大量临床试验中以检测其抗肿瘤能力。用自体肿瘤HSPPC-96疫苗接种转移性黑色素瘤(AJCC Ⅲ期或Ⅳ期)在部分患者中诱发了肿瘤特异的T细胞反应和一定的临床反应，表现为总生存期和无病生存期的延长。自体肿瘤HSPPC-96疫苗与GM-CSF

和 INF-α 一同施用于转移性黑色素瘤（AJCC Ⅳ期）患者，则在部分患者中产生了肿瘤特异的 T 细胞介导的和 NK 细胞反应。这一治疗方案只引起温和的局部和系统毒性。

结直肠癌肝转移患者在肝切除术后再接种自体 HSPPC-96 疫苗是安全的，并诱发针对结肠癌的 $CD8^+$ T 细胞应答明显增加。接种后出现抗肿瘤免疫反应的受试者的两年总生存和无病生存显著改善。但对于复发高风险性肾细胞癌患者，在肾切除术治疗后接种自体肿瘤 HSPPC-96 疫苗作为辅助治疗，却没有明显改善临床治疗效果。一个以胰腺癌切除后的患者为对象的Ⅰ期临床研究发现，自体热休克蛋白疫苗 HSPPC-96 是安全的，并能延长部分患者的生存期和诱导肿瘤特异的免疫反应。

（4）树突状细胞为基础的免疫治疗：正如前面所介绍过的，DC 可以以几个不同的方式加载抗原。这可能包括定义和非定义的抗原来源。直到现在，已经发表的 DC 疫苗在癌症治疗方面的数据大多来自包括少量患者的Ⅰ期和Ⅱ期临床研究。内斯特等人使用来自患者活检材料的肿瘤细胞裂解物和肽瞬时加载后的树突状细胞接种转移性黑色素瘤患者，并显示了一定的治疗效果。给前列腺癌患者注射肽或蛋白质致敏的 DC 的研究获得了 10%～30%的临床反应。在自体免疫疾病方面都没有发现任何副作用。K-ras 突变肽致敏的 DC 疫苗在胰腺癌患者中引起免疫反应但没有临床表现。

以 DC 为基础的免疫治疗方法治疗白细胞抗原（HLA）-$A2^+$ 的晚期黑色素瘤已进行临床试验。在内斯特等人首次报道 DC 疫苗在临床试验中对转移性黑色素瘤的疗效后，DC 疫苗已成为治疗实体瘤的主要试验性治疗方法之一。对于转移性黑色素瘤，DC 疫苗具有良好的安全性和低临床反应，但并没有显示明确的整体存活率的提高。在Ⅰ～Ⅱ期临床研究获得了一些成果，然而政府批准的黑色素瘤疫苗由于缺乏合适患者的参加尚未进行双盲、随机（安慰剂对照）的Ⅲ期临床试验。

sipuleucel-T（商品名为 Provenge，由 Dendreon 生产）是经美国食品和药物管理局（FDA）批准的以 DC 为基础的癌症疫苗。它用以对无症状或症状轻微的转移耐切除（激素难治性）前列腺癌患者进行自体细胞免疫治疗。同以前研究的 DC 疫苗一样，在早期阶段的临床试验中，sipuleucel-T 表现出较高的安全性。大规模的双盲、安慰剂对照、多中心Ⅲ期试验清楚地显示了 sipuleucel-T 疫苗对转移性前列腺癌患者显著的生存好处。

4. 继转移

（1）淋巴因子激活的杀伤细胞（LAK）：不同类型的效应细胞已被用于继转移。自 20 世纪 80 年代以来，体外 LAK 细胞和肿瘤组织中淋巴细胞，即肿瘤浸润淋巴细胞（TIL）已被用于研究。由于施用 LAK 和 TIL 会不可避免地与 IL-2 合用，一个显著的问题就是到什么程度的效果是来自于细胞因子。一项随机研究表明，LAK 细胞并不显著地提高高剂量 IL-2 方案的临床效果。IL-2 加 LAK 在有或没有氮烯咪胺配合使用的情况下大约在四分之一的转移性黑色素瘤的患者中引发出反应并通常持续数月。尽管上述的Ⅲ期临床研究显示 LAK 提高生存率达到临界水平，但 LAK 细胞似乎并未有显著的效果。一项在转移性黑色素瘤的研究中使用高剂量 IL-2＋IFN-α＋LAK 细胞得到 37%的回应率和中位数 11 个月的反应时间。3 年生存率为 35%，但有与治疗相关的毒副反应引起的死亡和超过 50%的患者停止了治疗。一般情况下低毒性总是伴随不太有利的临床效果。肺癌患者手术切除原发性肺癌后接受 IL-2 和 LAK 细胞过继免疫治疗与化疗或放疗相结合的治疗方案提高了生存期。其他的研究，包括肾细胞癌、晚期黑色素瘤和其他肿瘤都报道了相当糟糕的结果，特别是关于早期复发和新的转移。早期临床试验显示瘤内施用淋巴因子激活的杀伤细胞作为辅助治疗在原发神经母细胞瘤患者中是安全的并有明显的生存获益。

(2)肿瘤浸润淋巴细胞(TIL):在T细胞治疗的各种选项中,TIL与高剂量白细胞介素2配合使用拥有最长的临床历史,在世界各地的多个临床试验中表现出持久的接近50%或更高的临床反应率。TIL治疗作为仍然是T细胞疗法的首要选择的一个显著优点,就是它是T细胞对所有定义和未定义的肿瘤抗原与可能的主要组织相容性复合体的广性识别,而不是只识别较新的T细胞受体和嵌合抗原受体转导技术产生的单一特异性和有限的主要组织相容性复合体。在过去的十年中,已在确定TIL介导肿瘤消退的T细胞的表型方面取得显著的进步。$CD8^+$ T细胞的出现是至关重要的,但确切地在免疫记忆和效应标记方面表现出最高临床活性的$CD8^+$ T细胞仍然是有争议的。虽然TIL治疗转移性黑色素瘤已经显示出巨大的治疗潜力,但在其成为黑色素瘤治疗的主流手段之一前有一些问题需要加以解决。首先,需要进行一个关键的Ⅱ期或Ⅲ期临床试验以试图获得药品监管部门批准把TIL作为肿瘤的标准护理。第二,需要改进用于治疗的TIL扩增方法以最大限度地缩短T细胞在体外培养的时间和改善TIL的记忆和延长T细胞的效应特性从而增强其在体内的抗肿瘤活性。第三,需要更好地选择适合TIL治疗的患者的识别代理和预测的生物标志物以提高响应率和持续时间。总体而言,TIL治疗恶性黑色素瘤的前景是非常光明的。

TIL在癌症治疗上的临床应用基本仍处于可行性和毒性评判的阶段。除了黑色素瘤外,TIL在其他癌症上的临床研究还不多。TIL加IL-2在转移性黑色素瘤中达到了38%的响应率和数月的持续时间以及与IL-2单独治疗相同的毒性。

TIL加IL-2在转移性肾细胞癌的响应率为35%,中位时间为14个月。另一项研究也显示了这一组合比IL-2单独治疗有更好的效果。TIL加IL-2作为辅助治疗在治疗Ⅱ～ⅢB期非小细胞肺癌上毫不比标准的辅助治疗方法逊色,但这些患者的预后仍然不佳,有反应的患者的绝对数量仍然很小。在肝癌中也有着有益的作用被描述。

(3)细胞因子诱导的杀伤细胞(CIK):细胞因子诱导杀伤细胞(CIK)是不受主要组织相容性复合体限制的细胞毒性淋巴细胞,由各种类型的细胞因子如CD3单克隆抗体、IL-2、IL-1和γ-干扰素诱导外周血单核细胞(PBMC)而产生。CIK细胞是异质的效应细胞,具有比LAK和TIL更强的细胞毒性和较高的增殖率。CIK细胞的高抗肿瘤活性主要是由于$CD3^+$ $CD56^+$双阳性细胞的快速增殖。一些报道表明CIK细胞可比LAK和TIL细胞更有效地作为消灭残留的癌细胞和防止或延缓肿瘤复发的辅助抗癌免疫策略。

与IL-2和IFN-α-2a的结合治疗相比,CIK细胞免疫治疗极大地延长了转移性肾透明细胞癌患者的总生存期和无恶化生存期。CIK与常规化疗、IL-2或DC和化疗相结合,对转移性鼻咽癌、血液系统恶性肿瘤和晚期非小细胞肺癌等都显示了良好的护理效果。

5. 抗体　已经有12个抗体获得FDA批准用于治疗各种实体瘤和血液系统恶性肿瘤。此外,还有大量的治疗抗体目前正在早期和后期临床试验进行测试。在实体瘤患者使用针对ErbB家族(包括EGFR)和血管内皮生长因子类的治疗性抗体一直是最成功的。最近的证据表明,用抗EGFR抗体治疗带有野生型K-ras的大肠癌患者得到治疗反应,疾病控制和生存期改善。这些发现导致了美国食品药品管理局批准限制使用这些药物治疗K-ras未突变的大肠癌患者。曲妥珠单抗的使用被限制在ErbB2表达水平高的患者,因为有研究表明这些患者能从曲妥珠单抗治疗得到最大利益。由于这些抗体的临床成功和临床前数据表明这些抗体的组合阻断不同受体的信号，或相同的受体上的不同表位(例如，曲妥珠单抗和帕妥珠单抗)能改进肿瘤的反应(及逆转对单剂的耐受性)，众多的抗体联合疗法的临床试验目前正在进行。

许多抗体也被批准用于治疗血液系统恶性肿瘤，使用未结合的抗体或者载同位素、药物或毒素到癌细胞。在血液系统恶性肿瘤中抗体药物或毒素结合物已被证明具有很高的效力，有过两个抗体获得 FDA 的批准：吉妥单抗用于 CD33 阳性的 AML 老年患者(尽管这个药物在上市后的Ⅲ期临床试验后于 2010 年 6 月被自愿撤出市场)，以及最近的 brentuximab vedotin 治疗 CD30 阳性的霍奇金淋巴瘤患者。类似的曲妥珠单抗 emtansine(T-DM1)抗体药物共轭治疗 ErbB2 阳性的乳腺癌患者，目前正在第三阶段的临床试验中被验证。有其他抗体在美国以外批准用于癌症的治疗。catumaxomab、小鼠双特异性抗体抗 CD3 和 EpCAM，被批准在欧盟使用于 EpCAM 阳性肿瘤所产生的恶性腹水患者。尼妥珠单抗是一种抗 EGFR 的人源化抗体，在南美、亚洲和非洲一些国家被批准用于治疗头颈部癌、神经胶质瘤和鼻咽癌。vivatuxin(^{131}I-chTNT)是针对细胞内 DNA 相关抗原的放射性标记的 IgG1κ 嵌合型单克隆抗体，也被中国药品监管部门批准用于治疗肺癌。

除了针对肿瘤细胞的生理抗原，抗体也可以调节对免疫监视至关重要的免疫途径。抗原特异性免疫应答是抗原呈递细胞、T 淋巴细胞和靶细胞之间复杂和动态的相互作用的结果。抗体阻断 CTLA-4 作为增强 T 细胞活化的一种手段，启动针对肿瘤细胞目标的应答的作用在 1996 年提出，并为两个阻断 CTLA-4 的完全人源单克隆抗体(ipilimumab 和 tremelimumab)的发展提供了科学基础。在关键性Ⅲ期试验显示其使用能显著改善总生存期后，易普利姆玛(ipilimumab)通过了美国 FDA、欧洲药品管理局(EMA)和其他一些国家的监管机构批准用于治疗转移性黑色素瘤患者，使之成为首个能提高生存的和 13 年来新批准的第一个治疗黑色素瘤的药品。

ipilimumab 的成功引发了开发其他免疫调节抗体的热情。PD-1 是下一批研究开发得最好的产品目标。它是一个激活或耗尽的 T 细胞的细胞标记，当与其配体——PD-L1(B7-H1)结合时可以触发细胞凋亡。有趣的是这种配位体不仅存在于抗原呈递细胞，同时也在许多肿瘤细胞中找到。PD-1 的阻断已在早期临床试验中被证明在黑色素瘤、肾细胞癌、非小细胞肺癌、大肠癌患者中导致持久的反应。针对 PD-1 通路的几个抗体正在开发中。

虽然一些生物治疗的药物已经被批准使用，几十年来在肿瘤免疫学的研究带给今天的癌症患者管理方面的进展仍然是有限的。事实上，大多数已经取得的进展是建立在理解以前尝试失败的原因上的。然而，这一事实的本身就是过去的十几年中肿瘤生物治疗飞速进步的关键。细胞因子治疗、单克隆抗体和主动特异性免疫治疗已经成为癌症护理的手段之一，但需要进一步的成熟。如何减少治疗毒性和降低治疗成本成为生物治疗发展的两大挑战。传统的癌症治疗方法的惊人失败率足以鼓励对新治疗方法的基础和临床的研究，以迎接这一挑战。

(齐来俊　雷　石)

参考文献

[1] Lodish H, Berk A, Kaiser CA, et al. Molecular Cell Biology. 7th edition. . New York: W. H. Freeman, 2012.
[2] Murphy K, Travers P, Walport M. Immunobiology. 7th Edition. New York: Garland Science, 2008.

[3] Bremers AJ, Parmiani G. Immunology and immunotherapy of human cancer: present concepts and clinical developments. Crit Rev Oncol Hematol, 2000, 34(1): 1-25.

[4] O'Meara MM, Disis ML. Therapeutic cancer vaccines and translating vaccinomics science to the global health clinic: emerging applications toward proof of concept. OMICS, 2011, 15(9): 579-588.

[5] Ahmad S, Sweeney P, Sullivan GC, et al. DNA vaccination for prostate cancer, from preclinical to clinical trials-where we stand Genet Vaccines Ther, 2012, 10(1): 9

[6] Ladjemi MZ. Anti-idiotypic antibodies as cancer vaccines: achievements and future improvements. Front Oncol, 2012, 2: 158.

[7] Eton O, Ross MI, East MJ, et al. Autologous tumor-derived heat-shock protein peptide complex-96(HSP-PC-96) in patients with metastatic melanoma. J Transl Med, 2010, 8: 9.

[8] Kim R, Emi M, Tanabe K. Cancer immunoediting from immune surveillance to immune escape. Immunology, 2007, 121(1): 1-14.

[9] Mitchell MS, Abrams J, Thompson JA, et al. Randomized trial of an allogeneic melanoma lysate vaccine with low-dose interferon Alfa-2b compared with high-dose interferon Alfa-2b for Resected stage Ⅲ cutaneous melanoma. J Clin Oncol, 2007, 25(15): 2078-2085.

[10] Odunsi K, Matsuzaki J, Karbach J, et al. Efficacy of vaccination with recombinant vaccinia and fowlpox vectors expressing NY-ESO-1 antigen in ovarian cancer and melanoma patients. Proc Natl Acad Sci U S A, 2012, 109(15): 5797-5802.

[11] Murshid A, Gong J, Stevenson MA, et al. Heat shock proteins and cancer vaccines: developments in the past decade and chaperoning in the decade to come. Expert Rev Vaccines, 2011, 10(11): 1553-1568.

[12] Nguyen-Pham TN, Lee YK, Kim HJ, et al. Immunotherapy using dendritic cells against multiple myeloma: how to improve? Clin Dev Immunol, 2012, 2012: 637-648.

[13] Thomas S, Stauss HJ, Morris EC. Molecular immunology lessons from therapeutic T-cell receptor gene transfer. Immunology, 2010, 129(2): 170-177.

[14] Scott AM, Allison JP, Wolchok JD. Monoclonal antibodies in cancer therapy. Cancer Immun, 2012, 12: 14.

[15] Reiman JM, Kmieciak M, Manjili MH, Knutson KL. Tumor immunoediting and immunosculpting pathways to cancer progression. Semin Cancer Biol, 2007, 17(4): 275-287.

第三章

胰腺癌的生物治疗

胰腺癌是消化道常见的恶性肿瘤之一，是肿瘤相关死亡的第五位原因，约5%的肿瘤死亡归因于胰腺癌。我国城市胰腺癌调整发病率3.8人/10万人～7.9人/10万人，已接近西方发达国家的水平，目前仍然存在上升的趋势。发病风险在50岁后迅速增加，诊断高峰年龄60～80岁，男女之比为(2～4)∶1。不同地区、不同种族之间发病率存在微小差异。几乎所有的胰腺来源(95%)的恶性肿瘤都发生在外分泌胰腺。根据发生的部位可分为胰头癌、胰体癌、胰尾癌和全胰癌，其中胰头癌占60%～70%，胰体癌占20%～30%，胰尾癌占5%～10%，全胰癌约占5%。腹痛及无痛性黄疸为胰头癌的常见症状。因为早期临床症状不明显，生化检测缺乏敏感性和目前所应用的肿瘤标记物检测缺乏特异性，以致大多数胰腺癌确诊时已属中晚期。尽管在治疗方面做了很多努力，但胰腺癌的死亡率仍然很高，新确诊病例数几乎和减少病例数差不多，胰腺癌的5年生存率仍不足5%。胰腺癌的手术切除率不超过30%。胰腺癌的临床特点是病程短、进展快、死亡率高，中位生存率为6个月左右，被称为“癌中之王”。因此，探索和开发辅助治疗胰腺癌的新方法是临床上迫切需要解决的问题。

生物治疗是继手术、放疗、化疗之后的第四大治疗肿瘤的方法。由于传统的手术、放化疗的发展已进入平台期，人们把越来越多的目光投到肿瘤的生物治疗上。

随着肿瘤分子生物学研究的进展，胰腺癌的发生、发展和转移机制正在被逐步阐明，并为其治疗提供一定的理论依据。目前胰腺癌分子生物学治疗的主要方法有反义基因治疗、自杀基因治疗、免疫基因治疗、抗血管形成基因治疗、肿瘤裂解病毒基因治疗、受体基因治疗以及特异性启动子基因治疗、RNA干扰技术等。

基因治疗是随着DNA重组技术的成熟而发展起来的。它通过将正常基因或有治疗作用的基因导入靶细胞(瘤细胞、机体免疫细胞或能达到治疗作用的细胞)来纠正突变或缺陷的基因，最终消灭肿瘤。目前用以治疗胰腺癌最常用的基因治疗是将靶向基因载体直接注射或导入体内的肿瘤组织，进行局部性基因治疗。近年更有采用联合基因治疗，以增强疗效。由于能针对肿瘤内特有的基因变异情况进行修复或促使肿瘤细胞死亡，基因治疗具有广阔的应用前景。胰腺癌基因治疗常见的载体有：腺病毒载体、脂质体、反转录病毒载体、单纯疱疹病毒载体、裸DNA等。基因治疗主要策略包括补充抑癌基因、失活癌基因、抗血管生成基因治疗、病毒增生溶瘤治疗、基因介导的药物前体激活疗法、免疫基因治疗和反义基因治疗。

一、基因治疗

现已证明，肿瘤的发生是由于某些原癌基因的激活、抑癌基因的失活以及凋亡相关基因的改变导致细胞增殖分化和凋亡失调的结果。

胰腺癌中被激活的癌基因包括：K-ras、HER-2/neu、c-myc、c-fos 等。K-ras 点突变发生于约 90%的胰腺癌，而胰腺其他疾病不具有这种标志性改变。基因突变的检测可能成为早期诊断胰腺癌的可靠分子生物学手段。K-ras 编码具有 GTP 酶活性的 P-21ras 蛋白，可促使细胞增殖。胰腺癌发生的关键在于一系列抑癌基因的突变失活，与胰腺癌的发生有关的基因超过 10 种，其中 p53、SMAD4/DPC4 和 p14ARF 的突变分别可见于 40%～70%、90%和 85%的胰腺癌。现已证实，腺病毒载体 PRI/INGN201 和 Ci-104 用于胰腺癌进行基因治疗有效。Miura 等以腺病毒为载体，用 K-ras 反义基因转染入胰腺癌细胞，体外培养观察到显著的细胞凋亡，能抑制胰腺癌细胞株的生长。有研究将含 CEA 启动子的重组腺病毒为载体，HSK-tv 基因导入分泌 CEA 的胰腺癌细胞，获得满意效果。Aubert 等用鼠 α-1，3-半乳糖转移酶基因转导金黄地鼠胰腺癌细胞 HaP-T1，使其表达 α-半乳糖表位，结果荷瘤鼠生存期延长。陈笑雷等将 p14ARF 导入 p53 缺失的胰腺癌 PC-3 细胞，p53 表达增加，细胞周期阻滞，凋亡指数增加。然而胰腺癌并非单基因遗传，而是涉及多基因、多步骤的复杂过程。所以针对单个基因的治疗效果有限，通过基因芯片和组织芯片分析胰腺癌基因组的不平衡性，明确与发病最密切相关的原癌基因和抑癌基因，是胰腺癌基因治疗的首要任务。

1. 反义基因治疗　这种方法的目的是阻止肿瘤相关基因的转录与翻译，反义寡核苷酸以互补的形式与特定的 DNA 或 RNA 序列结合，从而阻止 DNA 的转录或 RNA 的翻译，使肿瘤基因无法表达。由于 K-ras 基因突变在胰腺癌中最为常见，因此许多反义基因治疗都以其为靶点，许多研究表明针对 K-ras 的反义寡核苷酸对胰腺癌有抑制作用。Morioka 等发现应用针对 K-ras 的反义寡核苷酸可以抑制胰腺癌细胞 HaP-T1 的生长，下调活化的基质金属蛋白酶-2（matrix metalloproteinase-2，MMP-2）和基质金属蛋白酶-9（matrix metalloproteinase-9，MMP-9）的量，同时在动物实验中，也发现治疗组动物生存期明显延长，且淋巴结转移时间晚于对照组，活化的 MMP-2 和 MMP-9 的量也有明显下调，提示针对 K-ras 的反义寡核苷酸可以抑制胰腺癌肿瘤的生长和侵袭，该方法有望用于胰腺癌的治疗。韩旭等分别用整合素 αV、β3 及 αVβ3 反义基因治疗大鼠胰腺癌，发现其可明显抑制大鼠胰腺癌组织的血管生长，可促进肿瘤细胞的凋亡，进而影响肿瘤生长，联合应用整合素 αVβ3 对肿瘤的生长抑制作用更为显著。

2. 自杀基因治疗　所谓自杀基因，顾名思义就是可引起细胞死亡的基因，亦即将某些细菌、病毒和真菌中特有的药物敏感基因导入肿瘤细胞，通过此基因编码的特异性酶类将原先对细胞无毒或毒性极低的药物前体在肿瘤细胞内代谢成有毒性的产物，以达到杀死肿瘤细胞的目的，也称为药物敏感基因（drug sensitive gene）。

常用的自杀基因有单纯疱疹病毒胸腺嘧啶激酶（herpes simplex virus thymidine kinase，HSV-tk）基因、水痘带状疱疹病毒胸苷激酶基因（varicella-zoster virus-thymidine，VZV-tk）、大肠杆菌胞嘧啶脱氨酶基因（cystosine deaminase，CD）、细胞色素 P450 基因、大肠杆菌黄嘌呤-鸟嘌呤磷酸核糖转移酶基因（glunaine phosphoribosyl transfeRase，GPT）等。

（1）CD 基因：CD 基因能催化 5-氟胞嘧啶（5-fluorocytosine，5-FC）转化为 5-氟尿嘧啶（5-

fluorouracil,5-FU),而 5-FU 具有高度的细胞毒作用,能抑制 RNA 和 DNA 的合成而致细胞死亡。Li 等实验证实,将 CD 基因克隆成 pAd Track-CMV-CD 并与 pAdEasy-1 整合于细菌中,人类胰腺癌细胞系 Patu8988 和 SW1990 受这种病毒感染后加入 5-FC,结果提示阳性克隆中,病毒脂质中包含 CD 基因的浓度为 2×10pfu/ml,并发现其有显著的细胞毒性。王金皋等应用反转录病毒方法转导 CD 和 GM-CSF 基因,皮下接种胰腺癌细胞 TD2,肿瘤局部注射重组表达的 pVITR02-CD-GM-CSF,然后给予 5-FC 治疗,发现小鼠肿瘤体积显著缩小,存活期明显延长,提示 CD 基因联合细胞因子基因 GM-CSF 可增强 CD 的抗肿瘤作用,其疗效要好于 GM-CSF 或 CD 基因单独治疗。张世能等采用同源重组技术构建重组腺病毒 Ad-CD、Ad-CD/UPRT 和 Ad-GFP;体外感染人胰腺癌 SW1990 细胞,检测 UPRT tuRNA 表达以及对 5-FC 的敏感性及旁观者效应,分析细胞凋亡率;并且建立胰腺癌裸鼠皮下移植瘤模型,瘤体内直接注射腺病毒,观察 CD/UPRT 自杀基因的原位治疗作用。结果表明转染 CD/UPRT 的胰腺癌 SW1990 细胞对 5-FC 的敏感性明显提高,细胞凋亡率显著上升。CD/UPRT 基因转染存在旁观者效应。Ad-CD/UPRT 瘤内注射治疗后种植癌体积缩小明显,提示 CD/UPRT 自杀基因系统能提高对胰腺癌细胞的杀伤作用。

(2)HSV-tk 基因:HSV-tk 基因是最有特点的自杀基因,它编码胸苷激酶,该酶可将核苷类似物(NA)代谢为二磷酸化物,后者在细胞内酶的作用下成为有毒性的三磷酸化物而发挥抗肿瘤作用。病毒源性的 tk 基因与哺乳动物细胞内的 tk 基因在生化性质上有着很大的差异,细胞 tk 所催化的反应特异性较强,只能催化脱氧胸苷酸,而 HSV-tk 除有此功能外,还能催化抗病毒核苷类似物 acyclovir(ACV)、ganciclovir(GCV)、bromovinydeoxyuridine(BDVdU),这些前药不能在细胞 tk 的作用下磷酸化,因而其本身对细胞无毒或毒性很低。但 HSV-tk 基因导入细胞并表达后,生成特定的酶,这些酶将这些前药三磷酸化,转换成毒性产物,阻断核酸代谢途径,导致细胞死亡。用于 HSV-tk 基因疗法的前药有,嘌呤核苷类似物,包括阿昔洛韦(ACV)及其衍生物 GCV、潘洛昔非(PCV)和布洛昔非(BCV),其中 GCV 对转基因瘤细胞的抑制作用比 ACV 强 10 倍,故成为目前肿瘤 tk 基因治疗中最常用的前药。

研究自杀基因治疗的过程中发现,肿瘤组织中未转染上自杀基因的瘤细胞也受到抑制,这种现象被称为"旁观者"效应。现已证明:几乎所有的自杀基因系统都具有"旁观者"效应,但其作用机制尚不十分清楚。其可能机制有:①化疗药物小分子通过细胞间的间隙连接或直接弥散作用进入相邻细胞;②凋亡细胞的凋亡小体中含有"自杀"基因片段,通过吞噬作用进入相邻细胞继续发挥作用;③自杀基因编码的酶是一种超抗原,能够刺激免疫系统产生各种细胞因子杀伤相邻细胞,产生"旁观者"效应。Mesnil 等总结了细胞间通讯(缝隙连接,gap junction)在旁观者效应中的作用,发现无论是体内还是体外,缝隙连接的表达高低与潜在的旁杀伤作用之间具有直接的相关性,特别是在使用 HSV-tk/GCV 作为自杀基因系统的情况下更是如此。因此,增加缝隙连接的表达量,或转导缝隙连接基因,或使用可增加缝隙连接功能的代谢化合物(如视黄醛或 cAMP)均可提高自杀基因疗法的旁杀伤作用。

但研究中发现,体内使用自杀基因治疗肿瘤并无太大的优势。这是因为自杀基因并非都能精确地进入肿瘤细胞,正常细胞也可能感染自杀基因,或屈服于旁观者效应,导致其死亡或产生副反应。为此,人们又进行了多方研究并取得了较好的结果:用病毒载体导入的方法解决了导入基因只局限于肿瘤细胞的问题。即利用肿瘤特异性调控元件去调节自杀基因的表达，这些特定的转录调控元件在正常细胞中不存在。因此，当正常细胞和肿瘤细胞都被转染特异调控序列控制的外源性目的基因后，肿瘤细胞内的特异调控序列可被激活，表达目的基因，从而达到靶向基因治疗的目的，而正常细胞无损伤。

3. 免疫基因治疗 免疫基因治疗就是将各种细胞因子基因导入肿瘤或其他免疫效应细胞使其在机体表达分泌细胞因子或利用其他基因分子增强肿瘤细胞的免疫原性或免疫系统功能，以加速肿瘤消退的方法。gammadelta-T 细胞具有先天的抗肿瘤特性，能够识别并杀死肿瘤细胞，特别是对上皮细胞起源的恶性肿瘤更为敏感。Liu 等在体外实验中发现增加 gammadelta-T 的表达可以使胰腺癌细胞 MIA PaCa2、BxPC-3 以及 PANC-1 的凋亡增加，而这与 ICAM-1 和 ICAM-2 是否可以呈阳性表达密切相关，如果 ICAM-1 和 ICAM-2 呈阴性表达，则 gammadelta-T 抗肿瘤细胞的作用明显下降且肿瘤细胞对 gammadelta-T 的杀伤作用产生耐药性。提示 gammadelta-T 可以用于治疗包括胰腺癌在内的上皮细胞起源的恶性肿瘤，而细胞间黏附分子作为辅助因子在其中发挥重要作用。

肿瘤之所以能逃脱机体的免疫系统，就是因为其本身的弱免疫原性，而且在抗原呈递过程中还存在多个环节的缺陷。据此，可以将细胞因子和免疫相关基因导入肿瘤细胞，制备各种肿瘤疫苗以增强机体的抗肿瘤免疫功能。

目前胰腺癌的疫苗从抗原角度分为细胞疫苗、蛋白质/多肽疫苗和 DNA 疫苗三个层次。细胞疫苗包括放射、细胞裂解物、基因修饰的肿瘤细胞；肽免疫包括基于 B 细胞表位、T 细胞表位、糖蛋白/多糖表位的肽疫苗；DNA 疫苗可分为编码全抗原和基于表位的 DNA 疫苗。其核心是诱导机体产生特异性主动免疫。大量的细胞因子参与了胰腺癌的免疫应答，如 TNF-α、IL-18、IL-2、IL-12 和 GM-CSF 等。胰腺癌患者血清中 IL-10、TGF-β、VEGF、PSCA 和 KU-CT-1 呈高表达。

细胞疫苗包括树突状细胞(dendritic cell，DC)疫苗和肿瘤细胞疫苗，近年来抗原或者基因修饰的 DC 疫苗成为研究的热点。DC 是人体内抗原呈递能力最强的细胞，可高水平地表达共刺激分子、黏附分子和细胞因子等。同时，他通过提供双信号刺激、细胞辅助作用、细胞因子等直接或间接地启动特异性细胞免疫及辅助 B 细胞产生特异性抗体，介导细胞免疫和体液免疫，在细胞免疫应答、体液免疫应答中发挥重要作用。DC 在抗胰腺癌中的主要作用有：①DC 具有很强的抗原呈递能力，参与调节特异性和非特异性细胞免疫。②高水平表达共刺激分子和黏附分子而促进 DC 与 T 细胞的结合。③通过自身分泌或者诱导其他细胞分泌细胞因子介导体液免疫和细胞免疫。陈鑫等通过实验证实胰腺癌细胞冻溶物致敏的 DC 疫苗可以诱导 T 细胞产生高效的针对自体癌细胞的细胞毒效应。Stift 等运用肿瘤裂解物激活的 DC 疫苗对 20 例实体瘤患者进行Ⅰ期临床试验，DC 和肿瘤裂解物来自患者自体，经过 TNF-α、IL-4、GM-CSF 刺激形成成熟的疫苗，注射于患者腹股沟淋巴结，结果患者无自体免疫状态，其中 18 例出现迟发性超敏反应(delayed-type hypersensitivity，DTH)，8 例观察到有肿瘤标志物的改变。此试验提示自体来源的 DC 疫苗可安全有效地引发细胞免疫。Kalady 等研究发现胰腺癌细胞全部 mRNA 转染的 DC 疫苗能诱发人类白细胞抗原(human leucocyte antigen，HLA)限制的针对多种抗体的 T 细胞克隆。Morse 等报道给胰腺癌患者接种编码癌胚抗原的 mRNA 修饰的 DC 疫苗，可以在患者体内产生足够数量的 DC。Miyazaki 等用胰腺癌细胞溶胞产物激活的 DC 疫苗联合抗血管生成药 TNP-470 治疗小鼠胰腺癌，结果显示该疫苗能有效诱导 $CD4^+$ 和 $CD8^+$ 淋巴细胞在肿瘤组织的浸润，与 TNP-

470 联用组小鼠生存时间明显延长。

针对胰腺癌蛋白多肽疫苗也有较多研究，以突变的 ras 肽、黏蛋白核心肽(MUC)、癌胚抗原(CEA)、胃泌素、HER-2/neu 蛋白、端粒酶及 p53 突变产物等作为免疫原。Gjertsen 等用突变的 ras 肽疫苗和粒-巨噬细胞集落刺激因子(GM-CSF)作为佐剂对晚期胰腺癌患者进行皮下注射，在 43 例可评价患者中有 25 例可成功诱导 ras 特异性免疫应答，产生应答的患者与无应答的患者中位生存期分别为 148 天和 61 天，且无严重不良反应发生。Takhar 等用将胃泌素 17 末端的氨基酸与白喉类毒素结合在一起的融合蛋白 G17DT 肌注治疗 41 例晚期胰腺癌患者，结果显示自第 1 次注射 G17DT 后的中位生存期为 204 天，25%患者生存期大于 305 天。

DNA 疫苗的研制是基因工程技术在疫苗研究中的另一重要突破。DNA 疫苗又称核酸疫苗或基因疫苗，是编码免疫原或与免疫原相关的真核表达质粒 DNA(有时也可是 RNA)，它可经一定途径进入动物体内，被宿主细胞摄取后转录和翻译表达出抗原蛋白，此抗原蛋白能刺激机体产生非特异性和特异性两种免疫应答，从而起到免疫保护作用。DNA 疫苗具有许多优点：①DNA 接种载体(如质粒)的结构简单，提纯质粒 DNA 的工艺简便，因而生产成本较低，且适于大批量生产；②DNA 分子克隆比较容易，使得 DNA 疫苗能根据需要随时进行更新；③DNA 分子很稳定，可制成 DNA 疫苗冻干苗，使用时在盐溶液中可恢复原有活性，因而便于运输和保存；④比传统疫苗安全，虽然 DNA 疫苗具有与弱毒疫苗相当的免疫原性，能激活细胞毒性 T 淋巴细胞而诱导细胞免疫，但由于 DNA 序列编码的仅是单一的一段病毒基因，基本没有毒性逆转的可能，因此不存在减毒疫苗毒力回升的危险(Davis 等，1999)，而且由于机体免疫系统中 DNA 疫苗的抗原相关表位比较稳定，因此 DNA 疫苗也不像弱毒疫苗或亚单位疫苗那样，会出现表位丢失(Donnelly 等，1999)；⑤质粒本身可作为佐剂，因此使用 DNA 疫苗不用加佐剂，既降低成本又方便使用(Babiuk 等，1999)；⑥将多种质粒 DNA 简单混合，就可将生化特性类似的抗原(如来源于相同病原菌的不同菌株)或 1 种病原体的多种不同抗原结合在一起，组成多价疫苗，从而使 1 种 DNA 疫苗能够诱导产生针对多个抗原表位的免疫保护作用，使 DNA 疫苗生产的灵活性大大增加。Berzofsky 等认为将 DNA 疫苗以编码肿瘤抗原或相关分子的 DNA 质粒直接肌注，在胞内合成抗原，诱导长期、有效的细胞免疫，可能是新一代疫苗的发展方向。

4. 抗血管形成治疗　血管形成是指在原有血管的基础上通过内皮细胞增殖、基底膜与细胞外基质释放、内皮细胞迁移，以出芽的方式形成新的毛细血管。

肿瘤血管形成是个复杂的过程。研究表明，肿瘤内的血管增生活性远高于正常组织内的血管增生活性，而肿瘤的生长依赖于肿瘤内血管为其提供必需的营养，因此可通过抑制肿瘤血管生成达到治疗肿瘤的目的。以新生血管为靶点治疗肿瘤生成——抗血管生成治疗为人们提供了一个全新的视野。关于肿瘤血管生成的研究目前已经进入临床应用阶段，如用机体肿瘤内的血管密度作为评价治疗、预后的指标，以及应用抗血管新生药物开发治疗策略等。

抗肿瘤血管形成治疗策略是针对肿瘤血管形成的某些因子及其作用的关键环节进行干预，主要是从基因水平控制细胞表达及释放血管生成因子，或促使抗血管生成因子表达，或诱导血管内皮细胞凋亡。由于胰腺癌的高度侵袭性和转移性与诸多蛋白酶和血管生成因子的上调相关，如 VEGF、uPA、tPA、TNF、TGF、MMPs、PDGF 及其受体等。因此，针对这些信号元件作为靶点，可以进行胰腺癌的抗血管形成治疗。

Khorana 等对手术后胰腺癌患者的多中心回顾性分析显示：56%的患者 VEGF 表达阳性，54%的患者 DPC4（一种血管生成抑制因子）表达缺失。血管生成抑制剂血管抑制素（angiostatin）对胰腺癌基因治疗的研究也证实其具有显著抑制内皮细胞生长、降低肿瘤血管内密度、抑制肿瘤生长的作用。将血管生成抑制剂（如 angiostatin、bevacizumab、endostatin 和 PEDF 等）注射到体内，阻抑肿瘤血管形成，使胰腺癌细胞因供养不足而凋亡。朱少俊等研究显示：血管形成抑制剂 3TSR 能抑制肿瘤新生血管生成，具有显著减小肿瘤体积、减少肿瘤血管和增加肿瘤细胞坏死的作用。Nakahara 等对接种有胰岛细胞癌的裸鼠研究显示，抗 VEGF 治疗使肿瘤血管减少 86%。Kuo 等构建了表达血管内皮生长因子受体 Flkl、Fitl 的病毒载体，通过离体和在体转染胰腺癌细胞，结果表明胰腺癌生长受到抑制，而转染血管抑素及内抑素进行基因治疗的效果却不明显。

Xie 等研究证实在胰腺癌治疗中，针对单一核转录因子对抑制肿瘤血管和肿瘤细胞的生长比单一效应因子（VEGF）更有效。Kumar 等究显示，生长抑素受体亚型 2 基因治疗，同时下调胰腺癌细胞株的 VEGF、MMP2 的 mRNA 和蛋白表达。Jain 提出了抗血管生成治疗的新概念——使肿瘤血管"正常化"，而不是最大限度抑制血管。"正常化"的血管可增加周细胞和基底膜，降低渗透性，降低间质高压，增加药物在肿瘤内的分布可提高化疗的疗效，增加的氧气可提高放疗和化疗对肿瘤细胞的杀伤作用，避免肿瘤细胞进入循环系统，形成转移灶。

另外选择性抑制 COXs 通路也有抗胰腺癌血管形成的作用。Okami 等用 COX-2 抑制剂 JTE-522 处理 COX-2 阳性表达的胰腺癌细胞株 PSN-1 和 KMP-4，发现细胞的运动性、黏附性和侵袭性均明显减弱。Chu 等发现将 COX-2 阳性表达的胰腺癌细胞 BxPC-3 与内皮细胞共同培养可显著增加血管内皮细胞的迁徙能力，而经过 COX-2 抑制剂 NS-398 处理过的 BxPC-3 细胞诱导内皮细胞形成毛细血管的能力明显减弱。抗血管生成治疗具有特异性、靶向性、生理毒性小等优点。随着对肿瘤血管生成基因调控研究的深入，抗肿瘤血管生成将成为一种全新的抗肿瘤策略。

二、单克隆抗体治疗

抗体导向治疗是指利用单克隆抗体（monoclonal antibody，McAb）及其偶联物与肿瘤的特异性结合而发挥导向性治疗作用。

单抗的抗肿瘤作用机制主要为抗体直接作用，细胞毒效应；或与肿瘤细胞表面对肿瘤生长增殖有关的各种受体或抗体等结合，使肿瘤不能分裂或生存。普通的全身化疗和放疗副作用极大，而通过单克隆抗体（McAb）与化疗药物、免疫毒素及前药酶等偶联，特异性地导向肿瘤细胞，可以更好地选择性杀死肿瘤细胞。目前许多用于胰腺癌的 McAb 大多为人鼠嵌合体，如 ch2A10，可明显抑制胰腺癌细胞的生长，同时又避免单纯鼠源性抗体引起的超敏反应。

单克隆抗体治疗主要有单纯抗体治疗和偶联抗体治疗两方面。单纯抗体治疗是依赖细胞介导的细胞毒作用和补体依赖的细胞毒作用；偶联抗体通过生物工程技术将单克隆抗体与毒素、放射性核素、药物等偶联，将杀伤因子特异地导向肿瘤细胞。Kindler 等人报道给 52 例转移性胰腺癌患者联合输注重组人源性 EGRF 单抗 bevacizumab 和吉西他滨（gemcitabine)，结果中位生存期为8.8个月，半年生存率为77%。Gardner-Thorpe等报道用人自身免疫抗核抗体P和多个胰腺癌细胞系列进行共同培养，并进行裸鼠实验，结果发现抗核抗体P可以显著抑制癌细胞增殖，促进凋亡，减小肿瘤体积。Nishihara等利用^{131}I标记的抗CEA单抗(mNd2，鼠IgG1)对胰腺癌模型进行体内特异性放射治疗，取得了一定效果。目前有关单克隆抗体HER-2/neu、LMB9、C017-1A、BW494/32和抗EGFR在胰腺癌中的应用已进入临床研究阶段。随着基因工程技术的发展，逐渐出现了针对更多新靶点的单克隆抗体，如单链抗体、多价抗体等。Thomas等报道间皮素(mesothelin)是高表达于胰腺癌细胞表面的肿瘤相关抗原，其中间皮素-1相关性最好。

EGF受体(EGFR)：EGFR是细胞表面受体大家族中的一员，在包括胰腺癌的多种癌症中，EGFR的激活被证实与多种病理生理机制相关，包括肿瘤发生、血管形成、凋亡抑制和肿瘤转移。cetuximab(西妥昔单抗)是一种针对EGFR胞外段的表位的人鼠嵌合抗体。临床上，cetuximab给药起始剂量为400mg/m^2，维持剂量为每周250mg/m^2。在一项Ⅱ期多中心临床试验中，患者应用cetuximab联合吉西他滨治疗，结果中位生存期为7.1个月。另一项Ⅱ期临床试验中，胰腺癌患者应用irinotecan/docetaxel(伊立替康/多西紫衫醇)联合或不联合cetuximab治疗，结果显示，联合疗法中位生存期为7.4个月，而单独使用irinotecan/docetaxel中位生存期仅为6.5个月。Kullmann等报告了一项应用吉西他滨/奥沙利铂联合cetuximab治疗胰腺癌的多中心Ⅱ期临床试验。在可以评估的34例患者中，总应答率为38%(其中包括1例完全缓解和12例部分缓解)，24%的患者病情稳定，而38%的患者病情进展。进展的中位时间为155天，预期6个月生存率为54%。

胰岛素样生长因子-1受体(IGF-1R)：IGF-1R是一类跨膜酪氨酸激酶，此前报道在多种肿瘤中过表达，包括胰腺癌。在多数(64%)胰腺癌中，IGF-1R的表达与c-Src的表达相伴，其抗凋亡作用是由MAPK和PI3K的激活介导的。IMC-A12是一种人IgG1抗体(ImClone Systems Incorporated，Branchburg，NJ，USA)，其临床试验已经完成，正在进行临床试验。其抗肿瘤作用机制可能是阻断PI3K/AKT的激活、通过IGF-1R阻断p38通路。在接种BxPC-3肿瘤的小鼠中，IMC-A12单药使用每隔3天1mg/kg可抑制异种移植物生长达80%。

MUC1：MUC1是高度糖基化的Ⅰ型膜蛋白，具有多个胞外连续重复结构域，在胰腺癌中作为髓磷脂相关糖蛋白的对应受体发挥作用，其相互作用与胰腺癌的神经周围浸润相关。PAM4是鼠抗体，小鼠接种人胰腺癌异种移植物中提纯的黏蛋白获得。有报道显示，PAM4已被试验用于早期胰腺癌的诊断。其人源化形式HuPAM4由^{90}Y标记，现在正在进行胰腺癌治疗的临床试验。在一项Ⅰ期临床试验中，15例进展期胰腺癌患者接受^{90}Y-HuPAM4治疗，剂量为15～25mCi/m^2，在治疗后4周，3例患者肿瘤缩小了32%～51%，3例患者病情稳定。

VEGF：在93%的胰腺导管细胞腺癌中发现VEGF的表达，且与肝转移和预后相关。在胰腺癌中VEGF-C和VEGF-D的表达与淋巴结转移、淋巴管浸润和静脉浸润相关。阻断VEGF信号是一种重要的抗血管生成的方法。贝伐单抗是一种人源化鼠抗人VEGF-A单抗，在肿瘤中常与不同的化疗药物联用。一项Ⅰ期临床试验中，贝伐单抗联合放疗和卡培他滨治疗胰腺癌，近20%的可评估患者产生部分应答。总体中位生存期11.6个月。一项Ⅱ期临床试验中，贝伐单抗联合吉西他滨疗法在52例患者中获得了21%部分应答率和46%疾病稳定率，中位生存期为8.8个月。

三、免 疫 治 疗

1. 免疫治疗 抗肿瘤免疫疗法旨在诱导细胞毒性T淋巴细胞对胰腺癌细胞有效的反应。胰腺癌细胞表达TAAs如Wilms肿瘤基因-1（WT1）、黏蛋白1（MUC1）、人端粒末端转移酶反转录酶（hTERT）、突变的K-ras、存活素、CEA或p53等，这些都可以作为免疫治疗的靶点。免疫治疗的目的在于激活T细胞识别TAAs特异抗原，尤其是胰腺癌细胞自身通过产生免疫抑制细胞因子（例如TGF-β、IL-10及IL-6）积极地促进免疫抑制，并且通过表达细胞表面分子调节免疫抑制如血管内皮生长因子（VEGF）、Fas配体（FasL）、程序死亡配体-1（PD-L1）、吲哚胺-2、环氧化酶-3。另外，胰腺癌的环境不仅由胰腺癌细胞组成，而且包含免疫抑制细胞，如癌相关成纤维细胞（CAFs）、髓样抑制细胞（MDSCs）、癌相关的免疫抑制巨噬细胞（TAMs）。免疫抑制细胞通过各种机制抗肿瘤免疫，包括脱精氨酸、释放活性氧和一氧化氮；最后，被胰腺癌诱导的免疫抑制微环境通过分泌IL-10和TGF-β抑制$CD8^+$ CTL的功能。胰腺癌中这些免疫抑制细胞的积累可能与疾病的分期和严重程度密切相关。

2. 肽疫苗 在分子水平对抗原识别的理解已经导致肽疫苗的发展，对胰腺癌的肽疫苗已经历了临床Ⅰ、Ⅱ期试验。肽疫苗的优点在于其简单、安全、稳定和经济。然而，许多因素限制了肽疫苗的广泛应用：①已知有限的短肽在许多HLA分子不能获得；②$CD8^+$ CTL对被特定肿瘤抗原MHC-1类分子下调的胰腺癌细胞反应无效；③进展期胰腺癌患者中APCs功能的损害。用合成肽接种疫苗已经在胰腺癌患者中开展。在一项Ⅰ期研究中，Weden等使用长的突变型ras肽对23例已行外科手术切除的胰腺癌患者进行接种疫苗。结果令人惊讶，10年存活率是20%，而同期未接种疫苗的对照组87例患者10年存活率是0。肽疫苗是癌疫苗发展的重要成果之一，肽疫苗能提高免疫反应，联合化疗手段有望战胜高度恶性的胰腺癌。

3. 树突细胞（DC）源的疫苗 DCs通过MHCⅠ和Ⅱ，CD80和CD86，黏附分子而发挥效力，这些表达为激活幼稚的$CD4^+$和$CD8^+$的T细胞提供了继发信号。编码MUC1基因的人类肿瘤抗原黏蛋白是一种高分子量的糖蛋白，这种糖蛋白在胰腺癌和血液肿瘤的腺癌中过度表达，并且能被CTLs和单克隆抗体所识别。对切除原发肿瘤后使用了MUC1载肽的DC源疫苗的胰腺癌和胆管癌患者进行随访，对12例患者随访超过4年后，仍有4例存活，而且无任何复发证据。

4. 化疗和免疫治疗 通常认为疫苗和化疗联合治疗恶性肿瘤并不适合，因为化疗的免疫抑制作用会抵消疫苗的有效性。然而，越来越多的证据表明，免疫治疗联合常规化疗会取得更好的效果。吉西他滨能减少髓样抑制细胞的数量，但不会减少$CD4^+$和$CD8^+$ T细胞、NK细胞、巨噬细胞和B细胞的数量。因此，吉西他滨不会引起免疫抑制，并且能增强胰腺癌细胞对免疫治疗的反应。这种联合治疗很可能成为进展期胰腺癌有效的治疗途径。尽管化疗杀死了大多数肿瘤细胞，但残留的肿瘤干细胞CSCs产生严重的耐药性。因此，对CSCs的免疫靶向治疗被高度期待，疫苗是治疗的曙光。有研究显示DC/CSC的融合会诱导高度表达INF-γ的T细胞增殖，增强了对体外CSC的杀灭。另外，肽疫苗可能成为靶向治疗化疗抵抗CSC的一种途径。这些结果都可能开创未来新的临床治疗途径，联合免疫治疗共同战胜胰腺癌。

总之，随着胰腺癌分子生物学研究的深入，分子生物学治疗在胰腺癌领域方面取得的初步效果，为胰腺癌的治疗提供了一个新思路和新途径。希望分子生物学治疗的发展，能够大大地改善胰腺癌患者的治疗效果。

（张　瑛）

参考文献

［1］Ko AH，Dito E，Schillinger B，et al. Phase Ⅱ study of fixed dose rate gemcitabine with cisplatin for metastatic adenocarcinoma of the pancreas. J Clin Oncol，2006，24(3)：379-385.

［2］Laheru D，Biedrzycki B，Thomas AM，et al. Development of a cytokine-modified allogeneic whole cell pancreatic cancer vaccine. Methods Mol Med，2005，103：299-327.

［3］MacKenzie MJ. Molecular therapy in pancreatic adenocarcinoma. Lancet Oncol，2004，5(9)：541-549.

［4］Bhattacharyya M，Lemoine NR. Gene therapy developments for pancreatic cancer. Best Pract Res Clin Gastroenterol，2006，20(2)：285-298.

［5］He Y，Yang B，Ruan CG. Anti-pancreatic cancer immune response induced by K-ras mutated peptide. Ai Zheng，2005，24(5)：559-562.

［6］Yoshida T，Ohnami S，Aoki K. Development of gene therapy to target pancreatic cancer. Cancer Sci，2004，95(4)：283-289.

［7］Hatanaka K，Suzuki K，Miura Y，et al. Interferonalpha and antisense K-ras RNA combination gene therapy against pancreatic cancer. J Gene Med，2004，6(10)：1139-1148.

［8］Tango Y，Fujiwara T，Itoshima T，et al. Adenovirus-mediated p14ARF gene transfer cooperate with Ad5CMV-p53 to induce apoptosis in human cancer cells. Hum Gene Ther，2002，13(11)：1373-1382.

［9］Miura Y，Ohnami S，Yoshida K，et al. Intraperitoneal injection of adenovirus expressing antisense K-ras RNA suppresses peritoneal dissemination of hamster syngeneic pancreatic cancer without systemic toxicity. Cancer Lett，2005，218(1)：53-62.

［10］Aubert M，Crotte C，Benkoel L，et al. Relationship between alphaGal epitope expression and decrease of tumorigenicity in pancreatic adenocarcinoma model. Mol Carcinog，2005，42(4)：，202-212.

［11］Miyazaki J，Tsuzuki Y，Matsuzaki K，et al. Combination therapy with tumor-lysate pulsed dendritic cells and antiangiogenic drug TNP-470 for mouse pancreatic cancer. Int J Cancer，2005，117(3)：499-505.

［12］Gjertsen MK，Buanes T，Rosseland AR，et al. Intradermal ras peptide vaccination with granulocyte-macrophage colony-stimulating factor as adjuvant：Clinical and immunological responses in patients with pancreatic adenocarcinoma. Int J Cancer，2001，92(3)：441-450.

［13］Takhar AS，Gilliam AD，Watson SA，et al. The effect of jaundice on the generation of antigastrin antibodies in G17DT immunized patients with advanced pancreatic cancer. Eur J Surg Oncol，2006，32(2)：197-200.

［14］Berzofsky JA，Terabe M，Oh S，et al. Progress on new vaccine strategies for the immunotherapy and prevention of cancer. J Clin Invest，2004，113(11)：1515-1525.

［15］Kindler HL，Friberg G，Singh DA，et al. Phase Ⅱ trial of bevacizumab plus gemcitabine in patients with advanced pancreatic cancer. J Clin Oncol，2005，23(31)：8033-8040.

［16］Gardner-Thorpe J，Ito H，Ashley SW，et al. Autoantibody-mediated inhibition of pancreatic cancer cell growth in an athymic(nude)mouse model. Pancreas，2003，27(2)：180-189.

［17］Bergholdt R，Heding P，Nielsen K，et al. Type 1 database mellitus：an inflammatory disease of the islet. Adv Exp Med Biol，2004，552：129-153.

[18] Thomas AM, Santarsiero LM, Lutz ER, et al. Mesothelin-specific CD8(+)T cell responses provide evidence of in vivo cross-priming by antigen-presenting cells in vaccinated pancreatic cancer patients. J Exp Med, 2004, , 200(3): 297-306.

[19] Khorana AA, Hu YC, Ryan CK, et al. Vascular endothelial growth factor and DPC4 predict adjuvant therapy outcomes in resected pancreatic cancer. J Gastrointest Surg, 2005, 9(7): 903-911.

[20] Nie SL, Yuan SZ. Experimental study of gene therapy with angiostatin gene in pancreatic cancer. Hepatobiliary Pancreat Dis Int, 2002, 1(3): 452-457.

[21] Salmon JS, Lockhart AC, Berlin J. Anti-angiogenic treatment of gastrointestinal malignancies. Cancer Invest, 2005, 23(8): 712-726.

[22] Crane CH, Ellis LM, Abbruzzese JL, et al. Phase I trial evaluating the safety of bevacizumab with concurrent radiotherapy and capecitabine in locally advanced pancreatic cancer. J Clin Oncol, 2006, 24(7): 1145-1151.

[23] Hase R, Miyamoto M, Uehara H, et al. Pigment epithelium-derived factor gene therapy inhibits human pancreatic cancer in mice. Clin Cancer Res, 2005, 11(24 pt1): 8737-8744.

[24] Nakahara T, Norberg SM, Shalinsky DR, et al. Effect of inhibition of vascular endothelial growth factor signaling on distribution of extravasated antibodies in tumors. Cancer Res, 2006, 66(3): 1434-1445.

[25] Chu D, Kohlmann W, Adler DG. Identification and screening of individuals at increased risk for pancreatic cancer with emphasis on known environmental and genetic factor and hereditary syndromes. JOP, 2010, 11(3): 203-212.

[26] Wang J, Chen J, Chang P, et al. MicroRNAs in plasma of pancreatic ductal adenocarcinoma patients as novel blood-based biomarkers of disease. Cancer Prev Res, , 2009, 2(9): 807-813.

[27] Yang G, Huang C, Cao J, et al. Lentivirus-mediated shRNA interference targeting STAT3 inhibits human pancreatic cancer cell invasion. World J Gastroenterol, 2009, 15(30): 3757-3766.

[28] Li Hai, Huang K, Wu W, et al. STAT3 knockdown reduces pancreatic cancer cell invasiveness and matrix metalloproteinase-7 expression in nude mice. PLoS ONE, , 2011, 6(10): 25941-25949.

[29] Yachida S, Iacobuzio-Donahue CA. The pathology and genetics of metastatic pancreatic cancer. Arch Pathol Lab Med, , 2009, 133(3): 413-422.

[30] Deeb D, Gao X, Arbab AS, et al. CDDO-Me: a novel synthetic triterpenoid for the treatment of pancreatic cancer. Cancer, , 2010, 2(4): 1779-1793.

[31] Cascinu S, Berardi R, Labianca R, et al. Cetuximab plus gemcitabine and cisplatin compared with gemcitabine and cisplatin alone in patients with adcanced pancreatic cancer: a randomized, multicentre, Phase Ⅱ trial. Lancet Oncol, , 2008, 9(1): 39-44.

[32] Burtness BA, Powell M, Berlin J, et al. Phase Ⅱ trial of irinotecan/docetaxel for advanced pancreatic cancer with randomization between irinotecan/docetaxel and irinotecan/docetaxel plus C225, a monoclonal antibody to the epidermal growth factor receptor(EGF-r). J Clin Oncol, 2007, 25(6): 4519-4533.

[33] David VG, Michael G, David EM, et al. Detection of early-stage pancreatic adenocarcinoma. Cancer Epi Bio Prev, , 2010, 19(11): 2786-2794.

[34] Weng D, Song B, Durfee J, et al. Induction of cytotoxic T lymphocytes against ovarian cancer-initiating cells. Int J Cancer, 2011, 129(8): 1990-2001.

[35] Inoda S, Hirohashi Y, Torigoe T, et al. Cytotoxic T lymphocytes efficiently recognize human colon cancer stem-like cells. Am J Pathol, , 2011, 178(4): 1805-1813.

[36] Koido S, Homma S, Hara E, et al. Regulation of tumor immunity by tumor/dendritic cell fusions. Clin Debelopmental Immunol, , 2010, 11(15): 516768-516782.

[37] Mougiakakos D, Choudhury A, Lladser A, et al. Regulatory T cells in cancer. Adv Cancer Res, 2010, 107:57-117.

[38] Miyazawa M, Ohsawa R, Tsunoda T, et al. Phase Ⅰ clinical trial using peptide vaccine for human vascular endothelial growth factor receptor 2 in combination with gemcitabine for patients with advanced pancreatic cancer. Cancer Sci,, 2010, 101(2):433-439.

[39] Weden S, Klemp M, Gladhaug IP, et al. Long-term follow-up of patients with resected pancreatic cancer following vaccination against mutant K-ras. Int J Cancer, 2011, 128(5):1120-1128.